U0348130

PEDIATRIC EMERGENCY & CRITICAL ILLNESS IMAGING

儿科急重症影像学

主编○袁新宇 曲东 闫淯淳

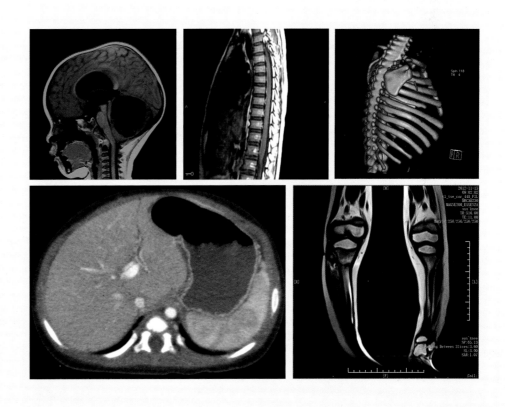

科学技术文献出版社
SCIENTIFIC AND TECHNICAL DOCUMENTATION PRESS
·北京·

图书在版编目（CIP）数据

儿科急重症影像学 / 袁新宇，曲东，闫淯淳主编. —北京：科学技术文献出版社，2021.7
ISBN 978-7-5189-7979-0

Ⅰ. ①儿… Ⅱ. ①袁… ②曲… ③闫… Ⅲ. ①小儿疾病—急性病—影像诊断 ②小儿疾病—险症—影像诊断 Ⅳ. ① R720.4

中国版本图书馆 CIP 数据核字（2021）第 111127 号

儿科急重症影像学

策划编辑：付秋玲　责任编辑：李　丹　何惠子　责任校对：张永霞　责任出版：张志平

出 版 者	科学技术文献出版社
地　　址	北京市复兴路15号　邮编　100038
编 务 部	（010）58882938，58882087（传真）
发 行 部	（010）58882868，58882870（传真）
邮 购 部	（010）58882873
官 方 网 址	www.stdp.com.cn
发 行 者	科学技术文献出版社发行　全国各地新华书店经销
印 刷 者	北京地大彩印有限公司
版　　次	2021 年 7 月第 1 版　2021 年 7 月第 1 次印刷
开　　本	889×1194　1/16
字　　数	625千
印　　张	25.75　彩插24面
书　　号	ISBN 978-7-5189-7979-0
定　　价	198.00元

编委会

主　编　袁新宇　曲　东　闫淯淳
副主编　杨秀军　刘鸿圣　石　浩　杨　洋
编　者（按姓名拼音顺序）

贺玉玺　包头市儿童医院

金　超　电子科技大学医学院附属妇女儿童医院（成都市妇女儿童中心医院）

柯淑君　上海市儿童医院／上海交通大学附属儿童医院

赖　华　电子科技大学医学院附属妇女儿童医院（成都市妇女儿童中心医院）

李　凯　广西医科大学第一附属医院

李庚武　安徽省儿童医院

李莉红　上海交通大学附属儿童医院

李婷婷　上海交通大学附属儿童医院

李志强　太原市妇幼保健院（太原市儿童医院）

刘鸿圣　广州市妇女儿童医疗中心

刘俊刚　厦门市儿童医院(复旦大学附属儿科医院厦门分院)

曲　东　首都儿科研究所附属儿童医院

曲海波　四川大学华西第二医院

石　浩　昆明市儿童医院

苏晓艳　长春市儿童医院

王　强　泉州市妇幼保健院（泉州市儿童医院）

王春祥　天津市儿童医院

王志刚　电子科技大学医学院附属妇女儿童医院（成都市妇女儿童中心医院）

徐　昕　青海省妇女儿童医院

徐树明　山西省儿童医院（山西省妇幼保健院）

闫　锐　西北妇女儿童医院（陕西省妇幼保健院）

闫淯淳　首都儿科研究所附属儿童医院

杨　胜　电子科技大学医学院附属妇女儿童医院（成都市妇女儿童中心医院）

主编简介

袁新宇　医学博士，主任医师，教授。现任首都儿科研究所附属儿童医院放射科主任。北京大学医学部教授，北京大学医学部影像学系委员；山东第一医科大学客座教授；北京大学医学部和协和医科大学硕士研究生导师。中华医学会儿科分会放射专业委员会委员，中国医师协会儿科分会影像专业委员会副主委，中国医学影像技术研究会理事，中国医学救援协会儿科分会常委及影像专委会主任委员，国家食品药品监督管理总局医疗器械技术审评中心专家咨询委员会委员，中国医学影像AI产学研用联盟副秘书长兼儿科专业委员会主任委员，国家远程医疗与互联网医学中心放射诊断专业专家委员会副主任委员，中国医学影像研究会专家咨询委员会委员，海峡两岸医药卫生交流协会儿科风湿免疫病学专业委员会委员，国家医学国际交流促进基金会影像分会委员，中国医学装备学会常规影像设备委员会委员，中国

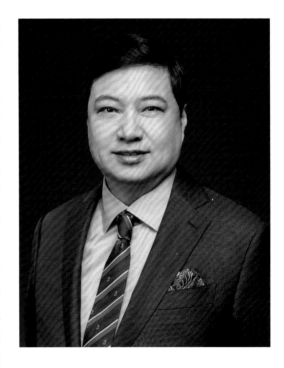

医学装备协会磁共振应用专业委员会第一届委员会 AI 学组和神经头颈专业组委员；北京医师协会理事，北京市放射学会常务委员，北京市放射医师协会常委，北京医学会医学信息分会委员；北美儿科放射学会和欧洲儿科放射学会通讯会员，亚大儿科放射学会常任会员；《中华儿科杂志》、《中华放射学杂志》、《临床放射学杂志》、《中国医学影像技术》，以及 *Radiology of infectious disease* 等专业期刊编委。国内外期刊共发表论文 130 余篇（SCI 3 篇）；参加 10 余部学术专著的编写工作，其中任主编 1 部，任副主编 2 部，并主持翻译出版了《儿科体部 CT》（2003 年）、《儿科神经影像学》（2010 年）、《Caffey 儿科影像诊断学》（2019）。承担并完成 9 项国家及省部级级研究课题。拥有实用新型专利 1 项。

主编简介

曲东，首都儿科研究所附属儿童医院重症医学科主任，主任医师，副教授，硕士研究生导师。一直工作在临床一线，擅长小儿急危重症救治，专注儿童呼吸衰竭和机械通气的个体化治疗，儿童血流动力学管理和脏器功能保护及儿童重症感染。第一作者/通讯作者发表文章30余篇，参与书籍编写8部，实用新型专利1项；完成及在研课题6项。

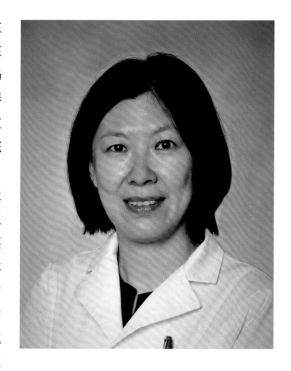

社会兼职：中华医学会儿科分会急救学组重症呼吸和机械通气协作组秘书，中华医学会儿科分会急救学组重症感染协作组委员，中华医学会预防接种异常反应鉴定专家指导委员会评审专家，中华医学会医疗事故技术鉴定专家，中国医师协会儿童重症医师分会副会长，中国医师协会呼吸危重症与机械通气专业委员会委员，中国医师协会体外生命支持专业委员会儿科学组委员，北京医学会儿科学分会委员，北京医学会儿科学会重症医学组委员，北京医学会重症医学分会青年委员，北京中西医结合学会急救医学专业委员会委员，北京重症超声研究会委员，北京重症超声研究会航空重症专业委员会委员，北京市重症医学质量控制和改进中心专家委员会委员，北京市自然基金评审专家，北京市科委项目评审专家，北京市突发公共卫生事件应急专家，*Pediatric Critical Care Medicine* 中国版、《中国小儿急救医学》编委，《中华实用儿科临床杂志》、《中华临床医师杂志》、《国际儿科学杂志》审稿专家。

主编简介

闫淯淳，医学博士，副主任医师，副教授，硕士研究生导师。从事儿科影像诊断工作17年，专业方向为儿童疾病影像诊断及儿童影像检查技术。擅长儿童呼吸系统、急重症疾病的影像诊断。曾赴美国俄亥俄州Nationwide儿童医院影像中心访问学习。使用通气控制CT等方法对儿童肺部弥漫性病变，以及重症ARDS患儿肺复张的效果进行影像评价，为临床提供精准个体化评价。发表论文20余篇，参与编写论著、译著5部，主持参加省部级课题5项。

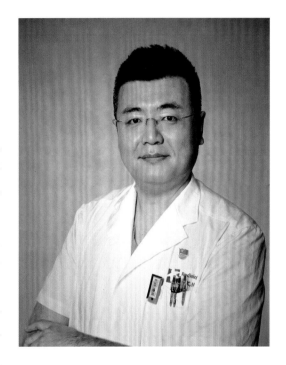

社会兼职：中华医学会儿科学分会呼吸学组协作组成员，中国医学救援协会儿科学分会放射专业委员会委员/秘书，中华医学会儿科学分会呼吸学组影像协作组秘书，中国研究型医院学会感染与炎症放射专业委员会儿童感染学组委员，中国研究型医院学会肿瘤影像诊断专业委员会胸部学组委员，北京医学会放射学分会感染学组委员，北京医学会放射学分会青年委员会委员，北京医学会儿科学分会呼吸学组委员，北京医学会儿科学分会呼吸学组影像协作组秘书，抗癌协会小儿肿瘤分会影像学组委员，全国研究生教育评估专家库专家，《中国医学影像技术》杂志编委，《中华放射学杂志》审稿专家。

序

　　如果将儿科医生比喻为呵护祖国花朵健康成长的卫士，那么儿科急重症疾病便是卫士们所面临的最危险的敌人。此类疾病如洪水猛兽，一则来势急骤，二则病情危重。因此，对儿科急重症疾病的早期诊治体现了医生的业务水平、知识储备、心理素质以及团队协作等诸多能力，也是反映医疗机构水平的重要指标。随着医疗技术以及仪器设备的发展，打破了很多既往束手无策的困境，为患者及其家庭带来了更多希望。同时，也对我们的儿科同行提出了更高的要求。

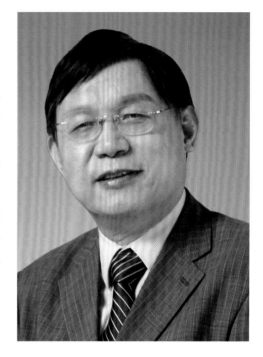

　　作为重要的诊断利器，影像学的作用举足轻重。尽管危重症患儿的影像检查多以普放、CT 为主。但近些年来，影像设备在成像技术、后处理以及人工智能评价等方面的发展突飞猛进，可以为临床提供更丰富、精确及细节的信息。因此，对影像学知识的积累与更新不可或缺。

　　首都儿科研究所附属儿童医院袁新宇教授为我国著名的儿科影像学专家，对儿科急重症疾病的影像诊断具有深厚的功底与积累。本书以袁新宇教授为首，在中国医学救援协会儿科救援分会放射委员会全体委员的共同努力下完成。本书的特色在于以临床症状为主线，按系统进行介绍，更贴近临床诊疗实际。书中列举了儿科常见的急重症疾病的影像表现并配以丰富的图片，加深了对疾病的认识。

　　总之，本书不仅是儿科影像工作者的参考书，更是儿内科、儿外科以及广大医学生、研究生的工具书与参考书。

　　我很荣幸为本书作序，感谢为本书做出贡献的各位专家、教授！也希望以本书作为基础，不断深入研究，造福于更多患儿。

中国医学救援协会儿科救援分会

解放军总医院第七医学中心附属八一儿童医院

前　言

当编辑老师嘱我为本书写前言，我才意识到，大功就要告成了！本书从策划到编写，再到修改和完稿，确实经历了很多。我首先要感谢冯洁老师！本书是在她的不断督促和努力中最后完成并付诸出版的。我相信，没有冯老师的付出和鞭策，本书仅是一个美好的愿望。其次，我要感谢科学技术文献出版社的老师们！没有他们的支持，本书也只能停留在书稿阶段。另外，他们的编辑和校对成为本书质量保障的基石和关键。当然，我还得感谢封志纯院长，正是在封院长的组织和领导下，我们才能利用"中国儿科救援协会放射专业委员会"这个平台团结全国数十位儿科影像专家共同完成本书的编写，封院长还在百忙之中为本书作了序言。

儿科医学是健康中国建设中的重要组成部分，而儿科危重症的诊断和治疗则是儿科医学中的重要组成部分。随着影像医学技术和诊断的不断发展和进步，它在儿科危重症诊疗中越来越承担着重要责任，对于影像表现的总结和分析也是临床工作所亟须完成的任务，特别是对非儿科专科医院的临床及影像同行而言，更是一项实用且意义重大的工作。

本书是全国儿科影像领域内数十位中青年专家共同努力完成的，所有编者均常年工作在一线，具有坚实的理论基础和丰富的临床经验。为了读者便于阅读和查询，也为了更贴近临床工作流程，本书由神经、呼吸、消化和创伤四大部分组成，而在每一部分中则是以临床表现为线索，以影像表现为切入点阐述常见疾病的临床和影像特点，同时提出了鉴别要点。本书内容翔实、叙述清晰、内容安排逻辑性强；附图清晰、征象典型，有利于读者对内容的理解。除了影像专家外，我们还邀请了儿科危重症临床专家——曲东教授对全书中临床部分进行了审阅和修正，使本书对临床医生同样具有帮助。

希望大家喜欢这本书！希望这本书对各位读者有所裨益！

最后，衷心感谢全书的所有编者！感谢为本书成功出版做出贡献的所有朋友！

目　录

第一篇　神经系统急症

第二篇　呼吸系统急重症

第三篇 消化系统急重症

第四篇　创　伤

第一篇
神经系统急症

第一章　新生儿神经系统病变

第一节　新生儿缺氧缺血性脑病

【概述】

新生儿缺氧缺血性脑病（hypoxic-ischemic encephalopathy，HIE）是指围产期窒息所致全身性低氧血症、脑血流减少，进而导致脑的缺氧缺血性损害，临床出现一系列中枢神经系统异常表现，轻者可治愈，病情严重者可出现远期后遗症或新生儿死亡，严重威胁小儿身体健康和生命。因此，临床对于疑诊 HIE 的患儿需要选择最佳的影像学检查方法，以便早期诊断、早期治疗，提高患儿生存质量。

【病因与发病机制】

HIE 确切发病机制并未完全清楚，围产期窒息导致脑细胞供血不足，以及血氧含量低所引起的新生儿脑自身调节功能障碍和继发脑损伤是主要原因，其损伤类型取决于缺血的程度和新生儿脑的发育成熟度，病理基础是脑细胞水肿、坏死和出血。病因主要为窒息，还有红细胞增多症、呼吸窘迫综合征、胎粪吸入综合征、败血症、发绀型心脏病、重症肺炎、气胸等。胎儿期病因，包括母体大出血后继发血压过低、妊娠期高血压、胎盘异常及胎儿生长受限等；出生时病因，包括窒息（Apgar 评分）、脐带打结、胎膜炎和宫内感染等；出生后病因，有先天性心脏病、红细胞增多症、外伤、体外膜肺氧合（extracorporeal membrane oxygenation，ECMO）治疗等。

【病理生理】

缺氧、缺血互为因果形成病变。HIE 病理类型包括大脑半球选择性神经元坏死、矢状旁区白质损伤、脑室周围白质软化、基底神经节脑干损伤、脑梗死、孔洞脑和颅内出血等。HIE 损伤与脑成熟度（胎龄）、缺氧缺血程度和持续时间密切相关。脑水肿是 HIE 早期主要病理改变，常于生后 36 ～ 72 h 达高峰。足月儿缺氧缺血性损伤部位为大脑皮质，若急性或持续严重缺氧缺血可引起基底神经节、丘脑、脑干或小脑等重要部位损伤，出现意识障碍、惊厥、呼吸衰竭、喂养困难等。神经元选择性坏死是 HIE 损伤的最常见模式，足月儿最常见矢状窦旁大脑损伤，此区域是大脑前、中、后动脉交汇的终末动脉区，容易发生低灌注损伤；早产儿则是脑室周围白质血流分布最少。胎儿 36 周以后脑动脉灌注交界区由侧脑室周围向脑表面移行，至40周，血流灌注分界位于矢状旁区皮质和皮质下白质交界处。因此，早产儿与足月儿脑损伤病变部位有明显不同，在血流灌注终末区缺氧缺血性损伤尤为明显。足月儿HIE病理改变包括脑水肿、神经元坏死、神经胶质增生及脑出血等，而早产儿则以脑水肿、脑出血、脑室周围白质软化为主要病理改变。

【临床表现】

患儿主要表现为意识改变及肌张力变化，严重者伴有脑干功能障碍。

（1）轻度：症状在出生后24h内明显，主要为兴奋、激惹，拥抱反射活跃，吸吮反射正常，肌张力正常，呼吸平稳，前囟平，一般不出现惊厥。症状在3天内逐渐消失，预后好。

（2）中度：表现为嗜睡、肌张力减低，肢体自发动作减少，拥抱反射及吸吮反射减弱；足月儿上肢肌张力减退较下肢为重，表明病变累及矢状窦旁区；瞳孔正常或缩小，可出现惊厥。若症状持续7～10天或更久，可能有后遗症。

（3）重度：小儿处于昏迷状态，前囟饱满，肌张力降低，肌肉松软，腱反射迟钝或消失，瞳孔不对称或扩大，对光反应差，心率减慢，呼吸不规则，常有呼吸暂停；发展至呼吸衰竭时，吸吮反射与握持反射消失，惊厥频繁。本型死亡率高，少数患儿昏迷状态历时数周然后缓慢恢复意识，但常遗留后遗症。

【影像学表现】

1. CT　优点是图像清晰，价格适中。但该检查不能作床旁检查，且会受一定量的射线照射。待患儿生命体征稳定后行CT检查，一般以生后4～7天为宜。脑水肿时，可见脑实质呈弥漫性低密度影伴脑室变窄；基底核和丘脑损伤时呈双侧对称性高密度影；脑梗死表现为相应供血区呈低密度影。有病变者3～4周后宜复查。注意排除与新生儿脑发育过程有关的正常低密度现象。

（1）早产儿：以颅内出血为主要表现，包括生发基质出血、脑室旁出血性梗死及脑室内出血，显示为相应部位高密度病变，CT值50～90 HU。脑实质出血灶周围还可见低密度环；脑白质病变早期（出生后2～3天）表现为脑室周围白质低密度，脑室受压变小，2～3周后出现脑室周围白质软化症（periventricular leukomalacia，PVL），则可见脑室扩张。

（2）足月儿：显示为脑实质散在低密度改变，以额叶、顶枕叶边缘最明显，颞叶也常累及。根据病灶分布范围分为轻、中、重度：①轻度，分布于1～2个脑叶；②中度，超过2个脑叶，灰白质界限模糊，部分脑沟消失；③重度，脑实质弥漫性低密度改变，灰白质界限消失，基底节、丘脑密度正常，形成"双圈征"，即外圈为黑色，内圈为白色。脑室受压，脑沟消失，并发脑室出血占80%。合并出血性梗死时，基底节区见高密度灶。后期可见病变脑实质发生萎缩。广泛的脑组织缺血可造成多囊性脑软化。

2. MRI　优点是可多轴面成像、分辨率高、无射线损害。但该检查所需时间长、噪声大、检查费用高。在HIE病变性质与程度评价方面优于CT，对矢状旁区和基底核损伤的诊断尤为敏感，有条件时可选择此检查。常规采用T_1WI，脑水肿时可见脑实质呈弥漫性高信号伴脑室变窄；基底核和丘脑损伤时呈双侧对称性高信号；脑梗死表现为相应动脉供血区低信号；矢状旁区损伤时皮质呈高信号、皮质下白质呈低信号。弥散加权成像（diffusion weighted imaging，DWI）所需时间短，对缺血脑组织的诊断更敏感，病灶在生后第 1 天即可显示为高信号。

分度：①轻度，皮层及皮层下白质在 T_1WI 呈沿脑回走行的迂曲条状及点状高信号，皮层下高信号呈雪花状或是蛛网膜下腔存在少量出血，一般不会造成严重并发症。②中度，除轻度表现外，脑白质出现深层损伤，主要是脑室周围白质，T_1WI 对称的点状稍高信号或沿脑室边缘条带状高信号，脑水肿存在 T_1WI 信号减弱、T_2WI 信号增高的现象。③重度，除轻度和中度表现外，存在以下任意一种表现：a. 丘脑和基底节信号改变，最容易损伤的部位是豆状核，其次是苍白球、丘脑腹外侧，为斑片状对称性 T_1WI 不均匀高信号，伴内囊后肢高信号消失；b. 脑室内出血伴脑室扩大，T_1WI 呈高信号、T_2WI 呈低信号；c. 蛛网膜下腔出血（subarachnoid hemorrhage，SAH）部位包括大脑表面脑沟、脑池、直窦、脑裂、窦汇内及小脑幕内的 T_1WI 高信号、T_2WI 低信号；d. 皮层下囊状坏死、弥漫性脑水肿。

3. 超声　具有可床旁动态检查、无射线损害、费用低廉等优点，但需有经验者操作。可在 HIE 病程早期（72 h 内）开始超声检查，有助于了解脑水肿、脑室内出血、基底核、丘脑损伤和脑梗死等 HIE 的病变类型。生发基质出血表现为局部回声增强，冠状面可显示邻近脑室壁边缘清晰的高回声区，最常见部位是尾状核丘脑切迹；矢状面有助于鉴别生发基质出血和脉络丛高回声信号。脑室内出血表现为脑室系统内充满高回声物质，急性期为强回声，急性出血后几周内表现为侧脑室内相对无回声团块。脑水肿时脑实质呈不同程度回声增强，结构模糊，脑室变窄或消失，严重时脑动脉搏动减弱；基底核和丘脑损伤时显示为双侧对称性强回声；脑梗死早期为相应动脉供血区呈强回声，数周后梗死部位可出现脑萎缩及低回声囊腔。

【典型病例】

病例 1　患儿，男，3 天，先天性心脏病（房间隔缺损、动脉导管未闭），出现皮肤黄染 2 天。其母为第 1 胎第 1 产，38 周时因宫内窘迫产钳助产。MRI 表现见图 1-1-1。

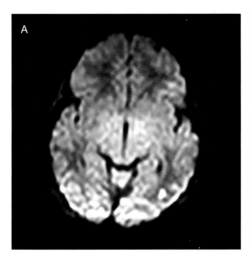
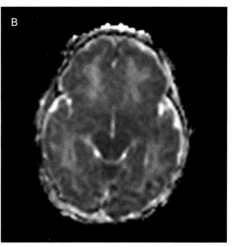

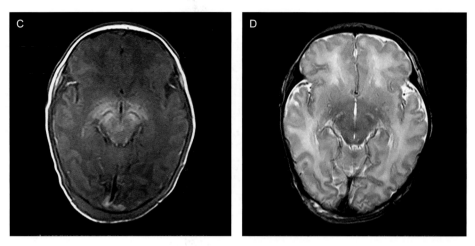

左枕叶局部皮质 DWI 呈高信号（A），ADC 呈低信号（B），T₁WI、T₂WI 未见明显异常信号（C、D）。

图 1-1-1　轻度 HIE 颅脑 MRI 表现

病例 2　患儿，男，4 天，先天性心脏病（房间隔缺损），阵发性青紫 3 天余。其母孕期合并妊娠糖尿病、妊娠高血压，第 2 胎第 2 产，41 周时因巨大儿行剖宫产，羊水Ⅲ度粪染。MRI 表现见图 1-1-2。

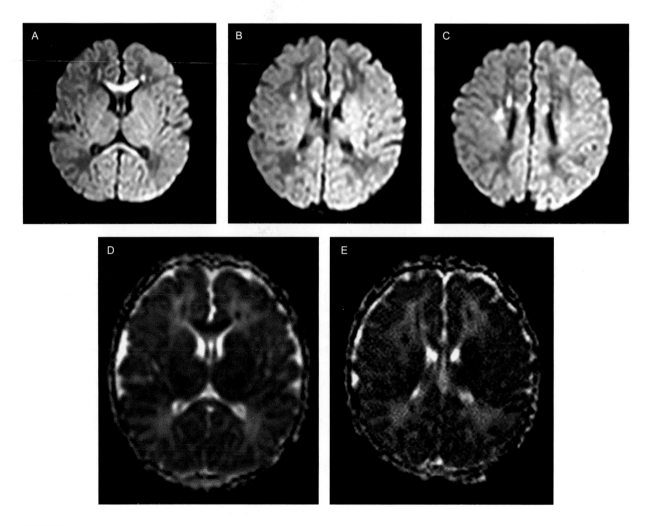

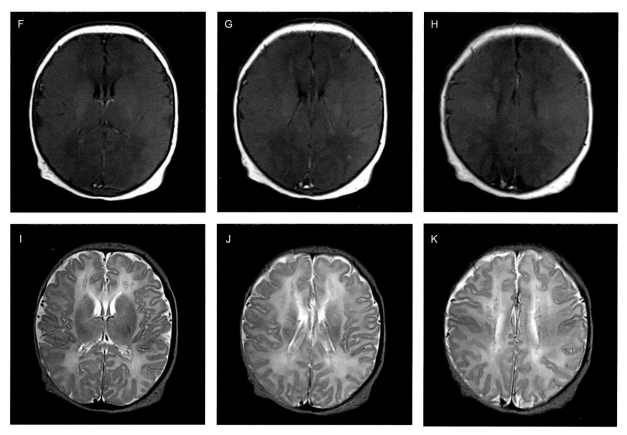

胼胝体膝部及压部、双侧侧脑室前后角及体部旁 DWI 呈高信号（A～C），ADC 呈低信号（D、E），T₁WI 呈稍高信号（F～H），T₂WI 呈低信号（I～K）。

图 1-1-2　中度 HIE 颅脑 MRI 表现

病例 3　患儿，男，18 天，出现易惊 2 天，1 天前无明显诱因抽搐 2 次。其母为第 1 胎第 1 产，38 周顺产。CT 表现见图 1-1-3（A～C），MRI 表现见图 1-1-3（D～L）。

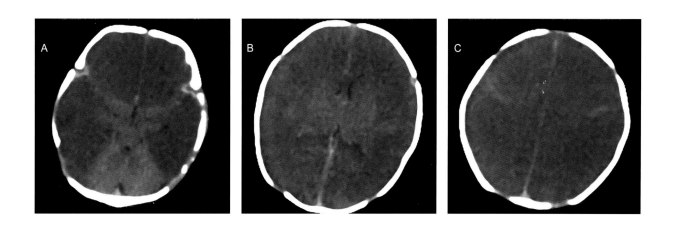

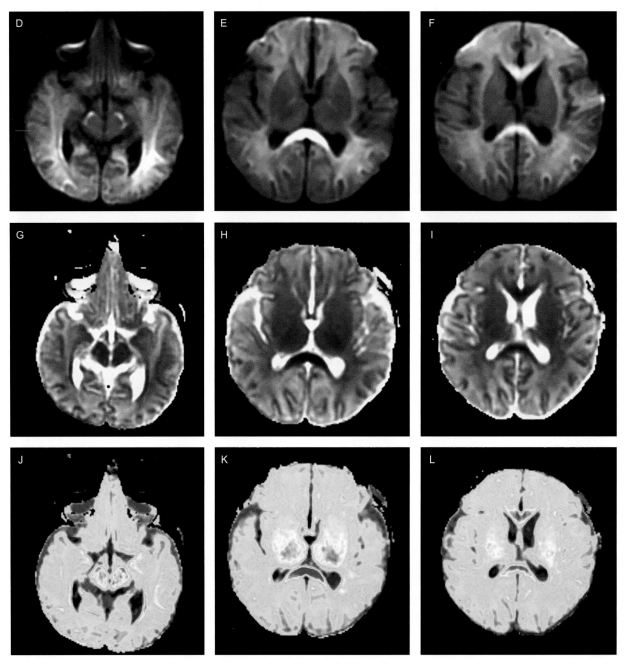

颅脑 CT 示双侧额颞顶枕叶可见片状低密度影（A～C）。DWI 示胼胝体信号明显增高（D～F），ADC 图呈低信号（G～I），DWI 双侧额顶枕叶可见片状高信号影，双侧内囊后肢及皮质脊髓束可见高信号影（J～L）。

图 1-1-3 重度 HIE 颅脑影像学表现（J、K、L 见彩插 1）

【诊断要点】

1.临床表现　是诊断 HIE 的主要依据，同时具备以下 4 条者可确诊，第 4 条暂时不能确定者可作为拟诊病例。①有明确可导致胎儿宫内窘迫的异常产科病史，以及严重的胎儿宫内窘迫表现（胎心＜

100 次 / 分，持续 5 min 以上；和（或）羊水 III 度污染），或者在分娩过程中有明显窒息史；②出生时有重度窒息，指 Apgar 1 min 评分 ≤ 3 分，并延续至 5 min 时仍 ≤ 5 分，以及出生时脐动脉血气 pH 值 ≤ 7.00；③出生后不久出现神经系统症状，并持续至 24 h 以上，如意识改变（过度兴奋、嗜睡、昏迷），肌张力改变(增高或减弱)，原始反射异常（吸吮、拥抱反射减弱或消失），病重时可有惊厥，脑干征(呼吸节律改变、瞳孔改变、对光反应迟钝或消失）和前囟张力增高；④排除电解质紊乱、颅内出血和产伤等原因引起的抽搐，以及宫内感染、遗传代谢性疾病和其他先天性疾病所引起的脑损伤。

2. 辅助检查 可协助临床了解 HIE 时脑功能和结构的变化，并明确 HIE 的神经病理类型，有助于对病情的判断，作为估计预后的参考。

【鉴别诊断】

1. 正常新生儿 经前囟的旁矢状面和冠状面超声图像可见脑室旁高回声区，经后囟的超声图像无此表现。

2. 出血性脑梗死 非对称分布，缺血灶范围较大，位于侧脑室前方，缺血灶可达脑实质边缘，可伴有严重的脑室内出血，病灶位于侧脑室前方或紧邻侧脑室。

3. 线粒体脑病 表现多样，灰白质同时受累，基底节、脑干、丘脑、齿状核等处较灰白质和小脑更易受累，可造成局部或广泛脑萎缩，急性期可见脑水肿，病程后期可见脑萎缩征象。

4. 新生儿急性胆红素脑病（核黄疸） 双侧苍白球区对称性高信号，外观上呈"八"字形。

【治疗】

1. 支持对症治疗 适当通气和氧合；维持适当的脑血流灌注避免血压剧烈波动；维持适当血糖水平（4.2 ～ 5.6 mmol/L）；适量限制入液量预防脑水肿；苯巴比妥作为控制惊厥一线用药。

2. 特殊神经保护治疗 亚低温治疗中、重度 HIE。

（徐树明）

第二节 新生儿低血糖

【概述】

新生儿低血糖（neonatal hypoglycemia），即早产儿及出生低体重儿血糖低于 1.1 mmol/L，足月儿出生后 3 天内血糖低于 1.7 mmol/L。3 天后低于 2.2 mmol/L 者诊断为低血糖。目前认为不考虑出生体重、胎龄和日龄，新生儿全血血糖低于 2.6 mmol/L（47 mg/dL），即诊断新生儿低血糖症，因研究证实血糖低于 2.6 mmol/L（47 mg/dL）的无症状新生儿可发生神经系统后遗症。严重而持久的低血糖可能导致低血糖脑病（hypoglycemic encephalopathy）。

【病因与发病机制】

1. 糖原贮备不足　低血糖多发生于早产儿、小于胎龄儿和过期产儿，主要由糖原贮备不足引起，并和糖原异生功能低下及高血糖反应低下有关。

2. 高胰岛素血症　①暂时性，糖尿病母亲婴儿、新生儿溶血病；②持续性，胰岛细胞腺瘤、胰岛细胞增殖症和贝 – 维综合征（Beckwith-Wiedemann syndrome）；③亮氨酸过敏症，进食含亮氨酸的饮食后可使新生儿胰岛素产生增加；④突然停止高张葡萄糖静脉补液，胰岛素分泌处于亢进状态。

3. 糖消耗过多　应激或有严重疾病的新生儿易发生缺氧、酸中毒、低体温和低血压，使糖的利用加速和摄入减少，可发生低血糖。

4. 遗传性或代谢性缺陷　如半乳糖血症、糖原累积症等患儿，可因糖原分解减少或代谢异常而发病。

5. 内分泌疾病　如垂体、甲状腺或肾上腺先天功能不全、生长激素缺乏、胰高血糖素缺乏等。

6. 其他　伴糖尿病、早产 / 低产儿、首次哺乳时间 > 24 h、血糖 < 2.2 mmol/L、低血糖持续时间 > 24 h 是新生儿低血糖性脑损伤的独立危险因素。

【病理生理】

脑细胞代谢能源的唯一来源是葡萄糖，供应不足会影响氧化磷酸化过程，使细胞中 ATP 合成减少，导致脑损伤。低血糖脑损伤时，还伴有细胞内钙离子超载，突触释放谷氨酸增多，产生细胞毒性损伤和选择性神经元坏死，小胶质细胞的免疫防护作用受损。当低血糖反复发作或持续时间较长时，脑组织功能极易发生紊乱，细胞代谢率降低，脑内三磷酸腺苷和磷酸肌酸缺乏，引起神经元突触传递模式发生改变，最终神经细胞发生充血、出血、细胞水肿或缺血性坏死等一系列病理改变，从而导致新生儿低血糖脑损伤。

目前，关于新生儿低血糖脑损伤易发生在顶枕叶的机制尚不明确，有以下学说：①根据动物进化顺序，之所以首先出现在大脑皮层，是因为顶枕叶轴突生长和突触发生较其他脑组织旺盛，髓鞘化较其他部位早，对葡萄糖的需求量增加，对低血糖耐受性差，脑组织在低血糖时易发生坏死；②顶枕叶主要为后循环供血，当发生低血糖时，顶枕叶对糖的利用减少，导致其极易受损。

【临床表现】

新生儿低血糖发生后大多无临床症状，部分呈现非特异性症状和体征，早期很难被发现，可表现为拒乳、抽搐、反应差、呻吟等，严重者出现嗜睡、肌张力低下、烦躁不安、昏迷及惊厥发作等神经系统功能障碍。随着病情进展，低血糖症可引发中枢神经的永久性损伤，导致脑瘫、发育障碍、认知障碍。

【影像学表现】

1. CT　难以准确反应神经病理改变，故对低血糖脑损伤诊断的特异性较低，且 CT 检查时新生儿需暴露于射线之中。

2. MRI　新生儿低血糖脑损伤典型的 MRI 表现为顶枕叶皮层或皮层下脑组织信号异常，且多为双侧对称性受累。非典型表现为除顶枕叶区外其他脑区受损，常损伤如海马、胼胝体、放射冠、基底节区及内囊后肢等多个部位，尤其反复严重的低血糖患儿易出现非典型 MRI 表现。一般不累及小脑和脑干。影像学上常表现为受损部位 T_1WI 低信号，T_2WI 正常或高信号。DWI 呈高信号，DWI 的优势是能在 24 h 内发现病灶，而此时 T_1WI、T_2WI 尚无明显表现，说明 DWI 优于常规 MRI 序列，且 DWI 显示病变范围较 T_1WI、T_2WI、FLAIR 序列明显大、更清晰。ADC 图呈低信号。后遗表现为病变部位局灶性脑软化，残存顶枕叶皮质见条样 T_1WI 稍高信号，脑白质弥漫性脱髓鞘改变。

3. 超声　头颅超声也可判断脑损伤程度，且检查快速、方便，不存在射线影响，能反复检查，有利于动态观察。该检查有助于早期发现一些低血糖有关的发育畸形，后期可检测进行性脑出血或损伤所致脑实质损害，但并无典型征象。超声对皮质损伤的敏感性较低，故其用于该病有相当大的局限性，临床使用不多。

【典型病例】

患儿，男，2 天。其母为第 2 胎第 1 产，39 周时因胎位不正、胎膜早破行剖宫产。患儿微量血糖 0.2 mmol/L，反应差、吃奶差 7 h，可疑抽搐 1 次，双眼上翻，口唇青紫。MRI 表现见图 1-2-1。

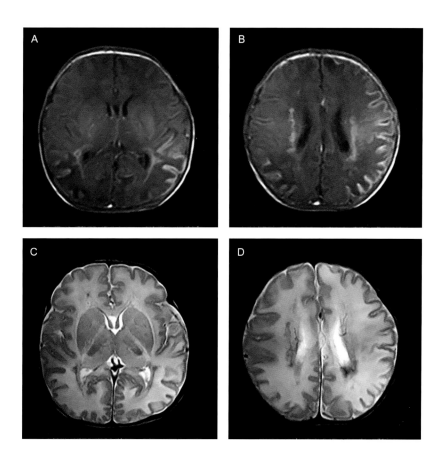

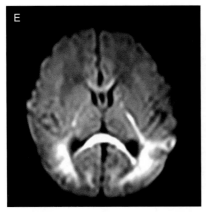
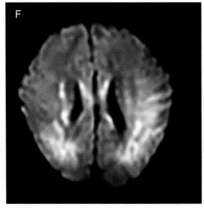
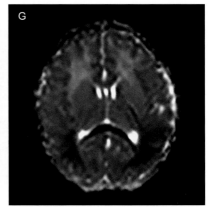

双侧顶枕叶后部及左侧额叶脑回明显肿胀，皮层呈 T_1WI 高信号（A、B），白质呈 T_1WI 稍低、T_2WI 高信号（A～D），DWI 呈高信号（E、F）；ADC 图呈低信号（G）。

图 1-2-1 新生儿低血糖颅脑 MRI 表现

【诊断要点】

1. 血糖水平低于 45 mg/dL；患病人群为大于胎龄儿、小于胎龄儿、早产儿、有高危因素的新生儿；可能无症状，有症状可能表现为嗜睡、喂养困难、易激惹或惊厥。

2. 诊断标准 ①血糖指标，早产儿及出生低体重儿血糖 < 1.1 mmol/L，足月儿出生 3 天内 < 1.7 mmol/L，出生 3 天后 < 2.2 mmol/L；②有症状性低血糖的临床表现，如反应差、拒乳、易惊厥、哭闹、抽搐、嗜睡等；③低血糖时及血糖纠正后仍有神经系统功能障碍表现；④ MRI 检查符合低血糖脑损伤诊断；⑤排除由于 HIE、感染、代谢或遗传性疾病等引起的脑损伤。

【鉴别诊断】

1. 新生儿 HIE 足月儿常位于分水岭区或脑室周围，T_1WI 序列表现为点状、斑点状稍高信号影；早产儿位于脑室周围和室管膜下，表现为脑室内出血或脑室旁白质软化。严重损伤时可累及深部脑白质，甚至引起广泛性实质出血，常合并 SAH 及硬膜下出血（subdural hematoma，SDH）。

2. 病毒性脑炎等感染性疾病 病变多位于脑干、丘脑及基底节区，严重时双侧大脑半球灰白质广泛受累，而对称性顶枕叶受累较少见。

【治疗】

1. 血糖监测 出生后 3 h、6 h、12 h、24 h、48 h 是及时发现新生儿低血糖的重要手段。

2. 纠正低血糖 用 10% 葡萄糖纠正低血糖，必要时给予胰高血糖素肌内注射；经输注葡萄糖未能纠正的顽固性低血糖可静脉注射氢化可的松；对症处理合并感染及其他疾病。

3. 脑损伤的治疗 神经节苷脂可减少后遗症，胞二磷胆碱钠对胰岛素诱导的低血糖脑损伤有保护作用。

4. 预防　这是减少后遗症的关键，具体措施如加强围产期健康教育，加强新生儿血糖监测，保证新生儿空腹时间短于 3 h，早期喂奶，怀疑存在低血糖诱因者出生后 1 h 即喂 10% 葡萄糖等。

（徐树明）

第三节　新生儿高胆红素血症

【概述】

新生儿高胆红素血症是新生儿期最常见的疾病，主要因胎儿型红细胞裂解释放胆红素过度所致，多以未结合胆红素升高为主。新生儿出生后的胆红素水平是一个动态变化的过程，因此在诊断高胆红素血症时需考虑其胎龄、日龄和是否存在高危因素。目前，我国诊断新生儿高胆红素血症的标准是足月儿血清总胆红素 TSB > 221 μmol/L（12.9 mg/dL）或每日上升 > 85 μmol/L（5 mg/dL）。根据不同胆红素水平升高程度，胎龄 ≥ 35 周的新生儿高胆红素血症还可分为：重度，TSB 峰值超过 342 μmol/L（20 mg/dL）；极重度，TSB 峰值超过 427 μmol/L（25 mg/dL）；危险性，TSB 峰值超过 510 μmol/L（30 mg/dL）。

若未得到及时有效的治疗，胆红素可透过血脑屏障而沉积在中枢核团，导致胆红素脑病（bilirubin encephalopathy，BE），致中枢神经系统部分核团黄染或脑区损伤，分为急性和慢性两种类型。慢性 BE 即核黄疸，指出生数周后出现的胆红素神经毒性作用所引起的慢性、永久性损害及后遗症，包括锥体外系运动障碍、感觉神经性听力丧失、眼球运动障碍和牙釉质发育异常。

【病因与发病机制】

新生儿高胆红素血症是由于胆红素产生增加，胆红素排泄减少所导致，许多诱因与该病发生相关。红细胞性溶血是最常见诱因，其他包括红细胞增多症、遗传性或获得性胆红素结合障碍、胃肠物质运输紊乱和激素水平紊乱等。

胆红素进入大脑的机制尚不完全清楚。在高碳酸血症、缺氧缺血、酸中毒导致血脑屏障破坏时，胆红素较易入脑，一旦入脑（特别是新生儿）就会引起神经系统损伤，且特定部位的神经元对胆红素的损伤特别敏感。某些酸中毒或新生儿硬肿病患儿血浆白蛋白低下，即使胆红素水平正常，也可出现胆红素脑病所致的苍白球损伤和听力丧失，可能是血脑屏障不成熟或血浆白蛋白低下使游离胆红素增高所致。

【病理生理】

增加的大量胆红素若超过血清白蛋白的结合能力时，会使血中的游离胆红素增加，游离的胆红素通过影响脑脊液和血脑屏障中 P 糖蛋白和多药耐药蛋白 1（mrp1）的表达，破坏血脑屏障完整性，使未结合胆红素透过血脑屏障并在脑细胞中沉积，最终导致胆红素独特的脑损伤。病理学发现胆红素脑病时，受累的神经核团分布与脑发育成熟度无明显关系，即无论是发生在早产儿，还是足月儿受累区域是一致的,最常见受累核团为苍白球(最明显)、丘脑底核、脑干核(如听神经、动眼神经核、前庭神经核)、海马、黑质,以及小脑的齿状突、顶核和浦肯野细胞显著地选择性参与,最终黄染、坏死,而壳核不受累。此外,胆红素脑病还可能与线粒体破坏有关,可能因此影响细胞和分子级联,包括质膜紊乱、兴奋毒性、神经炎症、氧化应激和细胞周期停滞。病理学上,沉积在细胞内的胆红素会导致神经元丢失,星形胶质细胞增殖、神经胶质增生及脱髓鞘。胆红素的神经毒性损伤是由兴奋性氨基酸参与的神经元凋亡,而非急性能量代谢障碍所致的细胞毒性水肿。

【临床表现】

并非所有高胆红素血症均可导致胆红素脑病,且早期患儿并无特异性临床表现或极轻微,胆红素神经毒性所致的急性中枢神经系统损害,早期表现为肌张力减低、嗜睡、尖声哭、吸吮差,后期出现肌张力增高、角弓反张、激惹、发热、惊厥,严重者可致死。部分存活的患儿会出现核黄疸典型的四联症:手足抖动、肌张力障碍;有或无听力丧失的听觉通路障碍;眼球运动障碍;乳牙釉质发育不良。

【影像学表现】

1. MRI 急性期 T_1WI 常为双侧基底核、丘脑底核信号增高,特异性表现为双侧苍白球在 T_1WI 上呈对称性高信号,而 T_2WI 信号改变不明显;苍白球 T_1WI 高信号消失预后良好;同一部位进展至慢性期则 T_2WI 呈对称性高信号,多提示患儿存在预后不良;慢性期 T_2WI 高信号也可在黑质或小脑齿状核,而这些部位 T_1WI 信号可变。新生儿苍白球 T_1WI 高信号并非与 BE 的临床表现相平行。磁共振波谱(magnetic resonance spectroscopy, MRS)可通过磁共振化学位移现象来检测活体组织的代谢产物成分及其含量,检测物质主要有 N- 乙酰天冬氨酸(N-acetyl aspartate, NAA)、胆碱(choline, Cho)、肌酸(creatine, Cr)、肌醇(myoinositol, mI)、乳酸(lactic acid, Lac)及谷氨酸及谷氨酰胺(glutamine, Glx)。因脑内神经元坏死性病变,会出现 NAA 峰降低及 Cho 峰增高;若脑损伤以细胞凋亡为主,Cho 峰可能无明显变化;Cr 峰一般较稳定;胆红素抑制谷氨酸的摄取会出现 Glx 峰增高;目前有研究认为 NAA/Cho 和 NAA/Cr 显著降低,Glx/Cr 和 mI/Cr 升高时,提示胆红素侵犯神经系统。DWI 未见明显异常。

2. CT 无特异性改变。部分表现为脑水肿,轻者以基底节和脑白质密度降低为主,重者两侧大脑半球广泛密度降低。

3. 超声 头颅超声以其便捷、可床旁检查、动态检测、相对廉价的优势,正广泛应用于新生儿 BE 的诊断,目前主要用于定性诊断。声像图可显示基底节区(特别是苍白球)及丘脑的回声增强。

【典型病例】

患儿,男,6 天,其母为第 1 胎第 1 产,40 周顺产。患儿生后 24 h 出现皮肤黄染,渐加重,近 1 天出现反应差,抽搐 1 次,肌张力高,经皮测胆红素 34.2 mg/dL,总胆红素 682.5 μmol/L。MRI 表现见图 1-3-1。2 岁 8 个月复查 MRI,具体表现见图 1-3-2。

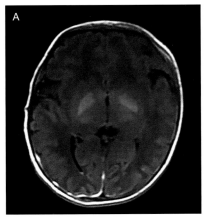 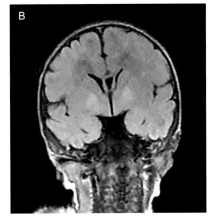 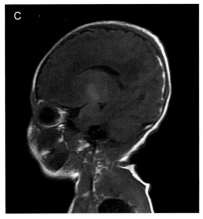

双侧苍白球 T$_1$WI 及液体衰减反转恢复（fluid attenuated inversion recovery，FLAIR）相呈稍高信号（A ～ C）。

图 1-3-1　新生儿高胆红素血症颅脑 MRI 表现

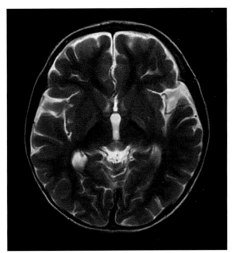

双侧大脑半球各叶脑沟增宽，加深，脑回变细，双侧外侧裂池及前纵裂池增宽，第三脑室及双侧脑室扩大，T$_2$WI 示双侧苍白球呈明显高信号，提示弥漫性脑萎缩，核黄疸后遗。

图 1-3-2　核黄疸后遗 MRI 表现

【诊断要点】

目前，新生儿高胆红素血症尚无诊断金标准，需要结合临床表现、实验室检查及影像学检查综合诊断。

1.新生儿期出现黄疸，血清总胆红素水平＞221 μmol/L（12.9 mg/dL）或每日上升＞85 μmol/L（5 mg/dL），婴儿期出现锥体外系神经系统症状或听力受损等临床表现。

2.新生儿期颅脑 MRI 双侧苍白球 T$_1$WI 呈对称性高信号；婴儿期 MRI 双侧苍白球 T$_2$WI 呈高信号。

【鉴别诊断】

1.正常内囊后肢髓鞘化　呈线状，边缘清晰。

2. 正常足月新生儿双侧苍白球对称性 T_1WI 稍高信号　可能与髓鞘发育较早有关，髓鞘内含脂质较多，常表现为 T_1WI 高信号，足月时人脑的一些部位如皮质脊髓束、苍白球、底丘脑、小脑齿状核等灰质区已经髓鞘化完成。

3. 新生儿 HIE　部分患儿 T_1WI 基底节区和底丘脑可见稍高信号，易与 BE 混淆。HIE 的 T_1WI 基底节区高信号累及部位主要是壳核，其次是基底核其他部分；BE 的 T_1WI 基底节区高信号主要局限于苍白球，其次在底丘脑，壳核高信号很少见。HIE 除累及基底节，还可累及脑内其他部位，包括皮层、皮层下及深部白质，表现为 T_1WI 纤曲条状、点状高信号，弥漫性脑水肿，颅内出血；而 BE 很少出现脑内其他部位的异常征象。HIE 患儿基底节 DWI 可呈高信号，而 BE 基底节区病变 DWI 无明显异常。

4. 肝豆状核变性　是一种常染色体隐性遗传铜代谢障碍疾病，病变好发于壳核和尾状核，其次见于丘脑、苍白球等，MR 检查大部分病变呈 T_1WI 低信号、T_2WI 高信号，少部分病变呈 T_1WI 稍高，T_2WI 稍低，依病变部位不同病变形态呈"八字""展翅蝴蝶样"改变等；新生儿 BE 急性期病变则呈 T_1WI 高、T_2WI 等信号。因此，结合患儿病史可鉴别这两种疾病。

5. 低血糖脑损伤　可出现基底节区对称性 T_1WI 高信号，但一般均有枕叶受累信号异常，DWI 见扩散受限信号可与 BE 鉴别。

6. CO 及其他中毒性脑病　患儿有中毒病史，累及壳核、苍白球，大部分病变在 T_2-FLAIR 及 DWI 序列信号异常可与 BE 鉴别。

【治疗】

治疗目的是降低血清胆红素水平，预防重度高胆红素血症和 BE 的发生。

1. 光照疗法　最常用，有效又安全，在临床上已经广泛使用。波长为 510～530 nm 的绿光及波长 425～475 nm 的蓝光效果最好，太阳光或日光灯也有比较好的疗效。光疗时应用遮光眼罩遮住患儿双眼，男婴还需用尿布遮盖会阴部，尽量暴露其他部位的皮肤。

2. 换血疗法　通常用于重症溶血患儿，可交换出血清中的胆红素、血中致敏红细胞、游离抗体，降低溶血和 BE 的发生等，一般用于光疗失败、溶血症或已出现早期 BE 临床表现者。

3. 药物治疗　①肝酶诱导剂：通过诱导 UDPGT 酶的活性，增加非结合胆红素与葡萄糖醛酸结合能力进而提高肝脏处理胆红素的能力，达到降低血清胆红素的目的，如苯巴比妥。②白蛋白：通过白蛋白与非结合胆红素的联结，可降低胆红素脑病的发生，主要适用于早产儿、重度黄疸儿等。③静脉用丙种球蛋白（intravenous immune globulin，IVIG）：确诊新生儿溶血病者，IVIG 可阻断溶血的过程，同时降低不良反应的发生，越早使用可明显延缓高胆红素血症进程。

（徐树明）

第四节 新生儿脑卒中

【概述】

新生儿脑卒中（neonatal stroke）分为缺血性和出血性卒中两类，以缺血性卒中多见，是指发生于生后 28 天内的由血栓形成或栓子脱落引起脑血管阻塞导致脑组织相应供血区域的缺血性损伤病变。急性动脉缺血性脑梗死和静脉窦血栓形成，在新生儿缺血性脑卒中病例中较为多见。新生儿脑卒中发病隐匿，不易被察觉，急性期临床症状不明显，易被遗漏，儿童期出现脑性瘫痪（简称脑瘫）、智力障碍等严重神经系统后遗症才被注意到，但已失去最佳治疗时机。

由新生儿缺氧缺血性脑病并发的广泛血管循环障碍所致脑梗死和分水岭梗死，颅内出血所致血管梗死，早产儿脑室周围白质软化和脑实质脑室内出血所致血管梗死，均不属于新生儿脑卒中。

【病因与发病机制】

新生儿卒中的病因繁多，既有与成人脑卒中相似之处，又有其特点。孕妇和新生儿出生前、出生时及出生后等诸多因素均与其发生相关，而且往往是几种因素相互作用增加了发病风险。患儿母亲危险因素有绒毛膜羊膜炎、子痫前期、糖尿病、血栓性疾病、自身免疫性疾病、凝血功能障碍、初产妇、不孕史、吸烟及发热等；新生儿出生前及出生时危险因素有感染、胎儿心率异常、胎盘或脐带异常、宫内发育迟滞、胎 – 胎输血综合征及围生期缺氧等；新生儿出生后危险因素有先天性心脏病、感染、低血糖、红细胞增多症、易栓症（凝血因子 V 基因 *Leiden* 突变、蛋白 C/S 缺乏症等）、体外膜肺治疗及脐血管置管等。

【病理生理】

血栓形成主要有 3 个病理因素：血管壁损伤局部血管变窄、血液流动缓慢血液淤滞和凝血功能异常血液处于高凝状态。新生儿脑卒中发病率较其他年龄组高，与新生儿期引发血栓形成的病理因素多且严重有关。本病的高危因素既有潜在生理因素和围产期高凝状态，又有各种遗传性凝血异常和分娩前后并发的缺氧感染等病理因素。多个高危因素常同时存在，易导致新生儿脑卒中的发生。

梗死早期，梗死区呈现缺血水肿变化，范围较大时可累及白质与灰质；缺血发生后 18 ～ 23 h 可出现神经轴突肿胀；缺血发生后 24 ～ 48 h，梗死区可出现单核细胞、小胶质细胞渗出延伸和泡沫巨噬细胞游走等细胞反应；梗死数周至数月后神经元坏死，病变区出现钙化，或组织溶解后形成广泛、多灶或单灶囊腔，被称为孔洞脑、多灶性脑软化及积水性无脑等，囊腔可在脑实质中独立存在，也可与脑室相通。

【临床表现】

新生儿脑卒中发病隐匿，尤其宫内发病者很难被发现。新生儿期发病者也很少像其他年龄组患者那样有明显的突然发作征象。25%～50%的患儿新生儿期无神经系统症状，在以后几个月内出现神经系统后遗症，如伸手抓物不对称、左撇、上肢强直运动、发育迟缓、手握拳伸不开、认知障碍，或出现新生儿期后惊厥，此时做神经影像学检查可确诊。出生后3天内发生惊厥是急性期最常见的症状，见于50%～70%的脑卒中患儿，表现为局限性痉挛性抽搐，也有微小型发作，易被遗漏。发作间期大多不伴脑病其他症状，也有患儿表现为非特异性神经症状，如食欲缺乏、反应差、兴奋、激惹、呼吸暂停、衰弱无力、喂养困难、昏睡等，神经系统检查可发现肌张力存在差异或拥抱、握持反射不对称，部分患儿神经系统查体可无异常。新生儿脑卒中急性期后最常见的神经系统后遗症是偏瘫，若双侧大脑均有病变可发生四肢瘫。脑卒中导致的脑瘫患儿常同时伴有其他神经系统后遗症，如难治性癫痫、认知障碍、语言发育迟缓和行为问题等。

【影像学表现】

1. CT　主要用于区别缺血性和出血性病变，早期诊断脑梗死敏感度较差，发病12～24 h内可无阳性发现，24 h后表现为局灶性低密度影，脑结构界限模糊，与细胞水肿和血管源性水肿有关，晚期可出现典型的楔形病灶。CT图像中梗死灶与水肿均呈低密度，有时难以区别。CT检查需注意新生儿正常低密度影、早产儿脑内低密度灶与病灶的区别。一般选择在出生后4～10天进行首次CT扫描，了解病灶的范围、密度、形态及有无合并颅内出血。

2. MRI　是目前诊断新生儿脑卒中的金指标，无辐射损伤，且能发现直径1 mm的病灶。最常用的序列有 T_1WI、T_2WI 和DWI，其中以DWI最敏感，在发病6 h内便可显示病灶。T_1WI 在发病1周内先呈低信号，1周末变为高信号；T_2WI 在发病24～48 h内呈高信号持续1周，以后信号逐渐减弱。DWI在发病最初24 h内呈高信号，此时 T_1WI、T_2WI 变化尚不明显，DWI在损伤后72 h信号逐渐减弱，6～10天后对诊断无意义。急性期病灶在ADC图呈低信号。发病7～14天，常规MRI可见继发于皮层板状坏死的 T_1WI 高信号和 T_2WI 皮质低信号，此阶段DWI无明显异常。发病超过14天后脑半球萎缩，脑实质坏死，表现为 T_1WI 皮质高信号和 T_2WI 皮层下白质高信号。为明确是否存在脑动脉狭窄或阻塞，磁共振血管成像（magnetic resonance angiography，MRA）可直接显示血管阻塞部位，对脑梗死定位诊断更精确，通常最多见的病变血管是左侧大脑中动脉，如果显示血管中断、变细、边缘模糊和信号较低等，可提示存在阻塞、狭窄或先天性发育畸形。灌注加权成像（perfusion weighted imaging，PWI）可以提供脑血流动力学状态的相对测量值，通过比较灌注降低的脑组织面积和弥散加权显示梗死面积之差，推算出可逆性缺血脑卒中组织和处于缺血危险的脑组织。新生儿卒中的后遗改变为脑白质软化、神经胶质增生、脑室扩大和穿通脑等。

3. 超声　虽然超声检查无创、方便并有助于随访，但该方法对于新生儿脑卒中的检查是有限的，是最不敏感的影像学方法。发病48 h内可能无阳性发现；48 h后头颅超声检查脑梗死病变区缺血水肿呈强回声。大脑中动脉不同分支阻塞可有不同表现：主干阻塞呈典型的楔形回声增强区；皮质支阻塞在一侧大脑半球内呈局部不典型回声区；中央支阻塞在一侧基底核部位呈局部回声增强，双侧阻塞表现为脑双侧增强并无明确局部回声增强的梗死灶；病变后期轻者可完全或部分恢复，重者梗死部位脑组织逐渐坏死液化，回声由强转低。但超声检查的灵敏度不够，生后3天内检出率为69%，4～10天增至 87%，对小的皮层病灶不易发现，检查结果受检查者主观影响较大。缺血性与出血性脑卒中的 B 超表现均为强回声，难以区分，且 B 超对中动脉皮质支及大脑后动脉阻塞、两囟门间的梗死灶、脑干和小脑部位的梗死灶显示效果差。

　　彩色多普勒超声在新生儿缺血性脑卒中的诊断中也有重要参考价值，可无创评价大脑前、中、后动脉及颈内动脉的血流速率和血管阻力。新生儿单侧脑梗死，大脑动脉血流速度的变化与其脑损伤严重程度及神经发育结果有关。根据脑血流动力学变化，急性期表现为累及血管的搏动消失，多普勒超声可发现在梗死区中心检测不到血液流动的信号。如果一侧血管狭窄或痉挛，血流速度和阻力指数较对侧明显升高，从另一角度提示可能存在脑梗死。例如，大脑中动脉狭窄时，可探及患侧血流速度较健侧异常加快，梗死发生后，很快又可显示出患侧代偿性开放的侧支循环血流影像。

【典型病例】

　　患儿，男，1 天，其母孕期血压偏高口服硝苯地平，为第 1 胎第 1 产，40 周剖宫产。患儿 1 天内抽搐 7 次，表现为双眼凝视，右上肢及头部抽动，伴或不伴眨眼，吸吮样动作。影像学表现见图 1-4-1。

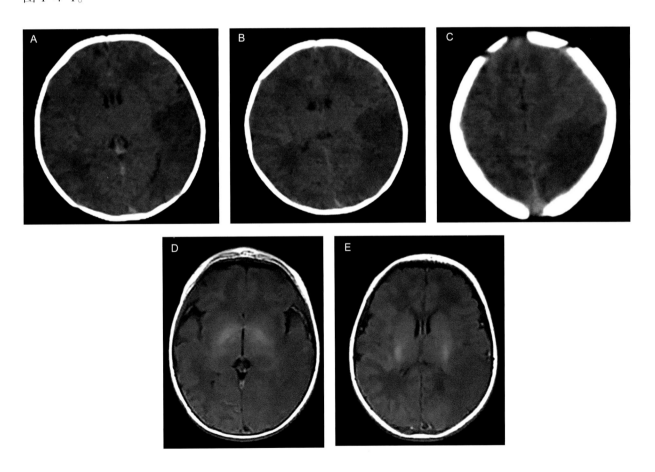

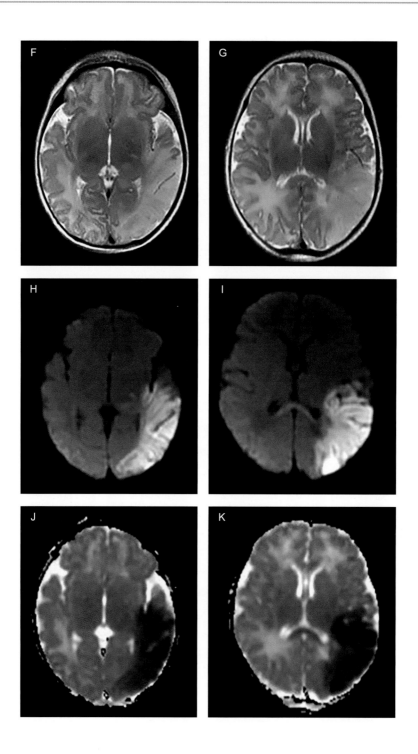

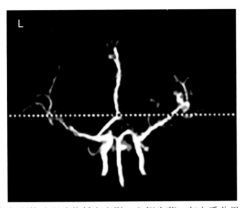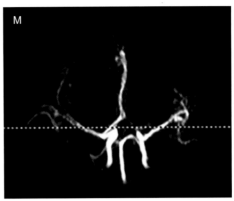

CT示双侧额颞枕叶斑片状低密度影，左侧为著，灰白质分界欠清（A～C）；MRI示左侧颞枕叶弥漫大片状 T_1WI 稍低， T_2WI 稍高信号（D～G），DWI呈高信号（H～I），ADC呈低信号（J～K）；MRA示左侧大脑前动脉水平段较右侧明显纤细（L～M）。

图1-4-1　新生儿缺血性卒中影像学表现

【诊断要点】

新生儿脑卒中急性期无特异性标志性临床症状，正确诊断需依赖神经影像学检查。

对于存在高危因素者，新生儿期出现惊厥，特别是单侧肢体抽动者，应考虑新生儿卒中的可能。头颅MRI是新生儿卒中诊断的优选方法。DWI较常规MRI更敏感，发病后2～4天病灶最明显，表现为梗死区高信号；发病7天内，常规MRI表现为病灶区 T_1WI 低信号， T_2WI 高信号，7天后病灶区 T_1WI 呈高信号、 T_2WI 低信号。

【鉴别诊断】

新生儿缺氧缺血性脑病　足月儿病变常位于分水岭区或脑室周围， T_1WI 表现为点状、斑点状稍高信号影；早产儿位于脑室周围和室管膜下，表现为脑室内出血或脑室旁白质软化。严重损伤时可累及深部脑白质，甚至引起广泛性实质出血，常合并蛛网膜下腔出血及硬膜下出血。病变区范围与脑血管供血区不一致。

【治疗】

急性期治疗手段有限，因为很少能在生后6 h内发现，亚低温治疗最佳时间窗已过，作用有限，仅为对症支持治疗。治疗时最重要的是抗惊厥，首选苯巴比妥，无效者改用咪达唑仑。除非确定血栓来源于心脏者、多发性脑或全身血栓、严重易栓症患儿或复发患儿，一般不用抗凝治疗。其次是去除病因治疗。

慢性期主要是早期康复治疗。促红细胞生成素、神经营养因子作为神经保护药有一定疗效。

（徐树明）

第五节　新生儿颅内出血

【概述】

新生儿颅内出血（intracranial hemorrhage，ICH），又称出血性脑血管病或出血性卒中，发病率高且危害较大，极易引发神经系统发育障碍，该病主要因早产、缺氧、产伤等导致，是造成新生儿死亡的主要原因之一。

根据颅内出血部位的不同，将颅内出血分为以下 5 类：①脑室周围 – 脑室内出血（periventricular-intraventricular hemorrhage，PVH-IVH），是早产儿颅内出血中常见类型；②原发性蛛网膜下腔出血；③脑实质出血（intraparenchymal haemorrhage，IPH）常见于足月儿，多因小静脉栓塞后毛细血管内压力增高、破裂而出血；④硬膜下出血是产伤性颅内出血最常见类型，多见于足月巨大儿，或臀位异常难产、高位产钳助产儿；⑤小脑出血（cerebellar hemorrhage，CH）预后较差，尤其早产儿。

【病因与发病机制】

新生儿颅内出血主要发病原因是缺氧、缺血及产伤，其他因素包括颅内先天性血管畸形或全身出血性疾病，如某些凝血因子减少或维生素 K 依赖的凝血因子缺乏、血小板减少；一些少见的医源性因素也会促使颅内出血发生，如引起血压波动过大的输入高渗液体的快速扩容，吸气峰压或呼气末正压过高的机械通气不当。不同原因引起的新生儿颅内出血部位各有不同。所有在产前、产程中和产后可以引起胎儿或新生儿缺氧、缺血的因素都可导致颅内出血，早产儿多见。因胎儿头过大、头盆不称、急产、高位产钳和多次吸引器助产使胎儿头部受挤压，亦可造成产伤性颅内出血，足月儿多见。由产伤所致颅内出血主要为硬膜下出血、脑突质出血、蛛网膜下腔出血，主要是机械性损伤直接导致脑血管破裂所致。由缺氧窒息所致颅内出血是由于低氧血症、高碳酸血症和代谢性酸中毒等使脑血管舒缩功能失调，血管通透性增加而出血，临床上以脑实质出血、蛛网膜下腔出血和脑室周围 – 脑室内出血为主。近年来由于产科接生技术的提高，由产伤和窒息引起的颅内出血减少；而另一方面，随着治疗水平的提高，早产儿特别是胎龄＜ 32 周的存活率提高，早产儿易发生的脑室周围 – 脑室内出血和小脑出血相对增多。

【病理生理】

早产儿脑室管膜下、小脑软脑膜下外颗层生发基质毛细血管丰富，管腔大，管壁薄，对缺氧和酸中毒敏感，血管易发生坏死崩解而出血；另外，此处血管壁基膜中Ⅳ型胶原、层黏连蛋白（laminin）和纤维连接素（fibronectin）含量少，缺少结缔组织支撑，受血压波动影响易发生出血。脑室内出血主要与室管膜下的生发基质有关，生发基质是神经上皮细胞的生发带，富含血管，分裂活跃，孕 32 周后开始退化。此阶段，生发基质内的血管结构脆弱，对血压波动、酸中毒、凝血机制障碍、缺氧和快速扩容等非常敏感，易于破裂出血。最主要的危险因素是血流灌注过多、灌注过少和缺氧。生发基质出血后破入脑室系统，凝血块堵塞第四脑室正中孔和外侧孔而造成脑积水。约有 20% 的病例继发出血性梗死，这是由于丘纹上静脉受压后的引流障碍所致，通常单侧受累。

【临床表现】

新生儿脑出血的临床表现主要与出血部位和出血量有关，轻者可无症状，大量出血可在短期内病情恶化而死亡。症状多在生后2～3天出现，非特异性表现有低体温，不明原因的苍白、贫血和黄疸，严重者可发生失血性休克。神经系统表现包括：①神志改变，激惹、嗜睡或昏迷；②呼吸改变，增快或减慢，不规则或暂停；③颅内压增高，前囟隆起、血压增高、抽搐、角弓反张、脑性尖叫；④异常眼征，凝视、斜视、眼球上转困难、眼球震颤等；⑤瞳孔，不等大或对光反射消失；⑥肌张力异常，增高、减弱或消失；⑦原始反射减弱或消失。

【影像学表现】

1.超声 头颅超声对颅脑中心部位病变分辨率高，且可床边进行，应为首选，并在出生后尽早进行。出血时的基本特征是强回声，出血2～3天后，随血块收缩，回声在原基础上更强，边界极清。以后出血逐渐被吸收，7～10天强回声团块中央开始出现低回声、无回声小囊腔。小的出血灶完全吸收，可不留痕迹，较大出血最终形成囊腔，或出血团块机化，以强回声小团块或隔状物存在。

（1）脑室内出血：按Papile分级法分为4级。

Ⅰ级：单纯室管膜下出血。冠状图出血灶位于侧脑室前角下方，经旁矢状图显示丘脑尾状核沟处团块状高回声，较大出血灶压迫侧脑室前角使之变形，2～3周后中心呈低回声或无回声，周围绕以高回声。

Ⅱ级：室管膜下出血破入脑室但无脑室扩张。侧脑室内显示回声增强区，以三角区及后角最常见，脉络丛增宽、形态不规则或显示孤立小块状高回声。

Ⅲ级：脑室内出血伴脑室扩张。侧脑室内径增宽，内有强回声，出血严重时第三脑室也出现扩张，2～3周后显示中央部出现无回声区，脉络丛的出血性高回声常与脉络丛回声分界不清，仅表现为双侧脉络丛回声不对称和（或）形态不规则。

Ⅳ级：脑室内出血伴周围脑白质损伤出血性梗死。显示为脑白质内不规则高回声区，脑实质出血灶逐渐形成囊腔，或与侧脑室相通形成脑穿通畸形。

（2）硬膜下出血：识别率较低，大脑半球裂隙明显增宽时注意幕上硬膜下出血的可能，显示大脑中线偏移、侧脑室受压变形，颅骨与脑之间可有半月线形或弧形间隙，急性期回声增强，后期变为无回声的硬膜下积液。

（3）蛛网膜下腔出血：表现为脑裂增宽、回声增强，脑池内回声增加。

（4）小脑出血：经颞囟颅后窝超声显示小脑半球和蚓部，正常比大脑枕叶回声稍强，小脑出血显示小脑半球或蚓部小块状高回声团，或回声弥漫性增强不均匀；复查显示回声逐渐减低，局部呈囊泡样改变，最终吸收消散。

（5）脑实质出血：脑实质内有异常强回声团，形态大小不一，可出现在脑实质内不同部位，大的出血可引起脑中线偏移，同侧侧脑室受压变形。若出血不能完全吸收，则最终液化成囊腔。

颅内出血无论急性期或是吸收期，在彩色多普勒超声中病灶均无血流信号显示，但彩色多普勒超声有助于某些颅内出血的定位（如蛛网膜下腔出血可见血流穿行出血区域）。

2. CT 急性期表现为高密度病灶，CT值在50～80 HU，病灶周围水肿；亚急性期血肿密度逐渐降低，与周围组织难以区分，病灶周围水肿由明显到逐步减轻，血肿周边吸收，中央仍呈高密度，出现"融冰征"；慢性期，病灶呈低密度影。

各类型急性期颅内出血CT表现如下：①室管膜下－脑室内出血，主要为脑室前角旁、丘脑旁室管膜下呈类圆形高密度影，脑室内可见高密度铸型阴影；②蛛网膜下腔出血，为沿患儿大脑半球表面沟回凸起线状高密度影，以及各种脑裂、池、窦高密度影；③脑实质出血，为脑实质内的丘脑、额叶、颞叶及顶枕部呈大小不等的斑点状、大片状高度密影；④硬膜下出血，为沿颅板内缘分布的高密度影呈新月状或镰刀状，天幕孔周围呈现高密度影和大脑镰旁呈现高密度影，新生儿硬膜下出血常因产伤引起，多发生于枕叶和颅后窝，尤以右侧多见，经常合并其他类型出血；⑤混合性出血，指两处或以上的出血征象。

3. MRI 具有无辐射和无创的特点，能多方位多序列成像，利于观察患儿出血范围和部位，可探及颅脑周边部位的病变，在新生儿颅内出血检查中应用较为广泛。但MRI对于等信号或与周围脑组织信号差异不大的病灶，因无法显示出血征象会造成假阴性结果，且常规序列难以检出微出血灶。

颅内血肿因血红蛋白随时间而变化，其MRI信号亦随之变化，故颅脑MRI检查可较早发现出血并根据血肿信号大致推算出血时间：①超急性期（0～6 h），T_1WI呈等或略低信号，T_2WI呈等或略高信号；②急性期（7～72 h），T_1WI呈等或稍低信号，T_2WI呈低信号；③亚急性期（3天～4周），早期T_1WI外周呈高信号，中心呈等信号，T_2WI外周呈高信号，中心呈低信号；晚期T_1WI呈高信号，T_2WI呈高信号；④慢性期（4周以上），血肿周围出现低信号环，而血肿T_1WI呈高信号，T_2WI呈高信号；⑤囊变期（2个月以上），血肿内部呈液化囊腔，T_1WI呈低信号，T_2WI呈高信号，血肿周围仍可见低信号环。颅内出血在SWI序列多呈低信号，体积较大且不规则形出血灶内部多为高信号或等信号，周围低信号环绕，较MR常规序列能更清晰显示微小出血灶。①脑室周围－脑室内出血表现为单侧或双侧室管膜下一脑室内沿脑室壁的线条状或小结节状影，T_1WI呈高信号，T_2WI呈低信号，SWI呈低信号，范围增大；②脑实质出血和小脑出血表现为脑实质内点状、斑片状异常信号影，T_1WI呈等或高信号，T_2WI呈低信号，SWI序列对脑实质出血较常规MRI有优势，显示数目增多，病灶范围显著；③蛛网膜下腔出血表现为沿脑沟的线状短T_1短T_2异常信号影，SWI呈低信号，范围大于常规MRI；④硬膜下出血表现为颅骨内板下的新月形短T_1短T_2异常信号影，低信号的SWI与颅骨内板分界不清，位于颅底时因磁场均匀性差会出现伪影。

【典型病例】

病例1 患儿，女，29天。其母为第2胎第2产，37周顺产。患儿无明显诱因喷射性呕吐半天，神志不清，反应差8 h，面色苍白，双侧瞳孔等大等圆，对光反射无，压眶无反应，颈抵抗阳性，前囟膨隆。CT表现见图1-5-1。

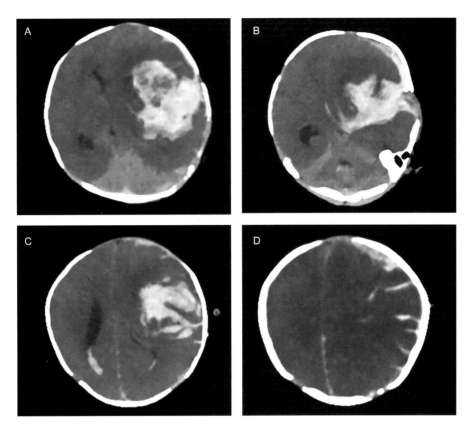

　　脑灰白质分界消失，左侧额颞顶叶可见团状高低密度影，中线结构向右偏；左侧额颞顶枕部颅骨内板下见高密度影；左侧侧脑室受压变窄，双侧侧脑室枕角及右侧侧脑室体部见略高密度影；第四脑室内见少许略高密度影，环池、四叠体池显示不清；后纵裂池、小脑幕及大脑镰内密度增高；左侧枕叶亦见脑回状高密度影。

图 1-5-1　新生儿颅内混合性出血 CT 表现

　　病例 2　患儿，女，10 h。其母为第 4 胎第 2 产，孕期合并高血压，妊娠 35 周因瘢痕子宫、胎儿横位行剖宫产。患儿出生后出现窒息，Apgar 评分 1 min 6 分，呼吸困难 10 h，青紫，伴吐沫、呻吟，有先天性心脏病（动脉导管未闭）。MRI 表现见图 1-5-2。

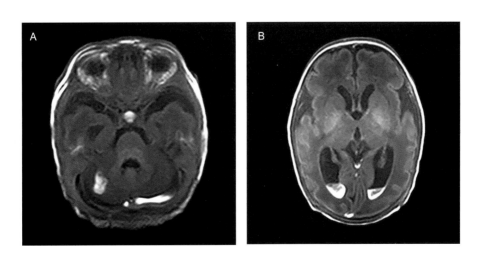

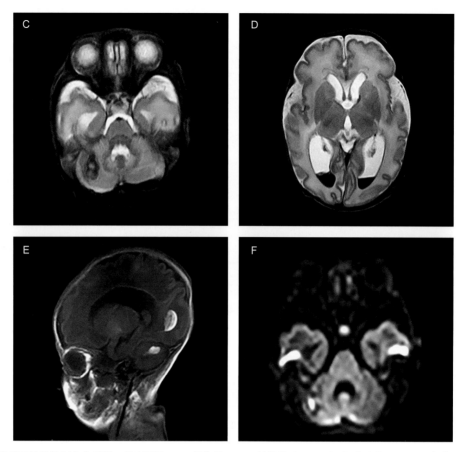

右侧小脑半球可见片状混杂信号影，其内可见 T_1WI 高信号，T_2WI 低信号（A～E），部分病灶于 DWI 呈高信号（F）。双侧侧脑室扩大，枕角内可见 T_1WI 高信号，T_2WI 低信号。

图 1-5-2　新生儿颅内混合性出血 MRI 表现

【诊断要点】

根据早产、围产期缺氧缺血等高危因素病史，头颅变形、神经系统症状、反复惊厥、肌张力增高或低下、中枢性呼吸暂停等临床表现，以及相关影像学表现，大多数患儿在出生后 72 h 内可做出诊断，但脑室周围 - 脑室内出血常无明显临床症状，头颅超声对颅脑中心部位病变分辨率高，因此成为该类型出血的特异性诊断手段，应为首选，并在出生后 3～7 天进行，1 周后动态监测。蛛网膜下隙、颅后窝和硬膜外等部位出血不易发现，需 CT、MRI 确诊。

【鉴别诊断】

1. 脑血管畸形合并颅内出血　以年长儿多见，无外伤史，CT、MRI 增强扫描可显示血肿内部或邻近畸形血管影像。

2. 瘤卒中　颅内可见实性或囊实性肿块，其内部可伴出血灶，肿块周围见水肿带，CT 或 MRI 除显示出血密度或信号外，还可见肿瘤实性成分。

3. Ⅰ级脉络丛出血　脉络丛形态正常，超声冠状面图像示脉络丛位于侧脑室底部，矢状面示高回声区后界不超过室间孔，邻近室间孔处的脉络丛变窄，有时在脉络丛血凝块内可见细线低回声分隔。

4. 脑室周围白质软化症合并出血性脑梗死　病灶通常为对称分布，超声示高回声病灶范围较小，可位于侧脑室前角的前外侧，也可位于侧脑室三角区的后上方；病灶位于脑室旁区域，通常与轻微出血有关，且病灶与脑室之间可见脑组织分隔。

5. 新生儿 HIE　具有明确围生期缺氧病史，主要病因为窒息、呼吸窘迫综合征、胎粪吸入综合征、先天性心脏病等。CT 表现为弥漫性或局限性低密度灶。

【治疗】

1. 支持疗法　保持患儿安静，尽可能避免搬动、刺激性操作。
2. 止血　可使用叶绿基甲萘醌、酚磺乙胺、巴曲酶，酌情使用新鲜冰冻血浆。
3. 控制惊厥　应用苯巴比妥钠或地西泮。
4. 降低颅内压　有颅内压增高症状者用呋塞米，对中枢性呼吸衰竭者可用小剂量甘露醇。
5. 脑积水治疗　乙酰唑胺可抑制脑脊液的产生。对 3 级以上脑室周围 – 脑室出血并确诊有梗阻性脑积水、侧脑室进行性增大者，可于病情稳定后进行腰椎穿刺。

（徐树明）

参考文献

[1] 中华医学会儿科学分会新生儿学组.新生儿缺氧缺血性脑病诊断标准 [J].中华儿科杂志，2005，43（8）：584-584.

[2] 陈小娜，姜毅.2018 昆士兰临床指南：缺氧缺血性脑病介绍 [J].中华新生儿科杂志（中英文），2019，34（1）：77-78.

[3] 闫文芳，李连东.临床儿科诊疗指南 [M].北京：科学技术文献出版社，2012.

[4] 朱铭.中华临床医学影像学儿科分册 [M].北京：北京大学医学出版社，2016.

[5] 王永姣，刘锟，叶信健，等.新生儿低血糖脑病的典型与非典型 MRI 特征 [J].中华医学杂志，2014，94（37）：2938-2940.

[6] 田明娟，陈贻骥.新生儿低血糖及低血糖脑损伤的研究进展 [J].中华实用儿科临床杂志，2014，29（12）：948-950.

[7] KIM S Y，GOO H W，LIM K H，et al. Neonatal hypoglycaemic encephalopathy：diffusion-weighted imaging and proton MR spectroscopy[J]. Pediatric Radiology，2006，36（2）：144-148.

[8] 中华医学会儿科学分会新生儿学组，《中华儿科杂志》编辑委员会.新生儿高胆红素血症诊断和治疗专家共识 [J].中华儿科杂志，2014，52（10）：745-748.

[9] 朱铭.中华临床医学影像学儿科分册 [M].北京：北京大学医学出版社，2016.

[10] 曹静，刘光耀，李丽，甘铁军，张静.新生儿胆红素脑病早期诊断的 MR 研究进展 [J].磁共振成像，2019，10（4）：303-307.

[11] 吴武林，王小宜，张平，等.新生儿胆红素脑病 MRI 特征的研究 [J].中华放射学杂志，2008，42（9）：

945–948.

[12] SHAPIRO S M. Definition of the clinical spectrum of kernicterus and bilirubin-induced neurologic dysfunction（BIND）[J]. J Perinatol，2005，25（1）：54–59.

[13] 韩玉昆，毛健 . 新生儿脑卒中 [J]. 中华围产医学杂志，2016，19（1）：15–18.

[14] RAJU T N，NELSON K B，FERRIERO D，et al. Ischemic perinatal stroke：summary of a workshop sponsored by the National Institute of Child Health and Human Development and the National Institute of Neurological Disorders and Stroke[J]. Pediatrics，2007，120（3）：609–616.

[15] 中国医师协会新生儿科医师分会神经专业委员会 . 新生儿动脉缺血性脑卒中临床诊治专家共识 [J]. 中国当代儿科杂志，2017，19（6）：611–613.

[16] LEE S，MIRSKY D M，BESLOW L A，et al. Pathways for neuroimaging of neonatal stroke[J]. Pediatr Neurol，2017，69：37–48.

[17] 朱燕，陈超 . 新生儿缺血性脑卒中的诊断进展 [J]. 世界临床药物，2011，32（3）：143–148.

[18] QIU W，YUAN J，KISHIMOTO J，et al. User-guided segmentation of preterm neonate ventricular system from 3-D ultrasound images using convex optimization[J]. Ultrasound Med Biol，2015，41（2）：542–556.

[19] 王卫平，毛萌 . 儿科学 [M]. 北京：人民卫生出版社，2013：110–112.

[20] 李欣 . 轻松学习儿科影像诊断 [M]. 北京：人民军医出版社，2014：8–13.

[21] 夏焙 . 小儿超声诊断学 [M]. 北京：人民卫生出版社，2013.

第二章　头痛

第一节　脑膜炎

【概述】

脑膜炎是小儿最常见的颅内感染，可累及硬脑膜、蛛网膜、软脑膜，现在所说的脑膜炎一般指柔脑膜的炎症，可由细菌、病毒、真菌、寄生虫等引起。细菌性脑膜炎因病死率高、幸存者神经系统后遗症发病率高而备受临床重视，最常见的严重后遗症包括耳聋、癫痫发作、运动功能缺失、认知缺陷、脑积水和视力丧失。感染途径包括：①血行播散；②邻近组织器官感染扩散，如中耳炎、乳突炎、鼻窦炎等；③存在于颅腔相通的直接通道，如皮肤窦道、骨折；④大脑皮层的病灶破裂（如大脑皮层结核性肉芽肿可在蛛网膜下腔破裂，引起结核性脑膜炎）。结核性脑膜炎一般有结核接触史或其他部位结核病灶。真菌性脑膜炎通常发生于免疫功能低下者中。

新生儿细菌性脑膜炎最常见的致病菌是 B 群链球菌（无乳链球菌）、革兰阴性杆菌（如大肠杆菌）和单核增多性李斯特菌。在年龄较大的儿童中，细菌性脑膜炎最常见的致病菌是已知的在上呼吸道定植细菌，包括 b 型流感嗜血杆菌、肺炎链球菌和脑膜炎奈瑟菌。病毒性脑膜炎最常见的致病病毒为肠道病毒，但多数情况难以确定其病原体。真菌性脑膜炎以新型隐球菌最常见。

【病理生理】

早期软脑膜、蛛网膜及大脑表面发生炎症反应、广泛性血管扩张充血、大量炎性细胞浸润及纤维蛋白渗出，炎症沿蛛网膜下腔扩展，炎性渗出物覆盖脑表面，常见于脑沟、脑池、脑底及脊髓表面，伴有血管源性和细胞毒性脑水肿。严重者可有血管壁坏死和灶性出血，或发生闭塞性小血管炎而导致灶性脑梗死。晚期脑膜增厚、渗出物粘连，可形成脑积水。病毒性脑膜炎以淋巴细胞、浆细胞浸润为主。结核性脑膜炎、隐球菌脑膜炎以淋巴细胞浸润为主，可见肉芽肿性病变，新型隐球菌感染 V-R 间隙可见胶状假囊，使 V-R 间隙扩大，含大量新型隐球菌。

【临床表现】

脑膜炎患儿临床表现无特异性。细菌性脑膜炎、病毒性脑膜炎大多数急性起病，病毒脑膜炎常有前驱感染，结核性脑膜炎及隐球菌脑膜炎通常亚急性起病，隐球菌脑膜炎的病程可能更缓慢。常见症状包括发热、头痛、颈项强直、恶心呕吐、拒食、烦躁不安、意识障碍及反复惊厥等。颅内压增高可合并脑疝，则出现呼吸不规则、意识障碍突然加重或瞳孔不等大等。婴儿出现前囟膨隆、张力增高等。较小婴幼儿及新生儿的体温改变、颅内压增高表现及脑膜刺激征可不明显，婴儿颈项强直非常罕见。结核感染则可有结核中毒症状。病毒性脑膜炎的感染中毒及神经系统症状相对较轻，病程自限，多数不超过 2 周。

【影像学表现】

1. X 线　对本病诊断价值不大，可表现为因颅内压增高所致的囟门、颅缝增宽。

2. CT　病情早期 CT 平扫可无异常发现，随病情发展，常伴有硬膜下积液，可见脑沟、脑池及脑基底部密度增高，结核性脑膜炎脑基底池常变窄或消失。继发梗阻性脑积水时，可见脑室系统扩张。脑血管受累时可并发基底节区或脑叶的低密度梗死灶。增强扫描脑膜增厚强化，可表现为细条状、结节状或脑回状强化；受累脑室壁条状强化。病毒性脑膜炎脑膜改变较轻或不明显。新型隐球菌感染的胶状假囊表现为位于双侧基底节的多个低密度影。

3. MRI　平扫显示蛛网膜下腔可增宽、变形，T_1WI、T_2-FLAIR 信号等或高于脑脊液。硬膜下积液常发生于额、颞部。合并静脉性脑梗死时可见脑实质肿胀，DWI 呈高信号，可有皮层及皮层下出血灶。合并小动脉炎所致急性脑梗死在 DWI 上呈高信号，磁共振血管造影（MRA）可见受累血管狭窄或闭塞。磁共振静脉造影（MRV）有助于静脉窦血栓的诊断。增强扫描脑膜明显强化，可呈带状、结节状及脑回样强化，结核性脑膜炎及新型隐球菌性脑膜炎多表现为脑基底池脑膜增厚强化，但新型隐球菌性脑膜炎强化程度不如前者明显。新型隐球菌感染的胶状假囊常表现为位于双侧基底节的多个囊状影，T_1WI 呈低信号、T_2WI 及 T_2-FLAIR 呈高信号，囊壁可有轻度强化。如脑室受累致脑室炎，脑室壁可强化。病毒性脑膜炎脑膜增厚强化较轻或不明显。

4. 超声　该检查对婴儿细菌性脑膜炎及其并发症的评估具有重要作用。脑膜炎的超声表现为脑沟扩大、回声增强，脑室扩大或脑积水。脑室炎表现为室管膜不规则增厚、回声增强，脑室内高回声碎片，晚期有脑室内分隔、囊肿形成，脉络丛炎表现为脉络丛形态不规则、回声增强。超声对脑室内内容物的判断优于 MR，可预测预后。硬膜下积液或积脓表现为脑外间隙增宽，高频线性超声探头与彩色多普勒超声有助于区分硬膜下积液或积脓与良性蛛网膜下腔扩大。脑实质改变表现为回声增强区域，包括脑炎、脑梗死、脓肿形成、出血，晚期脓肿内可有分隔及碎片回声。

【典型病例】

病例 1　患儿，男，4 个月，因"发热 9 天、抽搐 8 天"就诊。脑脊液常规蛋白定性阳性，有核细胞计数增高；脑脊液生化检查结果显示蛋白质升高，糖及氯化物降低；脑脊液涂片见 G+ 球菌（链状排列）；脑脊液培养见无乳链球菌，降钙素原 > 100 ng/mL。MRI 表现见图 2-1-1。

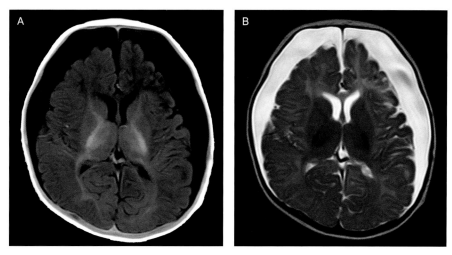

双侧额、颞部硬膜下广泛积液，呈 T_1WI 低信号（A）、T_2WI 高信号（B），双侧额、颞叶脑组织受压内移。

图 2-1-1　细菌性脑膜炎 MRI 表现

病例 2　患儿，男，5 岁，因"发热 15 天，抽搐 2 次"就诊。脑脊液蛋白阳性，有核细胞计数增多，以淋巴细胞为主；脑脊液生化检查结果显示蛋白明显升高，糖、氯化物明显降低。胸部 CT 提示结核感染可能性大。MRI 表现见图 2-1-2。

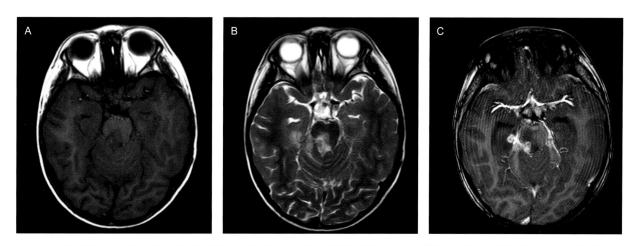

右侧桥小脑角区、环池、鞍上池见结节状 T_1WI 稍低（A）、T_2WI 高信号影（B）；T1 增强扫描明显结节状强化（C），右侧大脑脚、海马肿胀。

图 2-1-2　结核性脑膜炎 MRI 表现

【诊断要点】

1.脑膜炎的诊断依赖于临床表现和脑脊液检查。

2.CT、MRI 增强检查示脑膜增厚强化，早期或轻度脑膜炎时 CT、MRI 表现可正常。并发症包括硬膜下积液、脑室炎、脑积水、小动脉炎所致脑梗死、静脉性脑梗死、静脉窦血栓等，MRA、MRV 有助于观察血管受累、静脉窦血栓情况。

【鉴别诊断】

1. 癌性脑膜炎　CT 或 MR 增强扫描脑膜弥漫性或结节样增厚强化。有明确原发病灶（如髓母细胞瘤、室管膜瘤、白血病、淋巴瘤等），脑脊液细胞学检查中发现恶性肿瘤细胞。

2. 放射治疗后或颅脑术后改变　有明确病史，颅脑术后脑膜强化位于术区，无相关阳性实验室检查改变。

3. 其他　低颅压综合征、肥厚性硬脑膜炎、结节病等。

【治疗】

对于细菌性脑膜炎，在病原学结果出来之前，及时使用经验性抗感染治疗对预后至关重要，通过培养确定致病菌及药敏试验后，可以指导医生选择最佳抗生素。激素辅助治疗仍有争议，但有研究表明，虽然皮质类固醇不能降低总体病死率，但可减少耳聋和神经系统后遗症的发生。影响预后的相关因素是肺炎链球菌。延迟使用抗生素、入院时患者症状的严重程度，以及分离出非青霉素敏感肺炎链球菌，均提示细菌性脑膜炎预后差。病毒性脑膜炎病程具有自限性，大多数情况下无须特定抗病毒治疗，以支持治疗为主。隐球菌性脑膜炎给予抗真菌治疗，及时有效控制颅内高压是决定隐球菌性脑膜脑炎结局最关键的因素之一。其他包括并发症的治疗（如硬膜下积液穿刺引流、脑积水的手术治疗等）、对症及支持治疗。

【延伸知识】

1. 影像学检查为了解是否存在腰穿禁忌证，排除实质并发症（如梗死、脓肿）、脑室炎或脑积水等，而并非为了确认诊断本身，影像学检查阴性不能排除脑膜炎。

2. 2016 版《欧洲临床微生物和感染病学会急性细菌性脑膜炎诊治指南》强烈推荐对于下列患者，在腰穿以前必须进行颅脑影像学检查：①有局灶性神经功能损害（排除脑神经麻痹）；②新发的癫痫发作；③严重意识障碍（Glasgow 昏迷评分＜10 分）；④严重免疫低下状态，如接受器官移植受体或人类免疫缺陷病毒（human immuno-deficiency virus，HIV）感染患者。对于缺乏上述特征者，不建议在腰穿之前进行头颅影像学检查。

（曲海波）

第二节　脑炎

【概述】

脑炎是由脑实质炎症引起的一种复杂的神经综合征。国际脑炎联盟脑炎的定义：需要存在持续至少 1 天的精神状态的改变，除外其他原因引起的脑病。脑炎的确诊需要满足以下标准：CSF 中细胞增多、神经影像学和脑电图变化符合脑炎、癫痫发作、神经系统新发病灶。

超过 100 种感染性（如病毒、细菌、肺炎支原体、寄生虫和真菌等）、感染后和免疫介导的疾病均可引起脑炎。病毒性脑炎最常见，其病因因地理区域而异。国内儿童病毒性脑炎的主要病原体为人肠病毒，其次为腮腺炎病毒和单纯疱疹病毒 –1（herpes simplex virus，HSV–1）。乙型脑炎是世界上最重要的病毒性脑炎之一，自从乙脑疫苗问世以来，国内乙脑的发病率显著下降。国外研究显示病毒性脑炎在婴儿中主要病因为肠病毒、副肠孤病毒属和细菌；在幼儿及学龄前儿童中，主要病因是肠道病毒、流感和单纯疱疹病毒（herpes simplex virus，HSV）；在较大的儿童和青少年中，主要病因是免疫介导 [急性播散性脑脊髓炎（acute disseminated encephalomyelitis，ADEM）、抗 N– 甲基 –D– 天冬氨酸受体（N-methyl-D-aspartate-receptor，NMDAR）] 和肺炎支原体。病毒性脑炎的病原学诊断：脑脊液中的核酸或特异性 IgM 抗体呈阳性，或特异性 IgM 抗体在急性血清中呈阳性，不能用其他诊断来解释。临床中仅有 1/4 ～ 1/3 能找到致病病毒。ADEM 患儿多在发病前 1 ～ 4 周有中枢神经系统以外的病毒等致病性微生物感染、疫苗接种史，在脑和脑脊液中不能分离出病毒，脑脊液正常或表现为白细胞计数、蛋白定量升高，寡克隆区带阴性或阳性后迅速转阴。ADEM 缺乏特异性诊断检测方法，是一种排他性诊断。

【病理生理】

病毒性脑炎表现为脑实质广泛充血、水肿，伴有淋巴细胞和浆细胞浸润。病变可弥漫分布或局限于某个脑叶，HSV–1 常以颞叶病变为主。ADEM 病理表现主要为播散性脱髓鞘改变。

【临床表现】

临床症状因病变范围、严重程度而不同，患者可表现为头疼、发热、呕吐及精神状态改变（意识状态异常、认知异常、嗜睡、人格或行为改变）、运动障碍和癫痫发作。婴儿脑炎的临床表现缺乏特异性，常表现为嗜睡、易怒、拒食，因此常常难以发现。个别病例可不出现脑炎的典型特征，如头痛、发热和 CSF 细胞增多。神经后遗症包括昏迷、失语、继发性癫痫、认知障碍、失明、共济失调、语言障碍、听力障碍和偏瘫。ADEM 远期预后大多良好，少数患儿遗留神经功能缺损。

【影像学表现】

1. CT　多数脑炎无特征性影像学表现。病毒性脑炎早期水肿表现为低密度，可累及皮层、基底节、丘球、小脑，可有轻度占位效应，也可无异常影像表现。HSV–1 常表现为以颞叶、岛叶也受累为主，合并出血表现为高密度。ADEM 表现为多灶分布的低密度灶，边界模糊，分布不对称，常累及皮层下或深部白质、深部灰质。

2. MRI　病毒性脑炎以皮层损害为主，表现为 T_1WI 低信号、T_2WI 及 T_2-FLAIR 呈高信号，急性期 DWI 上有弥散受限。HSV–1 脑炎影像表现具有特征性，病灶分布多不对称，可从颞叶内侧面、额叶眶面延续累及扣带回、岛叶，而基底节区通常不受累；病情严重时可出现点状出血，表现为脑回状的 T_1 高信号。ADEM 表现为多灶性斑片状或大片状 T_1WI 等、低信号，T_2WI 及 FLAIR 高信号影，通常分布不对称，病灶分布于白质和深部灰质，可累及多个脑叶、胼胝体、双侧丘脑、双侧基底、中脑、脑桥、双侧侧脑室旁脑实质，也可单独累及一侧丘脑或基底节，但相对较少，部分合并脊髓受损。

3.超声 经颅多普勒超声可反映出患儿脑炎的脑血管痉挛、狭窄和颅内压情况，有助于判断颅内感染患儿病情、指导临床治疗和预后评估。

【典型病例】

患儿，女，4岁，反复高热5天，昏睡1天多。外院脑脊液检查，脑脊液常规有核细胞计数增多。流行性乙型脑炎病毒（JBV-IgM）（7.25）：阳性。MRI表现见图2-2-1。

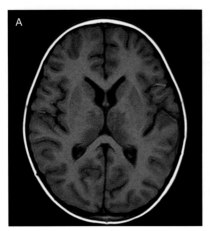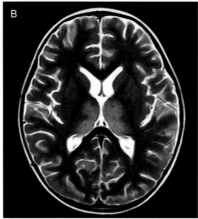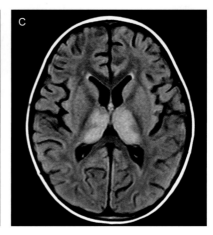

双侧背侧丘脑稍肿胀，T₁WI呈低信号（A），T₂WI（B）及T₂-FLAIR（C）呈高信号。

图2-2-1 乙脑MRI表现

【诊断要点】

1.实验室检查通常不能确诊脑炎；在许多情况下，病因不能确定；全面的病史采集对诊断至关重要。

2.除HSV-1脑炎（以颞叶、岛叶为主，基底节不受累），多数脑炎的影像学表现不具特征性，影像上常发现脑组织肿胀，急性期DWI弥散受限。

【鉴别诊断】

1.急性坏死性脑病 常见于婴幼儿，发病机制不明，多有前驱病毒感染史，多数学者认为该病是病毒感染引起细胞因子介导的继发性改变。病理学表现为病变区水肿、点状出血和坏死，病变内没有炎细胞是其特点。特征性影像学表现为对称性累及双侧丘脑，T₁WI呈高信号，呈同心圆状。

2.线粒体脑病 MELAS综合征颅脑CT或MRI多表现为非血管分布的脑梗死样改变，以脑后部为主，MRS出现明显的乳酸峰，后期出现皮质及小脑萎缩，基底节区也可受累，临床表现有频发且不明原因的头痛、卒中样发作、肌无力、身材矮小等症状，结合相关肌肉病理活检及线粒体DNA突变的分析可诊断。Leigh病是婴幼儿期最常见的线粒体脑病，临床表现为认知及运动功能急速退化，CT和MRI特征性所见为对称性双侧基底节、丘脑、脑干等灰质核团损伤。

3. 多发性硬化（multiple sclerosis，MS）　ADEM 需要和 MS 鉴别，MS 往往病情发作和缓解交替进行且持续数年，不同时期病灶同时存在，反复发作、进行性加重，病灶多位于两侧侧脑室旁，病变长轴与侧脑室壁呈垂直状态。

4. 其他　脑梗死、HIE、低血糖脑病、视神经脊髓炎等。

【治疗】

脑炎的治疗和管理包括控制癫痫发作、降低增高的颅压（偶尔通过手术减压）、循环和呼吸支持、维持水电解质平衡、营养支持、维持皮肤的完整性和压力区护理、预防医院获得性感染。对于可能出现脑膜炎或脓毒症的患者应及时使用抗生素治疗。除疱疹病毒外，大多数病毒无具体的针对性治疗。病原未明确时，应尽快对疑似病毒性脑炎患者使用阿昔洛韦。已证实某种病毒性脑炎时，可直接给予对应治疗。其他治疗包括适当应用丙种球蛋白和糖皮质激素。高剂量甲基氢化泼尼松冲击治疗是 ADEM 和自身免疫性脑炎的首选治疗，通常预后较好。

【延伸知识】

1. HSV-1 病毒性脑炎是一种严重的疾病，在经验性使用阿昔洛韦治疗时，如果病原学检查发现了另一种致病原，而 CSF 中的 HSV PCR 呈阴性、MRI 正常，则可停用阿昔洛韦。但如果在病程早期进行相关检查，可能会出现假阴性结果。因此，如果临床怀疑 HSV-1 病毒性脑炎，应重复这些检查。

2. 当不明原因脑炎群集发生时，应考虑新的病原体感染，特别是病毒，或应考虑到病毒或疾病的地理分布发生了变化。

（曲海波）

第三节　脑脓肿

【概述】

脑脓肿是一种侵犯脑实质的局灶性中枢神经系统感染。约 25% 的脑脓肿发生在儿童中，最常发生于 4～10 岁，在新生儿中脑脓肿较少见，但发生严重并发症和死亡的风险高。56%～86% 的病例有危险因素，包括耳、鼻窦和牙科感染，以及神经外科手术、头部创伤、先天性心脏病、肺动静脉瘘、遗传性出血性毛细血管扩张症等。感染途径：相邻的组织器官感染扩散，或由于头部创伤或神经外科手术导致的颅骨不连续；血行播散（如牙脓肿、心内膜炎、肺或皮肤感染）；隐源性（来源不明）。脓肿的位置取决于最初感染的来源，最常见的部位是额叶，其次是顶叶和颞叶，较少见于小脑和脑干。致病菌以链球菌最常见，其次为葡萄球菌、革兰阴性肠道细菌（变形杆菌、肺炎克雷伯菌、大肠杆菌和肠杆菌），真菌、寄生虫和分枝杆菌感染不到 2%。早期诊断和适当治疗，完全恢复率为 60%～70%，约 30% 的患者存在临床后遗症，主要表现为癫痫、运动障碍、视听觉障碍、脑积水和语言障碍。由于抗生素治疗、神经外科技术的发展和广泛的疫苗接种，近年来脑脓肿的发病率和死亡率有所降低，文献报道的数据显示，目前脑脓肿死亡率低于 10%。脑脓肿的死亡率较高是因为临床表现和诊断的延迟、严重的神经功能损害和并发症的发生。

【病理生理】

1. 急性脑炎期　炎性细胞浸润，可见小静脉炎或动脉炎，局部脑组织软化、坏死，周围脑组织水肿。

2. 脓肿形成期　液化区扩大融合形成脓腔，周围有不明显的炎性肉芽组织，邻近脑组织严重水肿及胶质细胞增生。

3. 包膜形成期　脓腔外围的肉芽组织、血管周围结缔组织和神经胶质细胞增生逐渐形成脑脓肿的包膜。

【临床表现】

临床特征取决于脓肿的数量、部位、大小、周围区域的累及程度及致病菌。症状和体征可分为一般症状和神经症状。患儿通常有症状，常见的有发热、头痛、呕吐、视乳头水肿、癫痫、偏瘫、脑神经麻痹和意识水平改变（从嗜睡到昏迷）。新生儿可出现前囟膨隆、头围增大。有研究显示，与脓肿相关的临床三联征（发热、头痛、神经功能缺陷）只在一小部分病例中出现。额部脓肿只有达到大范围时才有症状。脑脓肿的并发症有颅内高压、脑疝、脑积水、脓肿破裂和脑室炎。

【影像学表现】

1. CT　急性脑炎早期（1～3 天），病灶表现为边界模糊的低密度，占位效应不明显；急性脑炎晚期（4～9 天），低密度区见略高密度环，有环形增强及病灶周围水肿，延迟强化对比剂向中心扩散；早期包膜形成期（10～13 天），CT 平扫示低密度周围有一完整略高密度环，包膜外围为反应性脑水肿，呈低密度，可有占位效应，增强扫描可见均匀薄壁环状强化；脓肿包膜晚期（≥14 天），脓肿包膜增厚，周围水肿减轻，增强扫描脓肿环壁更加完整、光滑。脓肿累及或破入脑室可并发化脓性脑室炎，患侧脑室密度增高，增强 CT 扫描显示脑室室管膜和脉络丛明显强化。

2. MRI　①急性脑炎早期，病变区呈边界不清的 T_1WI 低信号，T_2WI 高信号，周围水肿，增强多为不连续环状强化；②脑炎晚期，中心与脑脊液密度相似，DWI 弥散受限，周围脑组织水肿，增强扫描见完整环形强化病灶；③脓肿形成早期，脓肿中央囊液呈 T_1WI 低 T_2WI 高信号，脓肿壁光滑呈 T_1WI 等信号、T_2WI 等或稍高信号，DWI 弥散受限，脓肿周围见水肿信号，MRS 脓肿中央可见乳酸峰，脓肿壁明显环状强化，壁薄均匀；④脓肿形成晚期，壁变厚，明显环形强化，水肿及占位效应减轻。病灶较小时可呈结节状强化。结核性脑脓肿常与化脓性脓肿表现类似，可合并其他颅内结核表现，如结核瘤、结核性脑膜炎。

3. 超声　早期表现为界限不清回声增强区，血管增多，晚期表现为中央回声、边缘高回声病灶，边界清楚，可见脓肿腔内的分隔和碎片。

【典型病例】

患儿，男，2岁，筷子插入左眼睑上方后出现左眼睑肿胀 8 天，发热 2 天。血常规白细胞增多，C 反应蛋白（C reactive protein，CRP）升高。MRI 表现见图 2-3-1。

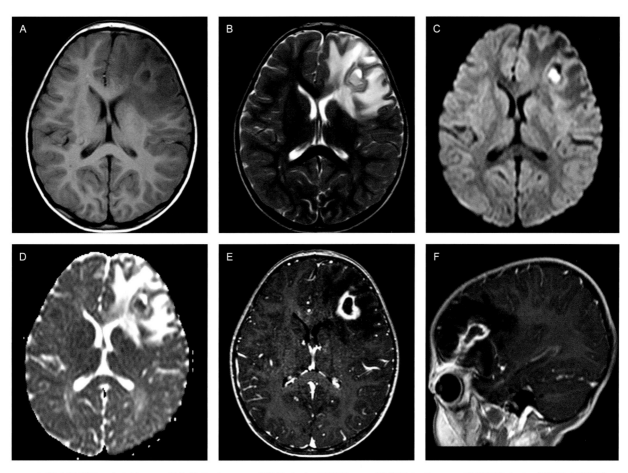

左额叶环状影，中心呈 T_1WI 低信号（A）、T_2WI 高信号（B），囊壁呈 T_1WI 等信号（A）、T_2WI 稍高信号（B），周围脑实质肿胀，中线稍右偏，DWI（C）、ADC 图（D）示脓液弥散受限，T_1 增强扫描轴位（E）、矢状位（F）示病灶明显环形强化，矢状位见脓肿壁与左侧眼眶上缘相连通，周围脑膜增厚强化。

图 2-3-1　脑脓肿 MRI 表现

【诊断要点】

1.临床症状为发热、头痛、神经功能缺陷，脑脊液及血象发生相应改变。

2.脓肿壁明显环形强化，常均匀光滑，脓液在 DWI 弥散受限，周围脑组织水肿。

【鉴别诊断】

1.胶质瘤　环状强化厚薄不均，形态不规则，T_2WI 信号高于脓肿内容物。

2.转移瘤　有明确原发灶，颅内可见多发病灶，多位于皮髓质交界区，"小病灶大水肿"，可环形强化，中央囊性坏死液化区 DWI 弥散不受限。

3.脑内血肿吸收　血肿内部信号常不均匀，血肿与水肿之间出现含铁血黄素沉积的低信号环，周围水肿不明显。

【治疗】

临床怀疑脑脓肿时应开始经验性使用抗生素，然后根据培养结果调整用药。在儿科，最常用的静脉抗生素组合是第三代头孢菌素与甲硝唑联合使用，在某些情况下还可使用万古霉素。对于真菌感染，两性霉素 B、伏立康唑和氟康唑是最常用的抗真菌药。脓肿形成后，应给予外科干预治疗。外科治疗包括穿刺抽脓术、导管持续引流术、切开引流术及脓肿切除术。任何＞ 2.5 cm、靠近脑室的脓肿应立即行穿刺抽脓术。

【延伸知识】

有文献建议，对于入院时无严重神经功能障碍 [格拉斯哥昏迷量表（Glasgow coma scale，GCS）＞ 12 分]、有小脓肿（＜ 2.5 cm）或有多个脓肿、有明确病因且有手术禁忌者，可考虑内科保守治疗，如果 1 ～ 2 周内无改善，则考虑神经外科干预治疗。

（曲海波）

第四节　脑积水

【概述】

脑积水是一种常见的儿童疾病，主要由于脑脊液（cerebrospinal fluid，CSF）产生和吸收之间不平衡所致。脑积水是多种病理原因引起的脑脊液循环障碍，包括脑脊液循环通道阻塞、脑脊液吸收障碍、脑脊液分泌过多、脑实质萎缩等。按流体动力学分为交通性和梗阻性脑积水。梗阻性脑积水的常见病因，如脑室系统不同部位（室间孔、导水管、正中孔）的阻塞、脑室系统相邻部位的占位病变压迫和中枢神经系统先天畸形；交通性脑积水是指脑脊液吸收障碍，产生过多或脑室外粘连梗阻引起脑室扩大。其他分类还包括：按时限进展分为先天性和后天性脑积水，急性和慢性脑积水，进行性和静止性脑积水；按影像学分为单纯性、继发性和代偿性脑积水等。

在儿童大脑中，根据起病时间及病程持续时间，可能会不同程度干扰大脑发育，导致室管膜损伤和白质微结构改变、脑血流和代谢改变、皮层胶质增生、毛细血管压迫和轴突损伤。欧美国家最常见的原因是早产出血性脑积水、先天性导水管狭窄、脊髓脊膜膨出和脑肿瘤。在发展中国家，感染后脑积水是主要的致病因素。

【病理生理】

1. 梗阻性脑积水　当脑室某处机械性梗阻时，脑脊液不能进入蛛网膜下腔循环吸收，潴留于脑室内而导致脑室内压力增高，梗阻以上部位脑室扩大。

2. 交通性脑积水　SAH 或脑膜炎，可造成蛛网膜颗粒表面的孔隙阻塞、受损，或引起蛛网膜颗粒炎症反应，脑膜炎症可同时造成蛛网膜粘连等改变，造成脑脊液吸收障碍，进而出现脑积水。系统性红斑狼疮、白血病、淋巴瘤也侵犯脑膜亦可造成交通性脑积水。

【临床表现】

脑积水的临床表现为颅内压增高的症状和体征（头痛、恶心、呕吐、视乳头水肿），脑组织受压引起的进行性脑功能障碍表现（智能障碍、步行障碍、尿失禁），婴幼儿出现头颅及前囟增大。

【影像学表现】

1. X 线　在慢性脑积水中颅骨内板可见指压痕，颅骨变薄，颅缝分离，头围增大。

2. CT　检查见脑室扩大，Evans 指数（额角最大宽度 / 双顶最大径）＞ 0.33 是诊断脑积水的标志性指标。梗阻性脑积水可见梗阻水平以上脑室扩张，若单侧室间孔阻塞，引起阻塞侧的侧脑室扩大，而对侧的侧脑室大小正常，中线结构向对侧偏移。脑室周围可见低密度间质水肿，脑沟、脑裂受压变窄或消失，脑实质受压变薄。根据梗阻的部位，找到引起梗阻的病变，如肿瘤、炎症、出血及先天性疾病（中脑导水管发育狭窄、Chiari 畸形、Dandy-Walker 综合征、Blake 囊肿等）等。交通性脑积水表现为脑室系统普遍扩大，伴脑沟正常或消失，最先出现侧脑室额角扩大，第四脑室和侧脑室枕角出现扩大较晚，第四脑室扩大为特征性改变。

3. MRI　是目前评估儿童脑积水的首选方法。MRI 检查可见：梗阻近端脑室扩大；胼胝体拉长、上移、变薄，穿窿、大脑大静脉移位，脉络丛悬挂，视隐窝、漏斗隐窝尖角变钝，第三脑室底疝入鞍上池，脑沟、脑裂变浅或消失。间质水肿在脑室角周围明显，T_1WI 呈低信号、T_2WI 及 $T_2-FLAIR$ 呈高信号。脑室内脑脊液形成湍流，可变翻转角三维快速自旋回波（three dimensional-sampling perfection with application optimized contrasts using different flip angle evolutions，3D-SPACE）有助于判断中脑导水管梗阻程度，导水管脑脊液流速越快信号越低，完全梗阻时脑脊液无流动呈 T_2 高信号。MR 相位对比电影法（MR phase contrast-cine，PC-Cine MR）可提供脑脊液流量、流速的准确信息，能为导水管梗阻性脑积水的诊断及手术评估提供客观依据。三维双激发平衡稳态自由进动（3D constructive interference in steady state，3D-CISS）可显示常规序列中显示不清的细条状隔膜、轻度粘连等，得到导水管通路的解剖学细节。交通性脑积水脑室广泛扩张，以第四脑室扩张最具特征，脑膜炎引起的交通性脑积水，可见鞍上池、环池等脑池粘连变窄，增强后脑膜有强化。

4. 超声　前囟未闭合前，超声在最初几个月对大脑和脑室的评估是非常有用的。超声主要用于床旁筛查，以评估新生儿的脑室出血和脑积水。但超声对于第三和第四脑室相关的细节评估仍是一个挑战，它在评价颅后窝方面的作用有限。超声很少作为评价脑积水的唯一诊断手段，可用于儿童脑积水治疗前或治疗后随访。

【典型病例】

病例1 患儿,男,1岁,走路不稳1月余。MRI表现见图2-4-1。

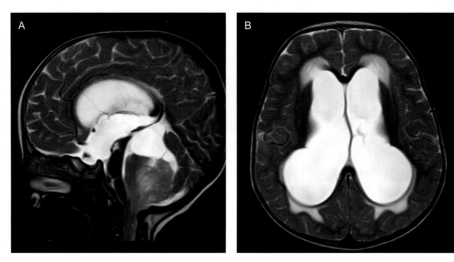

T_2WI矢状位示第四脑室囊实性占位,阻塞导水管下端及第四脑室正中孔,导水管扩张,小脑扁桃体、脑干受压移位(A);T_2WI轴位示幕上梗阻性脑积水,脑室旁脑白质水肿(B)。

图2-4-1 梗阻性脑积水MRI表现

病例2 患儿,男,2岁,发热15天、嗜睡4天。患儿父亲有结核接触史,胸部CT示结核球可能性大。脑脊液生化检查结果显示蛋白质升高,糖及氯化物降低;脑脊液常规蛋白定性阳性,有核细胞数增多。CT表现见图2-4-2。

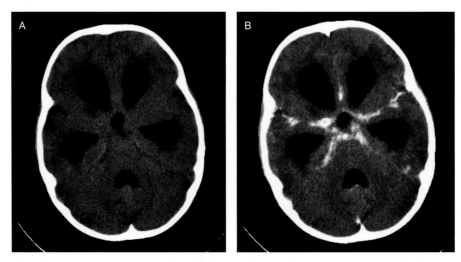

CT平扫示第三、四脑室扩张积水,脑沟、脑裂变浅或消失(A);CT增强扫描示基底池脑膜增厚强化(B)。

图2-4-2 交通性脑积水(结核性脑膜脑炎并发脑积水)CT表现

【诊断要点】

1. 根据影像学表现，不难明确脑积水的诊断。

2. 确定梗阻部位、查找脑积水的原因，有无占位、脑膜炎、脑室内或蛛网膜下腔出血及先天性发育异常等。

【鉴别诊断】

1. 脑萎缩　脑实质体积缩小，除脑室增宽外，脑沟、脑裂均成比例增宽，无脑脊液压力增高，头围无进行性增大。

2. 婴儿期脑外间隙增宽　婴儿期大脑发育较颅发育慢，额、顶、颞部脑外间隙及外侧裂池通常较宽，但一般是自限性的，在无神经缺陷或重要发育事件的延迟时，并不重要，不可诊断为外部脑积水。

【治疗】

为预防或治疗因颅内压增高或脑组织结构的病理改变引起的神经功能损伤，原则是兼顾解除病因和解决脑室扩大，综合考虑患者个体因素，采取个体化治疗。手术方式包括：脑室 – 腹腔分流术（V-P）、脑室 – 心房分流术（V-A）和腰池 – 腹腔分流术（L-P）、第三脑室底造瘘术。其他分流术方式包括透明隔造瘘术、托氏分流。在神经外科疾病的治疗中，分流手术的并发症发生率最高，主要有分流感染（包括颅内或腹腔内感染，切口或皮下感染）、分流管阻塞、分流管断裂、颅内或腹腔内分流管异位、脑脊液过度引流（引起硬膜下血肿或积液，裂隙脑室综合征）、脑脊液引流不足、颅内出血、癫痫等。对分流术的疗效评价是一个长期和综合分析的过程，要在术后不同时间（术后 24 h 内、术后 2 周、术后 3、6、12 个月）及症状的变化，并根据病情需要做颅脑影像学检查（CT 或 MRI）。

【延伸知识】

1. 近年来的研究表明，脉络膜丛产生 60% ～ 90% 的脑脊液，而其余 10% ～ 40% 的脑脊液来源于脑和脊髓实质。

2. 脉络膜丛消融并不抑制脑脊液的产生，水分子在脑表面不断扩散交换。

3. 弥散张量成像（diffusion tensor imaging，DTI）已被用来量化脑白质的微观结构变化。研究表明神经认知结果与脑室容量无关，进一步表明使用传统参数，如脑室大小或体积的改善，作为改善指标是不够的。DTI 有助于进一步了解脑白质损伤的潜在机制及其在外科干预下的可逆性。

（曲海波）

第五节　动静脉畸形伴出血

【概述】

动静脉畸形（arterio-venous malformation，AVM）为先天性脑血管畸形最常见的一种，绝大多数为单发，多发者可见于 Rendau-Osier-Weber 综合征和 Wyburn-Mason 综合征。AVM 可发生于中枢神经系统的任何部位，但常见于大脑前、中动脉分布的脑皮质内，亦可发生于侧脑室、硬脑膜、软脑膜、脑干和小脑。畸形血管易破裂出血，致 SAH 或颅内出血，由于动静脉短路，周围脑组织因缺血而发生萎缩，称为"盗血现象"。AVM 大小差异较大，小的仅数毫米，大者可累及整个脑叶、一侧或双侧大脑半球。部分 AVM 在血管造影中呈阴性，此称为隐匿性 AVM。AVM 破裂的危险因素包括：出血病史、AVM 引流入深部静脉、AVM 结构内见动脉瘤样囊袋、高血压。儿童发生破裂的概率较成人高，是儿童自发性脑实质内出血最常见的原因。

【病理生理】

AVM 是一种由供血动脉、畸形血管团及粗大的引流静脉组成的复杂异常血管团，缺乏毛细血管，在动脉和静脉系统之间形成高流量、低阻力的分流，动脉血直接流入静脉，静脉因压力增大而扩张，动脉因供血增多而增粗。病理上分为脑实质型、硬脑膜型及混合型，以脑实质型最常见。

【临床表现】

出血是本病最常见的首发症状，表现为 SAH 及 IPH，起病急，可反复多次出血。其次为癫痫，间歇性发作性头痛是本病常见症状，有 60% 以上患者有长期头痛病史。

【影像学表现】

1. X 线　数字减影血管造影（Digital Subtraction Angiography，DSA）是诊断 AVM 最可靠、最准确的方法。动静脉畸形在 DSA 下的典型表现：动脉期可见粗细不等、纡曲的血管团，有时可表现为网状或血窦状，供血动脉多增粗，引流静脉早期出现。此外，本病可在 DSA 引导下行介入治疗。

2. CT　平扫 AVM 常表现为边界不清的不规则混杂密度病灶，其中可见点状、条状血管影，高密度钙化灶、低密度软化灶，无出血时周围无脑水肿，无占位效应或轻度占位效应，可合并脑内血肿、SAH 及脑萎缩等改变。增强扫描可见点状、条状血管强化影及粗大的引流静脉。少数病例平扫无异常，增强扫描可见异常。

3. MRI　多呈不规则团块状，内见扩张流空的畸形血管团，若伴有出血，可呈不同时期脑内血肿表现或表现为 SAH。通常无占位效应，周围脑组织可有不同程度萎缩，可伴 T_2WI 高信号胶质增生。增强扫描杂乱的血管团及增粗的供血动脉，引流静脉提前显影。MRA、MRV 能清晰显示 AVM 的供血动脉、畸形血管团、引流静脉。SWI 对于低流速的静脉血管非常敏感，畸形血管团和引流静脉及出血灶在 SWI 上显示更清楚、明显,对小 AVM 及合并血栓的 AVM 有独特优势。

4.超声 囊实相间的混合回声,回声不均,内见数个管腔样无回声区,呈网格状或蜂窝状。彩色多普勒示无回声区内充满血流信号,呈五彩镶嵌状。频谱多普勒示无回声区内均测及动脉频谱,多呈高速低阻型,可测及静脉频谱,且以动脉频谱为主。

【典型病例】

患儿,男,10 岁,头痛数日,无呕吐、发热。MRI 表现见图 2-5-1。

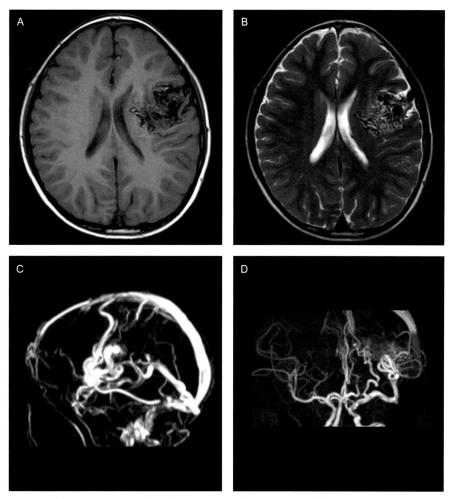

T$_1$WI(A)、T$_2$WI(B)轴位示左侧额顶叶流空血管团影;MRV 周围见粗大引流静脉汇入颞顶部浅静脉及上矢状窦(C),MRA 见来自左侧大脑中动脉深部穿支及远端分支的供血动脉、左侧脑中动脉增粗(D)。

图 2-5-1 AVM 的 MRI 表现

【诊断要点】

CT 或 MR 上发现由供血动脉、畸形血管团及粗大的引流静脉组成异常血管团,可合并脑内血肿、

SAH 及脑萎缩等改变。

【鉴别诊断】

海绵状血管瘤：CT 增强扫描及 MRA 看不到供血动脉及扩张纡曲的引流静脉，钙化多见，MR 病灶周边有低信号含铁血管黄素沉着。

【治疗】

AWM 的处理方式包括观察、显微外科切除、血管内栓塞和立体定向放射治疗，单独或联合治疗。对于如何处理未破裂的 AWM，尚无共识，研究表明，接受药物治疗的患者在短期随访中比接受干预的患者表现更好。介入治疗是 AWM 破裂后的首选治疗，以防止再次出血。AVM 完全手术切除后复发风险较高，主要发生在儿童。对于手术切除 AVM 的患儿，即使术后经血管造影证实为完全切除，术后 1 年内的影像随访仍非常必要。

【延伸知识】

1. 对于儿童，AVM 出血率在 2% ～ 10%，再破裂率估计为 2% ～ 4%，每次破裂死亡率高达 25%，这种风险在确诊后 5 年内更高。

2. 病灶越大（≥ 3 cm），未来出血风险越大。

3.DSA 是诊断和评价 AWM 的金标准，但存在辐射损伤。有学者使用铁氧合富铁造影剂（Fe-MRI）增强的 MRI 监测残留或复发的 AVM，发现 Fe-MRI 表现与 DSA 相似，认为 Fe-MRI 有望作为 DSA 的无创替代方式。

（曲海波）

第六节　脑疝综合征

【概述】

脑组织受压被挤入生理间隙或异常孔道中，由原来的正常位置进入异常位置，导致脑组织、神经和血管等重要结构受压，由此产生的相应症状群即脑疝。脑疝是一种危及生命的疾病，需要及时诊断。引起脑疝的原因包括：①各种颅内血肿，如急性硬脑膜外血肿、硬脑膜下血肿、脑内血肿等；②肿瘤，特别是位于一侧大脑半球的肿瘤和颅后窝肿瘤；③感染，各种原因引起的脑膜炎、脑炎、颅内脓肿等；④先天因素，如 Chiari 畸形；⑤脑血管病变，如静脉窦血栓形成、大面积脑梗死；⑥医源性因素。其中，以脑水肿、脑出血及脑肿瘤引起的脑疝最常见。颅内压降低也会产生疝，如腰椎穿刺释放过多的脑脊液，使颅腔与脊髓蛛网膜下腔的压力差增大，可促使脑疝形成。

脑疝通常根据其位置分为颅内疝和颅外疝。颅内疝可进一步分为 3 种类型：①大脑镰下疝；②小脑幕裂孔疝，可分为小脑幕裂孔上疝和小脑幕裂孔下疝，其中小脑幕裂孔下疝又分为侧疝（即颞叶沟回疝，分为前疝和后疝）和中央疝（小脑幕正中疝）；③小脑扁桃体疝。其中，以大脑镰下疝最常见，其次为小脑幕裂孔疝，不同类型脑疝可同时出现。

【病理生理】

Monro-Kellie 假说提出，大脑、脑脊液和颅内血液的体积总和是恒定的。代偿机制（自动调节、脑脊液移位、血容量移位）使颅内压得以持续维持正常。当颅内病变超出了固有代偿机制能力时，就会发生压力升高，并有可能发生脑疝。大脑镰下疝病侧大脑半球内侧面受压部的脑组织局部可发生坏死，大脑前动脉受压时则出现额叶的脑梗死。

1. 小脑幕裂孔疝　大脑后动脉和中脑受压出现脑梗死。同侧大脑脚受压，出现对侧偏瘫。病侧动眼神经受压产生神经麻痹症状。脑干向下严重、突然移位，基底动脉穿支可发生拉伸、剪切，导致脑干缺血、出血。

2. 枕骨大孔疝　颅后窝压力的增加使小脑扁桃体通过枕骨大孔，压迫脑干下部和上颈髓，导致危及生命的后果。压迫小脑后下动脉、椎动脉及其分支或脊髓前动脉起端，导致脑干、扁桃体及小脑下段缺血。当阻塞脑脊液通路，脑脊液循环受阻，加重颅内压增高，形成恶性循环。

【临床表现】

由于脑疝的位置不同，受累部位不一，每种类型的脑疝各有其临床特点。常见临床表现有头痛、恶心呕吐、视乳头水肿、意识障碍形成或加深及瞳孔变化。

1. 大脑镰下疝　最初可能不会引起严重的临床症状，可表现为头痛。当扣带回在大脑镰下受到压迫，同侧大脑前动脉受压导致血流减少，导致对侧下肢无力。如果影响优势半球并损伤对侧弓状束，韦尼克区和布洛卡区受影响，患者表现为传导性失语、感觉性（感受性）失语或运动性（表达性）失语。

2. 小脑幕裂孔疝　①颅内压增高症状：剧烈头痛及频繁呕吐，进行性加重，并有烦躁不安，意识障碍形成或加深。②瞳孔改变：患侧动眼神经受压牵拉，初期表现为病侧瞳孔略缩小，光反应稍迟钝，病情进展，动眼神经麻痹，出现病侧瞳孔逐渐散大，直接及间接光反应消失；患侧还可有眼睑下垂、眼球外斜等。③运动障碍：病变对侧肢体肌力减弱或消失，病理体征阳性，脑干严重受损可出现去大脑强直。累及中脑顶盖，导致中脑顶盖综合征。④脑干内生命中枢功能紊乱或衰竭导致生命体征紊乱，表现为血压、脉搏、呼吸、体温的改变，最终因呼吸循环衰竭而死亡。

3. 枕骨大孔疝　脑脊液循环通路受阻致颅内压增高，患儿常有剧烈头痛，反复呕吐，生命体征紊乱和颈项强直，意识改变出现较晚，由于延髓的呼吸中枢严重受损，患儿早期可发生呼吸骤停而死亡。

【影像学表现】

MRI 与 CT 表现相似。在危急情况下，CT 是首选检查，而 MRI 具有更好的组织对比度，对颅后窝病变显示优于 CT，对脑水肿、脑梗死显示较 CT 敏感。

1. 大脑镰下疝　通常由单侧额叶、顶叶或颞叶疾病产生的占位效应引起，同侧扣带回及部分额叶经大脑镰前下缘疝入对侧。大脑镰前份、透明隔向对侧移位，同侧侧脑室变窄或闭塞，以额角为著，对侧侧脑室扩张。移位的脑实质可压迫胼胝体。由于大脑镰的压迫，局部脑实质可发生坏死软化。压迫大脑前动脉，特别是胼胝体周围动脉，可见相应血管区域的脑梗死。

2. 小脑幕裂孔疝　①颞叶沟回疝中的前疝，表现为颞叶钩回经小脑幕切迹向下进入同侧脚间池或环池前份。初期表现为钩回进入鞍上池，患侧鞍上池消失，此阶段容易被忽视，随着病程进展，更多脑组织疝入，脑干移位、旋转、变形，对侧颞角增宽，同侧环池、桥前池增宽。压迫大脑后动脉、导水管可见内侧颞叶和枕叶脑梗死、脑积水。后疝通常由枕叶及后颞叶疾病引起，表现为海马旁回或更多脑组织向下移位至小脑幕切迹的后外侧，造成中脑移位、旋转及受压，周围脑池变窄或闭塞。②小脑幕正中疝通常与其他类型的脑疝一起出现，表现为间脑、中脑和脑桥的下移，环池消失，基底动脉和松果体的下移，中脑下压变短，前后径增宽，脑桥受斜坡压迫变扁，常见幕上脑积水和大脑后动脉区的脑梗死。③小脑幕裂孔上疝，表现为小脑扁桃体及小脑半球通过小脑幕裂孔向上移位，脑干前移，致桥前池变窄，四叠体池变形、变窄，如果中脑后外侧双侧受压，轴位可呈陀螺状。小脑上动脉、大脑后动脉分支可能受压，导致小脑半球上部和枕叶的梗死。

3. 枕骨大孔疝　可先天性（Chiari 畸形）或后天形成，矢状位可见小脑扁桃体和（或）部分脑干经枕骨大孔下移进入颈椎椎管，目前多认为下移扁桃体尖端超过枕骨大孔前缘与后缘连线以下 5 mm 为异常。脑干可受压前移，延髓上段受压变形，周围脑池变窄，第四脑室受压变小或拉长下移，幕上脑室积水。扁桃体突出压迫小脑后下动脉可见小脑梗死。

4. 蝶骨翼疝　是一种少见的疝，可分为下行疝和上行疝。下行疝多继发于额叶病变，部分额叶经蝶骨翼的后、下方移位，可导致大脑中动脉受压，引起大脑中动脉区脑梗死。上行疝多继发于颅中窝的病变，颞叶前部向上、前越过蝶骨嵴，进入颅前窝，可压迫颈内动脉前床突段，引起大脑前、中动脉区的脑梗死。

5. 颅外疝　较其他类型的疝少见，最常见的原因是术后和创伤后颅骨的缺损。脑组织经颅骨缺损处疝入脑外，可导致颅骨切除边缘脑挫伤及皮层静脉受压，引起静脉梗死。

6. 反常性疝　是一种罕见的可能致命的颅骨去骨瓣减压术后的并发症。颅脑切除术部位的大气压超过颅内压会导致压力失衡，从而导致大脑镰下和（或）小脑天幕裂孔疝。脑组织从颅骨切除缺损处移位，通常由腰椎穿刺、脑脊液分流术或脑室造口术引起颅内压急性失衡所致。

【典型病例】

患儿，男，3 岁，外院纵隔胚胎性横纹肌肉瘤术后 8 个月，呕吐、抽搐 2 天。MRI 表现见图 2-6-1。

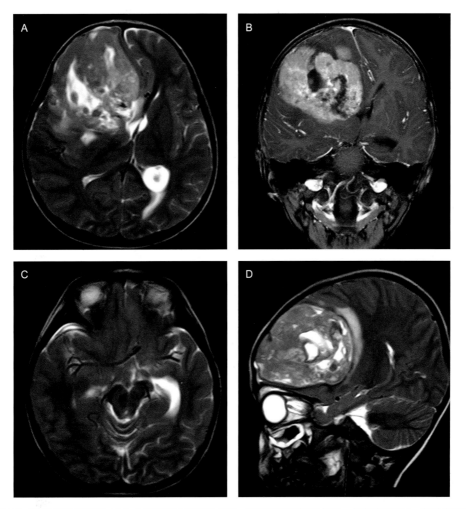

　　T_2WI 轴位（A）、T_1WI 增强冠状位（B）示右侧额叶不规则占位，周围脑实质轻度水肿，占位效应明显，部分右额叶经大脑镰下缘向左侧移位，压迫胼胝体，中线结构左偏，右侧脑室受压变窄，左侧脑室扩张，为大脑镰下疝。T_1WI 增强扫描冠状位（B）、T_2WI 轴位（C）示右侧基底节受压向后、下移位，部分进入脚间池，为小脑幕裂孔疝。T_2WI 矢状位（D）示右额叶受压向后移位进入颅中窝，为蝶骨翼疝。

图 2-6-1　大脑镰下疝、小脑幕裂孔疝、蝶骨翼疝 MRI 表现

【诊断要点】

　　1. 全面分析病史和影像表现，了解有无可能引起脑疝的病变。

　　2. 每种类型脑疝表现各有不同，CT 或 MRI 上可见引起颅内压增高的病变（血肿、肿瘤、脓肿、脑炎等）。观察脑组织结构，经大脑镰前部下缘、小脑幕裂孔、枕骨大孔区进入相邻的间隙或孔道，有无周围脑池变窄、闭塞，邻近脑组织结构受压、变形，有无阻塞脑脊液通路引起脑积水，压迫邻近血管引起的脑梗死。

【鉴别诊断】

根据患儿病史、占位效应的方向、移位结构的识别及间接征象的观察（中线、脑室的偏移，脑池的变化，尤其是基底池，脑室的扩张、闭塞，对周围结构的压迫、推移等），诊断本病并不困难。需要注意脑疝疝出的程度、邻近结构受累情况，以及继发性改变，如脑组织肿胀、脑积水、脑梗死、出血等。不同类型脑疝可同时存在，需全面分析图像，避免漏诊。

【治疗】

对颅内压增高的患儿，应抓紧时间明确诊断，力争在脑疝未形成前或脑疝早期进行处理。在做出脑疝诊断的同时，应按颅内压增高的处理原则，快速静脉输注高渗降颅内压药物，以缓解病情，争取时间。当疾病确诊后，根据病情尽快给予去除病因治疗，如清除颅内血肿或切除脑肿瘤等。如果难以确诊或虽确诊但病因难以去除时，可作姑息性手术，包括侧脑室外引流术、脑脊液分流术及减压术。

【延伸知识】

1. 对于大脑镰下疝，透明隔在侧脑室室间孔水平上的偏离，是量化中线偏移程度的标志。在轴位室间孔水平画一条中心线，并测量该线与移位的透明隔之间的距离。偏移 < 5 mm 时预后良好，> 15 mm 则预后较差。

2. 正常扁桃体相对于枕骨大孔的位置随年龄而变化，MIKULIS 等描述了不同年龄组扁桃体在枕骨大孔下的正常位置。在生命的第 1 个 10 年，小脑扁桃体超过枕骨大孔下 6 mm 被认为是异常的。随后的 20 年，参考值为 5 mm；在第 4 ~ 8 个 10 年，参考值为 4 mm；80 岁以上时，3 mm 是极限。

（曲海波）

第七节　静脉窦栓塞

【概述】

脑静脉窦血栓形成（cerebral sinovenous thrombosis，CSVT）在儿童中相对少见，但可危及生命，及时诊断能降低急性并发症和远期后遗症风险。CSVT 在新生儿和出生后 6 个月的婴儿中更为常见。儿童CSVT 的常见危险因素：局部原因，包括头颈部感染（如中耳炎、乳突炎、鼻窦炎）、颅脑损伤或近期颅内手术；全身性原因，应考虑围产期疾病、手术、药物毒性、急性疾病（感染、脱水）、慢性疾病（肾衰竭、肾病综合征、肿瘤、血液和血栓前疾病）。有文献报道，细菌性脑膜炎、缺铁性贫血、创伤、脱水是儿童 CSVT 的最常见原因。病变部位最常累及浅表窦，特别是上矢状窦和横窦，2 岁以上儿童最易累及横窦。新生儿死亡率 5% ~ 10%，最高可达 25%。一项研究显示儿童预后比成人差，20% ~ 70%患者存在残留的神经功能障碍。

【病理生理】

脑静脉循环血栓的形成导致闭塞处上游静脉和毛细血管的静水压力增加。然而，由于脑静脉系统的吻合回路，静脉压的升高往往得到一定程度的补偿。如果静脉压力的增加超过了代偿能力，就会发生以下情况：血脑屏障破裂、液体外渗进入脑实质，从而导致局部水肿。如果静脉压超过动脉压，一方面会发生动脉血流减少和动脉缺血，如果治疗不当，可能发展为出血性梗死；另一方面会影响脑脊液吸收障碍，造成颅内压增高。

【临床表现】

CSVT临床表现不具特异性，头痛为最常见症状，90%患者会出现，多由颅内高压或颅内出血引起。40%患者出现局灶性或全身性痫性发作；颅内压升高造成的视乳头水肿，可使视力进行性下降；局灶性神经功能障碍，包括运动及感觉功能障碍、脑神经麻痹、失语及小脑体征。

【影像学表现】

1. X线 DSA是诊断CSVT的金标准，但不是常规和首选的检查手段，主要表现为静脉窦内充盈缺损，完全阻塞可出现"空窦现象"。DSA检查下可见皮质静脉或深静脉显影不佳、头皮静脉和导静脉明显扩张、动静脉循环时间延长，显示扩张纡曲的侧支循环形成和发生静脉逆流现象等征象。

2. CT 直接征象为CT平扫高密度的束带征和三角征，束带征提示大脑皮层表面静脉内血栓，而高密度三角征一般指上矢状窦的血栓。增强扫描见Delta征（或空三角征），硬脑膜窦壁强化呈高密度与腔内低密度血栓形成对比；间接征象可表现为静脉性梗死、出血性梗死、大脑镰致密及小脑幕增强，髓静脉扩张。CT平扫血栓的高密度外观通常在7天内消失，但如果血栓较大，其存在时间可能更长。在亚急性期之后，如果无造影剂，CSVT可能不易识别。

3. MRI 该检查诊断静脉窦血栓有一定的优势，一般不需要增强扫描。根据形成时间长短，MRI表现复杂多样。①急性期，静脉窦血栓通常在T_1WI呈中等或明显高信号，T_2WI显示静脉窦内极低信号，而静脉窦壁呈高信号；②亚急性期，T_1WI、T_2WI均呈高信号，有时血栓边缘T_1WI呈高信号，中心呈等信号，这与脑内血肿的演变一致；③慢性期，由于血管发生部分再通，流空效应重新出现。MRV直接征象为受累静脉窦闭塞、不规则狭窄和充盈缺损；间接征象为梗阻发生处有静脉侧支循环形成、引流静脉异常扩张，脑实质受累出现相应区域静脉性梗死、出血性梗死。

4. 超声 经颅多普勒超声是一种有效的筛选手段，动态监测CSVT患者动脉和静脉血流的同步变化可评估颅内压增高的程度和脑部灌注情况。

【典型病例】

患儿，男，6岁，因发热、呕吐7天，头痛6天入院。MRI表现见图2-7-1。

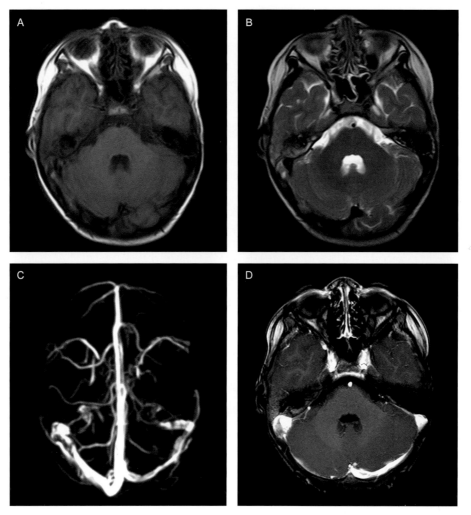

T$_1$WI（A）、T$_2$WI（B）轴位示乙状窦内高、低混杂信号影，MRV（C）示右侧横窦和乙状窦不规则低信号充盈缺损，T1 增强扫描（D）乙状窦内见不强化的低信号影。

图 2-7-1　静脉窦血栓 MRI 表现

【诊断要点】

1.患儿有引起 CSVT 的危险因素，出现头痛、局灶性或全身性痫性发作、颅内压升高、局灶性神经功能障碍等症状。

2.CT 静脉窦内高密度，平扫见束带征、高密度三角征，增强扫描见 Delta 征，MRI 静脉窦血栓信号多样，MRV 可显示受累静脉窦闭塞、不规则狭窄和充盈缺损；梗阻发生处有静脉侧支循环形成、引流静脉异常扩张，现相应区域脑实质发生静脉性梗死、出血性梗死。

【鉴别诊断】

由于 MR 的流入增强效应、血流缓慢、涡流等原因，正常人脑静脉窦也可出现 T$_1$WI 信号增高。对于疑似病例，可通过延长 TR 或行 MRV 检查进一步鉴别。应用 SWI 则有助于提高诊断率。

【治疗】

1. 查找病因 积极查找引起 CSVT 的可能病因，并给予积极治疗对于儿童至关重要。

2. 抗凝治疗 是首选的治疗方法，可预防静脉血栓的发生，阻止血栓延续发展，促进侧支循环通路开放，预防深静脉血栓和肺栓塞。但不能溶解已经形成的血栓。无抗凝治疗禁忌证的患儿应根据其体重给予皮下低分子肝素或静脉肝素治疗（依据剂量调整），使活化部分凝血活酶时间（activated partial thromboplastin time，APTT）增长 1 倍，然后转为口服华法林。

3. 溶栓治疗 ①系统性静脉溶栓：必须有足够剂量的溶栓剂进入窦内与血栓接触，才能发挥溶栓作用。如果静脉窦内血栓已经完全闭塞静脉窦，溶栓效果会降低甚至无效。②静脉窦接触性溶栓：对于部分充分抗凝治疗而病情仍进展者，排除其他引起恶化的情况，可考虑静脉窦接触性溶栓治疗。③动脉溶栓、机械碎栓、支架成形术：当患者使用抗凝治疗后仍恶化，或患者由于静脉梗死发生占位效应，或患者因脑出血引起颅内压升高，而常规内科治疗效果不佳，则考虑使用上述介入治疗措施。

4. 其他 糖皮质激素、降低颅内高压和视神经保护、抗癫痫治疗等。

【延伸知识】

1. CSVT 伴发少量颅内出血和颅内压增高并不是抗凝治疗的绝对禁忌证。对于抗凝治疗前已存在的颅内出血，研究建议动态复查影像学表现，监测血肿大小，如果血肿逐渐减少，可给予抗凝治疗，否则应避免抗凝。

2. 未进行抗凝治疗、再通，以及存在凝血酶原基因 *G20210A* 突变均与复发风险增加相关。

（曲海波）

参考文献

[1] SHIH R Y, KOELLER K K. Bacterial, Fungal, and Parasitic Infections of the Central Nervous System: Radiologic-Pathologic Correlation and Historical Perspectives[J].Radiographics，2015，35（4）：1141-1169.

[2] GUPTA N, GROVER H, BANSALL I, et al. Neonatal cranial sonography: Ultrasound findings in neonatal meningitis-a pictorial review[J]. Quant Imaging Med Surg，2017，7（1）：123-131.

[3] 胡家胜，邓小龙，孙丹，等 .2016 版《欧洲临床微生物和感染病学会急性细菌性脑膜炎诊治指南》解读 [J]. 中国实用儿科杂志，2017，32（10）：726-732.

[4] SWINBURNE N C, BANSAL A G, AGGARWAL A, et al. Neuroimaging in central nervous system infections[J]. Curr Neurol Neurosci Rep，2017，17（6）：49.

[5] AI J, XIE Z, LIU G, et al. Etiology and prognosis of acute viral encephalitis and meningitis in Chinese children: a multicentre prospective study[J]. BMC Infect Dis，2017，17（1）：494.

[6] BRITTON P N, DALE R C, BLYTH C C, et al. The causes and clinical features of childhood encephalitis: a multicentre, prospective, cohort study[J]. Clin Infect Dis，2020，70（12）：2517-2526.

[7] ANEJA S, SHARMA S. Diagnosis and management of acute encephalitis in children[J].Indian J Pediatr，2019，86（1）：70-75.

[8] CHANG P T, YANG E, SWENSON D W. Pediatric emergency MR imaging current indications, techniques, and clinical applications[J]. Magn Reson Imaging Clin N Am, 2016, 24（2）: 449–480.

[9] BRITTON P N, EASTWOOD K, PATERSON B C, et al. Consensus guidelines for the investigation and management of encephalitis in adults and children in Australia and New Zealand[J]. Intern Med J, 2015, 45（5）: 563–576.

[10] MAMELI C, GENONI T, MADIA C, et al. Brain abscess in pediatric age: a review [J]. Childs Nerv Syst, 2019, 35（7）: 1117–1128.

[11] CHEN M, LOW D C Y, LOW S Y Y, et al. Management of brain abscesses: where are we now[J]. Childs Nerv Syst, 2018, 34（10）: 1871–1880.

[12] RATH T J, HUGHES M, ARABI M, et al. Imaging of cerebritis, encephalitis, and brain abscess[J]. Neuroimaging Clin N Am, 2012, 22（4）: 585–607.

[13] GUPTA N, GROVER H, BANSALL I, et al. Neonatal cranial sonography: ultrasound findings in neonatal meningitis-a pictorial review[J]. Quant Imaging Med Surg, 2017, 7（1）: 123–131.

[14] 中国医师协会神经外科医师分会. 中国脑积水规范化治疗专家共识（2013 版）[J]. 中华神经外科杂志, 2013, 29（6）: 634–638.

[15] KRISHNAN P, RAYBAUD C, PALASAMUDRAM S, et al. Neuroimaging in Pediatric Hydrocephalus [J]. Indian J Pediatr, 2019, 86（10）: 952–960.

[16] WRIGHT Z, LARREW T W, ESKANDARI R, et al. Pediatric hydrocephalus: Current state of diagnosis and treatment[J]. Pediatr Rev, 2016, 37（11）: 478–490.

[17] SORENSON T J, BRINJIKJI W, BORTOLOTTI C, et al. Recurrent brain arteriovenous malformations（AVMs）: A systematic review[J]. World Neurosurg, 2018, 116: e856–e866.

[18] EL-GHANEM M, KASS-HOUT T, KASS-HOUT O, et al. Arteriovenous malformations in the pediatric population: review of the existing literature[J]. Interv Neurol, 2016, 5（3-4）: 218–225.

[19] TRANVINH E, HEIT J J, HACEIN-BEY L, et al. Contemporary imaging of cerebral arteriovenous malformationst[J]. AJR Am J Roentgenol, 2017, 208（6）: 1320–1330.

[20] LAWTON M T, RUTLEDGE W C, KIM H, et al. Brain arteriovenous malformations[J]. Nat Rev Dis Primers, 2015, 1: 15008.

[21] RIVEROS GILARDI B, MUÑOZ LÓPEZ J I, HERNÁNDEZ VILLEGAS A C, et al. Types of cerebral herniation and their imaging features [J]. Radiographics, 2019, 39（6）: 1598–1610.

[22] NASI D, DOBRAN M, IACOANGELI M, et al. Paradoxical brain herniation after decompressive craniectomy provoked by drainage of subdural hygroma[J]. World Neurosurg, 2016, 91: 673, e1–e4.

[23] MUNAKOMI S, DAS J M. Brain Herniation[M]. Island（FL）: StatPearls Publishing, 2019.

[24] 静脉和静脉窦血栓形成诊治的多中心专家共识组，中国神经内科相关专家小组（统称）. 颅内静脉和静脉窦血栓形成诊治的中国专家共识 [J]. 中华内科杂志, 2013, 5（12）: 1088–1091.

[25] CARDUCCI C, COLAFATI G S, FIGÀ-TALAMANCA L, et al. Cerebral sinovenous thrombosis（CSVT）in children: what the pediatric radiologists need to know [J]. Radiol Med, 2016, 121（5）: 329–341.

[26] CAPECCHI M, ABBATTISTA M, MARTINELLI I. Cerebral venous sinus thrombosis[J]. J Thromb Haemost, 2018, 16（10）: 1918–1931.

第三章 癫痫持续状态

癫痫持续状态（status epilepticus，SE）是儿科神经系统最常见的急重症之一，尤其是全面惊厥性SE（convulsive SE，CSE）持续时间越长，致残率及病死率越高。儿童SE每年的发生率约为17/10万～23/10万，是成人发生率的4～6倍，病死率为2%～7%。以1岁内发生率最高，儿童患者中超过75%的SE为首次发作，12%既往有癫痫病史，10%的癫痫患儿首次发作即表现为CSE。

根据临床表现，通常将SE分为全面惊厥性SE、非惊厥性SE及癫痫性电持续状态。儿童以CSE最常见，包括全面性SE及局限性SE。SE的定义为癫痫发作持续30 min以上或连续发作，发作间歇期不能完全恢复者。

根据1989年国际抗癫痫联盟（International League Against Epilepsy，ILAE）儿童CSE的分类，按病因将其分为热性惊厥（febrile seizure，FS）、急性症状性、远期症状性、进行性、特发性及隐源性。其中，长时程的FS是儿童CSE最常见病因，其次为急性症状性（如脑炎）、远期症状性（既往CNS异常）或癫痫相关性。最新分类法将SE病因分为结构/代谢性、遗传性、原因不明及FS。儿童新发CSE约60%，之前无神经系统异常，起病与年龄相关，＜2岁者中，约80%为FS及畸形症状性，年龄越大，隐源性及远期症状性病因的病例越多，发现神经系统异常的比例越高，约10%的儿童癫痫以SE为首发症状。国内朱海霞等总结发现，SE最常见的病因为FS（34%）；其次为急性症状性（32%），而其中66.7%为颅内感染（包括化脓性脑膜炎、病毒性脑炎和结核性脑膜炎）；既往有神经系统基础病（肿瘤、畸形等）的占20.4%；其他病因还有代谢性脑病和原因不明的SE。

影像学检查在探明癫痫持续状态病因中发挥重要作用。通过影像学检查可发现感染、肿瘤、畸形和代谢性脑病，并对其中较具特征性表现的疾病做出诊断提示且发现并发症，指导临床治疗和评估疗效。因此，推荐临床医师在条件具备的情况下，尽早对SE患儿进行中枢神经系统影像检查。

目前，用于中枢神经系统检查的影像手段主要包括超声、CT和MRI。其中，超声对囟门未闭的婴儿为首选方法，它可敏感地发现脑内出血、缺血或肿瘤、畸形等，但对脑膜和颅后窝病变显示稍逊色；CT为急诊检查手段，对首次发病即以SE为表现的患儿，急诊CT检查可排除出血、肿瘤和部分畸形，但对代谢性脑病和感染等较不敏感，且CT检查还具有辐射损伤，限制了其应用；MRI以其优异信号对比成为中枢神经系统的重要检查手段，对几乎所有病变都具有较高的敏感度和特异度，特别是平扫结合增强检查，可进一步明确脑膜病变并有助于判断病变性质，提供鉴别诊断依据。因此，笔者推荐在条件允许的情况下，应尽早对患儿进行MRI平扫及增强检查。

第一节　热性惊厥

【概述】

热性惊厥既往也被称为"高热惊厥"，但实际上，惊厥的发生与体温无明确相关性，有时低热状态也可发生惊厥。目前，对于本病尚缺乏统一的定义，美国儿科学会（American Academy of Pediatrics，AAP）2011 年版 FS 指南中的 FS 定义：6 个月～5 岁儿童，发热状态下出现惊厥发作（体温 ≥ 38.0 ℃），无中枢神经系统感染证据和明确病因，亦无热惊厥的病史。

【发病机制】

目前认为，热性惊厥是遗传因素和环境因素共同作用的结果。25%～40% 热性惊厥患儿具有阳性家族史，患儿同胞发生本病的危险性可达 10%～20%。环境因素则包括感染和疫苗接种等。但尚不清楚这些因素导致热性惊厥的确切途径和机制。有研究表明，脑组织温度、炎性介质和体液酸碱平衡参与了惊厥的启动过程。

【临床表现】

多数患儿首次发病年龄为 6 个月～3 岁，18 个月为高峰。通常为全身强直阵挛发作，其中 5% 患儿持续时间可超过 30 min，成为癫痫持续状态。

根据临床表现可将热性惊厥分为简单型和复杂型，其中复杂型患儿发作可持续 30 min 以上，且 24 h 内或同一热程内发作次数超过 2 次。对于热性惊厥患儿而言，实验室检查通常正常。

【影像学表现】

颅脑 CT、MRI 为神经系统无创检查的最常用方法。热性惊厥患儿一般无须进行神经系统影像检查，但当患儿合并其他表现（如智力障碍、既往发作史、家族史阳性或运动不利等），则需进行影像学检查以明确惊厥病因。其中，MRI 发现脑组织异常的敏感度远高于 CT。有报道，CT 检查阳性率仅为 17.7%，而 MRI 检查阳性率则高达 52.2%。

【典型病例】

患儿，女，12 个月，发热后抽搐不止。影像学表现见图 3-1-1。

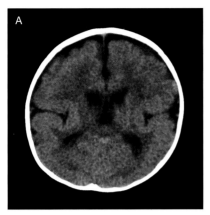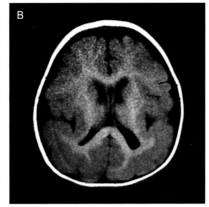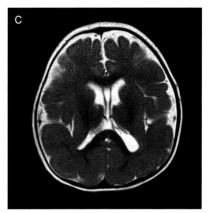

CT 可见脑回宽大，脑沟浅小（A）；MRI 检查进一步明确畸形（B、C）。

图 3-1-1　热性惊厥，巨脑回畸形影像学表现

【诊断要点】

1. 大多数患儿神经系统影像检查无阳性发现。
2. 部分患儿可见脑畸形或发育不良。

【鉴别诊断】

热性惊厥一般与其他疾病（炎症、肿瘤和畸形）较易鉴别。

【治疗】

对于无明显异常和病因的患儿，以对症、止抽治疗为主；对于有明确病因的患儿，则应针对原发病治疗。

【延伸知识】

目前，尚无患儿因热性惊厥死亡的病例。但 30% 病例在首次发作后，可出现复发；部分复杂型热性惊厥病例可在成人后发展为癫痫；发病后会对认知产生不同程度影响。

（袁新宇）

第二节　感染

【概述】

中枢神经系统感染（脑炎、脑膜炎和寄生虫）成为癫痫持续状态的主要病因之一，约占急性症状型癫痫的 2/3。近年来，甚至还有学者提出"热性感染相关性癫痫综合征"（febrile infection-related epilepsy syndrome，FIRES）的概念，虽然未得到 ILAE 的认可，但已引起广泛关注。

无论是脑炎、脑膜炎等感染，还是非脑炎性免疫脑病等，临床均可引起癫痫发作，并持续较长时间。

【病理生理】

脑内发作期间放电是产生癫痫的基础。发作期间放电代表某脑区神经元群异常不去极化。因此，累及神经元的病变，均可导致癫痫发作。

【临床表现】

感染性癫痫患儿临床通常以原发病表现为主，如脑炎患儿在发病前常见前驱感染病史，脑膜炎年长患儿常见中耳炎或鼻窦炎的前驱病史等，而 FIRES 患儿发病前生长发育正常，一般无神经系统疾病和家族史。起病后，多出现发热，部分肢体活动不利，甚至出现意识模糊或昏迷。癫痫此时可成为被临床医师和家长关注的主要表现之一。脑脊液检查有助于病因的鉴别。

【影像学表现】

FIRES 的影像学检查表现各异，因不同原发病而有所差别。

1. 病毒性脑炎　早期（发病 3 天内）CT 和 MRI 可表现正常。随着病情不断演进，在 MRI 上可见累及皮层、中心核团（基底节和丘脑）为主，同时累及白质的散在片状病灶，T_1WI 呈等或稍低信号，T_2WI 呈稍高信号，T_2-FLAIR 序列病灶呈显著高信号；DWI 病灶呈高信号，边缘清晰，ADC 图信号较高。多数病例为双侧大脑半球受累，病灶多不对称分布。但也有少数病例或在病程早期，仅见单侧或基底节、丘脑双侧、对称性受累。病情如未得到控制，病灶坏死、液化，表现为 T_1WI 低信号、T_2WI 高信号，T_2-FLAIR 和 DWI 信号减低。最后，病灶局部可见脑萎缩，脑外间隙增宽，呈现瘢痕脑表现。

2. 化脓性脑膜炎　影像学检查不是化脓性脑膜炎的常规检查手段，该病诊断主要依赖脑脊液检查结果和临床评估。但当临床表现复杂或诊断模糊，或想要明确是否有并发症（如脑室炎、脑脓肿、脑积水）时，可采用影像检查。CT 在脑膜炎检查中作用有限，且具有辐射损伤，故不推荐使用。MRI 以其卓越的软组织分辨率成为儿童脑膜炎首选的检查方法。在脑膜炎病例中，发现脑膜积脓对于评估预后和引导穿刺非常重要。临床研究表明，脑膜积脓提示预后不良和治疗时间增加。DWI 显示脑膜积脓最好，可见硬膜下或脑表面高信号影，而常规 T_1/T_2WI 序列，甚至增强序列均不能清晰显示积脓。另外，对于临床诊断不明确的病例，增强 MRI 还可见柔脑膜强化，成为脑膜炎的直接证据。

3. 结核性脑膜炎　MRI 检查可见柔脑膜，特别是小脑幕的结节样增厚，以及基底池脓性渗出物填充。部分病例还可见脑梗死和脑积水。

4. FIRES　可无异常发现，也可在边缘系统或胼胝体压部发现孤立病灶。通常为 T_1WI 等信号、

T_2WI 稍高信号，边缘可模糊；DWI 常呈高信号。治疗后病灶可完全消失。

【典型病例】

病例 1 患儿，男，3 岁，发热伴头痛 3 天。MRI 表现见图 3-2-1。

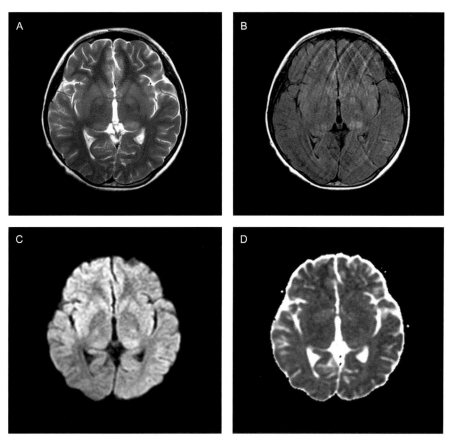

双侧中心核团受累，表现为双侧基底节、尾状核头、丘脑背侧 T_2WI 高信号（A），T_2-FLAIR 呈高信号（B），DWI 背侧丘脑呈稍高信号（C），ADC 未见明显低信号（D）。

图 3-2-1 病毒性脑炎 MRI 表现

病例 2 患儿，男，4 岁，发热伴头痛 4 天。MRI 表现见图 3-2-2。

病例 3 患儿，女，6 岁，发热伴抽搐 3 天，意识不清 1 天。MRI 表现见图 3-2-3。

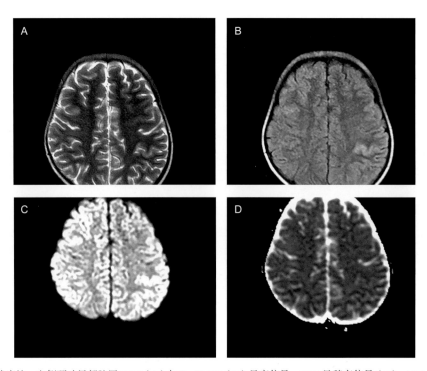

单侧大脑半球病灶。左侧顶叶局部脑回 T₂WI（A）与 T₂-FLAIR（B）呈高信号，DWI 呈稍高信号（C），ADC 未见显著低信号（D）。

图 3-2-2　病毒性脑炎 MRI 表现

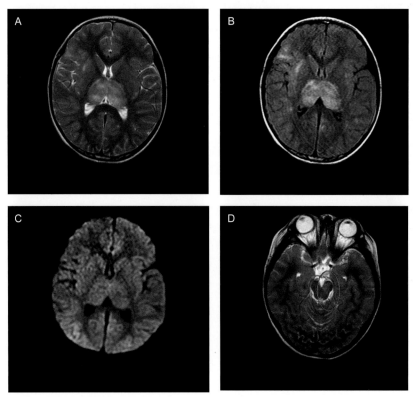

双侧丘脑对称性受累。双侧丘脑对称性肿胀，T₂WI（A）与 T₂-FLAIR（B）呈高信号，ADC 未见显著高信号（C）。同时，患儿左侧中脑可见异常病灶（D）。

图 3-2-3　病毒性脑炎 MRI 表现

病例4　患儿，男，2岁，发热伴头痛4天，诊断为病毒性脑炎，4个月后复查。MRI表现见图3-2-4。

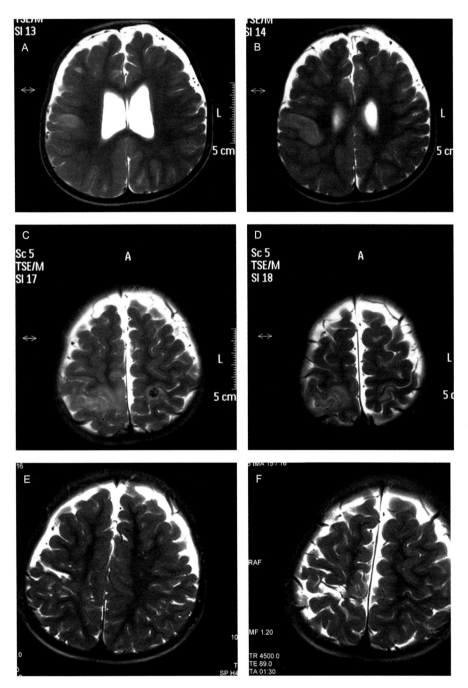

右侧顶叶局部皮层肿胀，T$_2$WI呈高信号（A～D）。复查时可见病变区脑沟增深，脑回变薄，厚度不均匀（E、F）。

图 3-2-4　病毒性脑炎后遗瘢痕脑 MRI 表现

病例5　患儿，男，1个月，发热伴抽搐5天。MRI表现见图3-2-5。

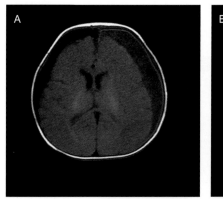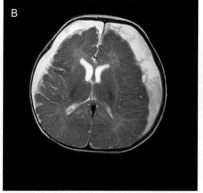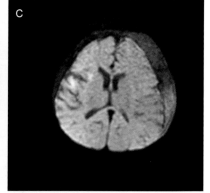

双侧脑外新月形液体区及左侧硬膜 T_1WI 稍高信号（A），左侧硬膜下病变区可见分层（B），DWI 图像表现更为明显，呈高信号表现（C）。

图 3-2-5 化脓性脑膜炎硬膜下积脓 MRI 表现

病例 6 患儿，女，1 个月，发热伴精神差 5 天。MRI 表现见图 3-2-6。

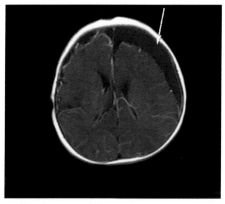

左侧脑外新月形积液（箭号），T_1WI 呈低信号，增强扫描右侧可见脑膜异常强化。

图 3-2-6 化脓性脑膜炎软脑膜强化 MRI 表现

病例 7 患儿，女，5 岁，发热 20 天伴嗜睡 3 天。患儿父亲有结核接触。脑脊液生化检查结果显示：蛋白质升高，糖及氯化物降低，脑脊液蛋白定性阳性，有核细胞数增多。MRI 表现见图 3-2-7。

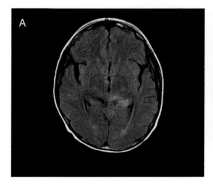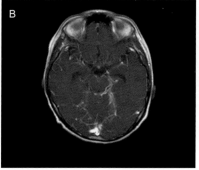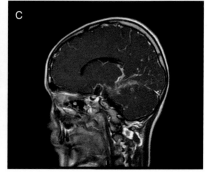

左侧脑室三角区旁 T_2-FLAIR 高信号（A），T_1WI 增强扫描可见脑膜异常强化（B），矢状位病变累及范围显示更为清晰，同时可见小脑内环形强化灶（C）。

图 3-2-7 结核性脑膜炎 MRI 表现

病例 8　患儿，女，4 岁，发热伴头痛 5 天。MRI 表现见图 3-2-8。

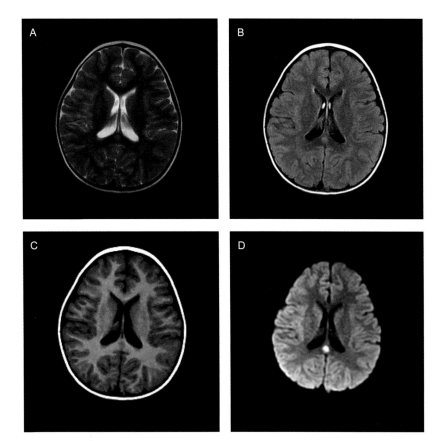

胼胝体压部 T$_2$WI 灶状高信号（A），T$_2$-FLAIR 呈高信号（B），T$_1$WI 呈低信号（C），DWI 呈明显高信号（D）。

图 3-2-8　轻型脑炎脑病伴胼胝体可逆性病变 MRI 表现

【诊断要点】

1.病毒性脑炎　根据典型临床表现和脑脊液检查结果，结合影像中发现脑内多发异常信号病灶，不难做出诊断。

2.化脓性脑膜炎　脑脊液检查结果可明确诊断。颅脑 MRI 检查可见柔脑膜强化和其他并发症，有利于临床评估和治疗。

3.结核性脑膜炎　典型者出现脑膜不规则增厚、脑积水和脑梗死三联征表现。临床病史和脑脊液检查结果同样重要。

4.FIRES　临床表现结合颅脑 MRI，发现孤立病灶，提示诊断。本病预后通常良好。

【鉴别诊断】

1.脑炎　本病有时需要与急性播散性脑脊髓炎鉴别，两者临床表现相近，但影像学检查可见病灶多为白质病变，累及灰质较少；基底节和丘脑等深部灰质核团受累的病例还需与弥漫性低级别胶质瘤鉴别，后者占位效应强，而周围水肿轻。

2.化脓性脑膜炎和结核性脑膜炎　两者临床表现有时出现重叠，但结核性脑膜炎更常见脑膜不均匀增厚及脑梗死，且基底池被分泌物填充，也仅见于结核性脑膜炎。

【治疗】

针对不同原发病进行治疗。

（袁新宇）

第三节　肿瘤

【概述】

儿童期脑肿瘤占所有原发脑肿瘤的 15% ～ 20%，中枢神经系统肿瘤是儿童期仅次于白血病的肿瘤。当中枢神经系统肿瘤累及神经元群，引起后者出现异常放电，则在临床表现为癫痫发作。在脑肿瘤中，尤以发生于幕上的肿瘤易引起癫痫持续状态。

【病理生理】

儿童期，幕上肿瘤与后颅窝肿瘤的发生率几乎相同，而幕上肿瘤更常见于出生后 2 ～ 3 年内。儿童期幕上肿瘤种类繁多，其中以星形细胞瘤最常见，其他还有神经源性和神经元 – 胶质混合性肿瘤、促纤维增生性神经上皮肿瘤及胚胎发育不良性神经上皮肿瘤等。各种肿瘤发生部位和表现不一，但引起癫痫者均可见侵及皮层或深部灰质核团。

【临床表现】

儿童幕上肿瘤临床表现主要与发病年龄有关，除癫痫外，婴幼儿患者还常见头围增大、呕吐，甚至昏迷；年长儿则可见头痛、视力下降及脑神经麻痹或偏瘫等。

【影像学表现】

脑肿瘤与正常脑组织密度或信号强度不同，占位效应及其对正常脑结构造成的破坏和增强后出现的异常强化均成为在 CT 和 MRI 中发现和诊断病变的证据。在 CT 平扫中，几乎所有幕上肿瘤均较正常脑组织为低密度；而在 MRI 中，T_1WI 较脑白质低信号，T_2WI 为高信号。如肿瘤出现出血、坏死和钙化则造成密度或信号变化。不同组织类型肿瘤的强化方式存在差别。

MRI 软组织分辨率高，且可依据病灶内成分不同而显示不同信号特点，故成为脑肿瘤诊断和鉴别的一线影像学检查方法。

儿童大脑实质肿瘤的 MRI 表现特点见表 3-3-1。

表 3-3-1　儿童大脑半球肿瘤

肿瘤	重点表现
星形细胞瘤	最常见肿瘤，不同级别 / 组织类型肿瘤的 MR 表现不同
巨细胞瘤	发生于脑室壁，通常位于 Monro 孔附近
室管膜瘤	位于三角区旁，不均质
原始神经外胚叶肿瘤	年幼儿，不均质，实性部分与灰质等信号
混合性神经元 – 神经胶质瘤	位于皮层，钙化，囊性
促结缔组织生成性神经上皮瘤	年幼儿，大囊，实性部分累及硬膜
胚胎发育不良性神经上皮肿瘤	位于皮层，明显 T_2WI 高信号
非典型畸胎样 / 横纹肌样肿瘤	小婴儿，发现时通常较大；T_2WI 显示皮质信号，可见囊变
髓上皮瘤	不强化
浆细胞肉芽肿	T_2WI 显示低信号
脑膜血管瘤病	T_2WI 显示低信号伴高信号边缘
生殖细胞瘤	位于基底神经节，囊实性混杂而为不均质；T_2WI 显示实性部分与灰质等信号，均匀强化

【典型病例】

病例1　患儿，女，11 岁，主因"癫痫 2 年余"就诊。2 年前出现癫痫，为全身大发作，至今逐渐频繁，药物治疗效果不佳。MRI 表现见图 3-3-1。

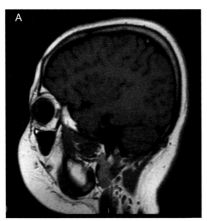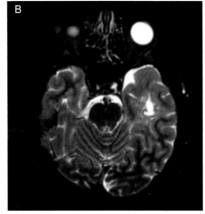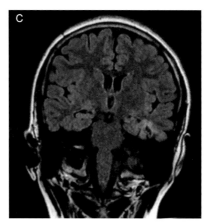

矢状位 T_1WI（A）、轴位 T_2WI（B）、冠状位 T_2-FLAIR（C）可见左侧颞叶皮层下囊实性肿瘤，实性部分呈现 T_1WI 稍低、T_2WI 稍高信号，T_2-FLAIR 高信号。囊性成分较大，表现为脑脊液信号。

图 3-3-1　大脑多形黄色星形细胞瘤 MRI 表现

病例2　患儿，女，10岁，主因"部分性复杂性癫痫7年"就诊。患儿3岁主要出现部分性癫痫发作，药物治疗效果不佳。MRI表现见图3-3-2。

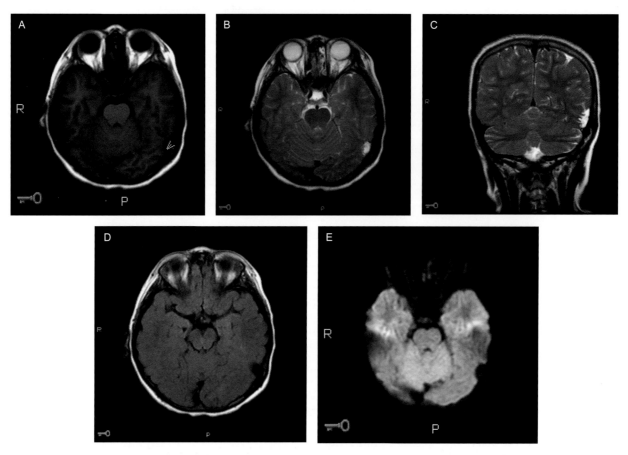

轴位 T_1WI（A）、T_2WI（B）在左颞叶大脑表面可见囊性为主的病灶，病灶实性部分呈现 T_1WI 稍低、T_2WI 稍高信号（箭）。囊性成分为 T_1WI 低信号和 T_2WI 高信号；冠状位 T_2WI（C）可见左颞叶大脑外周皮层部三角形囊性为主的病灶，左顶叶局部皮层增厚，呈团状；轴位 T_2 FLAIR（D）可见病灶实性部分周边呈等信号（箭）；DWI（E）病灶中未见弥散受限的征象。

图3-3-2　大脑左颞叶胚胎发育不良性神经上皮肿瘤 MRI 表现

病例3　患儿，女，4岁，主因"头痛1个月，逐渐加重"就诊。患儿1月前出现不明原因头痛，钝痛，无法精确定位；无抽搐发作，无发热和呕吐；运动及智力发育正常。影像学表现见图3-3-3。

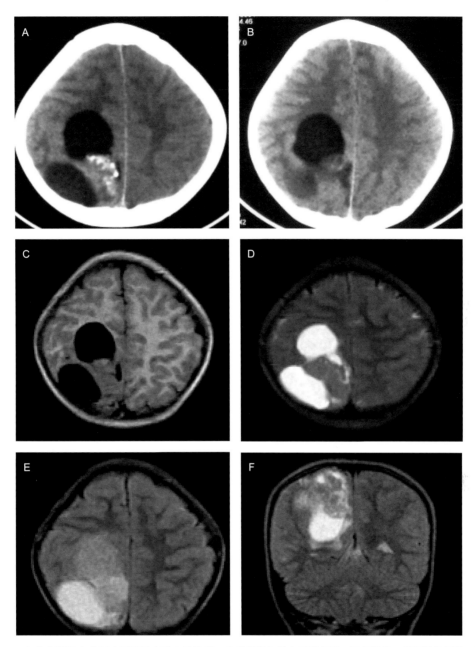

轴位 CT（A、B）在右侧脑室旁顶叶可见巨大囊实性肿瘤，实性部分与脑灰质等密度，可见簇状、粗颗粒状钙化，囊性部分为脑脊液密度，瘤周可见白质水肿；轴位 T_1WI（C）、T_2WI（D）、T_2-FLAIR（E）和冠状位 T_2-FLAIR（F）可见右侧顶叶脑室旁巨大囊实性肿物，实性部分呈 T_1WI、T_2WI 等信号，T_2-FLAIR 等信号，囊性部分在 T_1、T_2 序列中为脑脊液信号，在 T_2-FLAIR 中为等或高信号。

图 3-3-3　大脑半球原始神经外胚叶肿瘤的影像学表现

病例 4　患儿，男，11 岁，头痛、头晕半月余。其他实验室检查无阳性结果。CT 表现见图 3-3-4。

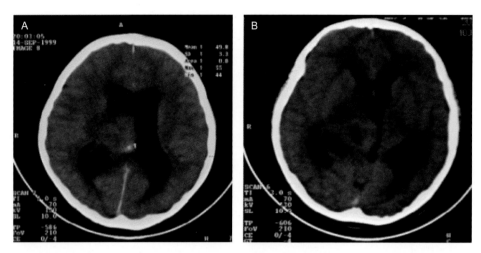

平扫可见右侧脑室内不均匀密度占位病灶，边缘尚清晰，内部可见囊变和钙化。双侧脑室扩张（A、B）。

图 3-3-4　侧脑室室管膜瘤 CT 表现

病例 5　患儿，女，14 岁。主因头痛 1 年，近日癫痫发作就诊。四肢肌力、肌张力正常；智力发育正常。CT 表现见图 3-3-5。

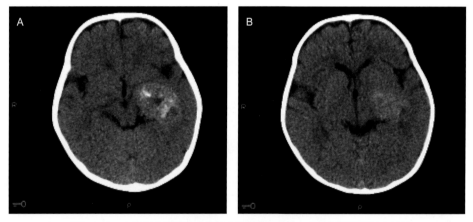

平扫（A、B）可见左侧颞叶含有钙化的等密度包块。包块周围无明显水肿带。

图 3-3-5　大脑少突神经胶质瘤 CT 表现

病例 6　患儿，男，8 岁，主因"头痛 6 个月"就诊。四肢肌力、肌张力正常；智力发育正常。MRI 表现见图 3-3-6。

病例 7　患儿，男，12 岁，主因"头晕、头痛伴恶心、呕吐半年余"就诊。患儿半年前无明显诱因出现头晕、头痛，间断发作，近日来不定时感到恶心，甚至呕吐。家长自觉患儿前额部头围增大。无肢体运动障碍和智力异常。MRI 表现见图 3-3-7。

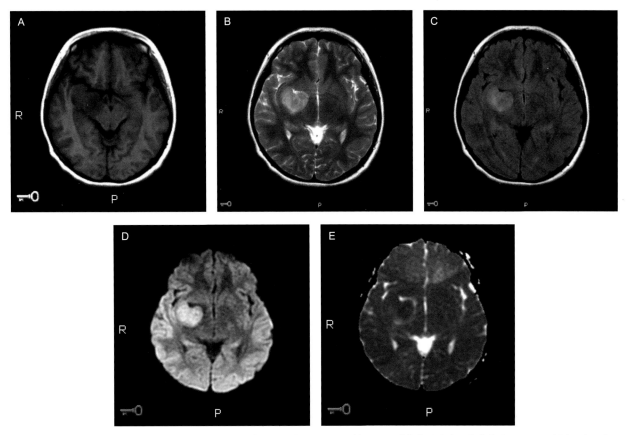

轴位 T$_1$WI（A）、T$_2$WI（B）、T$_2$-FLAIR（C）在右侧颞叶深部可见 T$_1$WI 低、T$_2$WI 稍高信号肿瘤，占位效应不明显，瘤周无水肿带；T$_2$-FLAIR 序列中为均匀高信号；DWI（D）可见肿瘤信号增高，ADC 图（E）无明显变化。

图 3-3-6 颞叶深部少突神经胶质瘤 MRI 表现

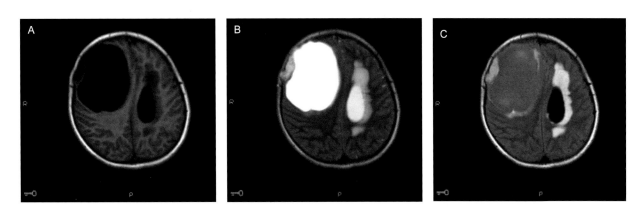

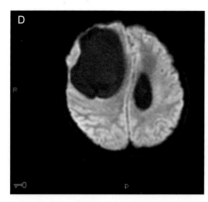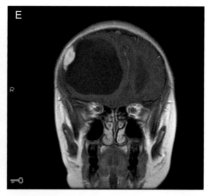

轴位 T₁WI（A）、T₂WI（B）、T₂-FLAIR（C）、DWI（D）可见右侧额顶叶巨大占位病变，边缘清晰、锐利，主要成分为脑脊液样信号，靠外侧可见梭形小实性结节，呈现 T₁WI 稍低、T₂WI 稍高信号，T₂-FLAIR 为高信号，DWI 信号与脑灰质相等。病灶周围未见水肿带。右侧脑室受压消失，左侧脑室体部扩张，周围可见洇水征。MRI 增强（E）未见囊壁强化，壁结节明显强化。中线移位。

图 3-3-7　毛细胞星形细胞瘤 MRI 表现

病例 8　患儿，男，8 个月，生后出现抽搐。影像学表现见图 3-3-8。

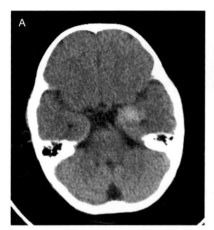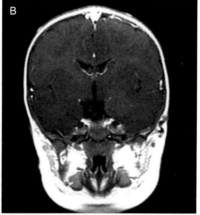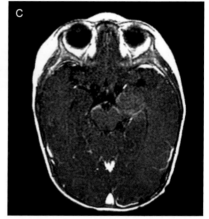

CT 平扫（A）可见左侧海马体积增大，有类圆形高密度病灶，边缘模糊，内部密度尚均匀。冠状位（B）和轴位（C）MRI 增强可见左侧海马体积增大，形态饱满，呈现轻度均匀强化，边缘尚清晰。

图 3-3-8　海马胶质瘤的影像学表现

【诊断要点】

1. 癫痫持续发作状态患儿合并其他临床症状，如头痛、呕吐、视觉障碍等。
2. CT 或 MRI 检查发现脑内占位性病变。

【鉴别诊断】

低级别胶质瘤有时需与病毒性脑炎鉴别，后者有发热及病毒感染病史，可资鉴别。

【治疗】

绝大多数以手术治疗为主，生殖细胞瘤则对放射治疗敏感。

（袁新宇）

第四节 中毒

【概述】

儿童急性中毒在儿科急重症中较多见，且危害严重。由于患儿发病突然，年龄小，有的中毒原因不清，给诊断救护增加了困难。男孩中毒者多于女孩，因为男孩活泼好动，且好奇心强。城镇儿童患病率明显低于农村儿童。儿童中毒原因繁多，其中误服药物最多见，约占 1/3，而误服毒药约占 1/10，其中以杀鼠剂和有机磷农药最常见。

【病理生理】

不同药物将以不同机制作用于机体，当产生神经毒性反应时，特别是累及大脑灰质神经元细胞时，则可引起癫痫发作。

【临床表现】

急性中毒的临床表现依中毒病原不同而有所差异，但通常会出现全身强直-阵挛型抽搐，有些患儿还伴尿失禁。大多数患儿可见发热、呕吐或全身不适，血常规可见白细胞计数增多。

【影像学表现】

神经系统影像检查最常见双侧基底节或丘脑受累，部分还可见皮层病变。CT 可见低密度改变，MRI 为 T_1 等或低信号、T_2 高信号，通常 DWI 信号增高，ADC 值降低。某些严重者还可见脑出血改变。

【典型病例】

患儿，女，9 岁，晕厥伴意识模糊半天，就诊时血糖 1.6 mmol/L。发病前曾误服其母降糖药，MRI 表现见图 3-4-1。

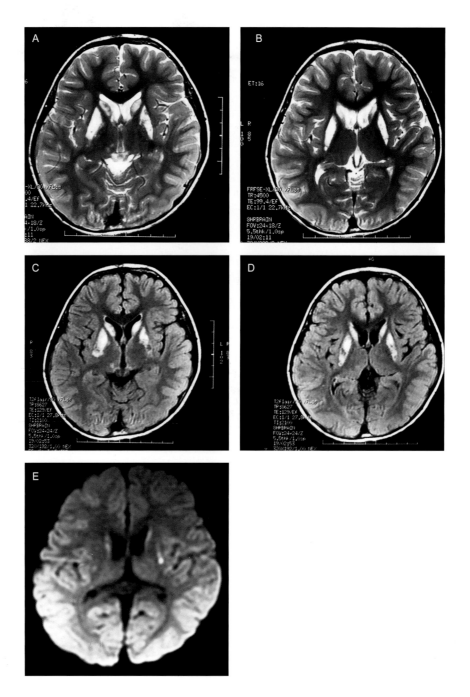

双侧基底节区对称性病灶（A、B），T$_2$-FLAIR 呈高信号表现（C、D），DWI 双侧枕叶，左基底节区可见高信号（E）。

图 3-4-1　中毒性脑病 MRI 表现

【诊断要点】

1. 起病急，病情重，可以癫痫发作为首发表现。

2. 影像学检查可见累及双侧脑组织的病灶。

【鉴别诊断】

有时本病需与病毒性脑炎鉴别，后者可见感染的临床表现和前驱病史。本病明确的误服药物病史成为确诊依据。

【治疗】

针对不同中毒病原进行治疗最为重要。

（袁新宇）

参考文献

[1]　邬萍，文勃，康照.儿童惊厥性癫痫持续状态61例临床分析.中华妇幼临床医学杂志（电子版），2009，5（5）：513–515.

[2]　CHIN R F，NEVILLE B G，PECKHAM C，et al. Incidence，cause，and short-term outcome of convulsive status epilepticus in childhood：prospective population-based study[J]. Lancet，2006，368（9531）：222–229.

[3]　SCOTT R C. Consequences of febrile seizures in childhood[J]. Curr Opin Pediatr，2014，26（6）：662–667.

[4]　RASPALL-CHAURE M，CHIN R F，HEVILLE B G，et al. The epidemiology of convulsive status epilepticus in children：a critical review[J]. Epilapsia，2007，48（9）：1652–1633.

[5]　VAN BEALEN A，HAUSLER M，BOOR R，et al. Febrile infection-related epilepsy syndrome（FIRES）：a nonencephalitie encephalopathy in childhood[J]. Epilepsia，2010，51（7）：1323–1328.

[6]　朱海霞，李小晶，王秀英.儿童惊厥性癫痫持续状态的病因及其预后的影像因素[J].广西医学，2017，39（8）：1160–1163.

[7]　吴春风，廖建湘，郑帼，等.发热感染相关性癫痫综合征生酮饮食治疗2例及文献复习[J].南京医科大学学报，2014，34（11）：1624–1626.

[8]　FREILICH E R，SCHREIBER J M，ZELLEKE T，et al. Pediatric status wpilwpticus：identification and evaluation[J]. Curr Opin Pediatr，2014，26（6）：655–661.

[9]　SHINNAR S，PELLOCK J M，MOSHE S L，et al. In whom dose status epilepticus occur：age-related differences in children[J]. Epilepsia，1997，38（8）：907–914.

[10]　刘益林，殷峥，李斌.儿童急性氟乙酰胺中毒致继发性癫痫3例[J].河北医药，2003，25（3）：238.

[11]　方雪娟，杨博，茹萍，等.158例儿童意外中毒住院分析与预防[J].中国新医药，2004，3（7）：118-118.

[12]　陈玉雯，冯小伟，郭德兴，等.儿童毒鼠药中毒所致癫痫持续状态的抢救治疗[J].中国热带医学，2005，5（5）：1030–1031.

[13]　李晓萍.儿童急性中毒误诊32例临床分析[J].临床医学，2012，32（3）：120–121.

[14]　孙顺清.有机氟中毒60例儿童临床分析[J].中国儿童保健杂志，2008，16（4）：481–482.

第四章　意识障碍及共济失调

第一节　MELAS 综合征

【概述】

线粒体脑肌病伴高乳酸血症和卒中样发作（mitochondrial encephalomyopathy with lactic acidosis and stroke-like episodes，MELAS），简称 MELAS 综合征，是由于线粒体 DNA（mitochondrial DNA，mtDNA）或核 DNA（nuclear DNA，nDNA）突变导致线粒体结构和功能异常、氧化磷酸化障碍、三磷酸腺苷合成不足的一组综合征。Pavlakis 于 1984 首先报道 MELAS 综合征，主要表现为头痛、癫痫、卒中样发作、多毛、身材矮小、智能障碍、精神异常、视力下降、耳聋、乳酸酸中毒、肌肉不耐受疲劳等。本病相对少见，多个 mtDNA 位点突变均可导致此病，临床表现复杂，容易误诊，预后差。由于受精卵中线粒体只来源于卵细胞，所以 MELAS 综合征为母系遗传。

【病理生理】

细胞内线粒体是产生能量的主要场所，并调节氧化还原系统平衡和细胞凋亡，所以，线粒体病变时可影响全身任何一个组织和器官。由于大脑和肌肉组织对能量的需求最大，它们的线粒体含量最丰富，所以线粒体病变时大脑和肌肉组织最容易受累。MELAS 综合征肌肉病理主要表现为破碎红纤维（ragged-red fibers，RRF）和肌间小动脉血管壁深染（strongly succinatedehydrogenase-reactive，SSV），即 SSV 现象。

【临床表现】

癫痫是 MELAS 最常见的首发症状，也是最常见的临床表现，多数为部分性发作，也可为全面性发作和癫痫持续状态。MELAS 患者其他常见症状包括头痛、听力下降或者耳聋。

卒中样发作是 MELAS 最核心的症状，主要为皮质盲、偏瘫、运动性失语、偏身麻木、智能下降、精神异常和共济失调等，且反复发作，逐渐加重。

MELAS 综合征为多器官受累，本病患者较同龄人体质弱、身材矮小、多毛，儿童患者更为明显。

【影像学表现】

1. CT　基底节区对称性钙化，最常见苍白球钙化，其次为尾状核、丘脑和小脑齿状核。卒中样发作时颅内病灶呈低密度。

2. MRI　病灶呈层状坏死，主要分布于皮层，深部白质受累较少，主要累及枕叶、颞叶和顶叶，分布不符合脑血管的支配区域。急性期 T_1WI 呈低信号，T_2WI 和 T_2-FLAIR 呈高信号，DWI 呈高信号或稍高信号；亚急性期和慢性期 DWI 呈稍高信号或等信号。ADC 信号随病程的不同而不同：急性期（1～3天）呈高信号或稍高信号，说明急性期主要为血管源性水肿，其发生可能与高乳酸血症导致血脑屏障通透性增加有关；亚急性期（4天～4周）呈稍高和稍低混杂信号，病灶正在修复，细胞毒性水肿和血管源性水肿并存；慢性期（＞4周）呈低信号，脑血管床损伤后得到修复，血管源性水肿逐渐消失，而脑细胞内能量供应不足、缺血缺氧导致细胞毒性水肿。增强 MRI 可呈线样或脑回样强化或不强化，强化可能与高乳酸血症导致动脉扩张、高灌注导致局部渗出、血脑屏障破坏有关。

急性期 MRS 可见 NAA 峰显著下降和 Lac 峰明显升高，提示存在神经元破坏和乳酸堆积。卒中样发作 1 个月内的 MRA 可见病灶区脑血管扩张、分支增多；PWI 相对脑血流量（relative cerebral blood flow，rCBF）增加，代表高灌注状态，而卒中样发作数月后的慢性期为低灌注状态。

动态观察发现原有部位病灶可逐渐消失，呈"可逆性"改变；原来正常的部位也可出现新的病灶，具有"游走性"特征；MELAS 反复发作后出现脑萎缩和脑室扩大，临床病情加重，呈"进展性"特征。

【典型病例】

患儿，男，13 岁，主因恶心、呕吐伴阵发性抽搐 3 天就诊。外周血乳酸水平升高影像学表现见图 4-1-1。

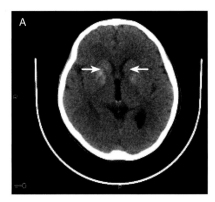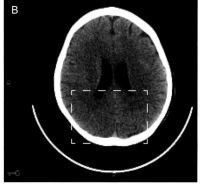

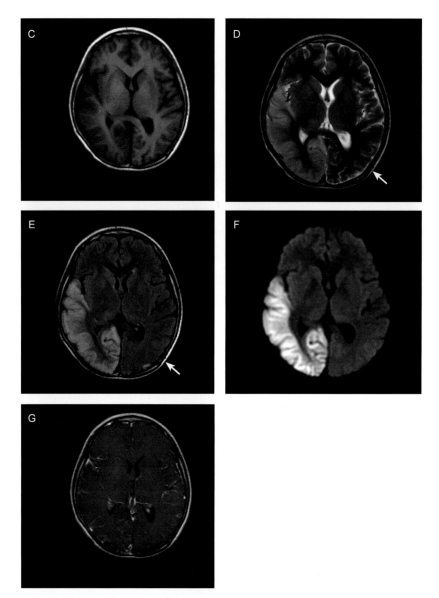

CT 检查双侧基底节可见密度增高（A，箭头），各脑室、脑池未见扩张、变形和移位；中线结构无移位。双侧枕叶脑皮层密度稍减低，脑沟消失（B，框），与其他脑叶不一致。MRI 可见右顶针叶皮层肿胀，T_1WI 低信号（C）T_2WI 高信号（D），T_2-FLAIR（E）和 DWI（F）均呈现高信号，增强后未见明显强化（G）；左枕叶局部皮层下可见 T_2WI 高信号小信号灶，DWI 未见异常信号改变，未见强化。脑室、脑池未见明显扩张。中线无移位。幕下结构未见明确异常。

图 4-1-1 MELAS 的影像学表现

【诊断要点】

1. 青少年发病，以癫痫、卒中样发作和头痛为首发症状。

2. 头颅 CT 显示基底节区对称性钙化可能是 MELAS 早期改变的特征。颅脑 MRI 显示病灶呈层状坏死，病变主要累及枕叶、颞叶和顶叶，分布不符合脑血管的支配区域，动态演变具有"游走性""可逆性"和"进展性"的特征。

【鉴别诊断】

1.急性脑梗死 T_1WI 呈低信号，T_2WI、FLAIR 和 DWI 呈高信号，但 ADC 呈低信号，MRA 大多存在动脉硬化、狭窄或者闭塞，PWI 上 rCBF 减少、呈低灌注状态；梗死病灶按照脑血管支配分布，不可逆。

2.病毒性脑炎 多累及颞叶和额叶，枕叶、顶叶和基底节区受累少见，因血脑屏障破坏，增强 MRI 可见强化，MRS 可见 Lac 峰以外，还可看到脂质（lipide，Lip）峰。

3.可逆性后部白质脑病综合征 以头痛、癫痫、视觉障碍、精神异常和意识障碍为主要临床表现，大多存在恶性高血压、子痫、肾功能不全、应用免疫抑制剂和细胞毒性药物等因素，影像学表现为双侧大脑后部白质为主的血管源性水肿，T_1WI 呈低信号，T_2WI 和 T_2-FLAIR 呈高信号，DWI 呈低信号，ADC 呈明显高信号，积极治疗后病灶可于数天至数周完全恢复，呈"可逆性"，但不存在"游走性"。

4.脑肿瘤 大多存在占位效应，MRI 增强后往往强化，由于细胞增殖活跃，MRS 显示胆碱（choline，Cho）峰明显升高。脑转移瘤可多发、占位效应明显，具有"小病灶、大水肿"等特点，MRI 增强多为明显环形强化，大多存在原发病灶，临床症状进行性加重，预后差。

【治疗】

目前无特效治疗药物和措施，一些针对线粒体氧化磷酸化障碍药物能够一定程度上改善症状，延缓病情进展。基因治疗是未来治疗线粒体病的方向。

【延伸知识】

肌肉病理和基因测序对 MELAS 具有确诊价值。肌肉病理主要表现为破碎红纤维（ragged-red fiber，RRF）、细胞色素氧化酶（cytochrome oxidase，COX）阴性肌纤维和强反应性血管（strong reactive vessel，SSV）现象。

MELAS 综合征患者大约 80% 为 3243 A > G 突变，10% 为 3271 T > C 突变，其他 10% 主要为 8344 A > G、3252 A > G、3291 T > C、3260 A > G、1642 G > A、8993 T > G、9176 T > C 和 13513 G > A 突变等。

（刘俊刚）

第二节 急性坏死性脑病

【概述】

急性坏死性脑病（acute necrotizing encephalopathy，ANE）最初由 Mizuguchietal 于 1995 提出，是一种罕见但致命的疾病，在东亚最为普遍，但在其他地区也有发现，目前认为 ANE 为全球散发，无明显种族倾向。本病的病因尚不清楚，与流行性感冒的流行有一定相关性，患儿年龄多为 24 天～13 岁，

6 ～ 18 个月婴幼儿为发病高峰，也可见于成人，可能是环境因素与宿主因素共同参与，虽然甲型流感病毒、支原体、单纯疱疹病毒和人类疱疹病毒已被报道为常见致病因素，但现在认为这种疾病最有可能是由免疫介导或代谢引起的。

【病理生理】

ANE 的主要病理改变为局灶性血管损伤所致的血脑屏障破坏，血浆渗出，最终引起脑水肿、点状出血、神经元及胶质细胞坏死。急性期大体观为弥散脑水肿，切面观为丘脑、脑干被盖等处中央部点状出血和软化，镜下观察见损害从外向内呈现分层结构改变，在病灶边缘附近血管周围可见血浆样物外渗；中央部的周围所有血管（动静脉和毛细血管）充血，少突胶质细胞急性肿胀，脑组织愈向内带愈疏松；中央部血管周围红细胞外渗出血伴神经元和胶质细胞的坏死，但不伴炎性反应细胞浸润和胶质细胞反应性增生。慢性期大体观为脑沟变深、脑回变窄、脑萎缩改变，切面观在丘脑、大脑白质可见数目不等的囊性损害，其他部位萎缩。

【临床表现】

ANE 的临床病程为暴发性，病变进展快，意识障碍、呕吐、肝功能不全等症状严重程度不等，患者死亡率高，神经后遗症严重。有学者将病情演变划分前驱感染期、急性脑病期、恢复期三期，急性脑病期多在起病后 24 ～ 72 h 发生，临床主要表现为惊厥、意识障碍、局灶性神经功能紊乱，发热 2 天后进入急性脑病期；实验室检查脑脊液清亮透明，蛋白水平升高，细胞数无升高；肝功能异常最显著，主要为肝酶（丙氨酸转氨酶、天冬氨酸转氨酶、乳酸脱氢酶）升高，心肌酶不同程度增高，但血氨并不升高。

【影像学表现】

ANE 神经放射学表现为临床过程中发生的动态变化，与水肿、瘀点出血、坏死等病理生理变化相对应。对幸存者来说，脑损伤的消退或恢复是可能的。神经影像学特征丘脑多发对称性病变，常伴有脑干、脑室周围白质、壳核和小脑的病变。100% 累及双侧丘脑为特征性改变。ANE 初期影像表现为病变部位脑水肿，中期表现为病变点状出血、坏死，恢复期少数轻型病例病灶可完全消失，大部分病例病灶表现为萎缩、含铁血黄素沉积、囊腔形成等退行性改变。DWI 较传统序列能更好地反映病理变化，ADC 图在急性期典型表现为特征性三色板模式，丘脑和（或）大脑深部病灶中央部 ADC 值较正常脑组织高，周围 ADC 值低，损害灶的外围部有比中央更高。ANE 病理改变可解释上述神经影像学改变：通常病变的中心是血管周围出血、神经元坏死和神经胶质细胞增生，ADC 显示略高信号；在中心的外围部分显示低信号，为动脉、静脉及毛细血管淤血和少突胶质细胞急性水肿，最外层高信号为病变渗出，即血管源性水肿。轻型病例中央 ADC 值低（表示细胞毒性水肿），周围 ADC 值高（表示血管源性水肿）。

【典型病例】

患儿，男，4岁，主因发热3天伴意识丧失1天就诊。患儿1周前有病毒感染史，MRI表现见图4-2-1。

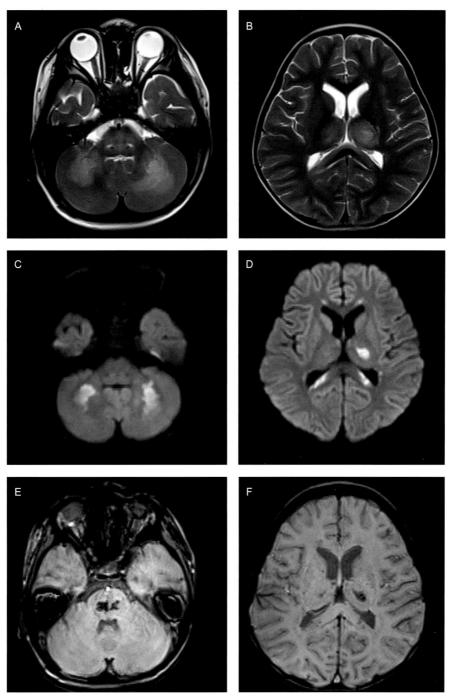

T₂WI显示双侧小脑半球、丘脑、胼胝体区及脑干对称分布片状高信号影（A、B）；DWI相对应区域呈对称性高信号（C、D）；SWI示双侧丘脑、脑干斑点状小灶性出血（E、F）。

图4-2-1　急性坏死性脑病MRI表现

【诊断要点】

本病患儿为急性起病，病变进展迅速；临床症状为发热、抽搐、震颤，0.5～3天昏迷，浅昏迷多见，伴不同程度肝功能异常；影像学有特征性丘脑对称性损害为主的多灶性病变，还可累及脑干被盖、侧脑室周围白质和小脑髓质。

【鉴别诊断】

1. 急性播散性脑脊髓炎　是一种炎性脱髓鞘性疾病，好发于青少年，常在发病前1～3周有前驱感染或疫苗注射史，可同时累及脑实质及脊髓，症状相对ANE轻。影像上主要为非对称性白质受累，灰质很少累及，丘脑区无出血改变，对激素治疗效果好。

2. 亚急性坏死性脑病（Leigh病）　多在2岁以内发病，一般于发病2天内死亡。通常表现为眼球震颤、共济失调、肢体运动障碍。受累部位主要在双侧基底核区，其次在中脑导水管周围灰质、黑质、视神经、丘脑、脑干神经核、脊髓。血和脑脊液中的乳酸水平升高。

3. 常染色体显性急性坏死性脑病　是一种不完全外显基因疾病，基因定位于2q12.1-2q13，其病理基础是线粒体氧化磷酸化失耦联。本病主要影响儿童，表现为热性疾病后2～3天突然出现脑病症状。影像学上病变主要对称分布于丘脑和脑干等处，与ANE相似。此病有复发倾向，复发带来更严重的损害。

4. 单纯疱疹病毒脑炎Ⅰ型　好发于颞叶，多为不对称分布，病变累及灰白质，壳核一般不受累；发病1周增强扫描可见侧裂和脑岛周围脑回线状强化。

【治疗】

ANE无特异性治疗，预后差，文献报道其病死率在30%左右，不到10%患者可痊愈。患者转归与脑干受累、局灶性脑萎缩、脑室旁软化灶及早期应用激素有一定相关性。目前多以抗细胞因子及支持对症疗法，早期使用大剂量丙种球蛋白和甲泼尼龙冲击疗法，可在一定程度上改善预后，有文献报道此方法治疗后患者几乎完全恢复。

【延伸知识】

ANE大多预后较差，早期识别和治疗至关重要。SWI显示病变丘脑及中脑被盖小灶性出血较常规序列及ADC图敏感，有助于早期识别儿童急性坏死性脑病，可能性的诊断建议有助于临床医生早期干预调整治疗措施，减少病死率及致残率。

（刘俊刚）

第三节　瑞氏综合征

【概述】

瑞氏综合征（Reye syndrome，RS），又称脑病合并内脏脂肪变性，是一种急性非炎症性脑病，可由中毒、感染、代谢或缺氧引起，在感染期间摄入相对大剂量的阿司匹林通常会诱发。以肝功能不全和非炎性脑病相结合为特征的RS，是一种非特异性的临床病理疾病，是一个涵盖一组不同疾病的描述性术语。1963年澳大利亚病理学家Reye等首先报道该临床综合征而得名。其典型临床特征为秋冬季发病，多见于4～12岁儿童，与流感及水痘等病毒感染相关。表现为上呼吸道感染恢复后突发剧烈呕吐、意识障碍、惊厥等脑病症状及肝功能异常和代谢紊乱。

【病理生理】

RS病因不明，主要为线粒体损伤。病理特点为急性非炎性脑水肿和肝、肾、胰、心肌等器官脂肪变性。急性期的脑部改变主要为脑水肿。由于脑水肿和脱髓鞘，脑切片灰、白质界面界限清晰。深部白质肿胀，脑室受压。显微镜下无炎症表现；星形胶质细胞和髓鞘磷脂肿胀。

【临床表现】

本病临床特点是轻到中度增大、质地韧或较硬，通常不伴黄疸，易被忽视。

RS通常始于上呼吸道感染，之后突然出现颅内压升高的症状（呕吐、嗜睡），导致各种神经功能缺陷，包括严重的昏迷。脑病程度依据意识状态及惊厥等评估。临床分期如下：①Ⅰ期，安详、嗜睡、呕吐、肝功能异常。②Ⅱ期，深睡、意识不清、谵妄、挣扎、呼吸粗重、反射亢进。③Ⅲ期，感觉迟钝、轻度昏迷、惊厥有或无、去大脑强直、瞳孔对光反射仍正常。④Ⅳ期，惊厥、去大脑强直、头眼反射消失（玩偶试验）、瞳孔固定。⑤Ⅴ期，深昏迷、深腱反射消失、呼吸暂停、瞳孔固定扩散、弛缓性瘫痪、去大脑强直。婴幼儿临床表现多不典型，且易迅速发展为脑疝（Ⅳ期及Ⅴ期），主要特点是：呕吐少或无，惊厥早而频，中枢性呼吸衰竭突出，易出现低血糖加重病情。由于RS病理改变主要在线粒体，并不涉及胆红素代谢，故临床上通常无黄疸。

【影像学表现】

1. CT　最初显示脑水肿伴灰白质分界消失，随后发展为脑白质病变，脑室扩张，灰白质差异明显增加。弥漫性脑水肿可合并脑室受压，但灰白质分界尚清晰。

2. MRI　丘脑、中脑、脑桥及小脑可见片状 T_2WI 高信号及弥漫性水肿。除丘脑改变外，T_2-FLAIR 上所有信号改变在随访1周内均可消失，丘脑病变可能需要几个月的时间才能吸收。脑水肿不是血管源性，而是细胞毒性，因此急性期病变 DWI 呈高信号、ADC 低信号。扩散受限常发生在丘脑和中脑及双侧皮层下白质和矢状旁区皮层（在分水岭区域）。分水岭区受累可能反映了血流动力学因素导致的低灌注损伤。在长期的随访中，严重的 RS 患者出现多灶性梗死、神经胶质增生和皮层层状坏死。MRI 检查结果与患者的临床情况有很好的相关性。在随访中，病变的消退、无梗死和皮质层坏死提示该患者的病情较轻。

【典型病例】

患儿，男，3 个月，急性病毒感染后出现意识障碍，伴抽搐半天。患儿肝功能严重受损，转氨酶显著增高，CT 表现见图 4-3-1。

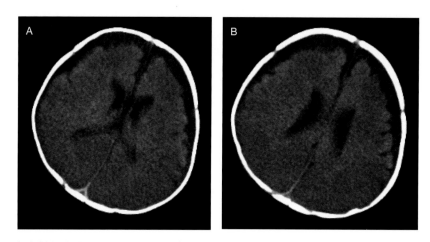

双侧大脑半球弥漫性低密度，脑沟消失，基底节相对受累较轻，额顶部脑外间隙增宽，中线结构无移位（A、B）。

图 4-3-1　RS 的 CT 表现

【诊断要点】

1.前驱性上呼吸道感染或水痘史；急性起病，频繁呕吐，无黄疸，转氨酶超出正常值 3 倍以上；脑脊液检查排除感染。

2.CT 显示脑水肿；MRI 示丘脑、中脑、脑桥、小脑及分水岭区广泛异常信号，并可见弥散受限。

【鉴别诊断】

本病影像学表现不具特征性，需与肾上腺脑白质营养不良、急性播散性脑脊髓炎、多发性硬化症及脑梗死等疾病相鉴别。肝功能异常及脑脊液检查排除感染至关重要。

【治疗】

RS 发病机制并不明确，因而目前治疗主要是对症支持，及时处理可能危及生命的组织器官与内环境改变。RS 患者多死于严重的颅内高压或脑疝。患者脑及肝脏组织超微结构均存在线粒体损伤，且这种损伤是可逆的。因而成功治疗的关键是控制细胞性脑水肿及颅内压，维持合适的脑灌注直至线粒体功能自然恢复。

【延伸知识】

RS 预后与病情轻重、进展速度及治疗早晚有关，发病年龄越小预后越差，凡有早期昏迷、去大脑强直、反复惊厥、血氨＜ 300 µg/dL 者预后不良。

（刘俊刚）

第四节　急性播散性脑脊髓炎

【概述】

急性播散性脑脊髓炎（acute disseminated encephalomyelitis，ADEM）是一种急性起病、临床表现多样的中枢神经系统炎性脱髓鞘疾病，好发于儿童，尤其是 10 岁以下的儿童。男性稍多于女性，男：女 ＝ 1 ：0.8。ADEM 发病前常有前驱病史，多见于病毒感染或疫苗接种后，其中以麻疹病毒、水痘带状疱疹病毒、风疹病毒、腮腺炎病毒及流感病毒 A 和 B 最为多见。疫苗接种后脑脊髓炎主要发生在狂犬病疫苗、百白破疫苗、天花疫苗接种后。

【病理生理】

ADEM 确切的发病机制目前尚未完全清楚，可能是细胞免疫介导的中枢神经系统急性炎症性脱髓鞘疾病，或由于接种疫苗或感染后的炎症和循环免疫复合物导致中枢神经系统血管通透性增加、血脑屏障破坏。其主要病理表现为静脉周围脱髓鞘、血管周围水肿、巨噬细胞和淋巴细胞浸润。

【临床表现】

ADEM 临床表现复杂多样，轻重不一，与病变累及的部位和严重程度有关，常有发热、头痛、头晕、恶心、呕吐、脑膜刺激征和癫痫等症状，也可出现运动障碍、脑神经症状、小脑性共济失调和锥体外系症状。累及脊髓可出现肢体麻木、瘫痪、括约肌功能障碍等。儿童 ADEM 无特异性实验室改变，血液中白细胞数可偏高，有些可找到相关病毒感染的免疫学证据，在血清中检测到相关免疫球蛋白滴度异常升高。脑脊液检查可正常，也可出现白细胞数升高（以淋巴细胞升高为主），可有蛋白质轻度升高。

【影像学表现】

1.脑部　表现为双侧多发不对称病灶，边界不清，多累及双侧白质和基底节丘脑区，脑干和小脑也可受累；大多数病灶较大，1 ～ 2 cm，在 T_1WI 呈等信号，T_2WI 呈均匀或稍不均匀高信号。单相型 ADEM 在 T_1WI 上灰质出现低信号，少见白质持续低信号。增强扫描 14% ～ 30% 病灶可有强化，其形态无特异性，可呈斑点、结节样、散在结节样、不成形、脑回样、规则或不规则的环形强化等。

2.脊髓　可累及任何节段，以颈、胸髓较多见，主要位于白质，也可累及脊髓灰质。病灶大小不一，多数呈短段型小病灶，也可呈长段型，T_1WI 通常无明显改变，T_2WI 呈高信号，边缘模糊，脊髓一般无增粗，增强扫描部分病灶可有不规则轻度强化。

3.视神经　可累及单侧或双侧视神经，T_2WI 为节段性高信号，可稍有增粗，以冠状位显示较好；T_1WI 上无明显信号改变；增强扫描有不规则斑片状强化。

【典型病例】

患儿，女，11岁，主因头晕、睡眠增多9天，走路不稳、右侧肢体麻木4天就诊。患儿9天前无明显诱因出现头晕，无眩晕，无恶心、呕吐等不适，易犯困，睡眠较前增多，可唤醒，醒后可正常对答。4天前出现走路不稳，表现为行走时身体不自主倾斜、晃动、怕摔。脑脊液白细胞 $11 \times 10^6/L$，细胞总数 $14 \times 10^6/L$，蛋白定量 519.8 mg/L。MRI表现见图4-4-1。

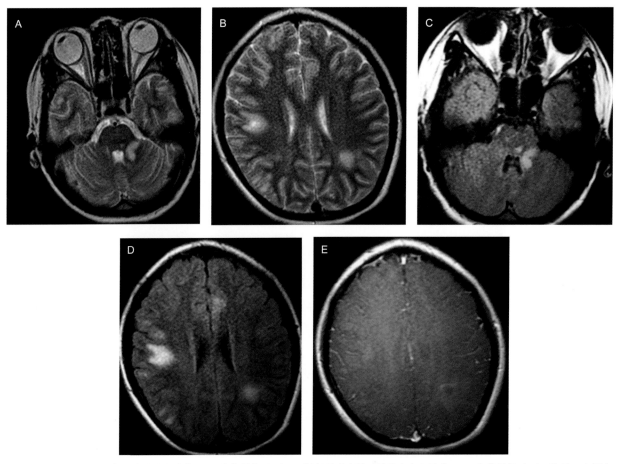

脑干、左侧小脑上角及小脑见斑片状 T_2WI 高信号灶（A），双侧额顶叶皮层下及脑室旁斑片状 T_2WI 高信号灶（B），脑干、左侧小脑上角及小脑病灶 FLAIR 呈高信号（C），双侧额顶叶皮层下及脑室旁病灶 FLAIR 呈高信号（D），左顶叶皮层下病灶呈环形、斑点状强化（E）。

图 4-4-1　ADEM 的 MRI 表现

【诊断要点】

根据临床表现和典型 MRI 表现，只要符合 ADEM 诊断标准就可诊断，但还需要进一步行免疫学检测以排除其他病变，尤其是髓鞘少突胶质细胞糖蛋白（myelin oligodendrocyte glycoprotein，MOG）-IgG 相关性脑脊髓炎。

【鉴别诊断】

1. 多发性硬化　儿童期大多发生于 10 岁以上，脊髓病灶相对较小，多位于白质内，边缘相对清晰；典型脑内病灶垂直于侧脑室或胼胝体，T_1WI 上可呈显著低信号（黑洞征），时间和空间分布均呈多相性。

2. MOG-IgG 相关性脑脊髓炎　部分表型常被诊断为 ADEM，以往诊断 ADEM 中约 50% 的 MOG-IgG 阳性，还需要血清 MOG-IgG 检测来进行鉴别。MOG-IgG 相关性脑脊髓炎常为多相性，MRI 显示病变累及皮层及皮下白质，幕下常累及桥小脑角。

【治疗】

急性期静脉滴注糖皮质激素效果较好，目前被认为是治疗 ADEM 的一线治疗方案，其他选择包括静脉注射免疫球蛋白和血浆置换。

【延伸知识】

儿童 ADEM 诊断标准需要满足以下条件：
（1）首次发作多灶性临床中枢神经系统事件，推定是炎症性脱髓鞘性原因。
（2）不能由发热解释的脑病症状。
（3）发病 3 个月或以上无新的临床或 MRI 表现出现。
（4）急性期（3 个月内）颅脑 MRI 异常。
（5）典型颅脑 MRI 表现：①弥漫性、边界模糊、范围 1～2 cm 的病灶，主要累及脑白质；②脑白质区少见 T1 低信号病变；③可存在深部灰质区病变（丘脑和基底神经节）。

（刘俊刚）

第五节　小脑出血

【概述】

儿童期小脑出血较成人常见，多发生于小脑半球，约占所有儿童期脑出血的 20%～30%。其中，最常见的原因为动静脉畸形（arterio-venous malformation，AVM），其次为海绵状血管畸形（cavernous malformation)。

AVM 是指扩张纡曲的动脉与静脉间缺乏毛细血管网，导致动静脉直接沟通，产生一系列脑血流动力学的紊乱。本病男女发病比例相近，无种族差异；儿童每年 AVM 的发生率为 1 ： 100 000，发生于小脑的为 15% ～ 20%。AVM 多为散发，常单发；综合征型 AVM 约占 2%，可为多发。散发或综合征型 AVM 均可出现多个调节血管生成的基因异常，如 *Hox D3*、*B3*。综合征型 AVM 可为家族性，如遗传性出血性毛细血管扩张症、颅面部 AVM 综合征，其易感基因为 *ENG* 和 *ALK1*；或无家族性，如 Wyburn-Mason 综合征。

海绵状血管畸形也称海绵状血管瘤（cavernous hemangioma），约占儿童中枢神经系统血管畸形的 20% ～ 25%。颅后窝海绵状瘤占所有病例的 8% ～ 36%，绝大多数位于脑干内，发生于小脑者较少见。与 AVM 不同，海绵状血管畸形无动静脉分流，因此供血动脉和引流静脉管径多正常。海绵状血管畸形常合并发育性静脉异常和毛细血管扩张症。本病可散发或为家族性，后者呈常染色体显性遗传，致病基因包括 *KRIT1*、*PDCDL0* 等。

【病理生理】

AVM 发生于胚胎第 4 周的体节形成晚期，在动静脉之间存在来源于窦状血管网的永存原始连接，病变区由供血动脉及其分支、动静脉血管巢及粗大的引流静脉组成。供血动脉扩张，发育成熟伴部分管壁增厚。引流静脉扩张，常扭曲变形，有时可见血栓形成。血管巢由大量的动静脉分流聚集成团，其内无脑组织和毛细血管床。

海绵状血管畸形外观呈蓝紫色分叶状结节，周围脑组织见神经胶质假包膜、含铁血黄素沉着。病变内可见不同时期的出血并存。组织学上，海绵状瘤是大小不等的圆形海绵状或窦状血管间隙集合，无脑组织。这些畸形是由扩张和肥大的毛细血管床形成的，毛细血管床包含凝血和液态血液区域。

【临床表现】

AVM 绝大多数临床表现为出血和癫痫，儿童期癫痫发生率低于成人，出血发生率高于成人，其中幕下发生者多于幕上，少数表现为共济失调或缄默症。AVM 由于急性出血，常导致严重的颅内压升高、意识障碍和脑疝。颅内压升高可导致反复头痛，这可能是本病首发症状。

海绵状血管畸形无症状者常为偶然发现，有症状者常表现出与出血有关的症状和体征，以及出血导致的局部占位效应，最常见的是头痛和急性小脑症状，如共济失调、眩晕或眼球震颤。随着与急性出血有关的水肿和占位效应的减轻，出血逐渐被吸收，临床症状和体征往往会得到缓解或改善。在颅后窝的病变，临床表现与病变部位和出血量有关。小脑半球内的病变可表现为出血或占位效应。

【影像学表现】

1. CT　AVM 急性出血期平扫显示脑实质内异常高密度影，表浅出血可破入蛛网膜下隙，深部出血可破入脑室。出血后的 1 ～ 2 周内，血肿密度进行性减低，至与脑组织呈等密度。增强后血管畸形表现为血肿旁的强化区域。血肿吸收后，CT 血管造影（computed tomographic angiography，CTA）能显示扩张动脉、血管巢、引流静脉的结构。

海绵状血管畸形，瘤体多为等、高混杂密度灶，也可为不均质高密度灶，甚至仅表现为不均质钙化灶，或等密度圆形病灶。瘤周一般无水肿及占位效应，如出血量较大，可有轻度占位效应。仍有 30% ～ 50% 的患者 CT 平扫无阳性发现。增强后无强化或呈轻度强化，合并毛细血管扩张症或发育性静脉异常时可有显著强化。

2. MRI　AVM 常规序列能显示不同时期的出血信号，能显示纡曲的血管巢，以及邻近血管巢的供血动脉、引流静脉血管流空影，但难以区分病灶内或周围引流静脉高血流而与动脉。血管巢内无或少见脑组织，有时可见局灶性神经胶质增生高信号。T_1WI 增强可见显著强化的血管巢、扩张供血动脉和引流静脉。MRA 能粗略显示供血动脉、血管巢、引流静脉。SWI 能比常规 MRI 序列及 MRA 更敏感显示扩张引流静脉。

海绵状血管畸形呈分叶状或"爆米花"样，海绵状血管畸形由于病变内有不同时期的出血，因此信号混杂，有时病变内部可见液 – 液平面。边缘可见完整的含铁血黄素沉着，T_2WI 呈低信号，一般无周围水肿。T_2^* 梯度回波（gradient echo，GRE）序列对病变的显示最敏感，较小的病变仅表现为点状 T_2^* 低信号。SWI 较 T_2^* 能更敏感显示扩张血管和钙化。T_1WI 增强扫描早期一般无强化或轻度强化。若近期有出血则瘤周可见水肿信号环绕。

3. DSA　AVM 通常需要进行双侧颈内、外动脉和椎基底动脉造影，全面观察供血动脉，特别是多重供血时 DSA 能清晰显示 AVM 的三种结构，扩张供血动脉的数量、起源及其可能并发的高流量动脉瘤。包含密实血管的血管巢常易被血肿掩盖。引流静脉位于皮层和室管膜下，早期充盈，扩张管径超过动脉，可见部分血栓形成，此时可见侧支血管形成。

【典型病例】

患儿，男，5 岁，突发头痛 1 天。CT 表现见图 4-5-1。

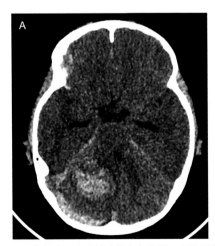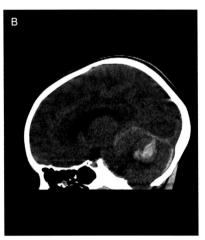

CT 平扫（A、B）显示右侧小脑半球团片状高密度影，边界不清，小脑幕缘及静脉窦走行区见铸型高密度影，病变占位效应明显，第四脑室变窄，脑干明显受压。

图 4-5-1　小脑出血的 CT 表现

【诊断要点】

AVM 是 15 岁以下儿童最常见的引起自发性颅内出血的原因，因此 CT 或 MRI 发现颅内出血时，应高度怀疑本病。海绵状血管畸形呈分叶状或"爆米花"样，边缘可见完整的含铁血黄素沉着。

【鉴别诊断】

本病需要与肿瘤、外伤导致的血肿相鉴别。肿瘤出血有明显占位效应，增强扫描通常有强化。陈旧血肿多为弥散性轴索损伤、脑挫伤导致，一般有明确的外伤史。

【治疗】

AVM 和海绵状血管畸形，可首选介入治疗，治疗前需严格掌握适应证和禁忌证。部分病例可行手术切除。

【延伸知识】

早产儿可由于缺氧等因素导致小脑出血，小脑最易出血的区域是含丰富血管的内细胞层。小脑出血常与幕上脑室内出血并存，系由于相同的病理生理学变化所导致。小脑出血对患儿预后有显著的负面影响，其程度类似于丘脑出血，比幕上脑室内出血更严重。患儿在认知和言语领域比在运动功能领域更容易发生严重的缺陷。

（刘俊刚）

第六节　小脑肿瘤

【概述】

儿童中枢神经系统肿瘤以颅后窝更常见，根据发病率依次为毛细胞型星形细胞瘤（pilocytic astrocytoma，PA）、髓母细胞瘤和室管膜瘤。

PA 为 WHO Ⅰ级良性肿瘤，生长缓慢，预后良好。发病高峰年龄为 3～7 岁，发病无性别差异，好发部位依次为小脑半球–小脑蚓部、视交叉–下丘脑、大脑半球、脑室内、脑干。

髓母细胞瘤（medulloblastoma）为 WHO Ⅳ级恶性肿瘤，生长迅速，预后差。主要见于 15 岁以下，4～8 岁最常见，男性明显多于女性。低龄儿髓母细胞瘤多发生于小脑蚓部，年长儿多位于小脑半球。肿瘤常经脑脊液播散而侵犯软脑膜，颅内多见于大脑侧裂池和后颅窝池，少数可经中脑导水管逆向进入侧脑室和第三脑室，部分患儿可见脊髓蛛网膜下隙和马尾种植转移，多发生于胸段和腰骶段。

室管膜瘤（ependymoma）为 WHO Ⅱ级肿瘤，起自脑室系统内和脊髓中央管的室管膜细胞，部分起自脑白质内，尤其是侧脑室三角区旁和第四脑室外侧孔处的残余室管膜细胞。好发年龄 6 个月～18

岁，3～5 岁为发病高峰。室管膜瘤好发部位依次为第四脑室、侧脑室、第三脑室、脊髓、终丝及脑实质，儿童期多发生于幕下，多位于第四脑室。

【病理生理】

PA 大体病理呈灰红色或灰黄色，无包膜，边界清晰，常伴囊变，质地较硬。电镜下见瘤细胞细长，核卵圆或梭形。细胞两端见发丝样胶质纤维呈波浪状交错排列。

髓母细胞瘤大体病理呈灰红色或粉红色，边界清楚，但无包膜，柔软易碎，出血、钙化及坏死少见。显微镜下肿瘤细胞密集，细胞质少，核大且浓染，肿瘤细胞可排列成菊形团状。组织学上，髓母细胞瘤分为经典型、多纤维性/结节增生型、伴广泛小结节型和大细胞型/间变型。遗传学上，髓母细胞瘤亦分为 4 种亚型，其中 Wingless（WNT）型被认为起源于脑干的下菱唇，而 Sonic Hedgehog（SHH）型起源于外颗粒层，发现于小脑半球内（与结节性硬组织增生的组织学分类重叠）。

室管膜瘤细胞排列密集，肿瘤细胞大小一致，瘤细胞与血管树距离相等是特征性改变。室管膜细胞可围绕中心排列，形成玫瑰花结。肿瘤常包含黏蛋白、软骨、矿化物、坏死和遍布肿瘤的大小不一的囊。肿瘤内 50%～60% 可见点状或片状钙化。瘤内出血较常见。组织学上室管膜瘤分为细胞型、上皮型、乳头型和透明细胞型。

【临床表现】

颅后窝有脑干等重要结构，且为脑脊液循环必经之路，加之颅后窝容积狭小，其代偿能力差，肿瘤早期常影响脑脊液循环而致颅内压增高，出现头痛、呕吐、视乳头水肿、复视等症状，且常合并不同程度脑积水，小婴儿可出现头围增大、前囟张力高的表现。发生于小脑半球的肿瘤可导致共济失调、小脑性语言（婴幼儿表现哭声低）、眼震等症状。

【影像学表现】

1. CT　PA 发生于颅后窝者，多位于小脑半球，且以囊性多见，半数以上可见壁结节，少数为实性。囊性部分呈低密度，壁结节呈等密度，第四脑室常受压变形。增强扫描囊性肿瘤壁结节可见明显强化，实性肿瘤呈明显强化。

髓母细胞瘤多位于小脑蚓部，少数位于小脑半球，边界清楚。肿瘤实性部分呈等 - 高密度，与 PA 呈低密度不同。50% 肿瘤可见钙化，部分肿瘤出现囊变，常为小点状或小斑片状，明显的囊变少见。

幕下室管膜瘤多位于第四脑室内，密度不均匀，肿瘤可为低、等密度或稍高密度，易钙化、囊变，偶可见出血。肿瘤边界不清且不规则，瘤周水肿轻。增强后，肿瘤实性成分呈轻 - 中度强化。

2. MRI　PA 典型表现为大囊伴壁结节，囊性部分呈 T_1WI 低信号、T_2WI 高信号，DWI 呈低信号；壁结节 T_1WI、T_2WI 均呈等信号，ADC 值常 $> 13 \times 10^{-4}$ mm^2/s。增强扫描壁结节呈明显强化，囊壁可不强化，或囊壁含肿瘤组织时可呈不规则环形强化。实性肿瘤于 T_1WI 及 T_2WI 均呈等信号，增强后呈较均匀强化。

髓母细胞瘤由于细胞核／细胞质比率高，细胞密度高，T_1WI 呈等／低信号、T_2WI 呈等或稍高信号，DWI 呈高信号，ADC 值通常＜ $8 \times 10^{-4}\,mm^2/s$。MRS 显示 NAA 峰明显减低，Cho 峰明显升高。肿瘤由于囊变、钙化或出血而致信号不均匀。肿瘤周围常见水肿带，第四脑室常受压，多伴有幕上脑积水。肿瘤实质部分可呈轻度至明显强化，既可表现为明显显著强化，又可表现为不均质片状强化。髓母细胞瘤易通过脑脊液播散至脑室或蛛网膜下腔，其影像学表现与原发灶相同。

室管膜瘤边界较清，通常位于第四脑室底部，呈 T_1WI 呈等 – 低信号、T_2WI 呈等或稍高信号；由于伴有囊变、钙化或出血，信号不均匀。DWI 呈稍高信号，ADC 值 $1 \times 10^{-3} \sim 1.3 \times 10^{-3}\,mm^2/s$，低于 PA，但高于髓母细胞瘤。第四脑室常受压后移，多伴有幕上脑积水。增强扫描肿瘤实性部分强化。

【典型病例】

病例 1　患儿，男，3 岁，间断头痛 2 个月。MRI 表现见图 4-6-1。

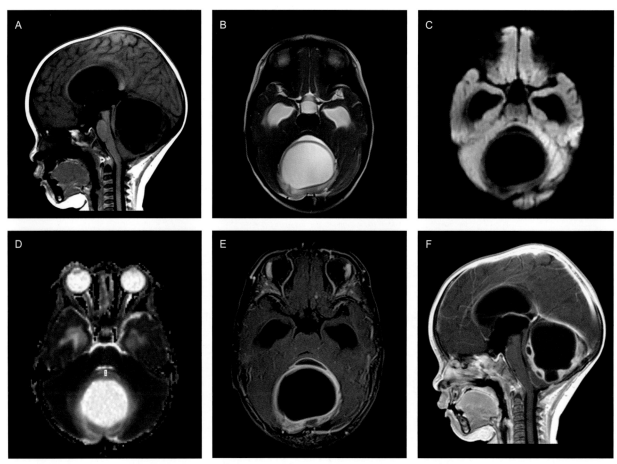

颅后窝见一类圆形囊实性占位，中心呈 T_1WI 低、T_2WI 高信号，囊壁厚薄不均，病灶占位效应明显，第四脑室受压变窄，幕上脑室明显扩张（A、B）；DWI 显示囊壁无扩散受限，呈稍低信号（C）；囊壁 ADC 值约 $1410 \times 10^{-6}\,mm^2/s$（D）；$T_1WI$ 增强扫描显示囊壁呈显著环形强化，壁结节可见明显强化，囊性信号无强化（E、F）。

图 4-6-1　PA 的 MRI 表现

病例 2　患儿，男，8 岁，间断头痛 3 个月。影像学表现见图 4-6-2。

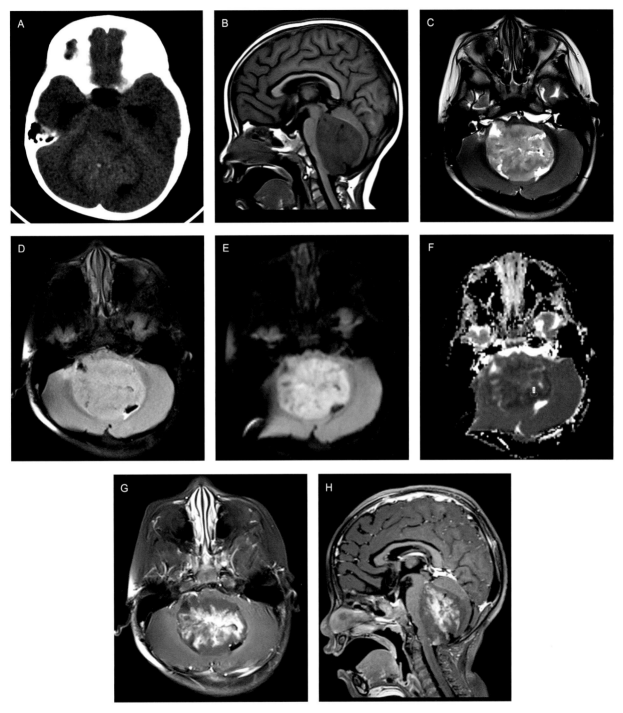

CT 平扫显示颅后窝一较高密度肿块，边界尚清，内见斑点状钙化影，第四脑室受压变窄（A）；MRI 显示肿瘤呈不均匀 T_1WI 等 - 低信号（B），T_2WI 等 - 稍高信号（C），T_2-FLAIR 高信号（D），夹杂散在囊性信号，DWI 序列呈高信号（E），ADC 值 $608 \times 10^{-6} \text{mm}^2/\text{s}$（F），病灶上缘、右前缘变尖，侵及右侧内听道，增强扫描病灶中心呈不均匀花斑样强化（G、H），病灶外围未见明显强化，脑干及小脑半球受压，小脑蚓部大部分显示不清。

图 4-6-2　髓母细胞瘤的影像学表现

【诊断要点】

儿童常见小脑肿瘤表现各异，PA好发于小脑半球，典型表现为大囊伴壁结节，肿瘤边界清晰，第四脑室多受压变形，增强扫描可见壁结节明显强化；髓母细胞瘤多位于小脑蚓部，少数年长儿发生者可位于小脑半球，CT呈等或稍高密度，MRI呈T_2WI等、稍高信号，瘤周水肿显著，易发生脑脊液播散，有一定特征性。室管膜瘤常伴有囊变、钙化或出血，可沿第四脑室侧孔和中孔向桥小脑角池和枕大池生长，是幕下室管膜瘤的特征性表现。此外，肿瘤ADC值对3种肿瘤的鉴别有一定的价值。

【鉴别诊断】

1.非典型畸胎样/横纹肌样瘤（atypical teratoid/rhabdoid tumor，AT/RT）为WHO Ⅳ级肿瘤，好发于5岁以下儿童，尤以3岁以下多见。男性患儿发病率高。肿瘤常较大，多见坏死、出血或钙化，导致密度及信号不均，肿瘤实性成分在DWI上呈明显高信号，ADC值一般低于$7 \times 10^{-4} mm^2/s$。曲带状环形强化具有一定的特异性。

2.综合征相关肿瘤　儿童此类肿瘤少见，但在鉴别诊断中需考虑到，可能发生的肿瘤包括：①PA，常见于神经纤维瘤病Ⅰ型；②血管母细胞瘤，一种伴有强化壁结节的囊性肿瘤，影像学与PA重叠，位于小脑半球，可发生于von Hippel Lindau综合征；③发育不良性神经节细胞瘤，也称Lhermitte-Duclos病，是一种无强化的错构瘤性病变，具有"小脑内小脑"的特征性表现，通常与Cowden综合征相关，而Cowden综合征是由于PTEN基因突变而导致多发性肿瘤和错构瘤发生的综合征；④髓母细胞瘤，可能与两种不同的遗传性癌症综合征相关——Gorlin综合征和Turcot综合征（又称痣样基底细胞癌综合征）。

3.非肿瘤样疾病　小脑强化和（或）水肿性病变并不一定为肿瘤表现。感染性菱脑炎影像学表现可类似肿瘤；在欧美国家，最常见的感染性菱脑炎与李斯特菌有关；但在全球范围内，多由结核引起。此外，非感染性炎性疾病，如ADEM、血管炎和多发性硬化，都可能与肿瘤存在重叠特征。鉴别此类疾病，需要结合临床表现及实验室检查等。

【治疗】

手术切除是儿童颅脑肿瘤的首选治疗方法，对于重度脑积水的患儿可先行脑积水分流手术治疗再行肿瘤切除，髓母细胞瘤切除后可辅以放射治疗和化学治疗。

术中MRI是一种能在手术室对手术野进行即时成像评估的技术。研究显示，在许多肿瘤中，如果术前手术目标是全部切除，术中MRI的成功率高达95%。

此外，针对肿瘤致病基因的治疗方法，正在研究中。最近的研究表明，一些PA中存在BRAF基因突变。BRAF原癌基因产生一种称为B-Raf的蛋白，它参与有丝分裂原激活蛋白激酶（MAPK）/细胞外信号调节激酶信号通路，从而影响细胞分裂和分化。MAPK（如曲拉替尼）和BRAF抑制剂（如V600E阳性患者中的达布拉芬尼）正在作为PA的治疗选择进行研究。

【延伸知识】

颅后窝综合征（posterior fossa syndrome，PFS）可发生于任何中线区/第四脑室肿瘤切除术后，通常发生在手术切除后几天内。PFS 最主要的表现是不能说话但仍能理解，即小脑缄默症；其他特征包括情绪不稳、张力减退和共济失调。第四脑室内的大肿瘤、小脑脚外展或侵及齿状核区、梗阻性脑积水、低龄、男性、髓母细胞瘤等都是 PFS 的危险因素。PFS 可能是双侧小脑传出通路损伤的结果，具有相应的影像学和生理学特征，包括双侧小脑纵裂和双侧肥厚性橄榄核变性。

（刘俊刚）

参考文献

[1] 吴珂，李锐，马林，等.MELAS 综合征的 MRI 和 ASL 及 ^{1}H-MRS 特征 [J]. 中国临床医学影像杂志，2018，29（2）：77-79.

[2] 冀鹏，李红，张岚，等.MELAS 综合征的多模态 MRI 表现 [J]. 中国实用神经疾病杂志，2019，22（2）：164-170.

[3] PAULI W，ZARZYCKI A，KRZYSZTAŁOWSKI A，et al. CT and MRI imaging of the brain in MELAS syndrome[J]. Pol J Radiol，2013，78（3）：61-65.

[4] KRAYA T，NEUMANN L，PAELECKE-HABERMANN Y，et al. Cognitive impairment，clinical severity and MRI changes in MELAS syndrome[J]. Mitochondrion，2019，44：53-57.

[5] 冯晓荣，黄飚，钟小玲，等.急性坏死性脑病 MRI 诊断 [J]. 医学影像学杂志，2015，26（4）：580-583，594.

[6] 甘颖妍，麦坚凝，曾意茹，等.急性坏死性脑病的临床特征及预后 [J]. 中国实用医药，2018，13（20）：19-22.

[7] 杨银升.急性坏死性脑病五例临床及影像学特征分析 [J]. 中国药物与临床，2019，19（3）：373-374.

[8] SHARMA M，SOOD D，CHAUHAN N S，et al. Acute necrotizing encephalopathy of childhood[J]. Neurol India，2019，67（2）：610-611.

[9] 罗永田，孙慧.瑞氏综合征一例并文献复习 [J]. 海南医学，2019，30（14）：1893-1894.

[10] SINGH P，GORAYA J S，GUPTA K，et al. Magnetic resonance imaging findings in Reye syndrome：case report and review of the literature[J]. J Child Neurol，2011，26（8）：1009-1014.

[11] 毛玲艳，汪昕，费国强，等.Reye 综合征：临床及影像表现 [J]. 中国医学计算机成像杂志，2009，15（6）：580-582.

[12] 马林，于生元，蔡幼铨，等.急性播散性脑脊髓炎的脑部 MRI 表现 [J]. 中华放射学杂志，2000，48（8）：10-12.

[13] 韦新平，张玉琴，刘丽珍.儿童急性播散性脑脊髓炎 39 例临床特征及随访分析 [J]. 中国当代儿科杂志，2013，15（8）：693-695.

[14] NEUTEBOOM R，WILBUR C，VAN PELT D，et al. The Spectrum of inflammatory acquired demyelinating syndromes in children[J]. Semin Pediatr Neurol，2017，24（3）：189-200.

[15] SARIKAYA H，STEINLIN M. Cerebellar stroke in adults and children[J]. Handb Clin Neurol，2018，155：

301-312.

[16] MANTO M，HABAS C. Cerebellar disorders：clinical/radiologic findings and modern imaging tools[J]. Handb Clin Neurol，2016，135：479-491.

[17] 李俊，盛茂，郭万亮，等 . 儿童小脑肿瘤 14 例病理及 MRI 表现 [J]. 医学影像学杂志，2017，28（2）：341-344.

[18] CHOUDHRI A F，SIDDIQUI A，KLIMO P Jr. Pediatric cerebellar tumors：Emerging imaging techniques and advances in understanding of genetic features[J]. Magn Reson Imaging Clin N Am，2016，24（4）：811-821.

[19] UDAKA Y T，PACKER R J. Pediatric brain tumors[J]. Neurol Clin，2018，36（3）：533-556.

第五章 急性瘫痪

瘫痪是指骨骼肌肌无力，随意活动减弱或丧失。急性瘫痪是儿童神经系统疾病常见疾病，也是造成患儿永久性运动残疾的病因之一。

瘫痪常被分为中枢性瘫痪（上运动神经元瘫痪）和周围型瘫痪（下运动神经元瘫痪）两类，分别由不同部位损伤所引起。

引起小儿急性瘫痪的病因较多，主要包括脊髓灰质炎、手足口病、急性炎症性脱髓鞘病、急性横贯性脊髓炎、颅内感染和脑卒中及颅内占位等，其中较常见者为急性横贯性脊髓炎和急性炎性脱髓鞘病变。

急性横贯性脊髓炎

【概述】

急性横贯性脊髓炎（acute transverse myelitis，ATM）为一种横贯局部脊髓区域的炎症性疾病。最常发见于 10 岁以上儿童。

【病理生理】

虽然病毒被认为是横贯性脊髓炎的最常见病原，但 2/3 仍病因不明，绝大多数无法确定特异性病原。自身免疫性疾病（如系统性红斑狼疮等）中血管炎性病变也可成为本病病原。

【临床表现】

ATM 的临床表现与受累脊髓节段相关，最常受累部位为胸部中段。临床出现病变相对应肌群的对称性感觉和运动缺失，即肌力和肌张力减退甚至消失，肌肉松弛无力，腱反射减弱甚至消失。部分患儿可有前驱病毒感染史，如感冒、腹泻等，可合并发热。

【影像学表现】

CT 对脊髓病变不敏感，故临床不推荐使用。MRI 横贯性脊髓炎表现为 T_2WI 高信号、T_1WI 等或稍低信号。液体敏感序列（T$_2$WI 或 T$_2$-FLAIR）可见病变累及 2/3 以上脊髓横断面，且沿长轴延伸 3 个或以上脊椎椎体长度，水肿可致脊髓不同程度增粗和强化。

【典型病例】

患儿，男，6 岁，发热 7 天，伴肢体无力 4 天。MRI 表现见图 5-1-1。

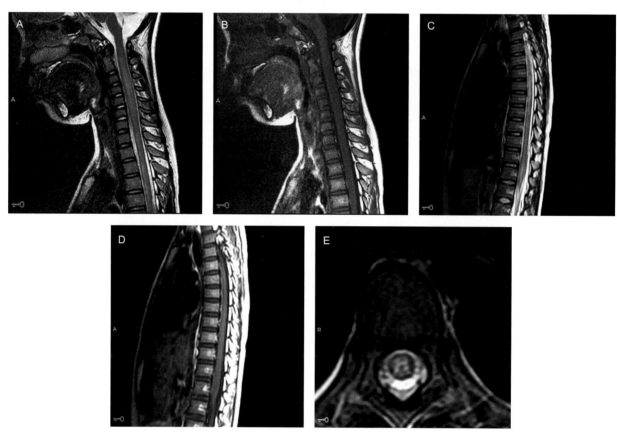

T$_2$WI 可见颈髓弥漫性肿胀（A），T$_1$WI 呈稍低信号（B）。胸腰段脊髓可见片状异常信号灶，信号表现同前（C、D），轴位 T$_2$WI 图像可见灰质对称性异常信号（E）。

图 5-1-1　横贯性脊髓炎 MRI 表现

【诊断要点】

1. 患儿具有前驱感染病史。

2. 出现迟缓性瘫痪。

3. 脊髓 MRI 可见病变局部脊髓增粗，横断面 2/3 以上面积受累，出现 T$_2$WI 高信号病灶；矢状位观察可见病变累及 3 个或以上椎体范围。

【鉴别诊断】

本病需与脊髓肿瘤相鉴别，后者具有明确占位效应，且多偏心生长。临床起病呈现隐匿性，也可鉴别。

【治疗】

目前，针对本病多采用综合治疗，激素和丙种球蛋白的应用可有效改善症状。

（袁新宇）

参考文献

[1] 王维治.神经病学 [M].5 版.北京：人民卫生出版社，2004：31-36.

[2] 麦坚凝，李小晶.儿童急性瘫痪的诊断与处理 [J].中国小儿急救医学，2011，18（5）：394-396.

[3] 宋春兰，周崇臣，成怡冰，等.甲型 H1N1 流行性感冒合并急性横贯性脊髓炎一例 [J].中华临床感染病杂志，2019，12（4）：293-295.

[4] 王文建，向葵，李晓楠，等.小儿手足口病合并急性弛缓性瘫痪的临床特征 [J].中华传染病杂志，2014，32（6）：372-374.

[5] 康庆云，杨理明，陈波，等.儿童急性迟缓性麻痹病因与诊治分析 [J].中国全科医学，2013，16（11）：1286-1288.

[6] 谭成兵，蒋莉.儿童急性非特异性脊髓炎临床特点及预后 [J].中华实用儿科临床杂志，2014，29（19）：1479-1482.

[7] 黄奕辉，林浩铨，林明祥.儿童急性横贯性脊髓炎临床与磁共振成像 [J].中国基层医药，2008，15（5）：785-786.

第二篇

呼吸系统急重症

第六章 新生儿期呼吸窘迫及低氧血症

第一节 上气道梗阻

【概述】

上气道梗阻是指喉及喉以上的呼吸道气流受阻，而引发相应气道狭窄或阻塞所引起的呼吸困难的临床急症，急性上气道梗阻救治不及时可危及生命。上气道梗阻多发生于儿童，而在成人较为少见。按病因将新生儿上气道梗阻分为以下两类：①先天性发育畸形，在新生儿上气道梗阻较为多见，如先天性后鼻孔闭锁、气管狭窄或闭锁、喉软化，先天性喉囊肿、喉脓肿，肿瘤性病变等；②获得性上气道异常：喉、气管异物，炎症所致，如急性喉炎、喉头水肿等。

【病理生理】

先天性发育畸形通常与胎儿早期发育异常或相应动脉血供障碍有关。获得性上气道梗阻中，喉、气管异常通常为异物所致气道受阻而狭窄甚至闭塞；炎症性病变多由病毒、细菌或混合感染所致，主要为支气管黏膜充血、水肿及渗出，炎性细胞浸润，分泌物逐渐增多，炎症穿通支气管壁引起周围肺间质炎。

【临床表现】

新生儿上气道梗阻属临床急重症，上气道阻塞的临床表现往往并无特异性，通常表现为刺激性干咳、喘鸣、发绀及呼吸困难，其呼吸困难以吸气性困难为主，活动后可引起呼吸困难症状加重，临床症状的严重程度与病变的大小、性质相关。视诊胸廓可见三凹征，即吸气时胸骨上窝、锁骨上窝、肋间隙出现明显凹陷，气道异物可闻及气管拍击音。

【影像学表现】

1. X线 先天性发育畸形所致上气道梗阻的典型X线表现为梗阻端扩张积液，形成肺门区小肿物或阴影，部分患者可伴有患侧透亮度增加、大叶性肺过度充气，邻肺受压、纵隔向健侧移位。较大喉囊肿及肿瘤性病变可表现为上气道肿物或纵隔影增宽。上气道异物的X线表现取决于异物的大小、形态、位置、性质及是否伴气管通气障碍，对于较大的 X 线不透光异物通常可清晰显示其位置，而不透光或较小的异物通常仅表现为气道阻塞的间接征象即肺野透亮度增高。X 线对喉或气管软化敏感性较差，而炎症性上气道梗阻亦仅表现为气道梗阻的间接征象。

2. 超声　现阶段常规超声可较清楚显示口咽、气管的正常解剖结构、周围结构、血管及淋巴结，故对显示颈部肿物、囊肿及口咽气管软骨改变有一定的诊断价值。同时，超声引导下纤维支气管镜可较直观地观察气道内病变，同时可通过选用合适探头通过狭窄处。

3. CT　与 X 线相比，CT 对喉、气管内病灶的敏感性更强，可选用 1 mm 薄层连续扫描清晰显示狭窄部位的病变。气道狭窄可表现为灶性和节段性狭窄，部分先天性气道梗阻患者伴气管及支气管发育异常，如肺发育不良、气管食管瘘等。

【典型病例】

患儿，男，2 天，生后出现呼吸困难。CT 表现见图 6-1-1。

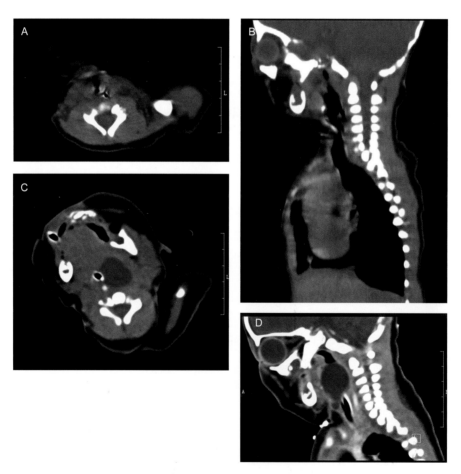

　　轴位（A）、矢状位（B）胸部 CT 显示喉咽下部及气管上部狭窄；轴位（C）、矢状位（D）胸部 CT 显示口咽及喉咽占位，气管受压狭窄、闭塞。

图 6-1-1　上气道梗阻 CT 表现

【诊断要点】

1. 新生儿出现喘鸣、吸气性呼吸困难及三凹征。

2. X 线可见间接征象：患侧肺野透亮度增高，异物吸入患儿可显示较大的不透光性异物；CT 检查可较清晰地显示梗阻部位、病灶大小及形态、气道狭窄情况。

【鉴别诊断】

本病需与肺源性呼吸困难、中枢性呼吸困难及心源性呼吸困难相鉴别。①肺源性呼吸困难：吸气和呼气均困难，其中支气管哮喘可出现呼气性困难，肺部听诊可闻及哮鸣音；肺部炎症则表现为肺部听诊闻及湿啰音，X 线、CT 检查可见肺部炎性病变。②中枢性呼吸困难：因呼吸中枢受抑制所致。③心源性呼吸困难：患儿有心脏病变的症状及体征，呼吸气都困难。

【治疗】

快速确定上气道阻塞平面明确诊断，明确上气道梗阻的性质、程度及病因，同时采取及时有效合理的救治，可减少不良反应或并发症的发生，若梗阻进行性加重，需行气管插管或气管切开术及相应手术治疗。对于不同病因，该症的治疗方式有所差异。喉软化症通常为自限性疾病，重度喉软化症需行手术治疗。先天性后鼻孔闭锁可行后鼻孔扩张。如为上气道异物所致，则应尽早取出，喉囊肿、脓肿可行穿刺排液 / 脓，对于良、恶性肿瘤可行手术切除。如为炎症引起，使用足量有效的抗生素和（或）糖皮质激素。

【延伸知识】

1. 对于新生儿上气道梗阻，CT 对诊断具有重大意义。病灶较小、梗阻较轻时 X 线可呈假阴性，此时可行 CT 检查。近年来随着超声技术不断发展，超声对定位气管切开、判断气管导管位置等有一定意义，同时彩色多普勒超声可显示肿瘤性上气道梗阻的血流情况。

2. 气管插管及气管切开均能有效缓解患儿上气道气流受阻的症状，但其同时亦会造成不同程度的并发症，其中继发性气管狭窄较常见。而早期准确诊治该病，找出病因对症治疗，可有效降低插管率，对患儿预后及远期生活质量均有正面意义。

（李　凯）

第二节　新生儿急性呼吸窘迫综合征

【概述】

新生儿呼吸窘迫综合征（neonatal respiratory distress syndrome，NRDS）也叫急性肺损伤（acute lung injury，ALK），本节主要描述新生儿出生后数分钟到数小时出现的进行性呼吸困难、发绀等急性呼吸窘迫症状和呼吸衰竭综合征。NRDS 以患儿肺内形成透明膜为主要病变特点，故又称新生儿肺透明膜病。本病多见于早产儿、过低出生体重儿或过期产儿，预后差，病死率高。

【病理生理】

NRDS 的发生主要与缺乏肺表面活性物质有关，其合成和分泌减少，或活性降低和成分异常，引起肺泡表面张力增加，使肺泡处于膨胀不全或不扩张状态。由此造成肺通气和换气功能障碍使肺小血管痉挛，血管血流灌注不足，严重的缺氧使肺毛细血管内皮损伤，通透性增高，使纤维蛋白渗出至肺泡。同时，内皮细胞释放出的肿瘤坏死因子（tumor necrosis factor，TNF）-α 也能促进血管蛋白渗出，渗出到肺泡腔内的血浆纤维蛋白凝聚成透明膜，并贴附于呼吸性细支气管，使肺表面活性物质的形成障碍进一步加剧，如此恶性循环，导致病情越来越严重。

【临床表现】

患儿急性起病，呼吸窘迫进行性加重；多在生后 6 h 出现症状，呼吸增快（＞60 次 / 分）、鼻翼翕动、呼吸呻吟、三凹征、发绀等；查体，两肺呼吸音低，可闻及细湿啰音。双肺影像学检查符合 NRDS 典型表现；除外因心肌损害、心功能不全引起的肺部改变；血气分析表现为 pH 值和 PaO_2 降低、$PaCO_2$ 增高。俯卧位氧合指数 $PaO_2/FiO_2 < 150$ mmHg。顽固性低氧血症，面罩给氧不能纠正。

【影像学表现】

1. X 线　由双肺透亮度减低逐渐发展到中度透亮度减低，可见磨玻璃样改变；而后膨胀不全或弥漫性细颗粒影、支气管充气征合并心缘模糊，最后发展为双肺弥漫性浸润，称为"白肺"。

2. 超声　肺泡间质综合征，即可见水肿的肺与正常肺组织之间声阻抗差异显著而形成"彗尾征"，即孤立的 B 线或仅在下侧胸壁靠近膈肌处出现动态 B 线，表现为胸膜线垂直发出的激光束样高回声条；肺实变征，即可见组织样征、碎片征、支气管气影，多普勒检查可见血流信号；部分患者可有胸腔积液，包括动态征象如水母征、静态征象如方形征和正弦征等。

3. CT　分期与 X 片相似，在水肿期间观察到"密度的背中心分布"；密度不均匀扩散，但主要分布在肺叶。呼气末正压通气（positive end expiratory pressure，PEEP）患者的 CT 扫描密度急剧下降。部分患者可有胸腔积液。

【典型病例】

患儿，男，1 天，30 周早产，生后出现青紫，呼吸困难。影像学表现见图 6-2-1。

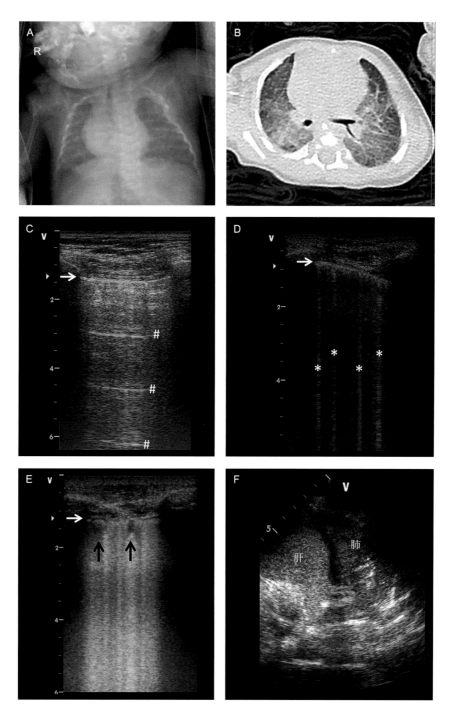

胸部平片（A）示双侧肺野呈片絮状、磨玻璃样阴影，纵隔不宽，肺门增浓，双侧膈面光滑，肋膈角锐利；CT平扫（B）示两肺各叶透亮度减低，可见片状磨玻璃样密度影及斑片状高密度影，边缘模糊；正常肺超声模式（C，得0分）；间距很宽的B线（D，含气量中等，得1分）；积聚的B线（E，严重含气量减少，得2分）；肺实变（F，含气量完全丧失，得3分）。

图 6-2-1　NRDS 影像学表现

【诊断要点】

1. 患儿系 30^{+6} 周早产儿，出后 Arpar 评分 1 min 为 7 分（肤色、肌张力、呼吸各扣 1 分），有呼吸困难、呼吸急促、顽固性低氧血症。

2. 平片双侧肺野呈片絮状磨玻璃样阴影；CT 检查可见各肺叶呈磨玻璃改变。

【鉴别诊断】

1. 羊水吸入综合征　大多数有窒息或宫内窘迫史，呼吸急促，大多在复苏后即发生，有的在生后数小时明显。X 线征象及动态观察有助于诊断。

2. 湿肺　亦称新生儿暂时性呼吸增快。多见于足月儿，为自限性疾病。

【治疗】

予呼吸机辅助 PEEP，补充肺泡表面活性剂。

【延伸知识】

床旁胸部 X 线片由于敏感性不高，易受呼吸、体位等影响；超声受胸廓及肩胛骨等骨性结构的影响，无法提供肺部整体信息。肺部，而且超声无法显示含气良好的肺组织。CT 在患者病情危重、难以移动时使用有局限性。目前该病的诊断依赖于临床表现与影像学相结合。

（李　凯）

第三节　新生儿湿肺

【概述】

新生儿湿肺又称新生儿暂时性呼吸困难（transient tachypnea of the newborn，TTN），多见于足月儿，该病系肺淋巴和（或）静脉吸收肺液功能暂时低下，使其积留于淋巴管、静脉、间质、叶间胸膜和肺泡等处，影响气体交换，是一种自限性疾病。新生儿湿肺的危险因素包括剖宫产分娩、早产儿、巨大儿和糖尿病等。其中，剖宫产术分娩是主要的因素，有研究表明，在剖宫产分娩婴儿中，肺部疾病的发生风险高出经阴道分娩的两倍。

【病理生理】

新生儿湿肺症状是由于胎儿肺液清除延迟，肺内液积聚所致的肺水肿引起，气道被积聚的液体压迫，导致了气道梗阻，从而继发气体陷闭。肺泡通气受影响，通气血流比例失调，可引起低氧血症、高碳酸血症。

【临床表现】

新生儿病史中可能有宫内窘迫或出生时窒息史。出生时呼吸大多正常，经2～5 h出现呼吸急促（＞60次/分），轻症反应正常，哭声响，体温正常。出生时如有窒息，抢救复苏后即出现气促、发绀、呻吟、吐沫、反应差、拒奶、不哭等。肺部呼吸音减低或出现粗湿啰音。湿肺可分临床型和无症状型，后者仅X线胸片有湿肺征象。

血气分析pH、PCO_2和碱剩余（base excess，BE）一般可在正常范围，重症患儿可出现呼吸性酸中毒、代谢性酸中毒、轻度低氧血症和高碳酸血症。本病预后良好，病程短者5～6 h或1天内呼吸正常，长者4～5天恢复正常。

【影像学表现】

1. X线　于生后3 h内出现，最早者可于生后25 min出现，病程越早，X线表现越多。常见X线表现：①肺泡积液征，由于肺泡内充满液体，根据不同的肺液量，肺野呈斑片状、面纱或云雾状高密度影，或表现为直径2～4 mm的小结节影；②间质积液征，积液积聚于肺泡间质和小叶间隔内，以及支气管和血管周围，可表现为网格状或条纹状阴影；当有叶间胸膜或胸膜腔积液时，可表现为叶间裂呈带状或梭形增宽，少量积液则表现为沿胸壁内缘的带状阴影，肋膈角变钝、消失；③肺门血管淤血扩张，肺纹理增粗，边缘清晰，自肺门呈放射状向外周伸展；④肺气肿，为充气肺泡代偿性扩张所致，多为轻至中度，表现为肺野透亮度增加。

2. 超声　一般来说，肺超声一般不包括在新生儿湿肺的诊断工作中。随着胸部超声逐渐被应用于多种类型新生儿和儿童肺部疾病的诊断，在有限的关于肺超声诊断湿肺的文献报道中，新生儿湿肺超声表现为白肺、致密B线、肺泡－间质综合征（alveolar-interstitial syndrome，AIS）、胸膜线异常、a线消失、胸腔积液等征象。但其临床应用价值有待进一步研究。

【典型病例】

病例1　患儿，女，足月儿，因"巨大儿"剖宫产出生，脐带绕颈一圈，羊水、胎盘正常，出生体重3900 g，无胎膜早破，否认出生窒息史，Arpar评分1 min为10分，5 min评分为10分，10 min评分为10分。起病急，进展快，病程短，生后半小时开始出现口唇、肢端发绀、鼻翼翕动、口吐泡沫痰，予清理呼吸道并吸氧后好转，无发热、无气促、抽搐、尖叫等。X线表现见图6-3-1。

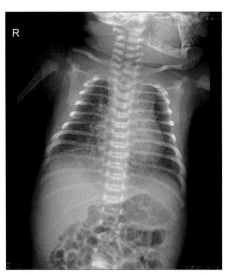

两肺纹理增多，右下肺野内带、左肺中上肺野见斑片状、结节状高密度影。

图 6-3-1　湿肺 X 线表现

病例 2　患儿，男，足月儿，顺产出生，羊水、脐带、胎盘正常，出生体重 3780 g，无胎膜早破，否认出生窒息史，Arpar 评分 1 min 为 9 分（呼吸扣 1 分），5 min 评分为 10 分，10 min 评分为 10 分。起病急，进展快，病程短，生后患儿呼吸浅慢，两肺呼吸音粗，可闻及湿啰音，无发热、发绀，无呕吐、抽搐等。其母在孕期有"孕酮低""甲状腺功能减退""妊娠期糖尿病"病史。X 线表现见图 6-3-2。

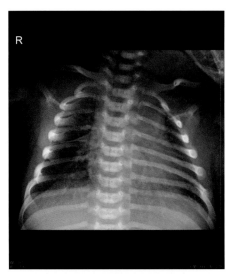

两肺纹理增粗，右侧水平裂增厚，叶间裂可见三角形积液影。

图 6-3-2　湿肺 X 线表现

【诊断要点】

1.患儿往往有危险因素，如早产、选择性剖宫产等，生后数小时内出现呼吸增快，但一般情况好，吃奶佳、哭声响亮及反应好。

2. X 线胸片可见湿肺常见征象，如肺泡积液征、间质积液征、肺门血管淤血扩张等。

【鉴别诊断】

本病需与肺透明膜病、胎粪吸入综合征、肺炎相鉴别。新生儿湿肺往往病情轻，预后好，是自限性疾病，X 线检查以肺泡、间质、叶间胸膜积液为特征，征象消失快。

【治疗】

新生儿湿肺是自限性疾病，加强护理和对症治疗即可。当出现呼吸急促和发绀时，可供给氧气并行血气分析，若 I 型呼吸衰竭给予持续气道正压通气（continuous positive airway pressure，CPAP），II 型呼吸衰竭给予间歇正压通气（intermittent positive pressure ventilation，IPPV）+PEEP，定期复查血气分析及胸片，动态观察病情变化。如不能吃奶，可静脉滴注 10% 葡萄糖液 60～80 mL/（kg·d），代谢性酸中毒时可加用 5% 碳酸氢钠一次可给 2～3 mL/kg，稀释后静脉注射或缓慢静脉注射，必要时可重复。烦躁、呻吟患儿使用苯巴比妥每次 3～5 mg/kg。两肺湿啰音多时，可用呋塞米 1 mL/kg，并注意纠正心力衰竭。

【延伸知识】

1. 在 37～38 周的选择性剖宫产前 48 h 进行一次类固醇治疗可降低湿肺发病率。糖皮质激素可能是通过增加钠通道的数量和功能，以及提高对儿茶酚胺和甲状腺素的反应能力来实现。但也有研究发现大于 34 周时，产前应用激素可增加新生儿发生低血糖的风险。

2. 成人患者的试验和临床数据表明，β-肾上腺素能激动剂的吸入或静脉应用可通过 $β_2$-AR 加速从肺泡空间清除多余液体起作用，有可能用于治疗肺水肿和急性肺损伤。为了防止 β 激动剂的全身不良反应，气溶胶 β-AR 已被用于新生儿湿肺的治疗。虽然吸入肾上腺素是无效的，但许多研究已证实吸入沙丁胺醇对湿肺治疗是有效的。

（李　凯）

第四节　胎粪吸入综合征

【概述】

胎粪吸入综合征（meconium aspiration syndrome，MAS）多见于足月儿或过期产儿，是指胎儿在宫内或娩出时吸入混有胎粪的羊水，导致呼吸道发生胎粪机械性阻塞及化学炎症，常表现为呼吸困难。由于缺氧可引起各种并发症，因此 MAS 是新生儿呼吸窘迫的常见病因。

【病理生理】

胎儿或新生儿吸入胎粪引起肺内各级支气管及肺泡部分或完全性阻塞，同时胎粪也可刺激局部肺组织引起化学性炎症和间质性水肿。严重者可导致肺气漏及继发性透明膜病。

【临床表现】

临床主要表现为呼吸急促、发绀、鼻煽及吸气三凹症等呼吸窘迫症状，查体可见胸廓如桶状。重症者可出现休克、心功能不全、气胸、肺出血、多脏器功能障碍等合并症。

【影像学表现】

1. X 线　MAS 的胸部 X 线表现与胎粪羊水的吸入量有关，吸入量越多，X 线征象就越明显。少量的胎粪吸入常表现为肺纹理增粗，轻度肺气肿。中大量的胎粪吸入则可见结节、斑片状高密度影，可表现为节段性肺不张，常并发间质性肺气肿。

2. 超声　临床上较少用超声诊断 MAS，但 MAS 可合并新生儿持续肺动脉高压，超声心动图上常表现为肺动脉收缩压 ≥ 30 mmhg，常合并动脉导管及卵圆孔分流。

【典型病例】

患儿，男，1 天，足月剖腹产，羊水Ⅲ度浑浊，生后出现呼吸窘迫。X 线表现见图 6-4-1。

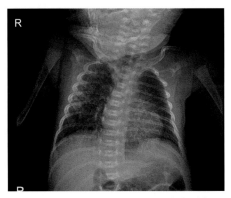

两肺纹理增多、模糊，两肺野见多发斑片状密度增高影，边界模糊。

图 6-4-1　胎粪吸入综合征 X 线表现

【诊断要点】

1. 患儿生后出现气促，羊水Ⅲ度浑浊。
2. 床边 DR 发现双肺见多发斑片状密度增高影。

【鉴别诊断】

本病需与其他原因所导致的新生儿窒息相鉴别，如新生儿肺出血、新生儿急性呼吸窘迫综合征等疾病，胸部平片评估病情进展非常重要。

【治疗】

本病常采取对症治疗，如氧疗、机械通气、纠正酸碱平衡及电解质紊乱、抗菌治疗等。若出现新生儿持续肺动脉高压，则行碱化尿液、扩张血管、吸入一氧化氮。

【延伸知识】

1. 近年来肺部超声应用越来越广泛，并且由于肺部超声无辐射、操作简单、便于动态观察等优点，尤其适合在新生儿病房内开展。经相关学者研究发现，在 MAS 患者中肺部超声常表现为胸膜线异常、肺间质综合征和肺实变，局限性肺不张也可出现，结论表明肺部超声在 MAS 的诊断中具有一定的临床价值。

2. 近年来羊水置换逐渐应用于羊水胎粪污染的防治中，认为将污染了胎粪的羊水置换出来可达到将黏稠胎粪稀释、净化的目的，即使在胎儿深大呼吸时也可明显降低 MAS 的发生率。

（李　凯）

第五节　新生儿持续性肺动脉高压

【概述】

新生儿持续性肺动脉高压（persistent pulmonary hypertension of the newborn，PPHN）又称持续胎儿循环，是指由于多种原因引起新生儿出生后肺循环压力和阻力升高，动脉导管和（或）卵圆孔水平的右向左或双向分流持续存在所致的一种新生儿持续缺氧和发绀等病理状态。本病主要由围生期窒息及肺部疾病所导致，新生儿发病率 1% ～ 2%，死亡率较高。

【病理生理】

由于胎儿出生后不能建立肺循环是导致 PPHN 的直接原因，肺阻力性血管平滑肌痉挛带来高肺动脉压力和高血管阻力、低肺血流、通气－灌流失调。在疾病过程中动脉导管和卵圆孔水平存在肺外右向左或双向分流。临床上表现为持续性低氧血症、呼吸窘迫和严重酸中毒，其中缺氧和酸中毒可进一步使肺血管阻力增高，形成恶性循环，患儿最终因低氧性呼吸衰竭和代谢紊乱死亡。

【临床表现】

本病多见于足月儿或过期产儿，临床上患儿表现为严重发绀、呼吸困难、低氧血症等，常有右室功能不全和体循环下降。约半数患儿可在胸骨左缘闻及三尖瓣反流所致的收缩期杂音，因肺动脉高压而出现第二心音增强。

【影像学表现】

1.X线　无特异性，患儿可表现为心影增大，肺血减少或正常，对于单纯特发性新生儿持续性肺动脉高压，肺野常清晰，血管影少，其他原因所致的PPHN则表现为原发疾病相应的胸部X线特征。

2.超声　是诊断PPHN的主要检查方式。超声心动图上常表现为肺动脉收缩压≥30 mmHg，同时存在动脉导管及卵圆孔分流，并且需要排除先天性心脏病所致的肺动脉高压。

【典型病例】

患儿，女，1天，为早产儿，有窒息史。X线表现见图6-5-1。

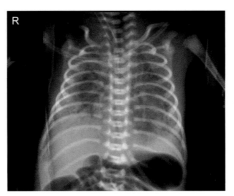

两肺野透亮度减低，见多发斑片状密度增高影，边缘模糊，心影、两膈面及两侧肋膈角显示不清。

图6-5-1　新生儿持续性肺动脉高压X线表现

【诊断要点】

1.患儿为早产儿，有窒息史。

2.超声心动图发现房间隔卵圆孔及动脉导管未闭，房水平及动脉水平左向右分流，估测肺动脉收缩压43 mmHg。

【鉴别诊断】

本病需与先天性心脏病鉴别，如室间隔缺损、法洛四联症等。

【治疗】

治疗PPNH去除病因至关重要，以降低肺动脉压力及改善患儿低氧血症为目的，常采用人工呼吸机治疗、碱化尿液、扩张血管、吸入一氧化氮等治疗方法。

【延伸知识】

1. 对于新生儿持续性肺动脉高压者的右心功能监测有助于评估治疗和预后，研究发现测量右心室纵向收缩功能指标可早期检测右室功能受损，为临床提供依据，进行早期干预，防治患儿右心室心力衰竭。

2. 新生儿持续性肺动脉高压可分为原发性及继发性，对于继发性患儿治疗效果好，肺血管阻力增高可逆，去除病因后即可改善，但对于原发性患儿，如肺血管发育不全，治疗效果不好，多因严重的低氧血症在生后不久即死亡。对于这类患儿，基因治疗是最新颖、最值得期待的治疗方式，但目前尚无完善的手段确保这一类基因能够在肺循环中得到精确与长效的表达。

（李　凯）

第六节　新生儿气胸（气漏综合征）

【概述】

新生儿气漏综合征是指气体从正常的肺部气腔中漏出。正常新生儿生后有 1% ~ 2% 可发生气体漏出，这可能因为新生儿肺泡发育尚不完善，肺顺应性差，开始呼吸后造成胸腔负压过大所致。随着机械正压通气广泛应用，较高的压力扩张肺泡（如使用呼吸机的呼吸窘迫综合征患儿），使气漏的发生率明显增加，但近年来随着肺表面活性剂的应用和广泛采用肺保护通气策略，其发生率有明显降低。还有一部分患儿是气道阻力增强（如胎粪吸入综合征中胎粪部分阻塞支气管）而导致气漏。少数患儿可无症状或仅有呼吸增快，该类气胸比较少见，而且症状不明显，且难被发现。空气漏出的类型取决于气体从正常肺部漏出的部位，如漏出的气体积存在肺间质（间质性肺气肿）、胸膜腔（气胸）、纵隔（纵隔气肿）、心包（心包积气）或扩展至腹腔（气腹）。本病的病因较复杂，常多病因并存。新生儿常见肺漏气征有肺间质性气肿、纵隔气肿、气胸、皮下气肿。

一、新生儿气胸

气胸（pneumothorax）又称胸腔积气，是壁层胸膜或脏层胸膜破裂，气体进入胸膜腔形成，可发生于胸腔任何部位。在新生儿期气胸是危重症之一，发病急、进展快、病死率高，可危及生命。气胸的高危因素包括生后窒息的复苏操作，早产儿，呼吸窘迫，足月儿的胎粪、血液、羊水吸入肺炎，先天畸形等。有少数气胸患儿无症状、无原发肺部疾患，发生气胸时仅造成轻微呼吸增快或可能无症状。如果患儿未发生窘迫征象，仅需要严密观察，等待其自行恢复。

【病理病因】

无论是什么原因引起壁层胸膜或脏层胸膜破裂，气体直接进入胸膜腔，改变了其负压状态，使肺组织受压迫向肺门处萎陷，游离气体量少时，呼吸时肺组织可有轻度扩张和收缩。如胸膜破裂处呈单向活瓣作用时,空气在吸气时进入胸膜腔,呼气时不能排出,使得胸膜腔内的气体滞积,可形成张力性气胸,肺组织被压至肺门,纵隔向健侧移位。根据气胸发生的原因分为自发性气胸、病理性气胸和医源性气胸。自发性气胸无明显诱因;病理性气胸有明显的肺部疾病,如胎粪吸入综合征、肺炎等;医源性气胸多发生于抢救治疗过程中加压给氧或插管复苏、机械通气等。

【临床表现】

新生儿表现为呼吸困难、持续性咳嗽、憋气、发绀、烦躁不安,患侧呼吸音减弱甚至消失,可有一侧或两侧胸廓饱满。血压及心率下降,心脏纵隔向健侧移位。

【影像学表现】

1. X线表现 当考虑患儿气胸时,首选检查方法为 X 线平片,即胸部正位片。影像表现为压缩的肺组织(脏层胸膜)与胸壁(壁层胸膜)间为无肺纹理的透亮含气区,肺组织向肺门方向压缩,密度有不同程度增高,其外缘呈线状致密影,压缩程度与胸膜腔内的所含气体量成正比。肋间隙增宽,膈顶下降变平,纵隔心影向健侧移位。

2. CT表现 胸部 CT 扫描较胸部平片有很大优势,CT 可薄层扫描,并通过轴位、冠状位、矢状位全方位观察病变。CT 扫描可发现极少量气胸,还可发现因粘连等因素形成的隐匿性气胸。新生儿气胸影像表现为:由前向后压迫肺组织或由四周向中间肺门处压迫肺组织的胸膜腔内无肺组织结构的透亮影,胸廓饱满,纵隔向健侧移位。新生儿内侧气胸时 CT 表现为前心膈角处有无肺组织透亮影。

【典型病例】

患儿,女,3天,生后出现呼吸急促。CT 表现见图 6-6-1。

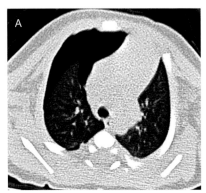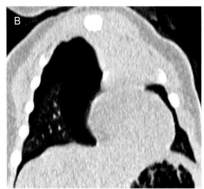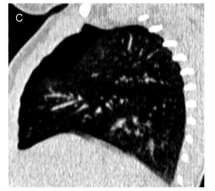

右侧胸腔内游离气体聚积,右肺受压,可见边缘显影。患儿检查时处于仰卧位,因此游离气体积于上部。A.轴位;B.冠状位;C.矢状位。

图 6-6-1 新生儿气胸 CT 表现

【诊断要点】

影像学表现为压缩的肺组织（脏层胸膜）与胸壁（壁层胸膜）间为无肺纹理的透亮含气区，肺组织向肺门方向压缩，肋间隙增宽，膈顶下降变平，纵隔心影向健侧移位。

【鉴别诊断】

新生儿气胸要与肺内先天畸形鉴别，如囊腺瘤畸形、肺大泡、先天性大叶性过度充气。

【治疗】

1. 少量积气不必排气，可自行吸收。
2. 张力性气胸应做胸腔闭式引流。
3. 保持安静减少哭闹。
4. 大量积气时应立即排气减压，密切观察、吸氧、胸腔引流排气减压、原发病治疗、保守治疗、治疗并发症、抗生素控制感染、排气减压穿刺。

二、新生儿纵隔气肿

纵隔气肿（mediastinal emphysema）为肺泡破裂气体沿间质进入纵隔所致，可导致气胸、心包积气、气腹或腹膜后积气。该症多见于新生儿和婴幼儿，纵隔气肿是新生儿危重疾病之一，临床表现缺乏特异性，易误诊、漏诊。如不及时处理，将引起新生儿心力衰竭甚至死亡。因此，早期准确地诊断新生儿气肿，具有重要的临床意义。

【病理】

新生儿纵隔积气分为自发性的和继发性。自发性是孩子呼吸力过大导致气泡破裂渗透到纵隔中引起的，量比较小，不需要干预。继发性多见于炎症感染导致肺泡破裂气体进入纵隔，量比较大，压迫肺组织需要临床及时治疗。

【临床表现】

纵隔积气的症状轻重不一，主要与纵隔气肿积气量多少有关，少量积气者可无症状，纵隔内大量积气或合并有张力性气胸者临床表现危重，如严重呼吸困难，烦躁不安意识模糊甚至昏迷，发绀明显者若不及时抢救可很快危及生命，体格检查可发现颈部皮下气肿，严重者皮下气肿可蔓延至面部、胸部、上肢，甚至蔓延至腹部和下肢皮肤黏膜发绀，呼吸困难病情严重者血压下降，脉搏频数。颈或上胸部发生皮下气肿，局部有"压雪感"，提示存在纵隔气肿。

患儿临床表现取决于纵隔内积气量多少，轻者可无明显症状和体征，严重者因大量积气可引起气急、发绀、呻吟、吸气性三凹征，查体可见胸廓饱满、颈静脉怒张、纵隔及心浊音界缩小或消失及心音遥远，同时可见颈部、面颊、胸部皮下积气。

【影像学表现】

1. X 线表现　胸部 X 线检查对明确纵隔气肿的诊断具有决定性的意义。胸部正位片可见特征性 X 线表现：纵隔旁纵行线样透亮影；新生儿常见纵隔胸膜向外膨出呈边界锐利致密的弧线影；胸腺抬高远离心底部，下缘清晰，呈翼状位于纵隔旁，为翼状征，又为"胸腺抬举征"；心影与膈肌之间出现连续线样透亮影，称为"横膈连续征"，是纵隔积气特异性征象。部分患者尚可在胸主动脉旁或肺动脉旁发现含气透亮带，婴儿当纵隔内气体量较多时可显示胸腺轮廓。纵隔气肿在侧位胸片上表现为胸骨后有一增宽的透亮度增高区域，将纵隔胸膜推移向后呈线条状阴影，心脏及升主动脉前缘与胸骨间距离增大（图 6-6-2A ～ C）。

2. CT 表现　胸部 CT 因不受器官重叠的影响，对纵隔气肿显示较清楚，尤其当纵隔内积气量较少，比胸片更易于识别（图 6-6-2D、E）。

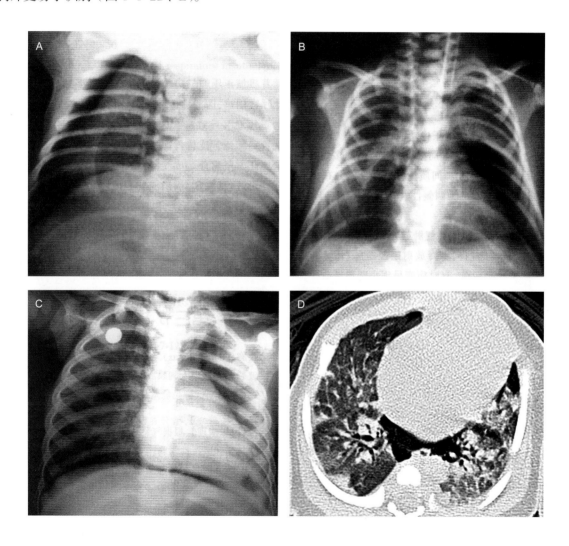

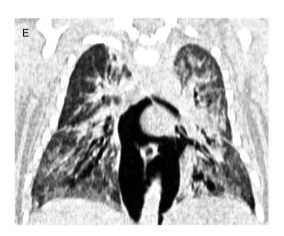

图 6-6-2　新生儿纵隔积气不同征象的影像学表现

【诊断要点】

颈或上胸部发生皮下气肿，局部有"压雪感"，提示存在纵隔气肿。

【鉴别诊断】

应注意本病与其他可引起胸痛呼吸困难、发绀等症状的疾病相鉴别。

【治疗】

新生儿纵隔气肿治疗首先应针对继发病引起的原因进行相应的治疗，产生纵隔气肿要进行胸腔闭式引流。其次要对原发病进行干预治疗，原发病未干预，可能会产生纵隔气肿，造成病情加重，甚至造成心功能不全或呼吸功能不全，需引起注意。

三、新生儿皮下气肿

【概述】

皮下气肿指因空气或气体积存于皮下组织而形成的气肿，由于人体内的空气一般来自胸腔，所以皮下气肿通常在胸腔附近部位出现，如胸部、颈部或面部。这些空气通常沿着筋膜进入其他组织。皮下气肿摸上去的质感像纸巾，按压时可有皮下捻发音或握雪感。新生儿如发生全身皮下气肿，死亡率可达 95%。

【病理生理】

由于筋膜将纵隔腔、腹膜后腔及颈部软组织连接起来，所以空气能从纵隔腔及腹膜后腔移动到颈部软组织。当肺或气道被穿刺后，里面空气沿着血管周围的鞘管进入纵隔腔，最后进入皮下组织形成皮下气肿。有学者认为自发性皮下气肿是由于肺部压力增加，继而导致肺泡破裂所所致。空气从破裂肺泡进入间质组织，并沿着肺部血管进入纵隔腔，最后在颈部和头部的皮下组织形成皮下气肿。

【临床表现】

皮下气肿的症状在不同成因下有所不同，常见的症状包括有颈部肿胀、胸部疼痛、喉咙痛、吞咽困难、喘鸣及呼吸困难等。某些较为明显的皮下气肿可以通过按压皮肤来发现，质感像纸巾或米饼。气肿内的气泡经按压后出现移位，并产生因气泡破裂而发出的噼啪声，即为捻发音。气肿附近的组织通常会出现肿胀，而当气肿出现在脸部时可能会使其出现明显的肿胀。如果气肿是在颈部出现的话，颈部会出现肿胀，患者亦可能出现变声。某些极端情况，大量肿胀集中出现在颈部及胸部上，患者可能会感到呼吸困难。由于人体的皮下脂肪组织之间并无分隔，所以气肿的气泡可在体内自由活动，进入不同的部位，包括腹部及四肢。

【影像学表现】

1.X线表现　胸部正位片可见颈部、腋下等软组织内呈不规则细条状、其内有间隔团状低密度影，有时和气胸、纵隔气肿同时存在。

2.CT表现　CT扫描对皮下气肿更容易诊断，尤其对细小的不易发现的气肿都能及早发现并诊断。

【典型病例】

患儿，女，8天，突发呼吸急促1天，气管插管治疗后复查。CT表现见图6-6-3。

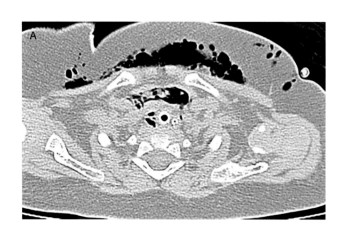

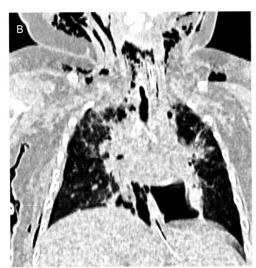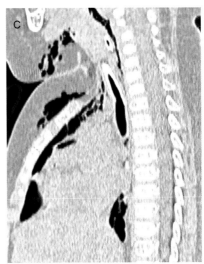

双侧颈部、下颌、前胸壁皮下软组织内游离气体聚积。胸腔内亦可见气胸。轴位和冠状位可见膈上纵隔积气。A.轴位；B.冠状位；C.矢状位。

图 6-6-3　新生儿皮下积气 CT 表现

【诊断要点】

皮下气肿也是新生儿肺气漏的常见症状，因此皮下气肿的诊断，应根据病史、临床症状和体征加上 X 线检查来明确诊断。

【治疗】

如果有少量自发性皮下气肿，通常不需要任何特别治疗，只需保证充足的睡眠。但为安全起见，常会要求患者留院观察。大量严重的皮下气肿可在皮下组织上开孔，将气肿内气体释放出来。如果皮下气肿是由气胸所导致，通常会用胸腔引流管来舒缓气胸的症状，同时避免空气从胸腔进入附近皮下组织，尽量降低形成皮下气肿的概率。皮下气肿在少数情况下会演变成大型的气肿并使患者感到极大的不适并影响正常呼吸，这时需要通过手术切除来解决。

【延伸知识】

氧气治疗亦能够帮助身体尽快吸收气肿内的空气。

四、新生儿肺间质气肿

【概述】

肺间质气肿是指从小气道或肺泡内逸出的气体向周围肺野弥散入肺间质间隙（肺泡壁周围、小叶间隔和肺脏层胸膜下间隙）及其淋巴管内称为肺间质气肿。新生儿肺间质气肿是指呼吸窘迫综合征、胎粪吸入综合征等新生儿疾病，以及正压机械通气的危重型合并症，死亡率高，尤其早产儿早期发生时，常为死亡先兆，故须临床高度重视，及时发现并处理。

【病理生理】

新生儿肺泡发育尚不完善，尤其早产儿对气道正压力的气压伤敏感性增加，或当弥漫性肺部疾病及梗死性肺部疾病时，因分泌物、吸入物等形成活瓣阻塞，导致局限性肺气肿，肺内气体潴留，压力过大均可导致气漏，产生肺间质气肿。气漏严重时可致气胸、纵隔和皮下气肿，严重干扰心血管和肺的功能。

【临床表现】

气体可沿支气管及血管周围疏松间质向肺门扩展，严重时可压迫小气道并降低肺顺应性，导致呼吸困难、喘鸣、缺氧及 CO_2 潴留。

【影像学表现】

1. X 线表现　肺间质气肿特征为线样和囊状小透亮区，有时可从两肺门向肺野放射遍及全肺。
2. CT 表现　CT 扫描可显示出早期轻微的病变，典型表现为中心线样和周围点状透亮影，有时可见过度膨胀囊状影。

【典型病例】

患儿，男，15 天，发热 4 天伴呼吸促。CT 表现见图 6-6-4。

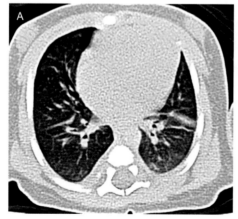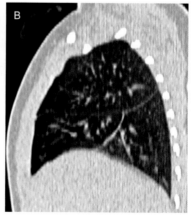

A. 轴位可见右肺中叶外侧少量游离积气，右肺支气管旁透亮区，左肺条片影；B. 矢状位显示游离气体聚积。

图 6-6-4　间质积气 CT 表现

【诊断要点】

影像诊断是治疗本病的关键。

【鉴别诊断】

间质气肿与支气管充气征鉴别。

【治疗】

1. 轻微间质气肿需要密切观察，患儿可自行恢复。

2. 积极治疗原发病。

3. 如发生肺间质气肿，立即停止正压通气。

4. 高频通气治疗是增强弥散通气，使气道压力相对低，可较好地保证通气、换气，减轻气压伤，对新生儿肺部疾患包括肺间质气肿有补充作用，并可减轻已发生的间质性肺气肿。

5. 适当应用镇静剂减少躁动，降低气漏的发生。

6. 抗感染。

（苏晓艳）

第七节　婴幼儿弥漫性肺疾病

【概述】

婴幼儿时期的弥漫性肺实质疾病（diffuse parenchymal lung disease，DPLD），又称肺间质疾病（interstitial lung disease in infancy，ILD），是一组在婴幼儿时期发生的和（或）特有的弥漫性肺疾病（diffuse lung disease，DLD），病变累及肺间质和（或）肺实质。"弥漫性肺病"是一个影像学名词，表现为两肺弥漫性或多灶性分布的各种形态的病变，病变累及全部或几乎全部肺组织。

DLD 起病方式不同，可呈急性或亚急性，也可呈慢性起病，但最终均导致肺组织一定程度的损伤或使肺的结构破坏。肺纤维化改变是所有 DLD 的共同病理特点，严重者可使患者在短期内出现肺功能衰竭而威胁生命。

这些疾病的病因繁杂，临床表现缺乏特异性，诊断治疗难度很大，极易造成误诊、漏诊。DLD 分类较困难，按照病因学可分为病因明确的和病因未明的 DLD；依据病变位置和形态大致分为气道病变、间质性病变和肺泡病变。

婴幼儿 DLD 特殊的病理特点，上述分型都不能完全概括婴幼儿 DLD 特点。DLD 常见病因有气管及肺发育不良、转移灶、肺水肿、肉芽肿性炎症、外源性过敏性肺炎和特发性肺间质纤维化、药物诱发、职业或环境有害物质（铍、石棉）诱发、胶原血管病特发性肺纤维化、急性间质性肺炎弥漫性肺泡损伤、结节病、外源性过敏性肺泡炎、韦氏肉芽肿病、肺泡蛋白质沉积症、肺出血肾炎综合征、肺

119

淋巴管平滑肌瘤病、朗格汉斯细胞组织细胞增多症、慢性嗜酸性粒细胞性肺炎、特发性肺含铁血黄素沉着症等。除上述病因外，婴幼儿DLD与肺生长发育障碍及遗传因素相关。大多数类型的病变发生在胎儿期肺发育的不同阶段，严重病变常致其围生期或新生儿期死亡，部分可至年长儿甚至成人。

婴幼儿时期DLD特有疾病可分为：①弥漫性肺发育障碍，如肺腺泡发育不良、先天性肺泡发育不良、肺泡毛细血管发育不良伴肺静脉错位；②表面活性物质代谢缺陷，如表面活性蛋白B基因（SFTPB）、表面活性蛋白C基因（SFTPC）和ATP结合盒A家族成分3（ABCA3）的突变；③肺泡生长异常；④未知原因的特殊类型，如婴儿神经内分泌细胞增生症（neuroendocrine cell hyperplasia，NEH）和肺间质糖原累积症。目前主张对于病因不明的婴幼儿DLD应先做基因筛查，而肺活检则是上述基因检测无异常时才考虑的，但现在我国婴幼儿肺活检尚有一定难度。

【病理生理】

婴幼儿DLD的病理生理过程包括两个方面：一个是肺泡壁和肺泡腔的炎症过程；另一个是肺间质的瘢痕形成和纤维化过程。虽然炎症和纤维化的比重有所不同，但两个过程在大部分DLD都会相继或同时出现。当正常肺组织被瘢痕组织取代（即纤维化）时，瘢痕形成使肺间质增厚，氧气很难从肺泡转运到血液中，造成低氧血症。

【临床表现】

患儿主要症状是呼吸困难或气促，活动后气短进行性加重伴咳嗽，无明显诱因出现口周发绀等，疾病变化因人而异，有些进展缓慢，持续数月或数年，有些则进展迅速，有些则稳定在一个时期，过程较难预测。

【影像学表现】

DLD缺乏特异性影像学表现。DLD首选CT，尤其是高分辨率CT（high resolution CT，HRCT），增强扫描对DLD无太大价值，肺动脉压增高时可用数字减影血管造影（digital subtraction angiography，DSA）检查。

1. 磨玻璃密度影　磨玻璃密度影提示活动性肺泡炎。HRCT表现为两肺透亮度减低，两肺弥漫分布浅淡的斑片状、云雾状、圆形、椭圆形或不规则密度增高影，肺窗图像上透过病变仍可看到与其重叠的血管影和支气管影。

2. 气道病变的空气滞留征　表现为局部肺透光度增高，呼气末更明显。

3. 小叶内间质增生　由于小叶内的小动脉和小支气管周围间质增生。HRCT表现为小叶内的细网状阴影。肺水肿时为小叶间隔均匀增厚，肺间质纤维化时为不规则增厚，而结节病则表现为结节状的小叶增厚。

4. 网格状影　是邻近肺小叶间质广泛受侵犯所致。HRCT表现为两肺中外带弥漫性分布的细网状影或粗大网格状影，病变分布以中、下肺野及两肺基底部较明显。

5.蜂窝状影　是因为肺组织广泛纤维化、小叶结构破坏消失，表现为肺野内大小不等、边界清晰的蜂窝状小囊状影，以两下肺野常见。

6.斑片状影　是肺泡腔内被细胞液或其他物质充填所致。在HRCT上表现为两肺中、外带、胸膜下多发大小不等的斑片状密度增高影，边缘模糊。

7.胸膜下弧线影　肺泡萎陷、细支气管纤维化及小叶间隔增厚所致。HRCT图像显示胸膜下长2～10 cm且与胸膜平行的弧形、线条影。

8.牵拉性支气管扩张　是肺纤维组织炎性浸润、淋巴管水肿等牵拉致细支气管管腔扩大。HRCT表现为小支气管管壁增厚，管腔扩大呈不规则柱状、囊状或曲张状改变。

9.胸膜增厚征　是脏层胸膜局限性增厚所致，HRCT表现为多发的与胸壁平行的弧线状致密影。

10.肺气肿和肺大泡　由于肺泡间隔破裂、肺泡腔相互融合形成较大的囊腔。

【典型病例】

病例1　患儿，女，5岁，重症肺炎后，运动不耐受，间断气促。CT表现见图6-7-1。

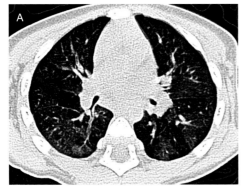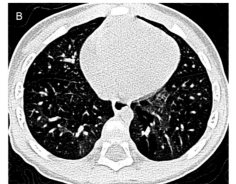

轴位可见双肺背侧片状透亮度增高区，同时可见支气管管壁略增厚。A.上肺层面；B下肺层面。

图6-7-1　气体潴留CT表现

病例2　患儿，女，10岁，间断呼吸急促5年。CT表现见图6-7-2。

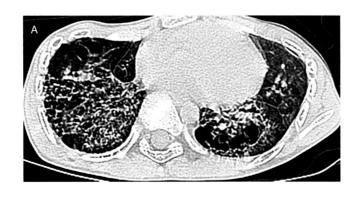

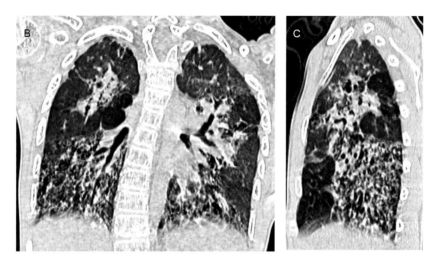

双肺网格影，失去正常肺组织形态，主要分布于下肺背侧。A. 轴位；B. 冠状位；C. 矢状位。

图 6-7-2　网格状影 CT 表现

病例 3　患儿，男，6 岁，间断呼吸急促 2 年，加重 7 天。CT 表现见图 6-7-3。

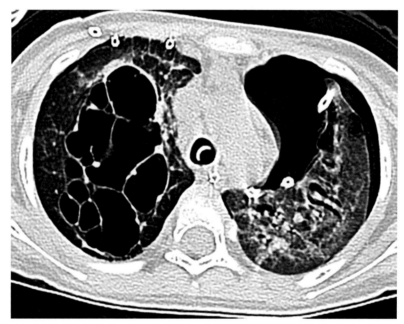

右上肺巨大空腔灶，内有分隔。左侧可见气胸。

图 6-7-3　肺大泡 CT 表现

【诊断要点】

　　婴幼儿 DLD 的诊断要点是临床、影像、基因、病理特点。虽然 HRCT 是首选检查方法，但对于病因不明确，症状持续超过 2 个月，病情进行性加重的患儿应进行基因检查，如检查仍无阳性结果，再做肺活检以明确诊断。

【鉴别诊断】

本病应与外源性过敏性肺泡炎或过敏性肺炎、哮喘等鉴别。

【治疗】

详细地询问和复习病史、全面查体、系统检查和综合分析，明确诊断，给予针对性的规范治疗。口服泼尼松，必要时行肺移植治疗。

【延伸知识】

MR 无法检测出 DLD 肺间质的较细微病变，所以应用较少，但可评价石棉沉着病和硅肺引起的进展性纤维化，并且对胸膜斑和纵隔淋巴结肿大等肺外表现显示良好。随着肺灌注显像和肺通气成像的研究和发展，将来 MR 在 DLD 功能评价方面将会发挥越来越大的作用。

（苏晓艳）

第八节 肺发育异常

【概述】

肺是人体非常重要的呼吸器官，先天性肺发育不良是一种比较严重的肺疾病，虽然发病率不高，但情况严重者会死亡，超过一半的婴儿都因为肺功能衰竭死亡。

肺发育是从胚胎第 4 周开始，至 16 周已完全形成支气管树。胚胎第 3 周时从前肠向腹侧发育出肺芽，两侧肺芽逐渐发育，形成支气管，最后形成肺泡。若在这段时期胚胎发育中发生障碍，可出现先天性肺发育异常（anomalies of the lung）、肺发育不良或肺发育不全。肺发育异常可发生于单侧或双侧，以左侧多见，根据发生的时期及合并其他的畸形，决定了病变的严重程度。

肺发育异常在胚胎发育形成方面尚无定论，按着病理解剖可分为肺不发生（pulmonary agenesis）、肺未发育（pulmonary aplasia）、肺发育不全（pulmonary hypoplasia）。

肺不发生指肺实质、周围血管、支气管、肺动脉完全缺如；肺未发育是支气管已发生，但未发育。只有发育不全的主支气管或叶支气管盲端而无肺组织和肺血管；肺发育不全主支气管或叶、段各级支气管已形成，但发育不良，肺组织和肺血管也发育不良。

【病理生理】

先天性肺发育不良或发育不全是胚胎发育过程中肺芽发育产生障碍所致，可分为以下病理类型：

1. 肺发育不良 肺实质发育障碍，常见类型有肺组织未发育伴先天性膈疝、肺动脉缺如、球形肺伴支气管畸形。

2. 肺叶缺如 一叶或多叶缺如，常见为右中叶和右下叶缺如。纵隔向患侧移位，患侧余肺多合并其他畸形。

3. 单侧肺缺如　由于一侧肺芽发育障碍，支气管闭锁，远端没有肺组织及肺血管；表现为支气管狭窄和远端肺组织肺气肿，这是由于气体经侧支气管进入缺乏肺血管的肺组织而形成的主支气管缺如，继发肺缺如。左侧明显多于右侧，由于残肺换气不能代偿，患儿多在婴儿期死亡，少数能存活且无明显临床症状。

4. 双肺缺如　胚胎期肺芽不发育，发病罕见，胎儿多合并心脏等脏器畸形，大多在宫腔内死亡流产，少数出生后可有呼吸挣扎，不能维持生命。

【临床表现】

根据肺发育不良和发育不全的程度及合并其他畸形的情况，临床症状出现的时间及严重程度有所不同。双侧性肺发育不良是死胎或生后短时间内死亡的重要原因之一。单侧性或部分性肺发育异常的新生儿可无呼吸困难症状，部分可出现呼吸窘迫、呼吸暂停，需要机械通气治疗。单侧性部分肺发育不全的婴儿经保守治疗可度过危险期，年长儿可表现为活动后呼吸困难、皮肤青紫，或有反复呼吸道感染病史。当患儿反复出现的呼吸道感染，应警惕肺发育不全。单侧肺发育不全患者常有轻微呼吸困难、体力及耐力较差，部分患者可因来自体循环的侧支循环而咯血，合并呼吸道感染时有呼吸困难加重、发绀、呼吸音粗，生长发育迟缓伴心脏、骨骼或其他脏器畸形。胸廓常无畸形，双侧对称或近乎对称，患侧呼吸运动弱，呼吸音减弱或消失，叩诊可以是实音或是过轻音。肺叶缺如患者临床症状较少，病情隐匿，查体仅有患侧呼吸音减低。如伴有肺部感染，患侧可出现呼吸音粗糙合并啰音。

【影像学表现】

1. X 线表现　一侧肺未发生、肺未发育在胸片上见患侧胸腔密度均匀致密，其内缺乏充气的肺组织及支气管影和血管纹理的痕迹，心脏和纵隔结构均移向患侧，患侧的横膈面显示不清，对侧正常肺呈不同程度的代偿性肺气肿以致横膈下降，膈面变平，肺纹理稀少，过度膨胀的肺可形成纵隔疝。如果同时见到脊椎有半椎体畸形则很有助于诊断。若为肺发育不全，平片显示患侧全部或部分密度增高，纵隔移向患侧，若为肺叶发育不良，肺叶体积缩小，密度增高。

2. CT 表现　CT 平扫可清楚显示患侧肺体积减小，呈实变高密度影，对侧肺野呈代偿性气肿，肺纹理细小，纵隔向健侧移位，严重者可形成纵隔疝。随着螺旋 CT 增强及三维重建技术的不断发展，有望提高对本病诊断的准确性。

肺未发生增强 CT 可见患侧支气管、肺动脉，肺实质完全缺如，健侧明显代偿性气肿，肺血管明显增粗，肺纹理细小。肺发育不全增强 CT 见支气管发育不良细小，或部分缺如，肺动脉发育细小，肺组织发育不良。

3. MRI 表现　肺未发生表现为患侧组织萎缩，T_1WI 呈中等信号，T_2WI 呈比较均匀高信号，其内无支气管及肺血管的管道结构影。肺未发育表现为患侧肺呈实变影，信号不均匀，肺门区可见狭窄、变细支气管和肺动脉影。肺发育不良时，病变区信号不均匀，其内可见多发小囊状结构，T_1WI 呈低信号，T_2WI 呈高信号，冠状位可显示纵隔向患侧移位，患侧膈肌升高。

【典型病例】

病例 1　患儿，男，1 岁，呼吸促 1 年。查体见右侧胸廓较小，X 线表现见图 6-8-1。

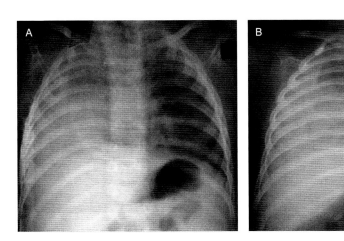

A. 右肺致密，肺尖区少量气体影，右侧胸廓萎陷；B. 支气管造影，右肺支气管未显影。

图 6-8-1　肺未发生 X 线表现

病例 2　患儿，男，2 岁，咳嗽 3 天。查体发现左侧无呼吸音，CT 表现见图 6-8-2。

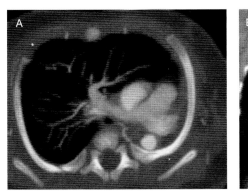
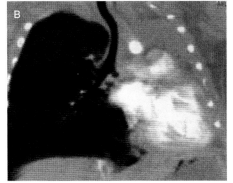
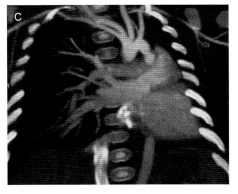

A. 轴位增强扫描，可见左肺无肺组织，心影纵隔左移，右肺透亮度增高，其内缘进入左侧胸腔；B. 冠状位增强扫描，可见心影纵隔左移，填充左侧胸腔；C. 冠状位 CTA，左肺未见血管影。

图 6-8-2　肺未发育 CT 表现

病例 3　患儿，男，4 岁，发热咳嗽 3 天。查体右肺呼吸音低，CT 表现见图 6-8-3。

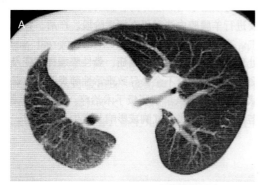
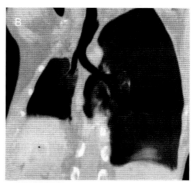
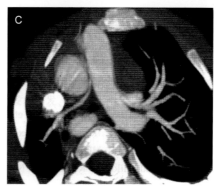

A.轴位可见右肺容积小，血管影纤细，心影纵隔右移；B.冠状位可见右肺容积小，右肺支气管较对侧细；C.冠状位 CTA 可见右肺动脉显著变细。

图 6-8-3　肺发育不全 CT 表现

【诊断要点】

患儿不明原因反复出现的呼吸道感染就应考虑是否存在先天性肺发育不全，诊断须非常慎重，首选 X 线检查，不能确诊可行肺 CT 平扫＋增强＋三维重建、支气管造影或肺动脉灌注扫描，一般均能明确病因。

【鉴别诊断】

1.支气管扩张　在 X 线胸片上显示肺组织充气透明度增加，肺纹理稀少，与肺叶发育不全易混淆，支气管造影检查可明确诊断。

2.普通支气管炎症　与肺发育不全合并肺部感染 X 线检查不易鉴别，可行肺动脉造影检查。

3.新生儿呼吸窘迫综合征　胸片见一侧胸腔显示不透明而纵隔及心脏移向患侧者，提示肺发育异常，需进一步作支气管镜及支气管造影。支气管镜下可见气管狭窄，主支气管缺如；支气管造影可见患侧支气管无充盈，呈囊性盲端。

4.一侧肺不张　若两肺外缘有充气肺泡时可排除一侧肺缺如。一侧肺不张患侧可见肋间隙变窄、膈肌升高，有时很难区别。

【治疗】

无明显临床症状的肺发育不全可不治疗，有反复咯血或肺部感染，甚至发育迟缓且合并残余肺，有支气管或血管畸形者，须行肺叶或全肺切除，但全肺切除要非常慎重，必须确定健侧肺功能完全正常，否则会致残，甚至死亡。手术时要特别注意解剖变异，切勿损伤周围脏器。如合并心脏或大血管发育异常，术前充分评估，必要时手术中同时进行矫正。

【延伸知识】

胎儿肺发育是否良好是新生儿能否存活的决定性因素，肺发育不良常引起严重的呼吸衰竭。因此，早期预测和诊断胎儿肺发育不良并评价其严重程度对于产前干预和新生儿期治疗极其重要，但目前尚无产前准确评价胎儿肺发育不良的有效方法。随着胎儿 MR 不断发展，利用 MR 发现胎儿肺发育情况，是影像学一项突破。

MRI 具有较好的软组织对比度、较高的组织分辨率及较大视野，且不受母体体型、羊水量、胎儿位置及胎儿骨骼等的影响，能较好显示胎儿胸部结构细节，具有超声无法比拟的优势，能提供超声以外的额外信息，尤其是羊水过少时。胎儿 MR 诊断胎儿肺发育不良是趋势。

（苏晓艳）

第九节　膈疝

【概述】

先天性膈疝（congenital diaphragmatic hernia，CDH）是指因一侧或两侧膈肌发育缺陷，腹部脏器进入胸腔，从而导致一系列症状的小儿外科危重病症之一。目前 CDH 患儿的死亡率为 30% ~ 60%。其病死率高的主要原因在于患儿常合并不同程度肺发育不良。

随着胎儿外科的发展和膈疝治疗方式的改进，提前预测膈疝胎儿出生后是否存活非常重要，肺发育不良的程度和肝脏是否疝入胸腔是影响预后的主要因素。虽然目前产前超声是主要的影像学诊断方法，但其易将右侧膈疝误诊为胸腔占位性病变，所以 MR 超快速序列的出现，逐渐应用于胎儿各系统异常的评价、检查，胎儿 MR 在先天性膈疝诊断中占据着重要地位。

先天性膈疝可分：胸腹裂孔疝、胸骨旁疝、食管裂孔疝。

【病理生理】

胚胎发育第 8 周，心脏横膈部分形成，并与前肠系膜背侧相遇，发展成膈肌的中心腱部分。胚胎第 9 周，胸腹膜后侧体壁与外侧体壁的肌纤维相融合，完成膈肌的发育。如果原始横膈与胸腹隔膜不能相互融合，则在膈肌上形成缺损，原肠即可从脐带的背侧经此缺损进入胸腔，形成膈疝。因为右膈形成的时间早于左膈，所以左侧膈疝的发生率高于右侧。如膈疝发生于左侧，胃、小肠、结肠、脾等器官可疝入胸腔。如膈疝发生于右侧，则部分或全部肝脏可疝入胸腔。疝入胸腔的脏器压迫胎儿肺，影响肺的发育，严重者纵隔向对侧移位，压迫对侧肺，使其发育不全。

【临床表现】

先天性膈疝新生儿期、婴幼儿期及儿童期的临床表现有很大差异，尤其是新生儿期，其病情进展迅速，危险性大，病死率高。

1. 新生儿期　先天性胸腹裂孔疝新生儿期的临床表现主要涉及呼吸、循环和消化系统，并且以呼吸和循环障碍为主，胃肠道症状次之。

2. 婴幼儿和儿童期　主要表现为呼吸道症状。由于多数婴幼儿和年长儿胸腹裂孔疝的疝环（膈肌缺损）小，腹腔脏器疝入胸腔的体积和数量较少，肺发育受影响的程度小，其出现临床症状的时间较晚，程度也较轻。多数患儿因患侧肺受压而反复发生呼吸道感染就诊，胸部 X 线检查时发现。可有咳嗽、气喘或发热等表现，偶有呼吸困难。呼吸困难在患儿哭闹或剧烈活动时出现，安静后好转，卧位加重，站立位好转。

查体可发现患侧呼吸音减弱，如疝入左侧则表现为左侧胸腔鼓音，听诊时可听到肠鸣音，心音于右侧较清晰。

【影像学表现】

1. 胸腹裂孔疝

（1）X 线表现：可见一侧横膈轮廓中断、不清或消失；胸腔内含有液气影或积气肠管蜂窝状影像，且该影像胸腹相连；患侧肺萎陷，纵隔向健侧移位。

（2）CT 表现：多为横膈局部缺损伴向膈上突起之球状或囊状病灶，边缘清晰光滑，或为一侧横膈大部或全部消失，胸内可见多个透亮低密度肠襻影，常伴液平；心脏、纵隔偏向健侧。

（3）MRI 表现：冠状面可清晰的见到疝环的边缘及疝入胸腔内肠管影像；横断面疝环呈三角形，内有断面的肠管蜂窝状影像。呈 T_1WI 高信号和 T_2WI 高信号。

2. 食管裂孔疝

（1）X 线表现：①巨大型疝，钡餐透视见部分胃或全胃经食管裂孔疝至膈上；②中型疝，贲门及≥1/3 胃经食管裂孔疝入膈上；③小型疝，贲门及＜ 1/3 胃经食管裂孔疝入膈上；④柱状疝与滑动疝，诊断较为困难，若不细心观察，易造成漏诊。

（2）CT 表现：胃由食管裂孔疝入胸腔内。

（3）MRI 表现：在自旋回波（spin echo，SE）序列三维图像上，可清楚显示突向膈上的含气、液的囊状软组织肿物、呈球状或蘑菇状，为疝出的胃囊。MRI 信号呈非均匀的混杂信号。

3. 胸骨旁疝

（1）X 线表现：可见心膈区顶部有圆形或椭圆形影，侧位像心前区胸骨后有充气或液平面影。钡餐透视或钡剂灌肠检查，可以明确诊断，还能辨明疝入胸腔的脏器。

（2）CT 表现：为胸骨后外侧膈上局限性隆凸影，边缘光整，内含均匀低密度脂肪组织，也可为密度不均，甚至有气体及气 – 液平面，或高密度肝脏疝入。

（3）MRI 表现：在冠状位、矢状位三维显示疝内含物与膈下相通，呈混杂信号。

胎儿 MR 越来越广泛应用。MRI 视野大，能不受胎儿肋骨影响，软组织分辨率高，矢状位及冠状位显示膈肌缺损位置，同一切面能较清晰显示胎儿胸腹腔，识别疝内容物。由于疝内容物不同，产前诊断难易度不同，肝右叶是右侧膈疝最常见的疝入器官。如疝入胸腔的脏器仅为肠管或肝脏时，因肠襻及肝脏和周围肺组织回声相差较小，产前超声诊断有一定难度，易漏诊，但 MRI 却能准确判断膈疝情况。

【典型病例】

病例 1　患儿，男，1 天，其母孕期检查提示左侧膈疝，生后出现呼吸窘迫。CT 表现见图 6-9-1。

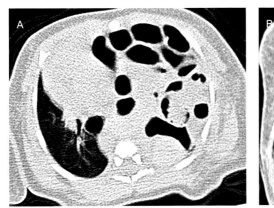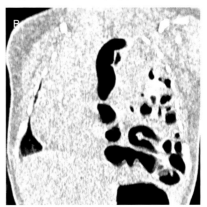
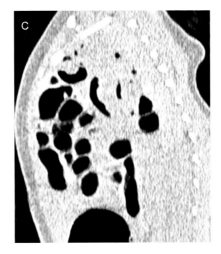

左侧胸腔未见正常含气肺组织，可见蜂房样结构填充，与腹部相连。A. 轴位；B. 冠状位；C. 矢状位。

图 6-9-1　胸腹裂孔疝 CT 表现

病例 2　患儿，男，6 个月，间断呕吐 5 月。CT 表现见图 6-9-2。

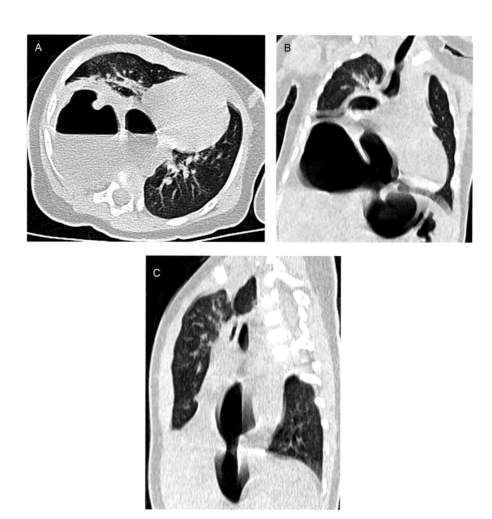

A.轴位可见右下肺巨大囊性病灶，壁较厚，内见气液平面；B.冠状位可见病变与胃相通；C.矢状位可见食管裂孔上下呈葫芦状充气区。

图 6-9-2　食管裂孔疝 CT 表现

病例 3　患儿，男，2 个月，下胸部膨隆 2 个月。CT 表现见图 6-9-3。

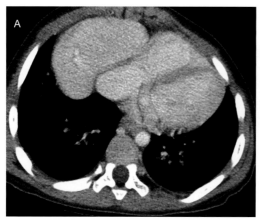
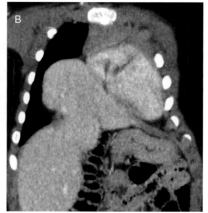

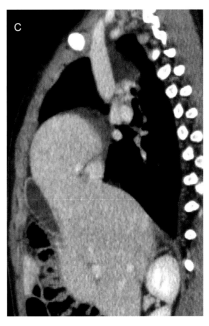

A.增强扫描轴位，可见右心缘旁软组织密度影，边界清晰，密度均匀；B.冠状位，证实为肝实质疝入胸腔；C.矢状位，可见部分肝脏经前方疝入胸腔。

图 6-9-3　胸骨旁疝 CT 表现

【鉴别诊断】

先天性膈疝的临床表现缺乏特异性，易与支气管肺炎、哮喘、液气胸及发绀型心脏病、肺囊肿混淆。

【治疗】

先天性膈疝主要治疗原则是遵循手术时机来定。

1.紧急手术　疝内容物嵌顿绞窄的患儿因哭闹、呕吐等因素使腹压增高，突然出现症状，须紧急手术，以防绞窄肠管坏死。

2.初步治疗后尽早手术　出生后，患儿出现危重症状多因肺炎、腹腔压力骤然增高（剧烈咳嗽、呕吐等）使疝内容物突然增加而致心肺受压加重等。压迫不解除，病情往往难以很快控制，因此经初步治疗后尽早手术解除压迫可获得较好的效果。

3.延期手术　高危膈疝患儿多伴较严重的肺发育不良及持续性肺动脉高压，紧急手术不能改善其心肺功能，反而导致病情恶化，术前采取改善患儿通气、纠正酸中毒、心功能支持、降低肺动脉压力等措施，待基本情况有所好转，肺功能获得最大限度改善时再行手术，可提高生存率。

手术时机的选择很重要，有研究认为延迟手术可改善膈疝患儿的预后，同时有证据显示非适时的手术修补对预后存在负面影响，目前主张膈肌修补术在肺高压和持续的胎儿循环消退后进行，有条件者可以考虑使用体外膜氧合器（extracorporeal membrane oxygenator，ECMO）或胎儿外科手术。

【延伸知识】

胎儿 MR 的广泛应用可提高胎儿膈疝的诊断准确性，大大提高患儿的诊治率和存活率。

（苏晓艳）

参考文献

[1] 王盈灿，黄琦，朱建幸，等 . 新生儿上气道异常 55 例临床分析 [J]. 中华新生儿科杂志，2018，33（1）：49–52.

[2] 韩继媛 . 上气道梗阻 [C]. 北京：首都急诊医学高峰论坛，2011.

[3] THOMPSON B T, CHAMBERS R C, LIU K D. Acute respiratory distress syndrome[J]. N Engl J Med，2017，377（6）：562–572.

[4] PESENTI A，MUSCH G，LICHTENSTEIN D，et al，Imaging in acute respiratory distress syndrome[J]. Intensive Care Med，2016，42（5）：686–698.

[5] KHEMANI R G，SMITH L，LOPEZ-FERNANDEZ Y M，et al. Paediatric acute respiratory distress syndrome incidence and epidemiology（PARDIE）：an international，observational study[J]. Lancet Respir Med，2019，7（2）：115–128.

[6] LIU J，CHEN X X，LI X W，et al. Lung ultrasonography to diagnose transient tachypnea of the newborn[J]. Chest，2016，149（5）：1269–1275.

[7] 杨宁，苗春月，新生儿湿肺的诊治进展 [J]. 中国中西医结合儿科学，2019，11（3）：210–214.

[8] 陈水文 . 肺脏超声对新生儿与儿童肺疾病诊断价值研究 [D]. 广州：南方医科大学，2017.

[9] 陈梅芳 . 胎粪吸入综合征的临床研究进展 [J]. 临床医学，2016，36（6）：126–126.

[10] 刘晓，夏焙，红奎 . 超声心动图评价新生儿持续性肺动脉高压患者右室收缩功能[J]. 中国超声医学杂志，2018，34（1）：33–36.

[11] 肖燕燕，韩玲 . 新生儿持续肺动脉高压诊治 [J]. 中国实用儿科杂志，2015，30（6）：421–424.

[12] 潘雅芳 . 新生儿持续肺动脉高压治疗进展综述 [J]. 临床合理用药杂志，2017，10（6）：7：1–175.

[13] HENEGHAN M A，SOSULSKI R，ALARCON M B. Early pulmonary interstitial emphysema in the newborn：a grave prognostic sign[J]. Clin Pediatr（Phila），1987，26（7）：361–365.

[14] GREENOUGH A，DIXON A K，ROBERTON N R. Pulmonary interstitial emphysema[J]. Arch Dis Child，1984，59（11）：1046–1051.

[15] 潘恩源，陈丽英 . 儿科影像诊断学 [M]. 北京：人民卫生出版社，2007：356.

[16] 农光民 . 婴幼儿肺间质疾病分类诊断及治疗：婴幼儿弥漫性肺实质疾病 / 肺间质疾病概述 [J]. 中国实用儿科杂志，2014，29（12）：881–883.

[17] 郭启勇，王振常 . 九年教育放射影像学 [M]. 北京：人民卫生出版社，2015：201–205.

[18] 孙国强 . 实用儿科放射诊断学 [M]. 北京：人民军医出版社，2011：289–290.

[19] 宋莉 . 医学影像弥漫性肺疾病的 CT 诊断特征探讨 [J]. 世界最新医学信息文摘，2017，47（17）：103.

[20] 韦劲松，王缉胜 . 多层螺旋 CT 多平面重建对肺部弥漫性病变的诊断价值分析 [J]. 实用心脑肺血管病杂志，2014，22（9）：89–90.

[21]　刘秀云，周春菊，彭芸，等.小儿间质性肺疾病临床、放射及病理分析[J].临床儿科杂志，2012，30（2）：109-110.

[22]　张廷熹，吕婕，朱杰明.儿童胸部疾病影像诊断[M].北京：科学技术文献出版社，2009：79-84.

[23]　朱杰明.儿童CT诊断学[M].苏州：上海科技出版社，2013：256-258.

[24]　孙国强.实用儿童放射诊断学[M].北京：人民军医出版社，2011：315-317.

[25]　潘恩源，陈丽英.儿科影像诊断学[M].北京：人民卫生出版社，2007：330-331.

[26]　张廷熹，吕婕，朱杰明.儿童胸部疾病影像诊断[M].北京：科学技术文献出版社，2009：221-229.

[27]　朱杰明.儿童CT诊断学[M].上海：上海科技出版社出版，2013：286-287.

[28]　董素贞，朱铭，钟玉敏，等.胎儿先天性右侧膈疝的产前超声及磁共振图像分析[J].中华医学超声杂志（电子版），2015，12（5）：364-368.

第七章　婴幼儿及儿童期喘息

第一节　异物吸入

【概述】

气道异物（airway foreign bodies）是儿童时期最常见的急症，多见于 5 岁以下儿童，其中以 1～3 岁婴幼儿最多见，治疗不及时可发生窒息而危及患儿生命，是儿童死亡的一个重要原因。意外伤害调查显示，意外窒息死亡占儿童各类死亡原因的第一位，其中因气管异物窒息死亡的又占相当大的比重。所以，一旦发生异物吸入，进行及时诊断和治疗显得尤为重要。

支气管异物确诊的关键在于有无异物吸入病史，但在儿童中，异物吸入史往往并不明确，尤其是婴幼儿，主要原因如下：不能准确表述异物吸入史；发生时未被家属或他人目睹；又或者较大患儿因怕家长责骂而隐瞒病史等；如果医师因缺乏专业警惕性而忽视主动询问病史，或根本未考虑本病，极易导致漏诊或者误诊。

常见异物包括：植物性——坚果、花生、瓜子、核桃等；食物——水果类（果核、皮等）、玉米粒等多类食物；矿物性——钱币、游戏币、磁力珠、螺丝钉、笔帽；化学性——塑料皮、塑料管、小塑料玩具、用品等；动物性——鱼刺、鱼骨头等。在临床病例中主要以植物性异物多见。

【病理解剖】

左、右主支气管的解剖特点：左侧支气管细而长，脊下角大，斜行，通常有 7～8 个软骨环；右侧支气管短而粗，脊下角小，走行较直，通常有 3～4 个软骨环。经气管坠入的异物通常多进入右侧，但也有学者认为两侧发病概率相近，甚至左侧多于右侧。另外，异物坠入的位置与异物轻重、异物吸入时患者的体位及解剖因素等密切相关，如管腔粗，异物嵌顿不牢，易被咳入大气管；左侧管腔较斜，异物重力与气流形成较大夹角，且管腔较细，异物嵌顿较牢固；较大异物更多位于右侧，而较小异物位于左侧居多。异物滞留部位还与其他原因有关，如患儿体位、不同体位下肺功能变化、异物形状、体积、大小与某一支气管匹配程度有关。

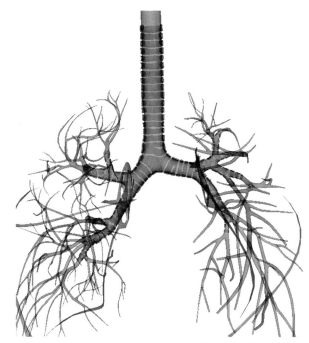

左侧支气管细长，脊下角大，斜行，通常有7～8个软骨环；右侧支气管短而粗，脊下角小，走行较直，通常有3～4个软骨环。

图7-1-1　支气管结构

【病理特点】

1.当气道吸入植物类异物后，可刺激局部黏膜，引起充血、水肿、渗出、肉芽组织及纤维组织增生造成气道阻塞和损伤，12～48 h后可发生炎性改变。

2.金属类或动物类异物，对黏膜刺激较小。

3.当异物停留于支气管内时，按其堵塞程度，可分为：不完全性阻塞和完全性阻塞。

（1）不完全性阻塞：发生于异物较小、局部黏膜肿胀较轻时。此时，支气管腔虽然变窄，但由于吸气时支气管的管腔扩张，空气仍可吸入；而呼气时，因管腔缩小，空气排出受阻，远端肺叶出现阻塞性肺气肿。

（2）完全性阻塞：如异物较大或局部黏膜肿胀明显，使支气管完全阻塞，空气吸入、呼出均受阻，远端肺叶内空气逐渐吸收，最终可导致阻塞性肺不张。如病程持续较长，远端肺叶因引流不畅，有时可并发支气管肺炎或肺脓肿等。

【临床表现】

1.急性期　刚刚吸入异物时，典型的临床表现为剧烈呛咳，有的出现短暂憋气和面色青紫。如异物嵌顿于声门，则可出现声嘶及呼吸困难，严重者发生窒息，不难诊断。

2.如异物未及时取出，异物局部刺激可导致继发性炎症，加重气管、支气管堵塞，可出现咳嗽、肺不张和肺气肿等，患者此时可出现体温升高。

3.如异物长期未取出，患者病情会持续高热、咳嗽、脓痰、胸痛、咯血、呼吸困难等，并出现肺炎、肺脓肿或脓胸等。此期的持续时间和轻重程度可因异物大小、性质、患者的体质及治疗情况而异。

【影像学表现】

1. X 线表现　X 线除外拍胸部正位、侧位片，更强调胸部透视下反复动态观察，这是判断患儿是否有气道阻塞的间接可靠影像方法。

气道异物可分为不透 X 线异物和透 X 线异物两种。

（1）不透 X 线异物：钱币、游戏币、磁力珠、首饰、铁片、螺丝等可清楚显示其位置、大小、形态、伴或不伴支气管通气异常。若为扁平形气管、支气管异物（如钱币）在正、侧位片中分别呈矢状面与冠状面异物阴影。

（2）透 X 异物：气管阻塞表现为两肺气肿，以呼气相较明显，因吸气时异物随气流下移，空气仍可经气管分叉进入肺部，呼气时则因异物上移和喉、气管痉挛，使呼气受阻，肺容积不能回缩，肺野透光度明显增强，横膈降低。

（3）不典型 X 线表现：在胸部 X 线检查时，往往会出现胸部正常的假阴性表现，这多见于气管内小膜片状异物和气管内管形异物，不引起明显气道阻塞。假阳性见于支气管异物咳出后，黏膜肿胀和正常哭闹小儿出现心脏反常大小征象、气漏表现，少数以纵隔气肿和（或）气胸为首发，X 线征为阻塞性肺炎和支气管扩张，一般病程较长，异物史常被淡忘，诊断较困难，这要引起注意。

2. CT 表现　胸部 CT 扫描为常规 X 线检查的补充，尤其是临床高度怀疑异物吸入者，传统方法诊断不明确时，或病史不明确但症状持续存在，或有明确异物史但常规胸片阴性时，需要进一步做 CT 扫描 + 气道三维重建，尤其是多平面重建和仿真内镜能更直接显示异物本身及相应的气道壁、近、远端气道情况，CT 不仅能发现气管、支气管管腔内小异物影，而且对肺密度差也较敏感。有支气管异物时，异物侧肺野透光度明显增强。

【典型病例】

患儿，男，4 岁，吃坚果时突发呛咳。查体左肺呼吸音低，影像学表现见图 7-1-2。

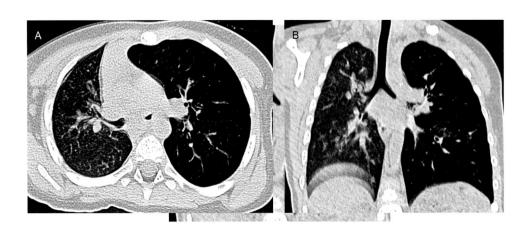

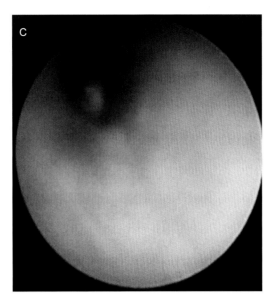

A. CT 轴位，见左肺透亮度增高，肺血管相对稀疏，心影纵隔轻度右偏，左主支气管较对侧变小；B. CT 冠状位，左主支气管可见异物影，管腔堵塞；C. 支气管镜检查可见管腔内异物。

图 7-1-2　异物吸入表现（C 见彩插 2）

【诊断要点】

1. 患儿多有异物吸入史及典型异物吸入症状。

2. 临床表现包括发热、咳嗽、咳痰等急性支气管或肺炎症状。

3. 呼吸运动度差，患侧呼吸音弱，可有肺不张、肺气肿、气胸或纵隔气肿。

4. X 线检查可能有纵隔摆动、肺不张、肺气肿；如有不透 X 线异物即可确诊。

5. 支气管镜检查可确诊。

【鉴别诊断】

支气管异物的各种 X 线征象，需与支气管分泌物堵塞、难治性哮喘、毛细支气管炎、喘息性支气管、肺发育不良、血管环、支气管内肿瘤、炎肉芽肿等相鉴别。纤维支气管镜检查不仅能明确病因，并可治疗。是否为支气管异物需密切结合临床病史。

【治疗】

1. 直接喉镜或支气管镜取出异物。

2. 用支气管镜钳取困难者需开胸取出。

3. 抗感染、支持治疗。

4. 有并发症者应迅速进行相应治疗。

【延伸知识】

1. 纵隔摆动　吸气时纵隔和心脏摆向患侧，呼气时摆向健侧，这是 X 线检查诊断支气管有无阻塞的金标准。但有纵隔异常摆动只能说明一侧肺阻塞气肿或一侧肺不张，并不能说是支气管异物阻塞。

2. 支气管镜取异物时，一定要注意检查健侧支气管，防止异物遗漏。

3. 胸部 MRI 也可清楚辨别气道是否阻塞情况，且 MRI 无辐射。故在有气道支气管异物时，可以考虑做家长愿意接受的无辐射检查。

（苏晓艳）

第二节　支气管肺发育不良

【概述】

支气管肺发育不良（bronchopulmonary dysplasia，BPD）是由发育不成熟肺的损伤与修复不平衡引起的慢性肺部疾病，多见于早产儿。一方面，在过去几十年里，由于表面活性物质和温和通气的使用使得肺损伤得以减少；但另一方面，极度早产婴儿的存活率有所提高。因此，BPD 的发病率并未改变，仍是最常见的早产儿晚期并发症。据估计，北美部分国家每年大约有一万名婴儿被诊断为 BPD。在小于 28 周胎龄的婴儿中，BPD 总发病率估计为 48% ～ 68%，且与胎龄成反比。

【病理生理】

缺乏表面活性物质的早产儿（妊娠＜ 34 周）在出现呼吸窘迫综合征（respiratory distress syndrome，RDS）后可继发"旧"BPD。这类患儿需要通气支持和高浓度给氧，治疗以局限性肺不张及其他区域的过度通气、严重的上皮损伤、气道平滑肌增生、纤维化和肺血管高压改变为标志的不均匀性肺损伤。在过去 25 年里，产前类固醇和气管内表面活性物质显著降低了该患儿人群中 RDS 和 BPD 的发病率和死亡率，使 BPD 的人口统计学特征转向早产儿（妊娠＜ 29 周）。这些极低胎龄婴儿的"新"BPD 病理特征是肺泡 - 毛细血管发育受阻，肺泡增大、简化，间质纤维化增加，肺血管异常伴分支减少，毛细血管前动静脉吻合减少。重要的是，早产、BPD 和早期呼吸道感染可能导致发育不良伴肺泡增大，气道发育因此受阻。这些改变导致成年期的气流阻塞，是慢性阻塞性肺疾病的早期病因之一。

【临床表现】

早产儿 RDS 迁延不愈或好转后出现呼吸窘迫、缺氧等，肋间隙轻度凹陷，肺部可闻及湿啰音及哮鸣音，可有呼吸暂停。病程迁延数周或数月者可出现呼吸衰竭和肝大、水肿、颈静脉怒张等右心衰竭表现。动脉血气分析可见低氧血症和（或）高碳酸血症。患儿发育迟缓，常反复出现呼吸道感染。

【影像学表现】

1. X线　典型的BPD根据胸片特征分为Ⅰ～Ⅳ期。Ⅰ期（1～3天）：两肺呈磨玻璃样改变，与RDS胸片表现相似；Ⅱ期（4～10天）：双肺完全混浊；Ⅲ期（11～30天）：双侧肺野密度不均匀，可见条状或斑片状高密度影；Ⅳ期（30天以上），双肺混浊加重，伴肺过度充气、肺不张、散在线状或斑片状高密度影。

2. CT　BPD是一种涉及肺实质和气道的慢性疾病。与BPD严重程度相关的最常见CT表现是吸气相或呼气相的异常改变。这些改变包括肺实质密度减低、马赛克灌注、肺气肿。目前，4～5岁及更小的儿童不使用麻醉剂，很难进行呼气和呼气扫描。第二常见的表现是肺密度增高影，表现为延伸至胸膜的肺不张（线样）并形成胸膜沟（三角形或胸膜下）。这些异常可能反映肺泡间隔纤维化。该征象不随时间的延长而变化，是BPD的标志性改变。第三种最常见的表现为支气管壁增厚，反映了支气管、细支气管周围的纤维化或炎症。其他罕见的表现还有支气管扩张和黏液堵塞，常见于肺囊性纤维化患者，但在BPD患者中报道较少。早产患者肺部存在持续的异常与出生时的胎龄及进行胸部CT检查时的年龄无关。

【典型病例】

病例1　患儿，男，2个月，28周早产，生后出现呼吸困难。X线表现见图7-2-1。

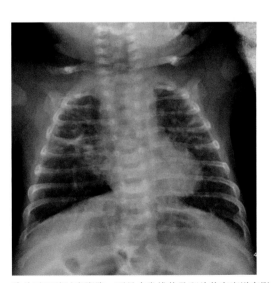

胸片示双肺过度膨胀，可见多发线状及斑片状密度增高影。

图7-2-1　BPD的X线表现

病例2　患儿，女，3个月，30周早产，生后出现呼吸急促。CT表现见图7-2-2。

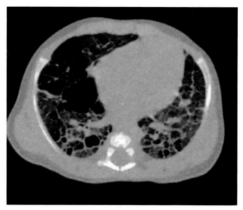

双肺多发纤维条索影，小叶间隔增厚，多发不规则透亮区。

图 7-2-2　BPD 的 CT 表现

【诊断要点】

1. 早产儿，长期使用机械通气和高浓度给氧。
2. X 线早期表现与 RDS 相似，随着病情进展逐步出现肺透亮度降低、肺不张、肺气肿和纤维化。

【鉴别诊断】

本病应与 Wilson Mikity 综合征鉴别。后者多见于早产儿，但无吸氧史、无肺高压征象，预后良好。

【治疗】

产前糖皮质激素治疗和表面活性剂改善了早产儿呼吸窘迫综合征的预后，改变了 BPD 的病程，使其在更成熟的婴儿中少见。BPD 的药物治疗包括甲基黄嘌呤，皮质类固醇和维生素 A 的补充。支持疗法包括增加无创通气和谨慎给氧，旨在减少对发育中的肺造成伤害。吸入型一氧化氮（NO）作为一种可能的治疗 BPD 的方法，近来受到了广泛的关注，但多项试验并不支持将其用于预防或治疗 BPD。基于干细胞的疗法是一种新的研究策略，有望用于预防或治疗 BPD。

【延伸知识】

未来，BPD 仍是早产儿面临的一个重要问题。随着围生期医学的不断进步，在生存能力极限的婴儿存活率将继续提高，这可能会使目前 BPD 发病率增加或不变的趋势持续下去。BPD 的多因素和演进特性使得寻找一种单一治疗方法显著降低其发病率的可能性不大。在这个特别脆弱的早产儿群体中引入新疗法的同时，不仅要评估短期结果，还要评估长期的呼吸和神经发育结果。患儿应随访至学龄后，以便进行更全面评估。

（王　强）

第三节 肺炎

【概述】

肺炎（pneumonia）是指肺实质的炎症，是全世界儿童致病和死亡的重要原因。据估计，全世界5岁以下儿童中约有300万人死于肺炎，占全部死亡的29%。发展中国家的肺炎发病率是发达国家的10倍以上，与儿童相关的肺炎死亡人数也高达发达国家的2000倍。

根据肺炎的病理形态、病原体和病程等，可进行如下分类：

1.病理分类 可分为大叶肺炎、支气管肺炎、间质性肺炎、毛细支气管炎及吸入性肺炎等。其中以支气管肺炎最常见。

2.病原体分类 可分为细菌性肺炎、病毒性肺炎、非典型病原（肺炎支原体、衣原体）、真菌性肺炎和非感染因素引起的肺炎等。

3.病程分类 发病1个月内者称为急性肺炎，病程达1～3个月者称为迁延性肺炎，病程超过3个月者称为慢性肺炎。

【病理生理】

下呼吸道通常通过生理防御机制保持无菌，包括黏液纤毛清除、正常分泌物如分泌性免疫球蛋白A（IgA），以及通过咳嗽清除气道。肺的免疫防御机制限制病原体的入侵，包括肺泡和细支气管中的巨噬细胞、分泌型IgA和其他免疫球蛋白。导致肺部感染的其他因素包括外伤、麻醉和误吸。

病毒性肺炎常沿气道传播，伴有呼吸道上皮的直接损伤，导致气道阻塞。婴幼儿呼吸道管径小，特别容易发生严重感染。肺不张、间质水肿和气－血比例失调导致的显著低氧血症常伴有气道阻塞。呼吸道病毒感染也可能通过干扰正常的宿主防御机制、分泌改变和菌群调整而导致继发性细菌感染。

细菌性肺炎最常发生于呼吸道微生物在气管上定植并随后进入肺部，也可能是菌血症后肺组织直接播散的结果。肺实质细菌感染的病理过程因入侵的机体而异。肺炎支原体附着于呼吸道上皮，抑制纤毛作用，导致黏膜下层细胞破坏和炎症反应。随着感染进展，脱落的细胞碎片、炎性细胞和黏液会导致气道阻塞，并沿支气管树传播感染，与病毒性肺炎相似。

肺炎链球菌引起局部水肿、增殖并扩散到邻近肺组织，常导致特征性的局灶性肺大叶受累。

A组链球菌感染下呼吸道，引起弥漫的间质性肺炎。病理为气管支气管黏膜坏死；大量渗出物、水肿和局部出血的形成，并延伸至肺泡间隔；可累及淋巴管和胸膜。

金黄色葡萄球菌肺炎常表现为单侧的支气管肺炎，可见大面积的出血性坏死和肺实质不规则囊变，导致肺囊肿、脓胸，有时出现支气管肺瘘。

【临床表现】

病毒性和细菌性肺炎通常在发病前数天出现鼻炎、咳嗽等上呼吸道感染的症状。病毒性肺炎通常伴有发热，体温多低于细菌性肺炎。气促是肺炎最常见的临床表现，严重感染的婴儿可伴有发绀和呼吸疲劳。肺部听诊可闻及湿啰音和喘鸣音。

年长儿的细菌性肺炎常突发寒战，随后出现高热、咳嗽和胸痛。其他症状包括嗜睡伴间歇性躁动、呼吸急促、焦虑，偶可谵妄，还可见口周发绀。

体征与肺炎的病程相关。在病程早期，受累的肺区可出现呼吸音减弱及弥漫的干湿性啰音。随着肺炎病情的加重，可出现胸腔积液、脓胸、脓气胸等并发症，叩诊时可出现浊音、呼吸音减弱。吞咽空气或肠梗阻可导致胃扩张而形成腹胀。下肺叶肺炎常见腹痛。肝大可由继发于肺过度充气的横膈下移或充血性心力衰竭所致。

年长儿肺炎球菌性肺炎的症状与成人相似，但婴幼儿症状的变化较大。在婴幼儿中，可能有上呼吸道感染和食欲减退的前驱症状，导致突然出现发热、坐立不安、惊吓和呼吸窘迫。对于婴幼儿，体格检查的结果可能与呼吸急促的程度不成比例。一些细菌性肺炎患儿可能伴有胃肠道紊乱，表现为呕吐、厌食、腹泻和麻痹性肠梗阻引起的腹胀。严重的细菌性肺炎症状进展迅速。

【影像学表现】

1. X线　大叶性肺炎早期可见局部肺纹理增多、肺野透亮度降低；实变期可见肺叶或肺段呈大片状密度增高影、密度均匀一致，在到达叶间裂处边界清晰、未达叶间裂处边界模糊，其内可见充气支气管征。右肺上叶大叶性肺炎，水平叶间裂无移位。右肺中叶和左肺上叶舌段的大叶性肺炎表现为心脏边缘模糊。消散期阴影缩小、变淡。

小叶性肺炎可见两肺内中带和左心影后散在斑片状密度增高影、边界模糊，病灶可互相融合成片、密度不均、边界模糊；可有局限性或弥漫性肺气肿，支气管管腔阻塞可致节段性肺不张。吸收期病变密度逐渐变淡、消失。

间质性肺炎病变范围广泛，常见于双肺内带及下肺野。支气管周围间质增厚表现为沿气道分布的条状密度增高影，肺纹理增多、紊乱。肺泡壁及小叶间隔的间质水肿和增厚呈短条状影，成网状或弥漫性磨玻璃影。肺门影常增大，边缘模糊。

2. CT　大叶性肺炎早期可见弥漫分布的条纹状及斑片状渗出影、密度不均；实变期表现为肺叶或肺段的均匀实变，其内可见充气的支气管影。消散期可见原实变区域内密度不均、充气恢复，病灶逐渐消散吸收。

小叶性肺炎常表现为两下肺近心缘斑片状实变，病灶中心密度高于外周、边缘模糊，部分病灶可融合成片，密度不均。

间质性肺炎可见小叶间隔增厚及网状结节状改变，累及肺小叶时可呈小片状磨玻璃样实变。病程迁延者可伴间质纤维化。

【典型病例】

病例1　患儿，男，4岁，高热5天，呼吸急促1天，ECMO治疗中。影像学表现见图7-3-1。

病例2　患儿，女，8岁，发热伴咳嗽8天。影像学表现见图7-3-2。

病例3　患儿，男，4岁，发热伴咳嗽5天。影像学表现见图7-3-3。

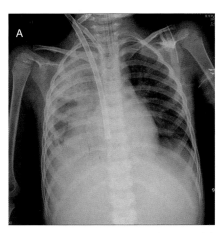
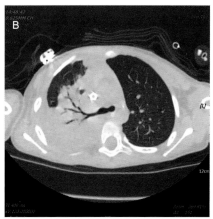

A. X 线胸片示右肺大片状致密影；B. 胸部 CT 示右肺均匀实变，其内可见充气支气管影。

图 7-3-1 大叶性肺炎影像学表现

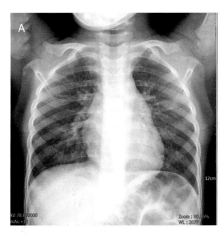
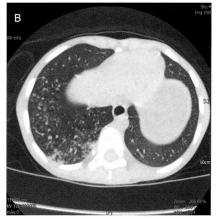

A. X 线胸片示右肺内中带斑片状模糊影，沿肺纹理分布，边界不清；B. 胸部 CT 示右肺下叶后基底段多发斑片影，中心密度高、边缘模糊。

图 7-3-2 支气管肺炎影像学表现

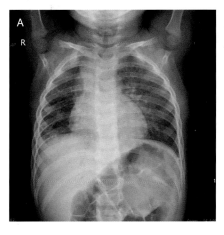
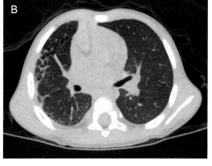

A. X 线胸片示两肺纹理增粗模糊，右肺纹理呈网状；B. 胸部 CT 示右肺小叶间隔明显增厚，小叶中心结节影增多。

图 7-3-3 间质性肺炎影像学表现

143

【诊断要点】

临床特征结合 X 线胸片或 CT 典型表现，本病一般诊断不难。

【鉴别诊断】

1. 大叶性肺炎需与肺结核鉴别，结合临床症状、影像学表现和实验室检查结果进行诊断。

2. 支气管肺炎与支原体肺炎影像上鉴别困难，后者临床症状较轻，冷凝集试验阳性。

3. 间质性肺炎需与累及肺间质的其他疾病鉴别，如肺结核、朗格汉斯细胞增生症等。

【治疗】

疑似细菌性肺炎的治疗是基于假定的病因、患儿的年龄和临床表现。对于不需要住院治疗的轻症患儿可使用阿莫西林；对于学龄儿童及感染肺炎支原体的儿童，可使用大环内酯类抗生素如阿奇霉素等；对于青少年可使用氟喹诺酮（左氧氟沙星、莫西沙星、格米沙星）。

对住院儿童疑似细菌性肺炎的经验性治疗需要基于临床表现。提示细菌性肺炎时可使用头孢噻肟或头孢曲松。如果临床提示葡萄球菌性肺炎可考虑万古霉素或克林霉素。

如果怀疑是病毒性肺炎则一般不使用抗生素治疗，特别是对那些病情轻微、有临床证据表明是病毒性感染、无呼吸窘迫的患者。已知病毒感染患者有高达 30% 可能合并细菌感染。因此，如停用抗生素治疗后病情恶化提示合并细菌感染的可能，应继续使用抗生素。

【延伸知识】

1. 肺炎的并发症通常是细菌感染在胸腔内直接播散或血行传播的结果。脑膜炎、化脓性关节炎和骨髓炎是肺炎球菌或 B 型流感嗜血杆菌感染的罕见并发症。

2. 金黄色葡萄球菌、肺炎链球菌和化脓链球菌是胸腔积液和脓胸最常见的原因。

（王　强）

参考文献

[1] 赵斯君．儿童呼吸道异物紧急救治 [M].湖南：科学技术出版社，2015：1-6.

[2] 张廷熹，吕婕，朱杰明．儿童胸部疾病影像诊断 [M].北京：科学技术文献出版社，2009：105-109.

[3] 朱杰明．儿童 CT 诊断学 [M].上海：上海科技出版社，2013：238.

[4] 孙国强．实用儿科放射诊断学 [M].北京：人民军医出版社，2011：289-290.

第八章 呛咳、呼吸困难、呼吸衰竭

第一节 溺肺

【概述】

溺肺（drowning）是指由于浸没或浸泡液体介质中导致呼吸障碍的过程引起的肺部改变。根据不同结果，可将其进一步划分为致死性、致病性和非致病性。虽然在讨论溺水时仍可使用湿溺、干溺和近溺等术语，但它们已不再被接受。全世界每年估计有 36 万人溺水死亡。这占所有伤害相关死亡的 7%，是年轻男性死亡的主要原因。据估计，北美部分国家每年有 4000 人溺水死亡。此外，据估计，每有 1 名溺水者死亡，就有 4 名非溺水死亡者就医。其中 50% 的溺水者需要住院治疗和干预。与年龄相关的受害者有 3 个高峰，包括幼儿（小于 5 岁）、青少年和老年人。

【病理生理】

当人体被浸泡在液体介质中时，重要组织器官可发生缺氧和酸中毒，这可能导致心律失常（进展为心动过速、心动过缓、无脉电活动和停搏）。吸入液体可导致表面活性物质洗脱和功能障碍、肺泡 – 毛细血管膜通透性增加、肺顺应性降低，气血比例失调。

【临床表现】

患者通常有在长时间浸水后呼吸困难的病史；皮肤因血液缺氧而呈现蓝色或苍白；可因呼吸暂停或浅呼吸导致呼吸窘迫、意识改变、咳嗽、疲乏或有其他神经系统症状。

【影像学表现】

1. X 线 病变程度与吸入肺的水量有关。双侧肺门及两肺内中带蝶翼状分布弥漫性斑片影，其内可见小结节灶。重症者双肺可呈弥漫性磨玻璃样改变。病变常为双侧对称性，部分病例可延迟到 24～48 h 出现肺水肿征象。

2. CT 早期表现为支气管壁增厚和弥漫性磨玻璃样密度增高影。随后出现小叶间隔增厚和结节状磨玻璃影，后者多分布在血管周围，呈结节状，轮廓不清。可有不同程度的肺气肿和肺不张。

【典型病例】

患儿，女，6岁，溺水后出现呼吸困难3 h。影像学表现见图8-1-1。

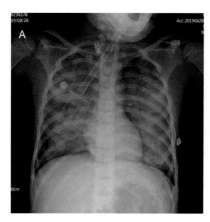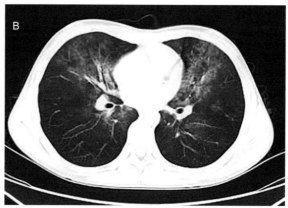

A. X线胸片示双肺弥漫性磨玻璃样改变；B. 复查胸部CT显示双肺多发斑片、斑点状磨玻璃样密度影，边界模糊欠清，双肺透亮度不均。

图8-1-1　溺肺的影像学表现

【诊断要点】

患儿有典型溺水病史，X线胸片出现肺水肿。

【鉴别诊断】

溺肺需与其他原因引起的肺水肿鉴别，结合病史不难诊断。

【治疗】

溺肺的治疗包括通过鼻导管通气、无重复呼吸面罩氧疗、无创正压通气或气管内插管给氧，维持氧饱和度在92%～96%。雾化沙丁胺醇可用于支气管痉挛。必要时使用高级心脏生命支持（advanced cardiac life support，ACLS）方案。对于难治性低血压时，可使用晶体液乃至血管升压药。目前不推荐常规使用糖皮质激素、利尿剂和经验性抗生素。在患者出现感染体征和（或）症状之前，不使用抗生素。对于明显不稳定的患者，可以考虑使用体外膜氧合（extracorporeal membrane oxygenation，ECMO）作为难治性低氧或低体温的抢救治疗。低温治疗也被认为是一种有益的辅助治疗手段。

【延伸知识】

非致死性溺水最重要的病理生理改变是组织特别是大脑缺氧。因此，复苏过程中最重要的是尽快解决和纠正缺氧，应在气道通畅的情况下开始人工呼吸。建议于开始复苏时、胸外按压前进行5次人工呼吸。不推荐使用海姆立克法。体温过低的患者应该进行 30 s 的脉搏检查，因为他们的脉搏可能很弱。对有规律节律的心脏进行 CPR 可能会引发危及生命的心律失常。在检查、操作和移动体温过低的患者时，一定要轻柔，以免引起心律失常。可使用被动和主动的再热方法提高患者的体核温度。

（王　强）

第二节　塑形性支气管炎

【概述】

塑形性支气管炎（plastic bronchitis，PB）是一种罕见的肺部疾病，其特征是气道内形成支气管树样管型充盈。多年来，PB 有许多其他名称，包括纤维性支气管炎和管型支气管炎。PB 是通过咳嗽时咳出或支气管镜于气道内取出支气管树样管型来确诊。

【病理生理】

甲型流感感染是儿童 PB 最常见的致病原因，在实验感染禽流感的鸟类中也发现了类似的管型。PB 与肺部细菌感染无关，一般不建议将抗生素作为治疗的一部分。在非感染性疾病中，先天性心脏病尤其是单心室型先天性心脏病和 Fontan 术后与 PB 有关。在先天性心脏病患者中，PB 的发生、严重程度和恶化频率存在显著差异，有时在手术数年后方首次出现。在先天性心脏病患者和原发性淋巴流动异常患者中，PB 均与肺淋巴管异常相关。

【临床表现】

本病临床表现与重症肺炎类似，常见发热、咳嗽，可迅速出现呼吸困难、低氧血症，甚至呼吸衰竭。患儿呼吸困难程度不等，主要视气道阻塞程度而定。多呈双侧或单侧支气管堵塞，累及肺段或肺叶，也可广泛性堵塞。并发胸腔积液多见，易出现中毒性脑病、中毒性肝炎、休克、心衰竭、肾衰竭等肺外并发症。

【影像学表现】

疾病早期 X 线胸片或胸部 CT 表现为单个及多个肺叶段实变及不张，随着病程进展，肺部病变迅速扩散，可合并胸腔积液、乳糜胸、气胸、皮下气肿等。

【典型病例】

患儿，男，8 岁，发热伴咳嗽 1 周。影像学表现见图 8-2-1。

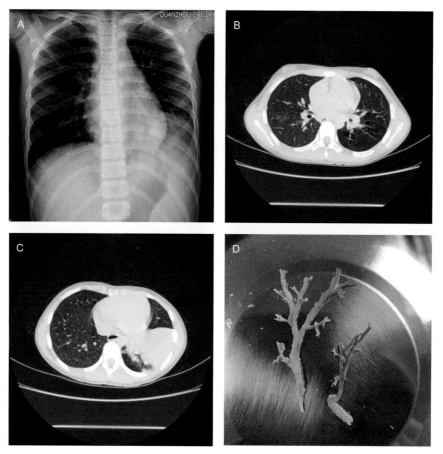

A. X 线胸片示左下肺大片状密度增高影，左肺野内中带可见点絮状模糊影；B. CT 示左肺下叶支气管明显狭窄；C. CT 示左肺下叶片状致密影，境界清楚，病变周围可见少许斑片状渗出影；D. 支气管镜取出塑形支气管管型。

图 8-2-1　塑形性支气管炎影像学表现（D 见彩插 3）

【诊断要点】

X 线胸片或 CT 表现为肺实变或肺不张，经咳嗽或支气管镜取出支气管管型即可确诊。

【鉴别诊断】

严重的哮喘和气道阻塞是否属于真正的 PB 尚有争议。致命性哮喘分泌物极度黏稠，从气道中取出时可呈支气管管型，此类管型含有嗜酸性粒细胞及其降解产物（夏科 - 雷登晶体）。

【治疗】

1. 药物治疗　在大多数 PB 患者中，使用受体激动剂或吸入皮质类固醇等哮喘药物并无益处。使用吸入型阿尔法链道酶、祛痰剂如愈创木酚或高渗盐水或黏液溶解如 N- 乙酰半胱氨酸也无明显治疗效果。上述药物会引起黏液分泌或增加气道炎症，使用需谨慎。吸入组织型纤溶酶原激活物（tissue-type

plasminogen activator，tPA）可通过纤维蛋白解聚而改善 PB，但其对气道有刺激性，吸入后可导致咯血或呼吸困难，而且价格昂贵。对于不能稳定到接受支气管镜检查的 PB 和严重气道阻塞患者，可以考虑每 4 h 使用 0.7～1.0 mg/kg 的气溶胶 tPA。吸入肝素对 PB 患者也有疗效，肝素对含纤维蛋白管型无影响，但有抗炎作用，可减少黏液素分泌，防止组织因子激活纤维蛋白途径，并能减轻血管渗漏。与 tPA 相比，肝素对气道的刺激性更小，价格也更便宜。个案报道表明吸入抗胆碱能药可减少管型。低剂量大环内酯类药物可通过抑制细胞外调节激酶 1 和 215 的活化，减轻 PB 的严重程度，从而降低黏蛋白的产生。

2. 非药物和手术治疗　对于淋巴管异常患者，最有效的治疗方法是 MRI 引导下选择性淋巴栓塞术。增加心排血量可缓解 PB 的严重程度，但通过室间隔开窗术或摘除封堵器来优化 Fontan 生理学的手术效果不佳。心力衰竭患者进行心脏移植有助于改善 PB。使用标准的肺排痰术来清洁气道是最安全、最有效的治疗方法之一。

【延伸知识】

PB 的处理原则为促进已在气道中形成管型的清除，预防管型形成和气道阻塞。通过支气管镜清除管型可使吸入药物进入气道远端，促进气道清除，减少炎症和支气管痉挛。此外，清除管型可使患者对支气管镜检查和介入治疗的耐受性增加。

（王　强）

第三节　肺不张

【概述】

肺不张（atelectasis）指由于气体进入肺泡受限，肺泡内的气体被吸收引起的含气肺组织膨胀不全或完全萎陷。

【病理生理】

黏液栓是肺不张的常见诱因。单侧或双侧肺大面积萎陷常见于外科术后，也可偶见于外伤、哮喘、肺炎、张力性气胸、异物、瘫痪或气管拔管后。大面积肺不张通常是由多种因素综合作用造成的，包括膈肌和肋间肌的固定或活动减少、支气管树阻塞及咳嗽反射消失。

【临床表现】

小范围肺不张可无症状；大范围肺不张特别是突发不通气时，可见呼吸困难、浅快、心动过速、咳嗽，常出现发绀。梗阻解除后症状迅速缓解。肺不张与发热无关。体格检查可见胸廓活动受限和啰音，不张区域的呼吸音减弱或消失。

大面积肺不张通常表现为呼吸困难、发绀和心动过速。患儿表现烦躁，较大的患儿或主诉胸痛。患侧胸廓扁平，呼吸运动减弱，叩诊呈浊音，呼吸音微弱或消失。术后肺不张通常在术后24 h内出现。

急性肺叶不张常见于重症监护室的患儿，可致气体交换受限和继发性感染，随后发生肺纤维化。早期的低氧血症可能由于气血比例失调所致。儿童肺不张90%累及上肺叶，63%累及右上肺叶。在新生儿重症监护病房的肺不张患儿，上叶肺不张的发生率也很高，尤其是右肺上叶不张，多由于气管插管位置过低，阻塞或引起右上叶支气管炎症。

【影像学表现】

1. X线　典型表现包括肺体积缩小、密度增高和相应的叶间裂移位。

2. CT　一侧肺不张可见肺部致密影伴膈肌抬高、肋间隙变窄、纵隔和心脏向患侧移位；一叶肺不张可见尖端指向肺门的扇形或三角形致密影；亚段或次亚段肺不张表现为下肺近膈肌横行致密影。

【典型病例】

患儿，女，2个月，发热伴咳嗽5天。X线表现见图8-3-1。

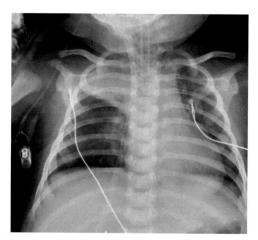

右肺上叶致密影，呈三角形，尖端指向肺门，底部达胸壁，右侧水平裂上抬。

图8-3-1　肺不张X线表现

【诊断要点】

1. 儿童肺不张的病因多为炎症、异物等。少数患者症状可不典型。

2. 影像学典型表现包括肺体积减小和叶间裂移位，不典型表现为团块状密度增高影。

【鉴别诊断】

肺不张应注意与肺炎、胸腔积液和肺栓塞等鉴别。肺不张需与一侧肺不发育鉴别，后者患侧可见支气管盲段而缺乏肺动脉，常伴发其他先天畸形。

【治疗】

肺不张治疗方法与病因有关。如果是积液或气胸所致，需先解除外部压迫。经常用力咳嗽、深呼吸和拍背有利于复张；吸痰有利于清除黏液塞。持续气道正压（continuous positive airway pressure，CPAP）可改善肺不张。

如果肺不张是由异物或任何其他支气管阻塞所致，可立即行支气管镜检查。双侧肺不张或持续数周的孤立性肺不张也应立即行支气管镜冲洗。如果未发现肺不张的解剖异常或异物，进行少量生理盐水冲洗有利于恢复支气管正常分泌物，并可行细胞学检查。经常改变患儿体位、深呼吸和胸部物理治疗如肺内叩击通气等对病情有利。当出现呼吸困难或去氧饱和时应给予吸氧。当肺不张在胸部物理治疗后没有改善时，建议采用间歇性正压呼吸治疗和诱发性肺活量训练。

神经肌肉疾病患者可发生肺不张，尤其是术后。此类患儿往往咳嗽无效、呼吸道分泌物排出困难导致肺炎和肺不张。可使用间歇性正压呼吸、机械通气、经鼻罩或全面罩无创双侧正压通气等方法。

【延伸知识】

肺不张是支气管异物最常见的影像学表现，不张的位置常可提示异物的位置。

（王　强）

第四节　重症肺炎

【概述】

肺炎是5岁以下儿童死亡的主要原因之一，其中绝大多数儿童肺炎为社区获得性肺炎（community acquired pneumonia，CAP），同时重症CAP致气道闭塞，出现严重的通气换气功能障碍或全身炎性反应，并造成儿童慢性气道疾病，严重影响生活质量。因此世界各国特别重视儿童重症肺炎的诊断，但目前尚无统一诊断标准。目前我国制定了《儿童社区获得性肺炎诊疗规范（2019年版）》，进一步提高CAP诊疗规范化水平，重点聚焦重症CAP的诊断和高危因素识别。国内外指南都强调重症肺炎的预警指标，有助于及时识别重症肺炎的早期特征，如呼吸急促、发绀、呻吟、胸壁吸气性凹陷、鼻扇、呼吸窘迫等症状，影像学提示多个肺叶受侵。此外，重症肺炎会出现严重全身炎症反应，如发热、精神萎靡、心动过速、面色苍白或青灰、拒食、脱水等。危重肺炎表现则有呼吸衰竭、心力衰竭、中毒性脑病、明显电解质紊乱等。

【病理生理】

导致重症肺炎病原可为病毒、细菌及支原体等，重症肺炎引起缺氧，导致低氧血症，出现发绀、呼吸急促、呼吸衰竭等症状；重症肺炎时，病原体和毒素侵袭心肌，引起心肌炎；缺氧使肺小动脉反射性收缩，肺循环压力增高，形成肺动脉高压，使右心负荷增加；肺动脉高压和中毒性心肌炎诱发心力衰竭。重症肺炎的 C 反应蛋白（C reactive protein，CRP）、降钙素原（procalcitonin，PCT）及白细胞均较轻症明显增高；炎性介质如白细胞介素 1、6、8 及肿瘤坏死因子（tumor necrosis factor，TNF）-α 重症肺炎明显高于轻症；氧合指数（oxygenation index，OI）（PaO_2/FiO_2）水平越低，重症肺炎病情越重，死亡率越高；缺氧及酸中毒等易激活凝血系统，导致凝血纤维溶解系统功能紊乱，致重症肺炎合并弥散性血管内凝血。

【临床表现】

1. 呼吸系统症状　呼吸急促（1 岁以下呼吸频率＞ 70 次 / 分，1 岁以上＞ 50 次 / 分），胸壁吸气性凹陷、呻吟、鼻煽、发绀等。

2. 全身炎性反应　发热腋下温度≥ 38.5℃；精神萎靡、心动过速、面色苍白、拒食、脱水征等表现；重者可出现心力衰竭、呼吸衰竭、中毒性脑病及严重的电解质紊乱。

【影像学表现】

1. X 线　双肺或多叶出现斑片、大片状实变，可伴胸腔积液、肺不张等，短期内进展快。

2. 超声　①肺实变：表现为多灶斑片状实变或段、叶大片肝样变，伴有支气管充气征或支气管充液征，边界不规则，呈锯齿状，病灶可多区域分布。②实变区周围可见肺间质综合征改变。③形成肺脓肿后，可见厚壁囊肿样改变，囊壁厚，呈虫噬样，囊液透声差。④伴有胸腔积液或积脓时可见胸腔内无回声或弱回声，部分呈假性实变征。⑤伴有气胸时出现气胸声像图改变。⑥其他：如胸膜线异常、融合 B 线、A 线消失等。

3. CT　双肺散在斑片、片状实变，伴胸腔积液及心包积液；增强 CT 可见实变中央斑片状坏死无强化区，或坏死组织排出后残余不规则空腔；部分出现肺动脉血栓。随访复查，实变吸收后残留纤维化病灶，空腔病变消失，或残留斑片状磨玻璃密度及马赛克表现，出现闭塞性支气管炎表现。

【典型病例】

患儿，男，2 岁，发热、咳嗽 3 天，伴气促，查体可见吸气性三凹征，诊断坏死性肺炎、脓毒症。影像学表现见图 8-4-1。

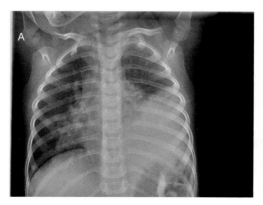
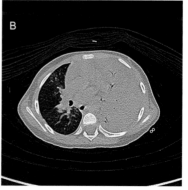

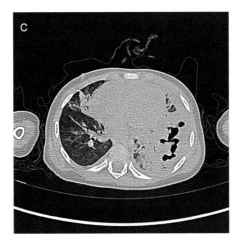

A. X线胸片可见双肺散在斑片影，左肺融合成大片状实变；B. CT显示左肺大片实变；C. 5天后CT可见实变区坏死出现空腔性病灶。

图 8-4-1　重症肺炎影像学表现

【诊断要点】

1. 一般情况差，拒食或有脱水表现；持续高热＞5天。
2. 呼吸困难，呼吸频率明显增快（婴儿＞70次/分；年长儿＞50次/分）。
3. 发绀；血氧饱和度≤0.92。
4. 肺实变多叶受累或≥2/3肺，可出现肺不张、坏死性肺炎、RDS等。
5. 胸腔积液或积脓、气胸。
6. 肺外并发症出现，如脓毒症、休克、心包炎、心内膜炎、脑炎、脑膜炎等。

【鉴别诊断】

1. 非感染性疾病　如吸入性肺炎、弥漫型间质性疾病、弥漫型肺泡性出血等鉴别；结合有无吸入病史除外吸入性肺炎；有无贫血及全身系统性疾病除外弥漫性间质病变及肺泡性出血。
2. 肺结核　包括原发性肺结核、继发性肺结核及结核性胸膜炎。根据临床表现及有无肺门、纵隔淋巴结肿大、实验室检查鉴别；坏死性肺炎需与干酪性肺炎鉴别。

【治疗】

1. 保持呼吸道通畅，无创通气或机械通气，改善缺氧状态。
2. 合理使用抗生素抗感染治疗。
3. 脓毒症患者液体复苏治疗。
4. 免疫治疗，必要时使用激素及免疫球蛋白。
5. 处理呼吸衰竭、心力衰竭、肾衰竭、中毒性脑病等并发症。

【延伸知识】

1. 儿童重症肺炎目前诊断标准尚未统一，不同国家及地区采用不同的诊断标准；病情的严重程度、救治医院的医疗条件及医生对疾病的认识程度都应该在诊断标准中体现。2013年中华医学会儿科学分会呼吸学组对重症肺炎的诊断标准进行了修订，相对完善，但仍缺乏儿童重症肺炎的病情严重程度的评分系统及分层治疗的诊断标准。

2. 重症肺炎起病急、病情重、变化快，是5岁以下儿童死亡的主要原因。如能早期识别病情，提前采取防治措施，将会大大降低儿童重症肺炎死亡率。

3. 肺部超声具有简便、无创、易于重复、便于动态观察，对重症肺炎的诊断和监测成为X线平片及CT检查的重要补充手段。

（赖　华，金　梅）

第五节　急性肺水肿

【概述】

肺水肿（pulmonary edema）是指由于某种原因引起体液从肺毛细血管渗出速度超过了肺淋巴管所能吸收的速度，使血管内液体渗入肺间质或肺泡，造成肺通气与换气功能障碍。急性肺水肿的临床表现为极度呼吸困难，端坐呼吸，发绀，大汗淋漓，阵发性咳嗽伴大量白色或粉红色泡沫痰，双肺布满对称性湿啰音，晚期可出现休克甚至死亡，属临床危重症之一。

传统上，把肺水肿分为心源性和非心源性两种，有明显的不足，许多患者并不能断然分清。目前，肺水肿多分为以下4类：①流体静力学增高肺水肿；②弥漫性肺泡损伤所致通透性增加肺水肿；③无弥漫性肺泡损伤的通透性增加肺水肿；④混合性肺水肿。

【病理生理】

正常情况下，肺部内组织间液和血浆之间不断进行液体交换，使得组织间液的生成和回流保持动态平衡。当肺静脉压力增高导致毛细血管压力增高，肺泡－毛细血管膜对血浆蛋白的通透性增加，血浆胶体渗透压降低，淋巴系统功能不全，引流回收能力障碍及一些原因不明的血管通透性增加等情况出现时，就会破坏上述平衡状态，使过多的水分及蛋白质渗入肺间质或肺泡内，造成肺水肿。

【临床表现】

肺水肿的临床表现根据病理变化过程分为4个时期：①间质性水肿期，临床症状及体征不明显，稍感胸闷、气促、心率较快，肺部无啰音，呈轻度低氧血症表现；②肺泡性水肿期，主要表现为严重呼吸困难、端坐呼吸、面色青灰、皮肤及口唇发绀、大汗淋漓、咳嗽、咯大量粉红色泡沫痰、大小便可失禁、两肺满布湿啰音及哮鸣音、心律失常、$PaCO_2$下降，呼吸性酸中毒；③休克期，出现呼吸急促、血压下降、皮肤湿冷、少尿或无尿等休克表现，伴神志、意识改变，严重混合性酸中毒表现；④终末期，呈昏迷状态，往往因心肺功能衰竭而死亡。

【影像学表现】

1. X线

（1）肺泡型肺水肿：一般肺下部较上部多，内侧较外侧多，肺尖相对少见。典型征象是自肺门向肺周围延伸呈蝶翼状分布的大片状阴影；弥漫性肺水肿是指肺内病变广泛分布于肺野各个部位，可融合成大片；局限性肺水肿表现为单发或多发的大片状或团片状阴影，密度较致密，边界清晰，形似原发或转移性肿瘤。肺水肿分布与患者体位有一定关系，侧卧位时，位于下侧肺部病变比上侧严重。

（2）间质性肺水肿：①肺纹理增粗、模糊，肺透亮度下降。②肺血重新分布，因肺静脉压力增高，上肺野血管阴影增粗、增多，下肺野血管阴影变细，与正常立位胸片呈上下逆转现象。③支气管周围袖口症，支气管周围结缔组织液体存积，轴位投影呈环形阴影，边缘模糊。多位于支气管外周部。④间隔线，A线表现为直的或近乎直的指向肺门的未分支的致密细线影，呈水平走行，长度为2～4 cm，但很少超过4 cm，宽度为0.5～1.0 mm，多见于上肺野；B线最常见，表现为两下肺野外带与胸膜垂直的较短且不分叉横线影，长不超过2 cm，宽不超过1 mm，亦可见于中肺野，但从不出现于上肺野，以右侧为多见；C线少见，表现为很细很短的线状影，可向任何方向走行，相互交织呈蛛网状影，好发于下肺野；D线表现为粗而长线形、长带状或胸膜下网状阴影，可弯曲成角，长度为4～5 cm，宽度为2～3 mm，常不抵达胸膜缘，带状影可呈锥体状，多位于肺基底部向膈胸膜伸展和膨大。⑤胸膜增厚及少量胸腔积液。⑥心影一般可增大。肺泡型肺水肿可合并间质性肺水肿，由于肺内广泛实变，间质性肺水肿在X线上不易显示。

2. 超声 根据肺水肿程度不同，超声声像图表现不一，分为B线、融合B线、致密B线。B线表现为一系列起源于胸膜线并与之垂直、呈放射状发散至肺野深部、并直达扫描屏幕边缘的线样高回声。在实时超声下，B线随着胸膜线的滑动而运动。当探头与肋骨垂直扫描时，如整个肋间隙内表现为密集存在的B线（B线相互融合难以区分计数）而肋骨声影仍清晰显示，这种密集的B线称为融合B线（confluent B line）。当探头与肋骨垂直扫描时，如果肺野内存在过于密集的B线，则可能导致整个扫描区域内的肋骨声影几近消失，这种能够导致整个扫描区域内肋骨声影基本消失的B线称为致密B线。胸膜线正常或均匀稍增粗，A线消失或部分消失，无肺实变表现。

3. CT 肺泡性肺水肿时，两肺弥漫性分布磨玻璃密度表现，或为小叶中心性分布。叶间胸膜及其他部位胸膜增厚，可发生叶间积液，肺泡实变阴影，呈小片状、大片融合状表现，有空气支气管征。肺门旁或两肺下野的病变改变较为显著，病情变化较快，短时间内会明显减少；间质性肺水肿表现为小叶间隔增厚，其边缘光滑；支气管血管束增粗，模糊，以上肺叶及中内带较明显。

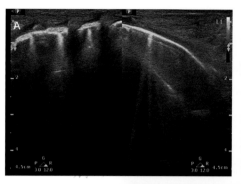
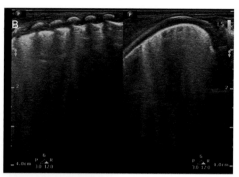
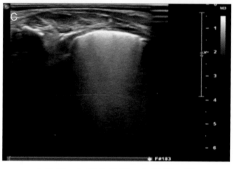

A.B 线；B.融合 B 线；C.致密 B 线。

图 8-5-1 肺水肿超声表现

【典型病例】

病例 1 患儿，男，8 个月，先天性心脏病，间质性肺水肿。X 线胸片表现见图 8-5-2。

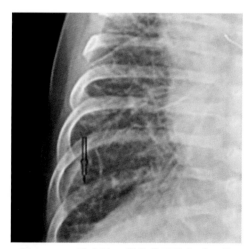

图 8-5-2 肺水肿 X 线胸片可见克氏 B 线

病例 2 患儿，男，3 岁，肾病综合征，间质性肺水肿。X 线胸片表现见图 8-5-3。

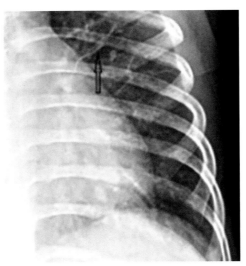

图 8-5-3　肺水肿 X 线胸片可见克氏 A 线

病例 3　患儿，男，8 个月，先天性心脏病，肺泡性肺水肿。X 线胸片表现见图 8-5-4。

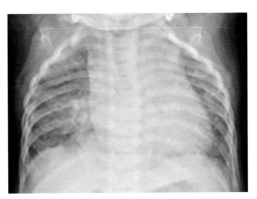

图 8-5-4　肺水肿 X 线胸片可见蝶翼征

病例 4　患儿，男，4 天，先天性心脏病，复杂先天性心脏病，间质性肺水肿。CT 表现见图 8-5-5。

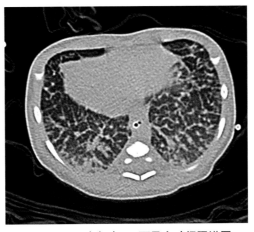

图 8-5-5　肺水肿 CT 可见小叶间隔增厚

病例5　患儿，男，7个月，呼吸、心搏骤停，多脏器功能衰竭，肺泡性肺水肿。CT表现见图8-5-6。

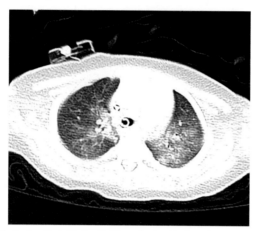

图8-5-6　肺水肿CT可见两肺对称性片状磨玻璃密度影

【诊断要点】

1. 双肺斑片影（蝶翼征）、支气管周围袖口征、间隔线，胸腔积液等。

2. 典型临床症状：呼吸困难、端坐呼吸、口唇发绀、大汗淋漓；阵发性咳嗽伴有白色或粉红色泡沫样痰；肺部可闻及湿啰音或大量痰鸣音。

【鉴别诊断】

1. 间质性水肿有较特异的间隔线，诊断较易。

2. 肺泡性肺水肿应和融合性支气管肺炎和肺梗死鉴别。临床上如有发热和白细胞增多应考虑为支气管肺炎，如有胸膜性胸痛就需考虑有肺栓塞可能。应该认识到心力衰竭所引起的肺水肿可与支气管肺炎和肺梗死并存，尤其合并肺炎者常见。

【治疗】

1. 吸氧或高压给氧　保持呼吸道通畅，静脉注射吗啡或地西泮，必要时气管插管行机械通气。

2. 减轻心脏负荷　头高足低位或坐位，严格控制输液量，快速利尿。

3. 改善肺毛细血管通透性　静脉注射氢化可的松或地塞米松、抗组胺药（如异丙嗪或苯海拉明）、维生素C。

4. 加强心脏收缩力　静脉缓慢注射毛花苷C或毒毛花苷K+葡萄糖溶液，必要时上述药物可4～12h重复1次。

5. 降低肺循环阻力　静脉缓慢注射氨茶碱+葡萄糖溶液，舌下含服硝酸甘油或硝酸异山梨醇，静脉缓慢滴注硝普钠直至症状体征消失。

【延伸知识】

1. X 线胸片是肺水肿的首选诊断方法，可初步诊断、分析病因及监测肺水肿的发展。

2. 超声可在床旁进行检查，无放射性、可靠性高，可用于急诊及 ICU 患者病情变化及疗效的动态监测，目前经常被作为 X 线胸片的检查肺水肿的替代方式，但当缺乏专业技能人员，且患者肥胖胸壁较厚时，超声波在传递过程中会发生明显的衰减而无法得到满意的声像图。

3. 能谱 CT 的推广，有学者发现可将其运用于心源性肺水肿的诊断。

4. 肺泡性肺水肿表现复杂，对于分布和形态不典型的病例，诊断相当困难。首先应详细参阅病史，特别是心血管、肾脏、中枢神经系统疾患，大量补液和吸入毒性气体等病史。

（王志刚，杨　胜）

第六节　肺出血

【概述】

小儿肺出血多为急性起病，预后差，病死率高。本病在新生儿中较多见，主要发生于早产儿、低体重儿，常合并系统性疾病，其他年龄组儿童也可发生，其高危因素与新生儿组有所不同。常见病因有急性支气管肺炎、全身性感染、先天性心脏病等。

临床上分大量咯血和肺泡出血综合征。婴幼儿多表现为拒乳、呻吟、呼吸窘迫、皮肤青紫，肺部突然出现细湿啰音，口鼻部有血红色液体溢出，或气管插管后见气道内有血性液体。较大的儿童常在原发病基础突然出现呼吸困难，肺部细湿啰音增多，口吐血红色液体。

【病理生理】

新生儿肺出血通常是各种因素共同作用下导致的缺氧，从而使肺动脉压力上升，毛细血管壁通透性增大和血管壁内皮细胞损伤，加上机体凝血功能低下，继而大致肺出血的发生，严重者可直接导致死亡。

早产是新生儿发生肺出血的重要因素，因为早产儿的肺泡表面活性物质较少，导致肺泡张力不足，极容易受到缺氧窒息的影响，导致呼吸窘迫综合征的发生，并且早产儿体温调节功能尚不够完善，受到低体温影响后机体调节功能不足，进而出现硬肿症，体温进一步降低使心功能受累，还会引起凝血功能障碍，进而增大肺毛细血管通透性，增大肺毛细血管静水压，最终导致肺出血。发生败血症等严重持续的感染后，也常常伴随肺出血的发生，而这部分新生儿的临床表现包括原发病表现和肺出血表现。

【临床表现】

患儿在原发疾病的基础上出现症状加重、呻吟、呼吸困难、发绀、血压降低、心率变慢、反应变差、肺部出现湿啰音或原有湿啰音更加明显、痰中带血等，原发疾病和肺出血的临床表现序贯出现，相互交错。

【影像学表现】

1. X线　多表现为肺部突然出现大小不等、密度均匀的斑片状致密影，病变可相互融合呈大片状，多为两个以上肺叶，也可局限在单叶，可伴有心影增大。短期随访病变明显吸收。部分病例仅表现为肺纹理增多、肺门影增宽，甚至正常。

2. 超声　①碎片征，是指实变肺组织与充气肺组织分界不明确时，二者之间所形成的超声征象；②肺实变伴支气管充气征，肺实变的程度和范围与原发病和出血程度有关；③胸腔积液，出血严重者在积液内可见纤维蛋白变性形成的纤维条索状漂浮物；④可有原发肺疾病的超声表现；⑤其他，如胸膜线异常、A线消失和肺间质综合征等。

3. CT　肺部斑片、大片高密度渗出性病灶，边界模糊不清。病变密度也可淡薄，边界尚清。可单发于一叶或多叶，短期可基本吸收。有研究认为斑片状肺泡型病变是最常见的 CT 表现，如患者有特定的临床表现，即使胸片正常，CT 显示斑片状肺泡型病变时可提示急性肺出血。

【典型病例】

病例 1　患儿，男，7 天，足月产儿，新生儿肺炎治疗 7 天后吸痰时发现肺出血入院。X 线胸片表现见图 8-6-1。

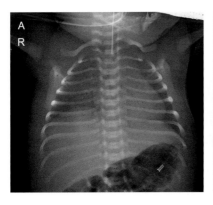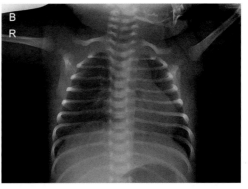

A. 胸部正位片示双肺透光度下降，双肺纹理增粗、模糊，双肺野见片絮样及磨玻璃样密度增高影，双肺门结构模糊不清，左肺可见少许支气管充气正常，心影稍增大；B. 七天后复查，胸部正位片示双肺纹理增粗、模糊，双肺病变明显好转。

图 8-6-1　肺出血 X 线胸片

病例 2　患儿，男，9 岁，反复呕吐含血胃内容物半天入院。CT 表现见图 8-6-2。

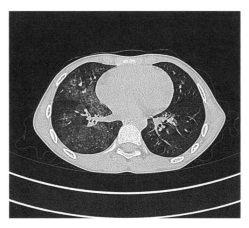

CT提示双肺野透过度下降，见磨玻璃样模糊片影及浓淡不均腺泡结节影。

图 8-6-2　肺出血 CT 表现

病例3　患儿，男，1天，发现肺出血1h，气促、发绀、呼吸困难。超声表现见图8-6-3。

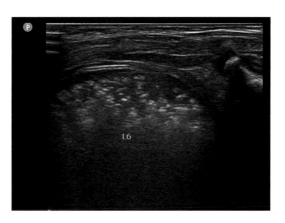

图 8-6-3　肺出血超声表现显示碎片征

【诊断要点】

1.婴幼儿多表现为突发皮肤青紫、呼吸困难，并进行性加重，肺部出现湿啰音，口部鼻部有血红色液体溢出，或气管插管后见气道内有血性液体。

2.较大的儿童常在原发病基础突然出现呼吸困难，肺部细湿啰音增多，口吐血红色液体。

3.X线检查显示肺部突然出现斑片状致密影，短期随访可吸收。

【鉴别诊断】

本病需与肺水肿和肺炎相鉴别。患儿在原发疾病的基础上突然出现咯血、呼吸困难、肺部湿啰音增多等症状时应该考虑本病的存在。

1.吸入综合征　其X线表现为两肺纹理增粗、模糊及多见于两下肺斑点状、斑片状阴影，偶有心脏增大，肺透光度正常或增高，而肺出血病灶分布无规律且密度较高，肺气肿也为局限性，肺透光度多下降，如有心脏增大优先考虑吸入综合征。

2.NRDS　主要表现为肺较均匀颗粒影，呈毛玻璃样变，透光度降低，支气管充气征。肺透明膜的形成是主要病理改变，导致肺泡萎缩、肺不张、肺容积缩小，而肺出血多表现为肺容积增大，在有缺氧性疾病和 NRDS 患儿肺野突然有暗化出现应考虑肺出血的可能。

3.肺水肿　两者肺部病变均变化迅速，鉴别较为困难，肺水肿纹理增粗多位于上肺，斑片或大片影多位于中内带，多伴有心影增大，并可出现间隔线影，而肺出血则为弥漫性纹理增粗，斑片或大片影多位于下肺野，一般无间隔线影。

4.肺炎　新生儿肺炎多表现为肺纹理增粗、模糊、肺门影增大、增浓，两肺病灶多沿肺纹理分布、境界不清，而肺出血病灶分布不规则且密度高而均匀，变化迅速。短期动态 X 线胸片观察有助于两者鉴别。

【治疗】

在积极治疗原发病的同时，进行稳定环境、抗感染治疗、营养支持、保暖等对症治疗，并及时进行气管插管后通气，吸出分泌物，必要时给予局部止血药物应用。

【延伸知识】

1.由于新生儿肺出血各阶段症状发展均不一致，且进展迅猛，数小时内即可产生完全不同的 X 线征象，这也是肺出血 X 线表现的重要特征，因此采取床旁摄片，动态 X 线观察严重病例数小时复查 1 次，这是诊断急性肺出血最有效最可靠的方法，对指导临床早诊早治、降低病死率有重要意义。随着近年来超声在肺疾病的应用，研究发现肺部超声诊断肺出血准确可靠，可常规用于监护病房内新生儿肺出血的诊断。

2.新生儿肺出血的发生可先出现在肺间质，随后发展到肺泡，也可首先出现在肺泡和间质肺泡同时受侵犯。因为早产儿肺出血预后差，所以预防和早期诊断是关键，应避免或降低危险因素发生。熟悉肺出血的临床特征、熟练掌握抢救流程，可降低本病的病死率。

（赖　华，杨　胜）

第七节　急性呼吸窘迫综合征

【概述】

急性呼吸窘迫综合征（acute respiratory distress syndrome，ARDS）是指由各种致病因素引起的急性弥漫性肺损伤，进而发展为急性呼吸衰竭。2015 年国际儿科急性肺损伤共识会议第一次赋予儿童 ARDS 定义（表 8-7-1）。

导致 ARDS 的病因较多，一般可分为直接肺损伤和间接肺损伤两大类：①直接肺损伤因素，严重肺部感染、胃内容物吸入、肺挫伤、吸入有毒气体、淹溺及氧中毒等；②间接肺损伤因素，严重全身性感染、严重的非胸部创伤、重症急性胰腺炎、大量输血体外循环、弥散性血管内凝血等。

表 8-7-1　儿童 ARDS 的 PALICC 定义

项目	内容			
年龄	新生儿期至青春期，除外围生期相关性肺病			
发病时间	临床上具有已知危险因素 7 d 以内起病			
肺水肿原因	不能完全用心力衰竭或液体超负荷解释的呼吸衰竭			
胸部影像学	胸部影像学检查发现与急性肺实质性病变一致的新的渗出影			
	无创机械通气氧合	有创机械通气氧合		
氧合	全面罩双水平正压通气或 CPAP ≥ 5 cm H$_2$O；PF 比值 ≤ 300；SF 比值 ≤ 264	轻度 ARDS 4 ≤ OI < 8； 5 ≤ OSI < 7.5	中度 ARDS 8 ≤ OI < 16； 7.5 ≤ OSI < 12.3	重度 ARDS OI ≥ 16；OSI ≥ 12.3
特殊疾病人群				
青紫型心脏病	符合上述年龄、发病时间、肺水肿原因以及胸部影像学的标准，并且急性氧合功能障碍不能用潜在的心脏疾病解释			
慢性肺病	符合上述年龄、发病时间、肺水肿原因以及胸部影像学的标准，并且氧合功能自基线水平急性恶化符合上述氧合指标			
左心功能障碍	符合上述年龄、发病时间、肺水肿原因以及胸部影像学的标准，并且符合上述标准的急性氧合障碍不能用左心功能障碍解释			

注：CPAP，持续性气道内正压；PF 比值，动脉血氧分压 / 吸入氧浓度比值；SF 比值，经皮脉搏氧饱和度 / 吸入氧浓度比值；OI，氧合指数；OSI，氧饱和度指数。当 PaO$_2$ 可获得时，使用基于 PaO$_2$ 的度量标准；如不能获得 PaO$_2$，调节 FiO$_2$ 维持 SpO$_2$ ≤ 97%，计算 OSI 或 SF 比值。机械通气的慢性肺病儿童或青紫型先天性心脏病儿童，若急性发作满足 ARDS 标准，不再依据 OI 或 OSI 进行严重程度分层。

【病理生理】

弥漫性肺泡损伤（diffuse alveolar damage，DAD）是 ARDS 的特征性病理改变，是 ARDS 的病理诊断依据。DAD 的主要病变是肺泡透明膜形成（富含蛋白的肺泡和间质水肿），同时存在下列四项中至少一项，包括 Ⅰ 型肺泡上皮细胞或肺毛细血管内皮细胞坏死、广泛的炎性细胞浸润、明显的间质纤维化、Ⅱ 型上皮细胞增生（晚期）。肺泡表面活性物质减少及肺泡塌陷导致的肺容积减少、肺顺应性降低和严重的通气 / 血流（V/Q）比例失调，特别是肺内分流明显增加，是 ARDS 的病理生理特征。

【临床表现】

本病的典型症状为呼吸频数和呼吸窘迫。呼吸频率常大于 20 次 / 分，严重时可达 60 次 / 分以上。

应注意大手术或其他原因并发的 ARDS，因为应用了大量的麻醉剂和镇静剂，故呼吸可不增快。随着呼吸频率加快，呼吸困难加重，缺氧越明显，口唇、甲床发绀。患者烦躁不安，心率加快，可有神志恍惚或淡漠。缺氧不因吸氧而得到改善。早期除呼吸频率加快外，可无明显呼吸系统体征。随着病情发展，出现吸气"三凹征"。晚期肺部可闻及干性和湿性啰音，合并肺感染时可有畏寒、发热和咳痰等症状。

【影像学表现】

1. X 线征象出现的四个阶段

（1）双肺纹理增多、模糊，一般不出现柯氏 A、B 间隔线，心影一般正常。

（2）双肺弥漫分布浅淡、边界不清的腺泡结节及融合为小片、大片状斑片影。

（3）双肺叶段性实变，可见"空气支气管征"，严重者出现"白肺"。

（4）晚期出现肺间质纤维化表现。

2. 超声 肺部病变分布不均一，不同的肺部区域受到不同程度的损伤，因而病变性质及程度各异：①胸膜线异常，不均匀增粗，变细或中断，A 线大部分消失；②肺滑动征减弱或消失；③胸膜下实变；④存在正常的肺实质区；⑤双肺不均匀的 B 线分布，程度不等的肺间质综合征改变，非重力依赖区较轻，重力依赖区较重；⑥胸腔积液。

3. CT 表现（以 HRCT 为优）

（1）肺内弥漫性分布斑片状磨玻璃样密度增高影，多为初期（＜1 周）表现。

（2）肺叶、肺段实变影，可见"空气支气管征"。

（3）小叶间隔线比心源性肺水肿少见。

（4）牵拉性支气管扩张。

（5）后期 CT 影像表现多样化，典型表现为粗糙的网格状结构，提示有可能存在肺纤维化可能。

【典型病例】

病例 1 患儿，男，2 个月，发热、气促 14 小时；诊断为化脓性脑膜炎、脓毒症、急性呼吸窘迫综合征。影像学表现见图 8-7-1。

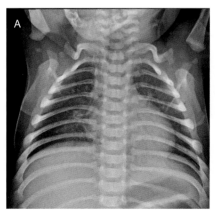
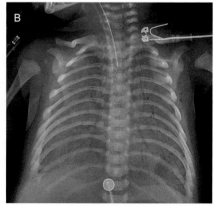

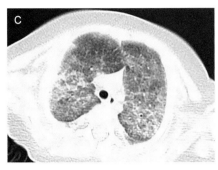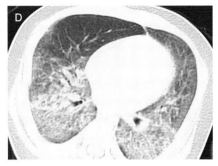

A. X 线胸片示双肺内中带少许斑片影；B.24 h 后双肺广泛透光度减低，并见空气支气管征； C、D.CT 表现为双肺弥漫分布磨玻璃密度影。

图 8-7-1 ARDS 影像学表现

病例 2 患儿，男，10 天，呼吸窘迫 3 天。超声表现见图 8-7-2。

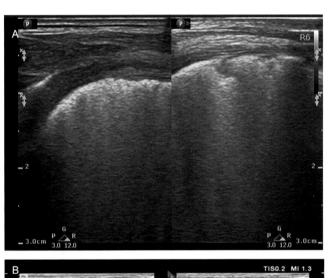

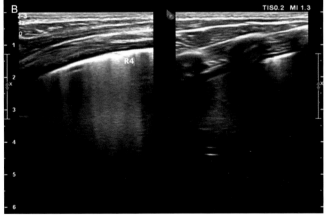

A. 可见密集支气管充气征；B. 肺间质改变。

图 8-7-2 ARDS 超声表现

【诊断要点】

1. 明确诱因下 1 周内出现的急性或进展性呼吸困难。
2. 胸部 X 线、胸部 CT 显示双肺浸润影，不能完全用胸腔积液、肺不张和结节影解释。
3. 呼吸衰竭不能完全用心力衰竭和液体负荷过重解释。
4. 低氧血症。

【鉴别诊断】

本病常与心源性肺水肿、肾源性肺水肿、弥漫肺泡出血等，通常能通过详细询问病史、体格检查及 X 线胸片、血液化验等做出鉴别，若鉴别困难时，可通过测定 PAWP、超声心动图检测心室功能等作出判断。

【治疗】

ARDS 的治疗进展主要集中在机械通气策略方面，但机械通气只是呼吸支持手段，并不能治愈 ARDS，因此去除引起 ARDS 的危险因素，病因治疗是治疗和控制 ARDS 的关键。通过呼吸支持纠正缺氧，提高氧输送，维持组织灌注是治疗目标。临床常使用一氧化氮、外源性肺表面活性物质以及糖皮质激素等进行 ARDS 的辅助治疗。此外，干细胞移植是 ARDS 具有潜力的治疗方法，尚处于研究阶段。

【延伸知识】

ARDS 病因复杂，诊断困难，明确 ARDS 的诊断标准及早期识别 ARDS 是成功救治 ARDS 的关键。寻找 ARDS 特异性诊断标准宜基于病理诊断，但由于 ARDS 患者病情危重，要取得肺组织作病理学诊断是不现实的，今后制定 ARDS 诊断标准的方向应努力寻找能敏感且特异性反映肺损伤及其严重程度的生物标志物，即肺损伤标志物。相关指标考虑与 ARDS 的发生和发展有关，如肺泡蛋白的测定；细胞特异性标志物，如内皮细胞产生的血管紧张肽转化酶、内皮肽 1、血管性假血友病（vW）因子抗原、E/P- 选择蛋白、上皮细胞分泌的表面活性物质、肺泡上皮细胞抗原等。

（赖 华，全 科）

第八节　急性间质性肺炎

【概述】

急性间质性肺炎（acute interstitial pneumonia，AIP），既往称为 Hamman-Rich 综合征，指发病突然并可迅速进展为呼吸衰竭的一类特发性肺间质疾病。本病多见于成人，儿童少见，文献报道其发病范围可为 7 岁至 80 岁以上，确诊平均年龄 54 岁，无性别差异。

【病理生理】

本病病理基本改变为弥漫性肺泡损伤。早期（或急性期），表现为肺泡透明膜形成，其成分为坏死的肺泡上皮细胞及毛细血管血清蛋白渗出物；中期，随病变进展，透明膜吸收，成纤维细胞聚集于肺泡壁；晚期（机化期或纤维增殖期），组织学主要表现为肺间质增厚。因此，本病的肺间质改变可由轻至重。

除透明膜及肺间质成纤维细胞增殖以外，弥漫性肺泡损伤中还可见以下病理学改变。肺泡萎陷或不张，肺泡 2 型上皮细胞显著增生，肺泡壁水肿，小肺动脉内血栓形成，鳞状化生及轻度间质慢性炎性改变。

【临床表现】

多数患儿出现类似上呼吸道感染或病毒感染的前驱症状，可有干咳。近半数患儿可在发病 1 周内出现呼吸困难。病变进展迅速，可由呼吸困难进展为呼吸衰竭，需机械通气予以维持。

体格检查与实验室检查无特异性。病变早期应重点排查其他一切可引起急性肺损伤的原因。本病病死率高，近半数患儿可于发病 1～3 个月内死亡。

【影像学表现】

1. X 线 早期表现为肺纹理轻度增多，斑片病灶，后迅速进展为弥漫性双肺浸润。气管插管后，X 线片可现实病变进展情况。出现肺间质改变时，可见双肺细密网格影。合并感染时，可见致密片影或胸腔积液出现。

2. CT 急性渗出期，病变表现为双肺、对称性改变，可见弥漫磨玻璃密度影及肺泡实变。病变进展可见支气管扩张、牵拉等支气管血管结构扭曲改变。病变晚期而出现蜂窝肺性纤维化，主要对称分布于下肺。有报道与 AIP 死亡病例相比，存活病例中磨玻璃密度改变更多见，而气道牵拉扭曲征象相对少见。蜂窝肺仅见于 AIP 晚期，因此早期出现蜂窝肺时，应与其他肺纤维化病变相鉴别。AIP 合并感染时，可出现大片实变或胸腔积液。

【典型病例】

患儿，女，6 岁，发热 1 周伴呼吸急促 2 天入院；12 天后，患儿症状加重，呼吸困难显著，气管插管转入 PICU；激素冲击治疗 1 个月后复查，肺内病变显著改善。CT 表现见图 8-8-1。

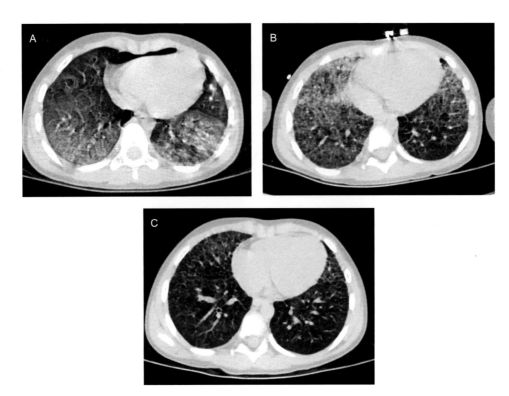

A.入院当天 CT 轴位图像可见双下肺磨玻璃密度影及片影，背侧显著，心前间隙以及胸椎右前游离气体影；B.12 天后 CT 同一层面可见双下肺细网格影及片影，以腹侧为著，游离气体吸收；C.治疗后双下肺腹侧仍可见细网格影。

图 8-8-1　急性间质性肺炎 CT 表现

【诊断要点】

1.起病突然，呼吸系统症状迅速进展为急性呼吸衰竭。

2.胸部影像学检查双侧弥漫浸润。

3.无明确病因或诱因。

4.病理学改变为弥漫性肺泡损伤。

【鉴别诊断】

本病需与其他已知病因引起的急性肺损伤病变相鉴别，包括炎症、充血性心力衰竭、急性呼吸窘迫综合征等。

【治疗】

目前，AIP 尚无确切有效治疗，患者需机械通气及支持治疗，长期肺保护性通气策略对患者有益。有报道，大剂量静脉激素冲击治疗可减低急性呼吸窘迫综合征病死率，但上述疗法对于 AIP 是否有效尚无定论。

【延伸知识】

1. 儿童间质性肺病与成人间质肺病有所不同。

2. 诸多病因可引起弥漫性肺泡损伤，AIP 应除外已知病因才可考虑。

3. AIP 与急性呼吸窘迫综合征的区别：根据定义，急性呼吸窘迫综合征为临床诊断，AIP 则包含临床与病理学的诊断，因此急性呼吸窘迫综合征的诊断范围较 AIP 更大；急性呼吸窘迫综合征可包含各种病因，如感染性肺炎、肺泡出血或机化性肺炎等诸多疾病，但 AIP 的病因不明，需排除一切病因之后才可诊断。

（闫淯淳）

参考文献

[1]　中华人民共和国国家健康委员会，国家中医药局 . 儿童社区获得性肺炎诊疗规范（2019 年版）[J]. 中华临床感染病杂志，2019，12（1）：6-13.

[2]　乔书华 . 儿童重症肺炎合并脓毒症的诊治进展 [J]. 海南医学，2019，30（1）：106-110.

[3]　李熙鸿 . 儿童重症肺炎诊断标准的优缺点 [J]. 中华实用儿科临床杂志，2017，32（6）：408-411.

[4]　付红敏，聂文莎 . 儿童重症肺炎的早期识别 [J]. 中华实用儿童杂志，2018，33（9）：691-694.

[5]　蔡小狄，陆国平 . 心源性肺水肿的再认识 [J]. 中国小儿急救医学，2018，25（4）：241-245.

[6]　LICHTENSTEIN D A. Lung ultrasound in the critically ill[J]. Annals of Intensive Care，2014，20（1）：79-87.

[7]　陈克正，张喆 . 新生儿肺出血的病因分析 [J]. 中国新生儿科杂志，2008，23（1）：3-7.

[8]　史源 . 新生儿肺出血的诊断和治疗 [J]. 实用儿科临床杂志，2009，24（2）：81-82.

[9]　李晓艳，阙学俊 . 新生儿肺出血发病机制的研究 [J]. 中国现代医生，2008，46（10）：36-37.

[10]　Pediatric Acute Lung Injury Consensus Conference Group. Pediatric acute respiratory distress syndrome：Consensus recommendations from the Pediatric Acute Lung Injury Consensus Conference[J]. Pediatr Crit Care Med，2015，16（5）：428-439.

[11]　MUKHOPADHYAY S，PARAMBIL J G. Acute interstitial pneumonia（AIP）：relationship to Hamman-Rich syndrome，diffuse alveolar damage（DAD），and acute respiratory distress syndrome（ARDS）[J]. Semin Respir Crit Care Med，2012，33（5）：476-485.

[12]　KISHABA T. Acute or subacute progressive interstitial pneumonia[J]. Respir Investig，2019，57（5）：405-407.

[13]　刘敬等 . 新生儿肺出血的超声诊断 [J]. 中华儿科杂志，2017，55（1）：46-49.

第九章　胸痛

第一节　气胸

【概述】

气胸是指胸膜腔（脏层胸膜与壁层胸膜间）出现气体，可导致通气与氧合减少。气胸是常见胸部疾病，可分为自发性（非创伤性）气胸与继发性气胸，继发性气胸可分为创伤性、病变并发症、化学腐蚀性、医源性等。

自发性气胸多见于瘦高男性，男女约为（1.4～10.1）∶1，发病年龄多为10～30岁。创伤性气胸由钝性损伤或胸壁穿透伤所致。医源性气胸多见于治疗性操作，如中心静脉置管或机械通气。感染性病变如金黄色葡萄球菌肺炎，坏死组织穿透胸膜可导致气胸或脓气胸形成。作为气胸的另一危险因素，哮喘发作所致气胸亦不容忽视。因此，明确气胸病因对治疗具有重要意义。

【病理生理】

空气可通过以下两种途径进入胸膜腔：胸壁（穿刺伤）；肺内（感染致胸膜受损、肺泡破裂等）。通常情况下，由于患侧的肺组织萎陷，肺组织自行封闭破损口，可防止气体进一步进入胸膜腔。但如果阀门机制持续作用，可导致胸膜腔内气体持续积聚，形成张力性气胸，此为临床急症，需立即处理。

气胸导致肺活量减低，氧分压下降，后者与通气-血流比下降、解剖分流及肺泡通气不足有关。

【临床表现】

气胸的表现与诸多因素有关，包括起病紧急与否、气体量多少、肺内基础病情况、气胸类型等。局限性少量气胸可全无症状，可由其他原因行胸部X线片时偶然发现。其他症状包括咳嗽、气促、呼吸急促、呼吸困难、胸膜源性胸痛（多见于局限性心尖部位向肩部放射性疼痛）、发绀，胸部叩诊鼓音及病侧呼吸音减弱或消失等。症状出现前，患者可有剧烈活动或咳嗽加剧等情况。具有原发基础病的患者，病程中突然出现呼吸急促或窘迫，以及因缺氧引起惶恐不安情绪，应高度怀疑本病。胸腔内大量积气、肋间饱满、膈肌下移、气管与心脏均被推移至健侧，同时气促加重、严重缺氧、血压降低、休克，均为张力性气胸所致的危象。

【影像学表现】

1. X线　气体积聚部位与拍摄体位有关。立位时少量气体积聚于肺尖区，卧位时少量气体多位于胸壁下方。气体量略多时，主要征象包括患侧肺透亮度增高；游离气体内无肺纹理；病变旁可见肺组织边缘，为稍高密度线影；患侧肺组织可受压萎陷。患侧气体量继续增多，肺组织萎陷更加明显，心影纵隔向对侧移位，患侧膈面变平直。尤其需要注意的是，新生儿气胸多积聚于心缘旁或胸骨后方，因此很难找到气胸线。少见的新生儿气胸征象还包括一侧肺透亮度增加，双膈面征等。

2. CT　可有效发现少量气胸，可定量描述气胸的严重程度。气胸病变内无肺纹理，可见肺组织边缘。对于无法进行立位或侧卧位拍照的重症患者，CT亦可有效观察。CT还可明确有无纵隔积气及胸壁软组织内积气。同时，CT还可评价肺内基础病。需要注意的是，肺大疱与局限性气胸有相似之处，二者均可见无肺纹理区，但肺大疱经多平面重建可明确病变位于肺内，其内侧病变向肺内凸出，与周围肺组织形成锐角。CT发现肺大疱多的患者，还可提示临床气胸复发的可能性较大。

3. 超声　通过观察胸膜交界处肺呼吸运动情况明确有无气胸，正常情况下胸膜与含气肺组织交界面后方形成强烈的声学反射。当气体进入胸膜腔时，脏层胸膜与壁层胸膜形成间隙，致使正常的声学界面消失，肺部正常运动消失，表现为均匀一致的声影。

【典型病例】

患儿，女，1天，生后出现呼吸急促。X线胸片表现见图9-1-1。

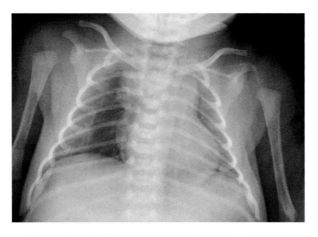

X线胸片可见右肺中内带纵隔旁带状透亮度增高，未见明确气胸线。

图9-1-1　新生儿气胸X线胸片

【诊断要点】

1. 起病急，呼吸急促伴胸痛。

2. 患侧肺透亮度增高，可见游离气体，其内无肺纹理。病变旁肺组织受压。

3. 心影纵隔向健侧移位，患侧横膈低平。

4. 新生儿期气胸主要位于心缘旁。

【鉴别诊断】

本病需与先天性肺气道畸形（包括先天性肺大叶性过度充气）、囊性病变相鉴别。其他鉴别诊断还包括获得性肺过度充气、感染后肺大疱、膈疝、肺脓肿等疾病相鉴别。

【治疗】

一般情况下，少量气胸（< 25%）可保守治疗，除非患者症状显著。吸入 100% 纯氧可加速胸膜腔内气体进入血液，促进肺复张，有效治疗少量气胸，尤其在新生儿气胸中。维持 $SaO_2 \geqslant 95\%$。张力性气胸需紧急处理，排出胸膜腔内气体。外科治疗包括细针胸腔穿刺、胸腔闭式引流、切除肺大疱、胸膜固定术等。

【延伸知识】

1. 气胸的并发症包括疼痛、缺氧、呼吸窘迫、高碳酸血症合并酸中毒、皮下气肿及支气管胸膜瘘等。
2. 气胸复发取决于基础病因。自发性气胸的复发率为 16% ~ 25%。
3. 气胸的危险因素包括：哮喘、囊性纤维化、肺炎以及胶原血管病。

（闫淯淳）

第二节　胸膜炎

【概述】

胸膜炎是指致病因素刺激胸膜引起的胸膜炎症，可伴随胸腔积液或无胸腔积液（干性胸膜炎）。炎症控制后，可出现脏层胸膜与壁层胸膜粘连。本节重点讨论出现胸腔积液的情况。

常见胸膜炎的病因可分为感染因素和非感染因素。前者病原包括细菌、病毒、真菌、阿米巴、寄生虫等；后者常见于肿瘤、变态反应、化学性和创伤性等。细菌感染所致胸膜炎中，金黄色葡萄球菌、肺炎链球菌及结核菌性胸膜炎最常见。非感染性因素胸膜炎中常见疾病包括：肺栓塞致肺梗死、风湿性关节炎、系统性红斑狼疮、胰腺炎、肋骨骨折、由气道或其他部位到达胸膜的化学性刺激、药物过敏反应、乳糜胸等。

【病理生理】

正常情况下胸膜腔内存在 1 ~ 15 mL 液体。胸膜腔内液体的生成与吸收平衡状态被打破时，导致液体的积聚。影响胸腔积液形成的机制包括：毛细血管静脉压力升高、胸膜腔内压力减低、血浆胶体渗透压降低、毛细血管渗透压升高、胸腔淋巴回流受损、腹腔积液通过膈肌浸润胸腔。传统上，将胸腔积液分为漏出液与渗出液。漏出液指静脉压和胶体渗透压的改变，促进液体漏出形成的胸腔积液。渗出液指感染或炎性疾病引起胸膜液体增多。渗出液性质的胸腔积液多见于肺部感染、肿瘤、血胸及胶原血管病。胸膜感染可分为三个阶段：第一阶段以渗出为主要表现，胸膜炎导致游离清亮液体积聚；第二阶段为纤维化脓阶段，胸膜腔纤维蛋白积聚形成分隔或小腔，限制液体流动，最后形成胸腔内积脓；第三阶段为机化阶段，成纤维细胞浸润胸膜，形成胸膜壳，阻碍肺膨胀。

【临床表现】

患者的基础病决定全身表现。早期可无任何症状，直到胸腔积液量增多压迫心脏与肺组织时，可出现心肺功能不全表现。大量胸腔积液可引起咳嗽、呼吸困难，合并感染会出现发热。刺激壁层胸膜导致胸痛，但当液体量继续增多时，隔离胸膜，胸痛的症状反而会消失。

体格检查可见患侧胸廓呼吸活动减低，肋间隙增宽，气管及心脏向健侧移位；叩诊呈浊音或实音。早期可闻及胸膜摩擦音，随液体量增多该体征消失。

【影像学表现】

1. X线　平片无法观察胸膜本身情况，但对观察胸腔积液具有重要意义。胸片表现取决于积液量、患者体位、有无分隔形成等。胸部前后位片可显示 > 400 mL 的胸腔积液，胸部侧位片可显示 < 200 mL 的胸腔积液，胸部侧卧位片可发现至少 50 mL 的游离胸腔积液。游离积液胸片表现为平行于胸壁内缘的内凹形致密影，改变体位其形态发生变化。少量胸腔积液立位时可见肋膈角消失。仰卧位胸片，胸腔积液平铺于胸壁背侧，导致患侧与健侧透亮度不一致，患侧透亮度显著减低。出现外凸形态时，提示包裹性胸腔积液。平片无法提供胸膜炎更多信息，需进一步检查。

2. CT　少量胸腔积液时，CT 检查敏感性优于胸片，同时 CT 可评价肺实质、纵隔、胸壁等情况。增强扫描尤为重要，在评价肺内基础病的同时，还可明确胸膜情况，通过观察积液密度判断单纯积液还是脓胸。胸膜肿瘤性病变在大量胸腔积液的背景下，还可见胸膜形态不规则、强化不均匀的占位病变。对于包裹性胸腔积液，CT 可清晰显示。为胸腔积液穿刺提供更多信息。

3. 超声　为评价胸腔积液的最佳检查手段。在观察胸腔积液方面，尤其在积液量较少时（< 5 mL），超声比胸片更敏感。胸腔积液内部回声分为：均匀无回声、内部低回声且无分隔、分隔型、均匀回声四种类型。无回声游离积液称为"单纯性胸腔积液"，其他则称为"复杂性胸腔积液"。超声引导下胸腔积液穿刺简易方便。

【典型病例】

病例1　患儿，男，4岁，发热咳嗽10天伴胸痛3天。CT 表现见图 9-2-1。

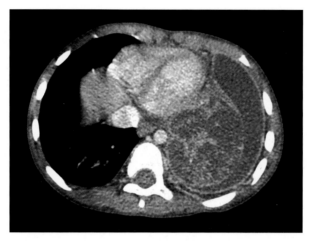

增强 CT 纵隔窗轴位图像可见左下肺片状低灌注区，提示肺坏死。左侧胸壁内积液，可见胸膜异常强化。

图 9-2-1　胸膜炎 CT 表现

病例 2　患儿，男，6 岁，咳嗽发热 2 周伴胸痛 1 周。CT 表现见图 9-2-2。

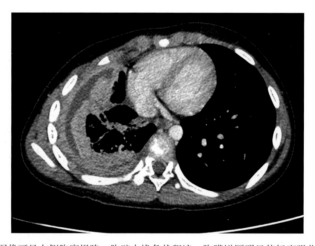

增强 CT 纵隔窗轴位图像可见右侧胸廓塌陷，胸壁内缘条状积液，胸膜增厚明显伴轻度强化。右下肺胸膜下区片影。

图 9-2-2　胸膜炎 CT 表现

【诊断要点】

1. 胸片一侧肺透亮度减低，胸壁内缘致密影，心影纵隔向健侧移位。
2. 增强 CT 提示胸腔内游离液体，胸膜强化。

【鉴别诊断】

明确胸腔积液性质。漏出液的鉴别诊断包括充血性心力衰竭、限制性心包炎、伴低蛋白血症的肾病综合、肝硬化。渗出液的鉴别诊断包括细菌感染、病毒感染、寄生虫感染、肿瘤性病变、结缔组织病、肺动脉栓塞、腹部疾病（如膈下脓肿、胰腺炎）等。

【治疗】

一般治疗包括支持治疗、维持氧合、体液平衡、营养平衡、退热镇痛；针对感染性病变进行抗感染治疗，心脏药物治疗充血性心力衰竭，化学治疗药物治疗肿瘤性疾病，激素类药物治疗结缔组织病。外科治疗可行胸腔穿刺引流。

【延伸知识】

1. 胸膜炎引起胸腔积液的并发症包括低氧、呼吸困难、持续性发热、心功能减低、营养不良（见于乳糜胸）、休克（见于血胸）、限制性肺功能不全。
2. 增强 CT 检查对于判断胸膜病变性质具有重要意义。

（闫淯淳）

第三节 肺栓塞

【概述】

肺栓塞（pulmonary embolism，PE）是指栓子堵塞肺动脉，导致肺血流受阻。通常情况下，血栓栓子来源于下肢深静脉，但也可来源于盆腔、肾脏、上肢静脉或右心室。栓子途经肺动脉时，大栓子嵌顿于肺动脉主干分支处或叶动脉分支，导致血流动力受阻。肺栓塞本身并不是一种疾病，而是静脉血栓形成的并发症。

肺栓塞多见于成人，儿童少见，但可致命。深静脉血栓形成并肺栓塞患儿，其死亡率高达 16%。儿童肺栓塞最常见危险因素为导管内血栓形成，中央静脉置管的患儿中半数可出现此种情况。其他危险因素包括围生期窒息、脱水、败血症、创伤和烧伤、手术、溶血、感染、肿瘤以及肾脏疾病（如肾病综合征）。

【病理生理】

正常情况下，由红细胞、血小板与纤维蛋白积聚形成的微血栓，在静脉循环系统中不断形成和溶解。当出现肺栓塞时，呼吸系统及血流动力学均发生改变。

急性呼吸系统改变包括：增加肺泡死腔、低氧血症、过度换气。其他可能发生的改变包括局部表面活性物质缺失和肺梗死。低氧血症的机制包括通气－灌注不匹配、肺内分流、心输出量减少及经卵圆孔未闭的心内分流。肺梗死较罕见，因为存在支气管动脉侧支循环。

血流动力方面，肺栓塞减少了肺血管床的横截面积，导致肺血管阻力增加，从而增加右心室后负荷。后负荷增加，导致右心室衰竭发生。

【临床表现】

本病临床表现多样，并无特异性。有报道称临床诊断假阳性率约为 62%。出现典型临床三联征（包括呼吸困难、胸痛及咯血）的患者不到三分之一。查体还可见胸膜摩擦音。其他症状还包括咳嗽、出汗、晕厥、恐惧感等。八成以上患者出现心电图改变，但绝大多数为非特异性，包括肺性 P 波、电轴右偏、右束支传导阻滞等。纤维蛋白肽 A 水平升高，D- 二聚体测定阳性。

【影像学表现】

1. X 线　肺栓塞的整体胸片检查敏感性为 33%，特异性为 59%，因此儿童肺栓塞 X 线诊断更有难度。八成以上的胸片异常征象为非特异性。一般可见肺不张或肺渗出、胸腔积液、胸腔密度增高、肺纹理减少、膈面抬高、肺动脉膨隆、心影增大及肺水肿。局部征象包括 Westermark 征（局部血流灌注不足）、Fleischner 征（栓子嵌顿所致动脉局部增宽）、Knuckle 征（被堵塞血管远端突然变细）、Hampton 驼峰（肺段分布的以胸膜基底的浅楔形实变影，其基底紧靠胸膜表现，内侧缘凸起）、融雪征（数日至数周从外周向中央退缩）等表现。

2. CT　平扫观察肺栓塞的急性变化，包括肺不张（100%）、胸腔积液（87%）、实变（57%）、磨玻璃密度影（57%）、Hampton 驼峰（50%）、动脉密度增高、中央或肺段动脉扩张。增强扫描尤为重要，重点观察动脉管腔。近心端动脉内栓子的显示能力较强，通常亚段肺动脉分支管腔内的充盈缺损（2% ～ 30%）难以显示。右中叶及左舌段显示较差。动脉横断面可见腔内低密度充盈缺损完全占据管腔，与动脉管径基本相等。如果部分充盈缺损呈双轨征，提示栓子可在管腔内自由漂动，对比剂包绕了栓子。末梢管壁的充盈缺损与动脉壁呈锐角。肺实质可见外周楔形梗死区及带状实变影。CT 血管成像（computed tomography angiography，CTA）可见腔内缺损（94%），肺动脉分支突然中断，肺动脉分支减少或突然变细，楔形肺实质低灌注区，受累肺段引流肺静脉未显影。

【典型病例】

病例 1　患儿，男，13 岁，确诊系统性红斑狼疮 4 年，近期出现呼吸功能不全。CT 表现见图 9-3-1。

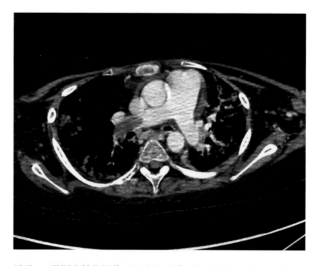

增强 CT 纵隔窗轴位图像可见右肺动脉干内大块充盈缺损，堵塞管腔。

图 9-3-1　肺栓塞 CT 表现

病例 2 患儿，男，8 岁，下肢深静脉血栓病史，运动后胸闷。CT 表现见图 9-3-2。

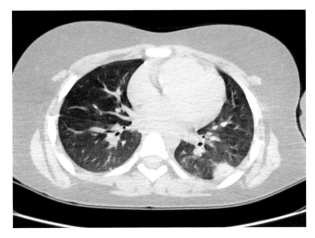

CT 肺窗轴位图像可见左肺下叶外后基底段胸膜下区楔形片影，尖端指向肺门。

图 9-3-2 肺栓塞 CT 表现

【诊断要点】

1. 胸片病变区灌注不足，伴胸腔积液，肺内实变。
2. 增强 CT 提示肺动脉内充盈缺损。
3. CTA 肺动脉分支突然中断，肺动脉分支减少或变细。

【鉴别诊断】

增强 CT 扫描肺动脉管腔内充盈缺损出现时，诊断本病不难。但不能忘记除血栓栓子以外，其他物质也可形成栓子导致肺栓塞。感染性心内膜炎及血栓性静脉炎可产生脓毒性栓子。肿瘤栓子可来源于神经母细胞瘤、肾母细胞瘤及肝母细胞瘤。脂肪栓子见于重大创伤或骨科手术后。医源性操作，如断裂的导管末端、错放的栓塞弹簧圈及其他血管内器械也可引起肺栓塞。

【治疗】

肺栓塞的主要治疗方式为抗凝。血流动力学不稳定的患儿可溶栓治疗。外科肺血栓切除已成功应用于中央型或鞍状栓子患儿。

【延伸知识】

儿童肺栓塞诊断有难度，大多数儿童静脉血栓无症状，或肺栓塞被其他肺内基础病变所掩盖。有研究表明，40% 肺栓塞患儿 D- 二聚体测定为阴性，因此 D- 二聚体测定阴性不能排除肺栓塞。当危险因素存在时，应高度怀疑肺栓塞。

（闫淯淳）

参考文献

[1] HARRIS M，ROCKER J. Pneumothorax in pediatric patients：Management strategies to improve patient outcomes[J]. Pediatr Emerg Med Pract，2017，14（3）：1-28.

[2] DOTSON K，JOHNSON L H. Pediatric spontaneous pneumothorax[J]. Pediatr Emerg Care，2012，28（7）：715-720.

[3] CIZMECI M N，AKIN K，KANBUROGLU M K，et al. The utility of special radiological signs on routinely obtained supine anteroposterior chest radiographs for the early recognition of neonatal pneumothorax[J]. Neonatology，2013，104（4）：305-311.

[4] CASHEN K，PETERSEN T L. Pleural effusions and pneumothoraces[J]. Pediatr Rev，2017，38（4）：170-181.

[5] BUENO FISCHER G，TERESINHA MOCELIN H，FEIJÓ ANDRADE C，et al. When should parapneumonic pleural effusions be drained in children？[J]. Paediatr Respir Rev，2018，26：27-30.

[6] THACKER P G，LEE E Y. Pulmonary embolism in children[J]. AJR Am J Roentgenol，2015，204（6）：1278-1288.

[7] RAMIZ S，RAJPURKAR M. Pulmonary embolism in children[J]. Pediatr Clin North Am，2018，65（3）：495-507.

第十章 咯血

第一节 支气管扩张

【概述】

支气管扩张（bronchiectasis）是指一支或多支中等大小支气管管壁肌肉和弹性组织破坏，导致管腔不可逆性扩张、变形。它是呼吸系统常见的化脓性炎症，支气管扩张在儿童中并非少见，随着抗生素的不断出现，对支气管扩张的有效治疗，发病率呈下降趋势。

【病理生理】

1.感染因素　支气管扩张主要致病因素为支气管的感染阻塞和牵拉，部分是先天遗传因素。支气管壁的慢性炎性致管壁弹性减弱，加上机械性牵引等因素的共同作用是其发病基础。感染是我国儿童支气管扩张最常见的病因，常见细菌（百日咳杆菌）、肺炎支原体、病毒（麻疹病毒、腺病毒、流感病毒和水痘病毒等），结核分枝杆菌感染，使支气管各层组织遭到破坏，纤毛清除功能降低，削弱了管壁的支撑作用，吸气、咳嗽时管腔内压力增加，管腔扩张，而呼气时不能回缩，发展为支气管扩张，支气管狭窄也可使远端引流不畅发生感染而引起支气管扩张。

2.原发性免疫缺陷病　是造成儿童支气管扩张症的常见原因之一，其中以 B 淋巴细胞缺陷最为多见，包括普通变异型免疫缺陷病、无丙种球蛋白血症、IgA 缺陷等。严重、持续或反复感染，尤其是多部位感染或机会感染者，应怀疑免疫缺陷病的可能性。

3.吸入因素　儿童支气管异物吸入也是常见引起气道阻塞的原因，气管、支气管异物多见于 3 岁以下儿童，部分病史不明确、症状不明显的患儿可能造成误诊。支气管扩张是异物吸入延误诊断的常见并发症，其他一些吸入因素还包括胃食管反流、吞咽功能障碍等。

4.先天性支气管和肺部发育畸形　主要包括支气管源性囊肿、气管支气管软化、支气管狭窄、巨大气管 – 支气管症等。

5.原发性纤毛运动不良症（primary ciliary dyskinesia，PCD）　是累及多器官的疾病，表现为慢性中耳 – 鼻窦 – 肺部疾病、新生儿呼吸窘迫、内脏转位和生育能力下降。PCD 多数是常染色体隐性遗传病，其发病率为 1/3.5 万～ 1/1.5 万，其中约半数患儿诊断为以支气管扩张、鼻窦炎及内脏转位三联征为特征的 Kartagener 综合征。在病史询问中应注意慢性呼吸道感染病史，尤其是鼻窦炎和中耳炎病史。

6.囊性纤维化（cystic fibrosis，CF）是欧美国家最常见的一种常染色体隐性遗传病，囊性纤维化跨膜传导调节因子（cystic fibrosis transmembrane conductance regulator，CFTR）的基因突变导致疾病的发生，在亚洲人中少见。除呼吸系统表现外，还有消化、内分泌、生殖等多系统受累，表现为外分泌腺功能紊乱，测定汗液中氯离子浓度及基因检查可明确诊断。

7.系统性疾病　许多系统性疾病与支气管扩张有关，如类风湿性关节炎（rheumatoid arthritis，RA）、系统性红斑狼疮、干燥综合征、强直性脊柱炎及复发性多软骨炎等。支气管扩张在 RA 的发生率为 1% ～ 3%。

8.其他疾病　a1- 抗胰蛋白酶缺乏症是一种常染色体隐性遗传病，主要表现为肺气肿和反复肺部感染，部分患儿可伴支气管扩张或支气管壁增厚表现。

变应性支气管肺曲霉病（allergic bronchopulmonary aspergillosis，ABPA）是一种对曲霉菌孢子发生的过敏反应性疾病，临床主要表现为喘息、咳嗽、咳痰及肺部浸润、中心性支气管扩张、肺功能下降。弥漫性泛细支气管炎是一种弥漫存在于两肺呼吸性细支气管的气道慢性炎症性疾病，突出的临床表现为咳嗽、咳痰和活动后气促，严重者可导致呼吸功能障碍。

【临床表现】

患者多在儿童或青少年期起病。临床主要表现为慢性咳嗽、大量脓痰、反复咯血、杵状指和胸痛等，病程久者可见贫血和营养不良，患儿易反复患上、下呼吸道感染，甚至并发肺脓肿，个别可无明显症状。先天性支气管扩张合并右位心和副鼻窦炎时，称 Kartagener 综合征。

【影像表现】

以往支气管造影是诊断支气管扩张的金标准，对比剂长期以来用 40% 的碘化油，用以显示柱状、囊状支气管扩张。目前，由于高分辨 CT 对支气管扩张诊断的总体准确率非常高，支气管造影已逐步减少了，对比剂也有改用水溶性的。

1.X 线胸片表现　支气管扩张轻症平片多无异常发现，重症病变区肺纹理增多、增粗、排列紊乱，有时可见支气管呈柱状增粗或"轨道征"，典型呈蜂窝状或卷发状阴影，其间夹有液平面的囊区。

X 线胸片的敏感度及特异度均较差，难以发现轻症或特殊部位的支气管扩张，但所有患者均应有基本的 X 线胸片做参照，仅在需要时才需要重复检查。

胸部 X 线片未见明显异常不能排除存在支气管扩张可能，若临床病史怀疑有支气管扩张，还应进一步做 HRCT 检查。

2.支气管造影表现　支气管造影显示柱状、囊状支气管扩张。左下叶是支气管扩张好发部位，两侧支气管造影可明确诊断，不仅能了解扩张的形态，而且明确病变部位及范围，可发现囊状、柱状或囊柱状改变。该检查为有创性，目前仅在外科手术前采用，已逐渐被 HRCT 取代。

3.CT 表现　CT 尤其是多层螺旋 CT 是目前显示支气管扩张最敏感的影像学方法，对确定支气管扩张的部位和程度也优于 X 线胸片，高分辨 CT 对支气管扩张诊断的准确率很高，其灵敏度及特异度超过 90%，可清晰显示支气管扩张病理类型、病变范围，还可显示伴随的肺实质病变，HRCT 扫描安全、方便、无创伤性，在区别轻微可逆的支气管扩张、小柱状扩张上具有更大优势，受累部位以两下肺多见。当气管腔内含气，走行与扫描平面平行时，表现为轨道征；走行与扫描平面垂直时，则表现为圆形透亮影，如与伴行的动脉断面紧贴如镶嵌的戒指为印戒征，是支扩的特异性征象；囊状扩张的支气管则呈成串的葡萄状表现。

【典型病例】

患儿，男，17 岁，反复咳嗽，呼吸道感染病史 10 年。影像学表现见图 10-1-1。

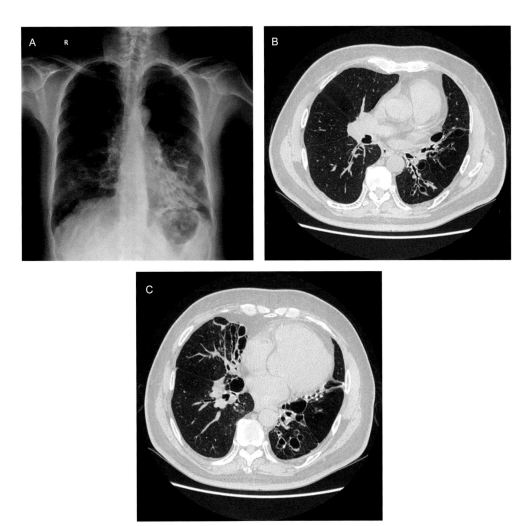

A. X 线胸片可见左下肺片影，内见串珠样支气管扩张表现；B、C. 轴位 CT 可见双下肺支气管囊柱状扩张，管壁增厚。

图 10-1-1　支气管扩张影像学表现

【鉴别诊断】

1.肺囊肿、小的肺气肿大泡 肺囊肿和小的肺气肿大泡壁薄，无伴行血管。

2.急性肺炎时伴随的支气管扩张 该支气管扩张为可逆性，经抗生素治疗后随炎症消退而恢复正常管径，随访复查可与支气管扩张区别。

诊断与鉴别诊断精要：儿童支气管扩张的诊断主要依靠胸片和高分辨率 CT。梭形扩张的支气管呈串珠样表现，囊状扩张的支气管则呈成串的葡萄状表现。

（李志强）

第二节 儿童肺结核

【概述】

肺结核（tuberculosis）是由结核分枝杆菌引起的慢性传染病。其发病率曾逐年下降，但近年来又有上升趋势。儿童感染结核的最常见途径是吸入结核杆菌。先天性感染极其罕见，多是在分娩时通过胎盘血行播散或由污染的羊水感染所致。肺结核感染可分为三种类型：原发感染、粟粒性肺结核和反应性或继发性肺结核。

【病因与病理】

初次感染结核分枝杆菌所引起的肺结核称为原发性肺结核，包括原发综合征及胸内支气管淋巴结结核。结核分枝杆菌被吸入肺后所引起的病灶称为原发灶，通常原发灶只有一个，偶可为两个或两个以上。由于初次感染，机体对其无免疫力，结核分枝杆菌可沿引流淋巴管蔓延至所属的肺门淋巴结，导致淋巴管和肺门淋巴结炎。肺原发灶、淋巴管炎和肺门淋巴结炎合称原发综合征。绝大多数原发性肺结核患儿随着机体免疫力的增强和及时的抗结核治疗，病灶可完全吸收或纤维化而痊愈。仅少数患儿的病变发生恶化导致淋巴道播散、血源播散和支气管播散而引起肺内、肺外器官结核和全身粟粒性结核病。

【临床表现】

不同类型肺结核临床表现差别很大。轻者可无症状，一般多有轻度结核中毒症状。

1.原发性肺结核 是结核杆菌从病变处通过淋巴管侵犯肺门和纵隔淋巴结（原发综合征）。增大的淋巴结引起支气管外压性狭窄，肉芽肿形成引起支气管内阻塞，导致肺段气体潴留、肺不张或两者均有。当出现气道阻塞而患儿无明显症状时，可能会被误认为异物吸入。原发病灶干酪样坏死后可形成钙化，这一表现在婴儿中出现较早（感染后 6 个月），而年长儿出现较晚（感染后 2 ~ 3 年）进展性原发肺结核是严重但罕见的并发症。淋巴结进行性肿大，伴有病变液化干酪样坏死，病变可破入支气管，形成新的病灶。患儿症状重时，可出现体重减轻、呼吸困难、神经性厌食及生长停滞。

2.粟粒性肺结核　宿主对淋巴、血行性播散的反应差异很大，免疫抑制患儿的危险性最大。很少有患儿出现高峰形热、肝大及血培养阳性（慢性结核性菌血症）。粟粒性肺结核多发生于原发感染6个月内，是结核杆菌从原发综合征部位经淋巴、血行播散所致。

3.继发性肺结核　原发性结核或肺结核再次激活是典型的成人或青少年类型病变。这是由于位于肺尖的早期休眠结核杆菌生长的结果。处于再次激活的病变位于上肺叶的尖段与后段，病灶伴有干酪样坏死，周围可见水肿、出血及单核细胞包绕。这些病变可液化并破入支气管导致细菌播散。空腔病灶与瘢痕组织形成。2岁以内的原发性肺结核患儿再次激活病变的情况非常罕见。这种情况更多见于7岁以后感染原发性肺结核的患儿，尤其是首次感染接近青春期的患儿。

4.结核性胸膜炎　胸膜受累在大于2岁的儿童中更为常见，可伴有发热、胸痛及肺炎症状。积液内常含有少量细菌、大量白细胞，蛋白含量增高而葡萄糖含量少。

【影像表现】

1.X线表现　原发性肺结核属于亚急性局灶性（不典型）肺炎的范畴。胸片对原发感染的敏感性很低。如果患儿皮肤试验阳性且来自非流行病区，那么正位胸片检查已足够，但如果患儿来自流行病区，那么需要加照侧位片有助于评价肺门淋巴结肿大情况。近半（43%）的结核性脑膜炎患儿胸片表现正常。

2.CT表现　可发现肺实质微小病变伴有淋巴结肿大，并且显示原发综合征更直观。大量研究表明，儿童肺结核患者首次胸片最常见的征象就是肺门与气管旁淋巴结肿大，占所有病例的92%。CT证实感染患儿存在异常淋巴结，但50%的淋巴结≤1cm。受累淋巴结通常呈低密度伴有环形强化，随病程进展可出现钙化。有三分之一的患儿在病变对侧发现淋巴结肿大。结核菌素敏感试验转阳的患儿，胸片随访最有帮助，发现早期粟粒样结核感染，后者可导致肺、肝、脾"暴风雪"样表现。有时在临床出现显著表现之前就可在胸片见到上述征象。病变恢复慢，胸片完全恢复需要6个月～2年，而CT完全恢复需要15个月。

3.MR表现　大多数情况下，儿童肺结核并不采用MR来诊断。近年来已开始有用超短TE技术来显示儿童肺部的情况。

4.超声表现　儿童肺结核一般不用超声诊断，但超声对结核性胸腔积液的诊断非常有效。

【典型病例】

病例1　患儿，男，10岁，间断低热乏力3个月。X线胸片表现见图10-2-1。

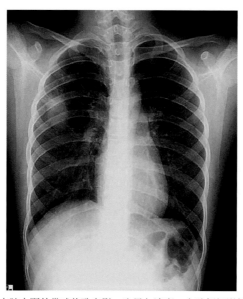

右肺中野外带球状致密影，边界欠清晰；右肺侧门影粗重。

图 10-2-1　原发综合征 X 线胸片表现

病例 2　患儿，女，6 岁，间断低热伴咳嗽 3 个月。X 线胸片表现见图 10-2-2。

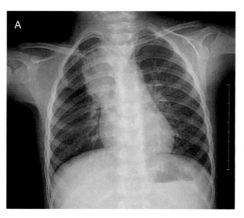
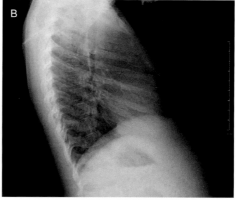

A. 正位右上纵隔增宽，可见致密影，边界较清晰；B. 侧位见病变位于上纵隔。

图 10-2-2　肺门淋巴结结核 X 线胸片表现

病例 3　患儿，男，10 岁，高热 4 天。X 线胸片表现见图 10-2-3。

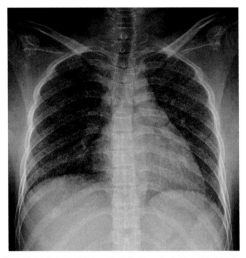

双肺弥漫分布结节影，病变分布，大小及密度均基本一致。

图 10-2-3 急性粟粒性肺结核 X 线胸片表现

【治疗与随访】

结核治疗需要联合使用对其敏感的抗生素。结核杆菌抵抗多种药物的情况在全球范围内逐渐增加，但针对性治疗及强化患者依从性等手段被证明是有效的，已在世界范围内广泛推广。由于胸片的敏感性有限，因此在条件允许的情况下，CT 对患者治疗很有助益。

【延伸知识】

儿童肺结核主要靠 X 线检查诊断，胸部正侧位 X 线片是首选的检查方法，可以明确肺结核的诊断或提出有针对性的其他影像学检查方法。胸部 CT 检查可作为胸片常用的补充诊断方法，可以为发现病变、确定病变部位和范围、观察病变动态变化及进一步的鉴别诊断提供依据。

（李志强）

第三节 特发性肺含铁血黄素沉着症

【概述】

特发性肺含铁血黄素沉着症（idiopathic pulmonaryhemosiderosis，IPH）是一种较少见的铁代谢异常疾病，特点为广泛的肺毛细血管出血，肺泡中有大量的含铁血黄素沉着，含铁血黄素积累于肺内为特征，反复出血造成继发性缺铁性贫血。

【病理生理】

特发性肺含铁血黄素沉着症又称弥漫性肺出血，病因不明，主要有两方面的推测。

1. 发育缺陷　由于原发性肺泡上皮发育与功能异常，使血管的机械稳定性发生障碍，或肺弹性纤维发育缺陷，但不能被组织学检查所证实。

2. 免疫反应所致　患者肺内可有肥大细胞积聚；网状内皮系统中浆细胞增多；有研究发现某些已经证实或可能为肺含铁血黄素沉着症的婴儿以牛奶做皮试呈阳性反应，且血清牛奶沉淀素阳性，戒断牛奶后症状消失。

病理特征是肺反复出血，而其余器官未受累。在急性出血期，出血主要发生在肺泡内，出血范围可很广泛和严重；亚急性或慢性期出血，红细胞被巨噬细胞吞噬后，血红蛋白被巨噬细胞溶酶体分解转化成含铁血黄素沉积在小叶间隔、细支气管和动脉壁内，部分患者可发展为肺间质纤维化。本病的病理基础是肺毛细血管障碍，可能为器官特异性自身免疫反应导致的肺毛细血管出血性疾病，少部分IPH见于肺出血肾炎综合征（goodpasture syndrome）和韦格肉芽肿（Wegeners granulomatosis）。

【临床表现】

特发性肺含铁血黄素沉着症较少见，通常见于 10 岁以下儿童，以 3 岁以前发病最多见，男女发病率无差异。反复咯血或痰中带血、咳嗽、发热为常见症状，痰中找到含铁血黄素细胞对本病有诊断价值。由于肺反复出血，患儿常有缺铁性贫血、杵状指和肝脾大等。

【影像表现】

特发性肺含铁血黄素沉着症影像诊断发现有异常并不困难，但特发性肺含铁血黄素沉着症的 X 线和 CT 表现多种多样，无特征性，易与诸多疾病相混淆。根据患儿的临床表现，如反复咯血，不明原因缺铁性贫血，胸片上出现弥散性小结节状或片状、网状阴影，应疑为本病。HRCT 检查对本病的诊断极有帮助，如找到典型的含铁血黄素巨噬细胞可明确诊断。

1. X 线胸片表现　特发性含铁血黄素沉着症胸片检查各期有所不同。急性期：双侧肺野透亮度明显降低并可见大小不等，边缘不清的云絮状阴影，以中下肺野明显。慢性期：肺尖多见两肺弥漫分布的小结节、小片状实变模糊影及磨玻璃状影，以小结节影为主，直径多为 2 ~ 3 mm，密度较淡，轮廓模糊，分布对称，以肺门区及中下肺野为主，肺尖、肺外围、肋膈角及肺底部较少（多不受累）。同时，肺内还可见到广泛的网织状阴影。晚期由于广泛的肺纤维化可引起肺动脉高压和肺源性心脏病。

2. CT 表现　特发性含铁血黄素沉着症因急性、亚急性和慢性期肺出血表现存在不同，急性期以实变为主，慢性期以间质性改变为主，而亚急性期可有急、慢性期的表现。特发性肺含铁血黄素沉着症表现分五型。

第一型：两肺呈斑片状磨玻璃样改变，表现为两肺广泛分布的斑片状边缘模糊密度增高灶，该型最常见，约占 50%，临床为急性出血期，病理显示肺泡和支气管腔内有出血和含有吞噬血红蛋白的巨噬细胞，肺间质水肿。多数磨玻璃样病灶呈双侧分布，肺尖和肺肋膈角区一般不受累及，但病灶也可为一侧或局限性分布，一般比较少见。短期 CT 复查，可见病灶形态、大小变化快，2 ~ 3 天病灶可有明显吸收，这是该期的特点。

第二型：仅见小叶间质网状影，肺纹理增多模糊，见于早期肺出血缓解期或少量肺出血的患者，病理特征是肺泡内出血已被巨噬细胞吞噬并引起肺间质和淋巴管反应，在数日内由间质 M 反应所形成的网织影可吸收恢复正常。

第三型：即网织型，由小叶间隔及肺泡壁增厚，肺泡壁毛细血管扩张、扭曲所致，小叶间隔内含铁血黄素沉着。

第四型：即网织结节型，该型的病理特征是第三型病理特征的加重，肺间质有含铁血黄素结节。表现为两肺弥漫分布的大小均匀的粟粒状小结节和网状影。

第五型：即复合型，为以上几型 CT 表现的复合。以上几型 CT 表现并非能够截然分开，急性期肺出血以肺泡性实变表现为主，而亚急性和慢性期则以间质表现为主。极少数患儿可发生广泛的肺纤维化，引起肺动脉高压和肺心病致心影增大，肺门淋巴结增大，个别患儿甚至有胸腔积液。

HRCT 能准确地观察病变的形态和分布，HRCT 使病变的显示更接近大体病理所见，可更早地发现弥漫性细小网织影与微细结节、小叶间隔增厚，所以 HRCT 检查对本病的诊断极有帮助。

推荐影像学检查：儿童特发性肺含铁血黄素沉着症的诊断主要依靠 X 线胸片和 CT 扫描。

【典型病例】

病例 1 患儿，女，1 岁 8 个月，确诊为肺含铁血黄素沉着症。CT 表现见图 10-3-1。

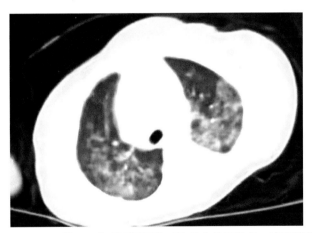

图 10-3-1 IPH 的 CT 表现可见两肺对称分布的斑片状、磨玻璃状阴影

病例 2 患儿，女，7 岁，5 年前确诊为特发性肺含铁血黄素沉着症，激素治疗，病情出现反复进行复查。CT 表现见图 10-3-2。

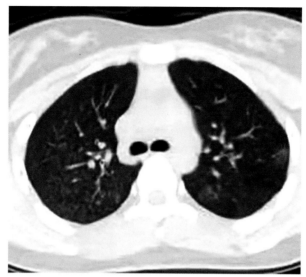

图 10-3-2 IPH 的 CT 表现可见局限分布磨玻璃影

病例 3 患儿，男，15 岁，10 年前确诊为特发性肺含铁血黄素沉着症，CT 复查见图 10-3-3。

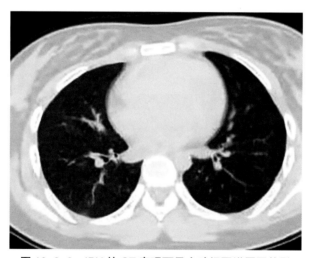

图 10-3-3 IPH 的 CT 表现可见小叶间隔增厚网状影

病例 4 患儿，男，1 岁 5 个月，确诊为特发性肺含铁血黄素沉着症。CT 表现见图 10-3-4。

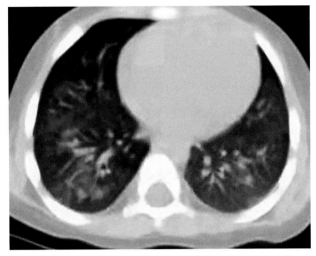

图 10-3-4　IPH 的 CT 表现可见两肺弥漫分布的粟粒状小结节和网状影

【鉴别诊断】

IPH 急性、亚急性和慢性期 CT 表现与肺部一些疾病表现相似，需同以下疾病鉴别：

1. 急性肺出血期　两肺野透亮度普遍减低，呈磨玻璃样改变及大片云絮状阴影，以肺门及中下肺野多见，两侧多对称分布，肺尖、肋膈角及肺底表现较轻甚至不累及。亦可见支气管充气征、纵隔缘及心缘、膈面模糊。

2. 肺炎　PH 急性期与支气管肺炎在临床症状和 CT 表现上相似，前者可有咯血症状和心影增大、肺门淋巴结肿大；后者一般无咯血症状和心影增大、肺门淋巴结肿大可资鉴别。

3. 风湿性心脏病二尖瓣狭窄所致的肺含铁血黄素沉着　前者的肺含铁血黄素沉着是继发性，与 PH 不同，两者的鉴别点是有无风湿性心脏病二尖瓣狭窄病史。

4. 过敏性肺炎　患者常无缺铁性贫血，嗜酸性粒细胞增高，可鉴别。

5. 亚急性粟粒性播散性肺结核　X 线片表现为双上、中、下肺野对称，大小、密度均匀一致的播散粟粒状结节影，肺尖常受累及。临床有低热、咳嗽，有时可见结核中毒症状。

6. 朗格汉斯细胞组织细胞增生症　此病肺内表现为弥漫分布粟粒样颗粒，肺纹理呈网织状改变，但临床常合并有肝、脾、淋巴结肿大及皮肤、骨骼的改变。实验室检查：嗜伊红细胞对诊断有特异性。

7. 特发性肺纤维化　本病肺野透亮度普遍减低，肺内弥漫分布粟粒样颗粒。但以网状、间质改变及小片为主，临床常有缺氧体征和口唇发绀、杵状指、动脉血氧分压下降。

（李志强）

第四节　肺动静脉畸形

【概述】

肺动静脉畸形（pulmonary arteriovenous malformation，PAVM）又称肺动静脉瘘，多为先天性，指肺动脉与肺静脉（95%）或体循环动脉与肺静脉（5%）间的异常血管交通，是心脏外右向左分流性疾病，肺动脉和肺静脉直接相通引起血流短路，造成肺动脉血液未经毛细血管氧合致血氧饱和度降低，而引起一系列症状和体征。PAVM 特点是血管性病变，有供血的动脉和引流的静脉。多发 PAVM 中 1/3 伴遗传性毛细血管扩张症。

【病理生理】

肺动静脉畸形由胚胎共同血管复合体中肺动静脉发育异常所致；为单一或多发性的结节或弥漫性血管影。基本病理基础是扩张的肺动脉经菲薄的动脉瘤囊和扩张的静脉直接相沟通，大多为先天性，少数为后天性。基本病变为肺动脉分支未经肺毛细血管系统直接与肺静脉系统交通，可为单支或多支、单肺或双肺受累。病理上分为两型。

1.肺动脉和肺静脉直接交通　此型较多见，小型肺动静脉瘘常为双肺弥漫性病变，大型肺动静脉瘘常为单支，位于下叶胸膜脏层下方。此型主要包括两种亚型：

（1）单纯型动静脉瘘（79%）：单个扩张的动脉瘤囊连接伴行的一条动脉和一条静脉。

（2）复杂型动静脉瘘（21%）：少见，扩张的动脉瘤和两根以上的动脉和（或）两根以上的肺静脉相连。

2.体循环与肺循环之间的直接交通　此型较少见，可为主动脉的分支（如支气管动脉、肋间动脉等）与肺静脉之间交通。肺毛细血管扩张型少见，以两肺散在多发的微小动静脉瘘为特征，该畸形常单独列为一类，为弥漫性肺动静脉畸形。随年龄增长而逐渐增大，并可有钙化。

由于肺动脉血绕过毛细血管网直接进入肺静脉，肺静脉血氧减少，导致体循环动脉血氧饱和度下降分流量可为 18%～89%，动脉血氧饱和度常在 50%～85%，并可继发红细胞增多症。无通气异常情况下，动脉 CO_2 分压正常。与体动静脉瘘不同，肺血流量、肺动脉压力、心输出量仍属正常范围。由于肺动静脉瘘的血流未经肺毛细血管网滤过，细菌进入体循环可发生脑脓肿。

【临床表现】

肺动静脉畸形较小时（＜2 cm）常无症状。咯血是相对常见的症状，量多少不等。严重者可能出现右向左分流症状，即缺氧、发绀、杵状指。本病临床表现与病变的大小及病程有关，通常病灶直径＜2 cm，多无临床症状。最常见的症状包括鼻出血、运动性呼吸困难、咯血、发绀、杵状指、易疲劳，这是由于 PAVM 右向左分流导致不同程度的低氧血症所致。有些患者可无症状，偶然发现。

【影像表现】

胸部 X 线片是肺动静脉畸形诊断及随访的常规首选影像学检查，肺血管造影是诊断的金标准，但有创，多用于拟行栓塞治疗和手术治疗的患者。肺部 CT 增强也是重要的首选检查方法，MRI 作为一种无创评价大血管疾病的方法，特别是磁共振血管造影（magnetic resonance angiography，MRA）在一定程度上有可能取代数字减影血管造影（digital subtraction angiography，DSA）。

1. 胸部 X 线表现　X 线片可见边界清楚、分叶状的圆形或类圆形团块，1 cm 至数厘米不等；可有索状结构自病灶向肺门延伸（供血动脉和引流静脉）；部分可见钙化。

（1）囊状型：表现典型，为单个或多个的圆形或椭圆形浅分叶状肿块影，单发多见，直径大小不一，密度均匀，边缘清晰。多发者通常有 2 ~ 8 个病灶，偶尔可更多。病灶与肺门之间有条带状致密影（血管）相连，直径多为 4 ~ 7 mm。瓦氏动作时变小，可见病灶有血管性搏动，患侧肺门血管搏动较健侧明显，高度提示本病。

（2）弥漫型：肺小动静脉可表现为肺叶或肺段分布斑点状阴影，也可表现为肺纹理增强、扭曲，诊断较困难。

2. CT 表现

（1）平扫：为圆形或椭圆形软组织密度影，有时可有分叶状，边界清楚，部分边缘模糊呈毛绒状，病灶周围可见血管影与肺门相连。对于小的病灶应薄层扫描，否则会漏诊。

（2）增强：病灶可垂直、平行或斜行，血管影可呈圆形、椭圆形或条状。增强后瘤体和连接血管迅速强化，强化过程中瘤体峰值出现的时间与右心室和肺动脉相一致，或与主动脉接近，三维重建可显示肺动静脉畸形的完整形态学特征，多平面重建可见异常血管影相连病灶与肺门。

3. 血管造影

（1）单纯型：可见瘤囊随肺动脉的充盈显影，引流肺静脉显影早于正常肺静脉，供血动脉及引流静脉均为 1 支，并见不同程度的迂曲扩张。

（2）复杂型：可见 2 支或多支供血动脉及引流静脉，瘤囊内可见分隔，对比剂排空明显延迟。

（3）弥漫型：表现为多发"葡萄串"样小血池充盈，病变部位肺静脉提前显形。

4. MR 表现　可以清楚显示肺动静脉畸形的瘤体、扭曲扩张的供血动脉和引流静脉。MR 增强后瘤体和连接血管迅速强化。MRI 表现以前曾认为 MRI 因存在呼吸伪影及不能鉴别流空信号与周肺组织的信号，对肺动静脉畸形诊断价值有限，随着 MRI 硬软件的升级提高，如磁共振相位对比电影序列技术、CE-MRA 经 3D 重建，可清晰显示病变的范围、边界、血管起始关系，尤其是对于 10 mm 的病灶，但对直径 < 5 mm 的病灶显示仍不满意。

5. 超声表现　超声检查可显示异常血流，但对肺动静脉畸形的瘤体显示较差。

【典型病例】

患儿，男，7 岁，查体偶然发现肺内结节。影像学表现见图 10-4-1。

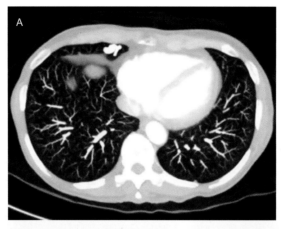

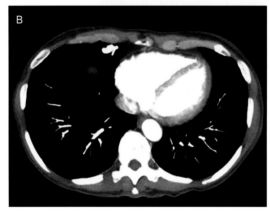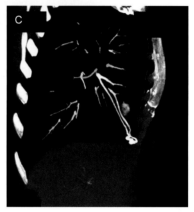

A. CT 示右心膈角处可见软组织密度影，边界清楚；B.增强 CT 示瘤体和连接血管迅速强化，强化过程中瘤体峰值出现的时间与右心室和肺动脉相一致，或与主动脉接近；C. CT 三维重建可显示肺动静脉畸形的完整形态学特征，多平面重建可见异常血管影相连病灶与肺门。

图 10-4-1　肺动静脉畸形 CT 表现

【鉴别诊断】

本病需与肺囊肿、肺肿瘤、肺部炎症等进行鉴别，胸部平片别较困难，CT 增强可明确诊断。

AVM 表现为肺内结节灶，首先，需要与肺实质结节病灶鉴别：动静脉瘘强化呈血管样，且有与之相连的增粗的动脉、静脉；肺实质结节病灶的边缘形态和内部结构常有一定的特征性可资鉴别。其次，需要与其他血管性病变区别：肺静脉曲张为肺静脉的局限性扩张，很罕见，多认为是肺静脉壁的先天性缺陷引起，也有认为和肺静脉压升高有关；CT 显示两下肺内带圆形、椭圆形和管状影，有明显的强化，与左心房 CT 值接近，但无动静脉瘘的特征性的伴行动脉和静脉。肺动脉瘤为单纯动脉性疾病，无引流静脉。

（李志强）

参考文献

[1]　朱铭，曾津津，袁新宇 . 中华临床医学影像学：儿科分册 [M]. 北京：北京大学医学出版社，2016.

[2]　LEE E Y，RESTREPO R，DILLMAN J R，et al. Imaging evaluation of pediatric trachea and bronchi：systematic review and updates[J]. Semin Roentgenol，2012，47（2）：182–196.

[3]　王昊，徐保平，刘秀云，等 . 儿童支气管扩张症 172 例临床研究 [J]. 中国实用儿科杂志，2014，29（12）：936–939.

[4]　宋贵良，秦秀，张文举，等 .vHRCT 在儿童支气管扩张中的临床表现及意义 [J]. 中国 CT 和 MRI 杂志，2018，16（4）：70–72.

[5]　Caffey 儿科影像诊断学 [M].12 版 . 北京：人民卫生出版社：541–548.

[6]　STANSBERRY S D. Tuberculosis in infants and children[J]. J Thorac Imaging，1990，5：17–27.

[7]　USSERY X T，ALWAY S E，MCKENNA M，et al. Epidemiology of tuberculosis among children in the United States[J]. Pediatr Infect Dis J，1996，15：697–704.

[8]　REICHLER M R，REVES R，BUR S，et al. Evaluation of investigations conducted to detect and prevent transmission of tuberculosis[J]. JAMA，2002，287：991–995.

第三篇

消化系统急重症

第十一章　新生儿期消化系统病变

第一节　食管闭锁

【概述】

食管闭锁（congenital esophageal atresia，CEA）是严重的先天性畸形，发病率为 1/4500～1/3000，常合并气管食管瘘（tracheoesophageal fistula，TEF），两者并存约占 90%。食管与气管在胚胎发育过程中皆由前肠演变而成。胚胎第 5～6 周，前肠侧壁向内折入形成气管食管隔，将食管和气管相分离。腹侧管向尾侧延伸，分化发育为呼吸系统，背侧管向头侧延伸，分化发育为食管。在上述发育过程中发生贯通和分隔障碍，如气管食管隔发育缺陷，气管食管未完全分隔开或分隔上任何一点未接合，便形成气管食管瘘；如分隔在发育过程中转向背侧，完全切断食管管腔，形成食管闭锁。

根据食管闭锁盲端位置、有无食管气管瘘及瘘口位置，本病分五型（Gross 分型）：①Ⅰ型，食管上下均为盲端，中间无连接或以纤维组织条索连接，无食管气管瘘；②Ⅱ型，食管上段有瘘管与气管相通，而下部呈盲端；③Ⅲ型，食管上段为盲端，下段上端有瘘管与气管相通；④Ⅳ型，食管上下端均与气管相连有瘘管形成；⑤Ⅴ型，食管畅通但有与气管形成的瘘管。其中Ⅲ型最多见，占 90% 以上，此型按照闭锁两盲端的距离，＞ 2 cm 或≤ 2 cm 又可分为Ⅲ_a 型和Ⅲ_b 型（图 11-1-1）。

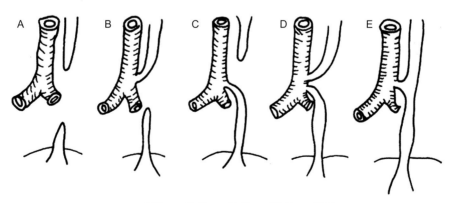

A. Ⅰ型；B. Ⅱ型；C. Ⅲ型；D. Ⅳ型；E. Ⅴ型。

图 11-1-1　先天性食管闭锁和气管食管瘘分型

【病理生理】

由于食管闭锁常合并气管食管瘘，空气经瘘管进入胃肠道导致腹部胀气、膈肌抬高而影响呼吸运动；同时部分空气进入胃肠道后进而使有效潮气量减少，导致患儿出现呼吸增快甚至呼吸窘迫。另外，酸性胃液经瘘管反流进入气道，易引起继发性肺炎、肺不张。

【临床表现】

临床上，新生儿口吐白沫，生后每次哺乳均出现呕吐、呛咳、皮肤青紫、吞咽困难、进行性呼吸困难、奶汁自口鼻喷出，部分患儿可伴其他先天畸形。产妇有羊水过多史者最多出现Ⅰ型。

【影像学表现】

1. X线

（1）平片：食管上段闭锁常表现为上纵隔内超出气管宽度的充气盲袋影，置鼻饲管者可见鼻饲管于盲袋内卷曲、折回，气管可受压前移。多数患儿伴吸入性肺炎、肺不张，以右上肺多见，Ⅴ型患儿常表现为反复发作性肺炎；无气管食管瘘者肺炎较轻。闭锁食管远端与气管相通，则腹部胃肠道充气，为Ⅲ、Ⅳ、Ⅴ型；若闭锁食管远端与气管不相通，则胃肠道内无气体，为Ⅰ、Ⅱ型。

（2）食管造影：经患儿鼻（或口）插入一X线能显影的质地较软的鼻饲管，拍摄胸腹部正立位片，观察消化道内是否充气、胸腔入口部是否有含气盲袋影、鼻饲管是否在胸腔入口处通过受阻或反折、是否有吸入性肺炎。若导管顺利插入胃腔则证实食管通畅，但不能排除气管食管瘘。若导管在闭锁食管的盲端折返，表明食管闭锁。若临床高度怀疑食管闭锁但诊断不明确者，可将导管上提至食管上端，注入 1～2mL 碘剂，观察食管闭锁盲端的位置和形态，造影完毕应立即将造影剂吸出以免误吸。食管上段闭锁盲端常位于 T_2 或 T_3 椎体水平。Ⅴ型瘘口可位于气管的任何水平，多位于气管上部，瘘管于食管前壁向前、上与气管相通，侧位是显示此型瘘管的最佳体位。

2. 超声　妊娠晚期可出现羊水增多，腹围小于孕周，在一定时间内追踪胃泡不显示或不明确时，常可疑本病，但诊断缺乏特异性。若观察到食管上段闭锁盲端的囊袋样扩张则提示本病，但超声难以确定食管闭锁的类型。

3. CT　可在不使用对比剂、不插入胃管的情况下对患儿进行扫描，通过闭锁近端食管扩张积气、积液情况，显示闭锁食管的近侧盲端。通过多平面重组、仿真内镜图像可完整显示气管食管瘘的位置、类型，以及闭锁食管近端与远端的距离，为诊断食管闭锁的分型和制定治疗方案提供依据。

4. MRI　一般不用于本病诊断。

【典型病例】

病例1　患儿，男，10天，生后喂奶后呛咳。影像学表现见图11-1-2。
病例2　患儿，女，1岁，间断性喂奶后呛咳。影像学表现见图11-1-3。

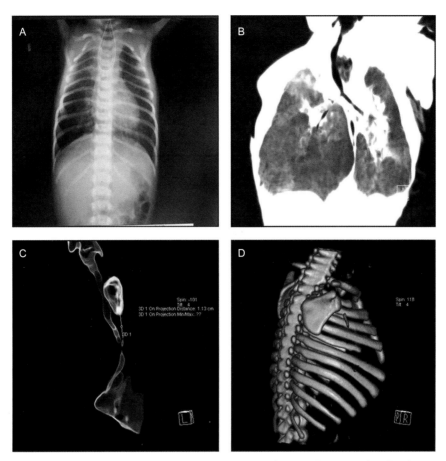

A. 前后位 X 线平片示食管近端明显扩张呈盲袋状，其内可见卷曲返折的鼻饲管影像，可见腹部肠管充气；B ～ D. CT 平扫三维重建示食管近端明显扩张积气，食管上段盲端与食管下段之间距离约 1.13 cm，右主支气管起始部管腔狭窄，同时伴有右第 5 前肋短小。

图 11-1-2　食管闭锁Ⅲ型影像学表现（D 见彩插 4）

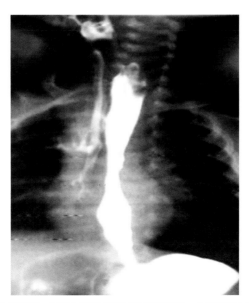

食管通畅，于胸 3 椎体水平可见斜行瘘管，对比剂进入气道。

图 11-1-3　食管闭锁Ⅴ型食管造影表现

【诊断要点】

1. 新生儿口吐白沫，生后每次哺乳均出现呕吐、呛咳、皮肤青紫、吞咽困难，甚至进行性呼吸困难。

2. 胸腹部 X 线平片作为首选影像学检查方法，食管造影及 CT 检查可明确诊断，超声用于产前筛查。上纵隔超过气管宽度的囊状充气影，大多数患者伴有吸入性肺炎。胃泡及肠管的充气与否是判断有无气管食管瘘的重要征象，结合食管造影是否有对比剂进入气管，可对本病的分型做出诊断。CT 三维重建可明确显示闭锁的部位、闭锁段的长度和是否存在气管食管瘘及瘘口的部位。

【鉴别诊断】

本病一般均能明确诊断，通过多种影像学检查来明确食管闭锁盲端的位置、有无气管食管瘘及瘘口位置，将本病进行分型，需注意各型之间的鉴别。

【治疗】

一般行食管端端吻合术，术式取决于食管两端的距离。术前应注意患儿卧位姿势，上身抬高 30° ～ 40° 并放置导管，防止分泌物滞留或吸入呼吸道。术后需加强呼吸管理，术后 5 天左右行食管造影以观察吻合情况。

【延伸知识】

CT 三维重建技术可准确显示近端食管盲端及远端食管气管瘘的情况，不仅可对食管闭锁做出分型诊断，同时对于手术方案的制定及术后并发症的预估具有指导意义，以便更早采取干预措施。由于盲端位置不同，手术入路的切口可不同，且两盲端间距 > 2 cm 时，术后发生吻合口漏的可能性就明显增加，手术时就应充分游离两侧食管以减少食管张力或选择分期手术。

（王春祥）

第二节　胃穿孔

【概述】

新生儿期胃穿孔的主要原因是先天性胃壁肌层缺损（defects of gastric musculature），少数病例还可见于胃溃疡，多为应激性，即继发性胃溃疡，常见应激因素有严重全身性感染、休克、败血症及外伤等。

【病理生理】

胃壁肌层缺损是由于胚胎期肌层发育异常，病变部位胃壁肌层缺损，代之以膜性结构，部分病例同时伴有浆膜层缺如。缺损以胃前壁大弯侧多见，缺损面积不等。出生后由于吞咽气体、进奶、哭闹、呕吐等引起胃内压力突然增高，黏膜外突呈憩室样，进而导致缺损处破裂、穿孔，穿孔附近黏膜、肌层变薄，血管充血、扩张。穿孔多为单发，大小不一。

新生儿期胃溃疡好发于胃小弯及胃角附近，其次是胃窦部。溃疡常多发，深达肌层的溃疡可破坏血管而发生出血，溃疡穿透浆膜层时则发生穿孔。

【临床表现】

胃壁肌层缺损的患儿可有异常出生史，如早产、窒息等。常于出生后 2～6 天发病，少数可于出生后数小时发生，表现为喂奶后突然上腹胀满、呕吐，突发气促、发绀、呼吸困难，甚至休克。体检可见腹部膨隆、浅表静脉怒张，一般无肠型，肠鸣音减弱或消失，叩诊有移动性浊音。部分病例在穿孔前可有短暂的前驱症状如拒奶、哭闹。

新生儿期应激性胃溃疡常为急性起病，出生后 1～2 天最为多见，以突发溃疡穿孔所致气腹、呕血、便血为主要特征。

【影像学表现】

1. X 线

（1）平片：为本病的首选检查方法。穿孔前期因胃胀气、内容物滞留表现为胃腔扩张，可伴有气 - 液平面，远端肠管充气减少或正常充气，但无特异性。穿孔后表现为气腹或液 - 气腹，立位腹平片显示横贯全腹的气 - 液平面、胃泡消失等表现。若穿孔较小且被周围软组织包裹后，胃泡可无缩小。穿孔后胃内容物进入腹腔发生腹膜炎，少数病例就诊较晚可出现粘连性肠梗阻表现。

（2）上消化道造影：发生穿孔后禁忌钡餐检查，可使用水溶性碘造影剂。胃壁肌层缺损造影的表现缺乏特异性。胃溃疡多表现为胃小弯侧圆形或卵圆形的龛影，周围可见黏膜水肿所致的环形透亮带。

2. 超声　胃充盈状态下可显示出胃溃疡的形态，病变部位胃壁中央凹陷，周围黏膜增厚。胃窦部溃疡表现为幽门管持续痉挛、延长，胃排空延迟，幽门管局限增厚。胃壁肌层缺损很少应用超声检查。

3. CT　显示胃腔扩张，胃大弯下方可见囊腔与胃相通，可伴有气 - 液平面，胃壁菲薄，周围肠管受压移位。

【典型病例】

患儿，男，2 天，腹胀、呕吐。影像学检查及术中表现见图 11-2-1。

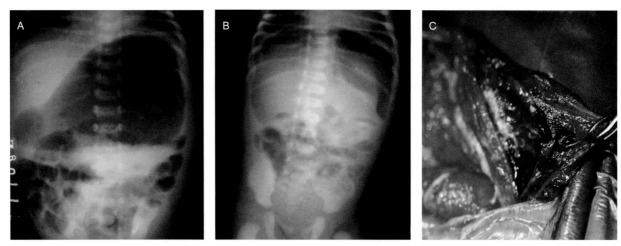

A.腹平片示胃影扩大,可见宽大气-液平面(穿孔前);B.双侧膈下可见游离气体,胃泡影较小(穿孔后);C.手术所见证实胃后壁肌层缺如,与周围组织粘连包裹。

图 11-2-1　胃壁肌层缺损(C 见彩插5)

【诊断要点】

新生儿期胃穿孔主要由先天性胃壁肌层缺损引起,穿孔多位于胃前壁大弯侧,常于生后 7 天内发病,有典型的腹膜炎症状及体征;穿孔后腹部 X 线片表现为胃泡变小或消失,腹腔内大量游离气体、液体,一般无粘连、包裹。胃溃疡穿孔好发于胃小弯侧,典型造影表现为类圆形龛影,周围可见环形透亮带或放射状黏膜纠集。

【鉴别诊断】

新生儿发生胃穿孔后的病因鉴别相对困难。若同时有粘连性肠梗阻表现时,应与胎粪性腹膜炎合并肠穿孔相鉴别,后者往往可见腹腔内钙化。

【治疗】

对于临床明确诊断胃壁肌层缺损者,应立即禁食、纠正水及电解质紊乱、抗感染、呼吸管理,进行手术修补穿孔。手术需先彻底切除坏死胃壁,直达正常胃壁组织,行胃壁双层缝合修补术,术中应注意探查多发性胃穿孔或合并其他消化道畸形的可能性。术后需持续胃肠减压 72 h,营养支持。另外,对于多次吻合口漏的病例,建议根据术中情况酌情行胃造瘘术,可有效降低胃内压力,配合放置空肠营养管及术后早期肠内营养等措施,在一定程度上可提高患儿生存率。

【延伸知识】

仅凭 CT 横断面图像很难做出诊断,经多平面重建后可显示胃壁肌层缺损区大小及其与周围组织的关系,从而准确指导临床制定诊疗方案,而且如有穿孔一经扫描便可立即发现。由于 CT 图像无法动态观察胃肠道功能状态，也无法确定肌层缺损部位形成的囊腔有无收缩功能，与胃重复畸形、胃憩室等难以鉴别。此时可在患儿状态允许的情况下使用适量含碘对比剂行造影检查，两者联合应用即可明确诊断。

（王春祥）

第三节　十二指肠梗阻

【概述】

新生儿十二指肠梗阻的病因较多，常见于先天性疾病。按梗阻程度分为：①完全性梗阻，见于十二指肠闭锁（duodenal atresia）；②不全性梗阻，包括十二指肠狭窄（duodenal stenosis）、环状胰腺（annular pancreas）、肠旋转不良（malrotation of intestine）。

【病理生理】

十二指肠闭锁与狭窄是新生儿十二指肠梗阻常见原因之一，系胚胎初期十二指肠空化不全所致。闭锁多为膜性闭锁，少数为两段式或多发闭锁；而狭窄亦多为膜性狭窄，以隔膜中间有一小孔最为常见。十二指肠闭锁和狭窄可以发生在十二指肠的任何部位，以降段和水平段最多见。

环状胰腺系在胚胎期腹侧胰芽与背侧胰芽融合位置不正常，将十二指肠降部呈环形或钳状包绕，导致十二指肠管腔狭窄，狭窄部位大多位于十二指肠乳头平面。多数病例胰腺组织侵入十二指肠壁与肠壁各层互相交织，可达黏膜下层，构成对十二指肠腔外压迫性梗阻及腔内阻塞。环状胰腺为正常胰腺组织，内含胰岛及腺泡。

肠旋转不良是在胚胎发育过程中，中肠旋转异常所致。胚胎 10 周时随着腹腔容积增大，肠袢开始从脐腔内退回腹腔，在退回过程中肠袢头支在先，尾支在后并以肠系膜上动脉为轴心逆时针方向旋转180°，使头支转到左侧，尾支转到右侧。若在退回过程中未发生旋转、转位不全或呈反向转位，形成中肠未旋转或旋转不良。正常情况下肠系膜从左上腹向右下腹呈扇形附着于后腹壁，这种固定方式可防止小肠在轴位上发生扭转，而肠旋转异常时因空回肠连接处及回盲部位置异常，肠系膜仅在肠系膜上动脉根部附近有很狭窄的附着，这种固定方式使小肠易围绕肠系膜根部发生扭转。另外，肠旋转不良时常伴异常腹膜带（异常纤维性腹膜韧带），此带大多起于异位盲肠并附着于右侧腹壁，可压迫十二指肠，梗阻点最常位于十二指肠水平段。

【临床表现】

十二指肠梗阻症状的出现时间及严重程度取决于梗阻点的位置和类型。临床多表现为出生后反复呕吐，呕吐物大多含胆汁，大多数在新生儿期出现症状，梗阻程度严重者呈顽固性呕吐。反复呕吐致患儿消瘦、脱水，常继发吸入性肺炎。十二指肠闭锁患儿无胎粪排出，体检见上腹部饱满，偶见胃蠕动波。环状胰腺患儿可无临床症状，也可至较大年龄时才发病，若环状胰腺压迫胆总管时，可引起黄疸和胰腺炎。肠旋转不良若同时伴有中肠扭转者临床症状较重，表现为喷射样呕吐、血便等。常合并其他先天性畸形，包括唐氏综合征、先天性心脏病及其他消化道畸形，如食管闭锁、直肠肛门畸形等。

【影像学表现】

1. X 线

（1）平片：十二指肠闭锁典型表现为胃及十二指肠充气扩张，各含一个气 – 液平面，即"双泡征"，腹部无其他充气肠管。如为十二指肠远段闭锁则表现为"三泡征"；若梗阻以上十二指肠充满潴留液体时，仅胃泡充气扩张则呈"单泡征"；若患儿呕吐严重时，"双泡征"可不明显。

十二指肠狭窄、环状胰腺及肠旋转不良在 X 线平片上均呈十二指肠不全性梗阻表现，可见胃及十二指肠梗阻点近端不同程度扩张，可伴有气 – 液平面，梗阻点以下肠管充气减少。有时扩张十二指肠内充满液体或内容物反流入胃内，仅显示胃扩张。部分病例在剧烈呕吐后或梗阻程度较轻时，平片可无异常。十二指肠重度狭窄或伴发扭转严重时，表现与闭锁相似。

（2）上消化道造影：十二指肠闭锁显示胃及闭锁以上十二指肠明显扩张，蠕动增强，闭锁盲端较为圆钝，呈"风兜状"，对比剂不能下行。

十二指肠不全性梗阻时，对比剂自梗阻处缓慢通过，梗阻近端十二指肠及胃腔扩张。①十二指肠狭窄多为隔膜状狭窄，狭窄段较短，对比剂可通过隔膜上的小孔；②环状胰腺所致十二指肠降段的狭窄段较长，可达 1～3 cm，呈"细线状"，有时降段梗阻点右侧可见局限性压迹；③肠旋转不良合并肠扭转时对比剂进入梗阻点远端十二指肠及上部空肠后呈"螺旋状"或"鼠尾状"，同时伴有十二指肠与空肠交界处位置异常，上组空肠位于右上腹部，盲肠或阑尾位置可异常。腹膜纤维束带可位于腹腔任何部位，最常压迫十二指肠或末端回肠，引起肠梗阻。

（3）钡剂灌肠：十二指肠闭锁显示结肠细小呈胎儿型，宽径可达 1 cm，盲肠位置正常，直肠壶腹大致正常。

十二指肠狭窄、环状胰腺及肠旋转不良则显示结肠形态正常。但肠旋转不良患儿可伴有盲肠或阑尾位置异常，横结肠、升结肠大部分在左腹部迂回。

2. 超声　环状胰腺可探及胰头扩大或胰腺组织呈环带状包绕十二指肠，同时可见胃泡扩张。产前检查显示为十二指肠梗阻，孕妇羊水增多。

肠旋转不良可探及肠系膜上静脉与肠系膜上动脉的位置关系，肠系膜上静脉位于肠系膜上动脉左侧或前方。中肠扭转的特征性表现是"漩涡征"，即在肠系膜根部可探及螺旋样包块，中心为肠系膜上动脉，周围分层样结构是由肠系膜及肠系膜上静脉构成。彩色多普勒显示"漩涡征"中心为动脉样频谱，周围为多层旋转样血流信号，代表了肠系膜上静脉围绕肠系膜上动脉扭转。

3. CT　环状胰腺在 CT 平扫上表现为十二指肠降部狭窄，周围见软组织密度影，胃、幽门管及十二指肠球部扩张，在对比剂衬托下见狭窄处十二指肠呈"鼠尾状"表现，其远端肠腔内生理性积气减少甚至无气体。增强扫描可见十二指肠降部周围软组织密度影明显强化，与正常胰腺组织强化程度一致。

肠旋转不良通过 CT 增强检查可明确显示肠系膜上静脉位于肠系膜上动脉的左侧。并发肠扭转时显示出肠系膜根部"漩涡状"或"分层状"软组织团块，紧邻软组织团块的扭转肠袢呈"鸟嘴样"改变，其近端肠管积气、积液扩张，还可观察到肠壁、肠系膜水肿及肠系膜静脉淤血等其他征象。

【典型病例】

病例1　患儿，男，3天，生后第2天出现呕吐，开始为奶汁，后出现胆汁样呕吐。X线表现见图11-3-1。

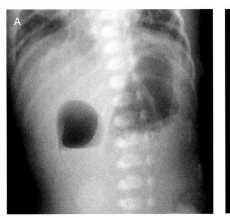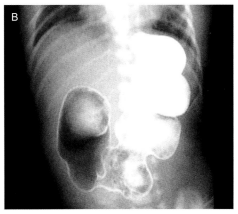

A.立位腹平片示胃及十二指肠充气扩张，各含一个气-液平面，呈"双泡征"，远端肠管无充气；B.上消化道碘对比剂造影显示十二指肠降部呈盲端，对比剂不能下行，盲端边缘光滑，其上十二指肠、幽门管及胃明显扩张，蠕动增强。

图11-3-1　十二指肠闭锁X线表现

病例2　患儿，男，12天，呕吐9天。X线表现见图11-3-2。

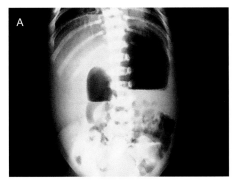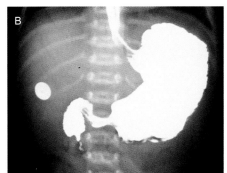

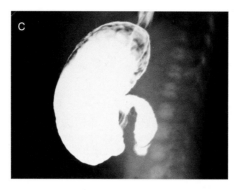

A.腹平片示胃泡及十二指肠球部明显充气、扩张，可见气－液平面，呈"双泡征"，可见远端小肠内充气；B、C.上消化道造影显示十二指肠降段膜性狭窄，少量钡剂通过隔膜上小孔下行。

图 11-3-2　十二指肠狭窄 X 线表现

病例 3　患儿，男，8 个月，出生后间断呕吐就诊。影像学表现见图 11-3-3。

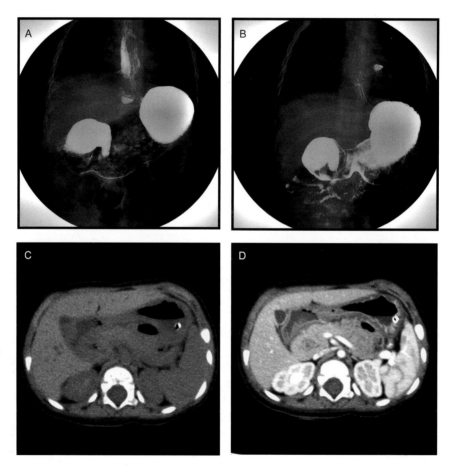

A、B.上消化道造影显示十二指肠球部及球后部明显扩张，可见极少量造影剂通过进入远端肠管；C.CT 平扫示十二指肠降部明显狭窄，其周围见软组织密度影，胃及十二指肠近段明显扩张；D.CT 增强扫描示十二指肠降段周围软组织与胰腺强化程度一致。

图 11-3-3　环状胰腺影像学表现

病例4　患儿，女，28天，出生后反复呕吐。X线表现见图11-3-4。

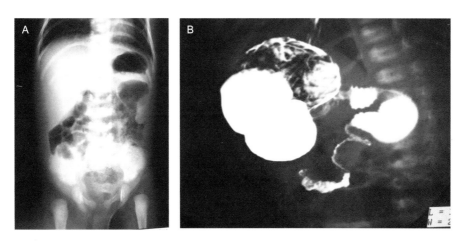

A. 腹平片未见明显异常；B. 上消化道造影显示，对比剂进入梗阻点远端十二指肠及上部空肠后呈"螺旋状"下行。

图 11-3-4　肠旋转不良伴肠扭转 X 线表现

病例5　患儿，男，20天，出生后反复胆汁样呕吐，血便3次。影像学表现见图11-3-5。

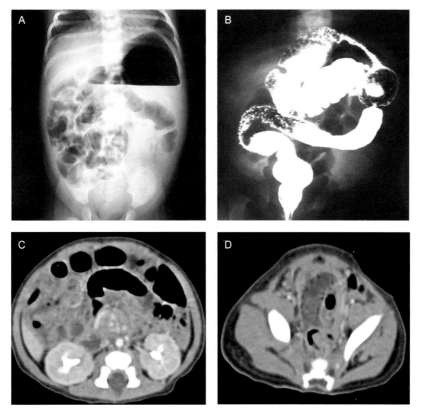

A. 腹平片显示充气小肠主要位于右腹部；B. 钡灌肠显示盲肠位于左上腹；C. 增强 CT 显示肠系膜上静脉围绕肠系膜上动脉旋转，呈"漩涡状"改变，系膜脂肪卷入呈分层状团块；D. 增强 CT 显示远端小肠扩张积液，可见多发肠壁积气，提示出现肠坏死。

图 11-3-5　肠旋转不良伴肠扭转影像学表现

【诊断要点】

1.临床表现为患儿生后反复胆汁样呕吐,影像学检查应做出病因诊断。

2.十二指肠闭锁的梗阻点常见于降段和水平段,立位腹平片多表现为"双泡征"或"三泡征",上消化道造影表现呈显著扩张的盲端改变,呈"风兜状",对比剂不能下行。钡剂灌肠造影可见结肠细小。

3.十二指肠狭窄在上消化道造影检查中可明确显示出十二指肠降部隔膜所产生的充盈缺损。

4.环状胰腺的特征性表现为十二指肠球部后狭窄,狭窄段较长。CT可显示十二指肠周围环状软组织密度影包绕,增强扫描明显强化,与正常胰腺组织强化程度一致。

5.肠旋转不良主要依靠上消化道造影明确诊断,表现为十二指肠与空肠交界处位置异常,大多位于脊柱的右侧,上组空肠位于右上腹部,盲肠或阑尾位置异常。增强CT扫描显示肠系膜上静脉位于肠系膜上动脉的左侧,合并肠扭转时十二指肠远端不全性梗阻,钡剂通过困难,并呈"螺旋状"或"鼠尾状"改变。

【鉴别诊断】

新生儿十二指肠梗阻包括一组疾病,临床表现基本一致,通过影像学检查来进一步明确诊断。需注意的是,根据其各自典型的影像学表现进行上述不同病因的鉴别。

【治疗】

新生儿十二指肠梗阻需进行手术治疗。十二指肠闭锁或狭窄可采用肠切除吻合术、空肠十二指肠吻合术、单纯隔膜切除术等。环状胰腺可采用十二指肠-十二指肠菱形吻合、十二指肠-空肠Roux-Y吻合或十二指肠空肠侧侧吻合术。肠旋转不良合并肠梗阻、中肠扭转时应立即手术,根据不同情况进行粘连索带游离松解术、肠扭转复位术或坏死肠管切除吻合术。目前,腹腔镜已逐步应用于新生儿先天性十二指肠梗阻的诊治,具有创伤小、恢复快、伤口美观等优点,且不增加并发症发生率。手术技巧方面可做一些改进:①经腹壁十二指肠近端悬吊牵引法,使之相对固定并置于腔镜的正前方,可有效起到术野暴露和牵引的目的;②采用连续交锁缝合方法;③术中未放置腹腔引流管,可避免腹壁戳孔,既不增加手术时间,又减少创伤及术后护理。

【延伸知识】

新生儿期因胆汁样呕吐、腹胀等十二指肠梗阻症状就诊者十分常见,应首选腹平片观察胃及十二指肠扩张的情况、小肠内气体分布的情况,可判断是否存在十二指肠梗阻,并明确梗阻部位(高位或低位)和程度(完全性或不全性)。根据上述表现分析其可能病因,进一步行上消化道造影及钡灌肠检查,分别观察十二指肠梗阻端对比剂通过的情况及结肠的形态、位置是否正常,有无细小结肠,可为鉴别诊断提供依据。

超声、CT检查可了解梗阻的十二指肠周围情况,主要用于环状胰腺和肠旋转不良的诊断。

(王春祥)

第四节　空回肠闭锁

【概述】

空回肠闭锁是新生儿期常见肠梗阻原因之一，多见于回肠及空肠下部。可分为：①Ⅰ型，肠管的连续性未中断，仅在肠腔内有一个或多个隔膜使之完全闭锁；②Ⅱ型，闭锁两侧肠管均呈盲端，其间有纤维束带连接；③Ⅲ型，远、近侧盲端完全分离，无纤维束带相连；④Ⅳ型，即多发性闭锁。在各型小肠闭锁中以Ⅰ及Ⅱ型最多见。

【病理生理】

胚胎早期肠闭锁可能由于小肠空化不全所致，胚胎后期发生的肠闭锁可能由于宫内部分肠管血运障碍而形成，常见于肠扭转、肠内疝、肠套叠、胎粪性腹膜炎、肠穿孔、肠坏死后。病理改变为膜式闭锁或近远端肠管均为盲端，近端肠管肥厚扩张，远端肠管较细，并伴有肠系膜缺损。

【临床表现】

患儿母亲孕期常出现羊水过多。患儿出生后主要表现为呕吐、腹胀，而症状出现的早晚和轻重取决于梗阻的部位和程度。高位闭锁（空肠近端闭锁）腹胀轻，呕吐出现早，吐乳凝块，多含胆汁；低位闭锁（空肠远端或回肠闭锁）常于生后 2～3 天出现呕吐，呕吐物呈粪便样并带臭味，腹胀明显，并进行性加重，肠闭锁患儿生后多无胎粪排出。由于呕吐频繁，患儿很快出现脱水及中毒症状，多伴有吸入性肺炎。

【影像学表现】

1.X 线

（1）平片：高位闭锁表现为中上腹部闭锁近端的肠管积气扩张，胃及十二指肠扩张，呈"三泡征"，下腹部肠管无气体且无胎粪影，腹外形膨隆不显著。当高位闭锁患儿呕吐严重时，肠管充气及气 - 液平面可不明显。低位闭锁表现为全腹小肠充气扩张，可见阶梯状气 - 液平面，胀气肠管显著处多为闭锁盲端，常位于右下腹，肠腔内有时可见胎粪影。肠管过度扩张可能造成肠穿孔而出现气腹。

（2）上消化道造影：表现为闭锁以上肠管及胃扩张，闭锁处为一盲端，对比剂不能下行。

（3）钡灌肠：结肠细小呈胎儿型，结肠框不缩短，直肠壶腹存在。

2.超声　可探及肠管扩张伴蠕动异常、羊水过多。

【典型病例】

病例 1　患儿，女，2 天，出生后出现频繁呕吐，含黄绿色胆汁，伴腹胀 1 天。X 线表现见 11-4-1。

病例 2　患儿，女，3 天，出生后出现频繁呕吐，含黄绿色胆汁，伴腹胀 1 天。X 线表现见 11-4-2。

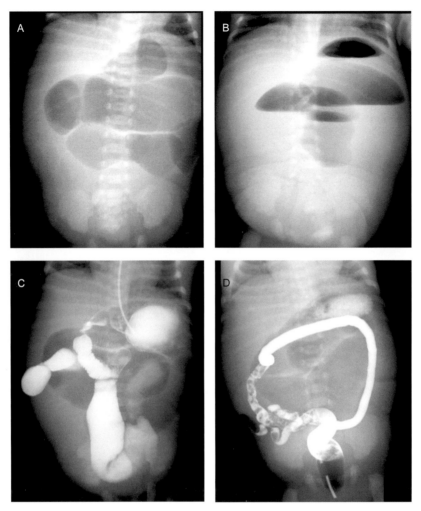

A. 腹部卧位片示中上腹部小肠积气扩张，下腹部肠腔无气体；B. 立位腹片示中上腹部大小不等气-液平面呈"三泡征"，下腹部肠腔内无气体；C. 上消化道造影示胃及近端空肠扩张，对比剂不能下行；D. 钡灌肠示结肠细小，直肠壶腹存在。

图 11-4-1　空肠闭锁 X 线表现

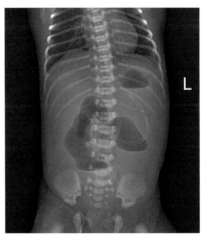

左上腹可见胃泡影像，中腹部小肠积气扩张，伴气-液平面，下腹部肠腔无气体。

图 11-4-2　空肠闭锁立位 X 线腹平片表现

【诊断要点】

1.新生儿出生后持续性呕吐，无正常胎粪排出或进行性腹胀。

2.闭锁以上肠管扩张，积液、积液伴气－液平面，梗阻以下无肠管充气。上述典型 X 线征象结合胎儿型结肠表现可提示诊断小肠闭锁。

【鉴别诊断】

肠闭锁需与全结肠型先天性巨结肠鉴别，后者表现为结肠框短缩，结肠袋不清楚，结肠壁僵硬，直肠壶腹痉挛，无正常结肠的活动度和柔软性，而小肠闭锁时结肠框不短缩，直肠壶腹存在，有助于鉴别。

【治疗】

手术是本病唯一的治疗方法，术式包括：①肠切除吻合术：闭锁肠管近端及远端各切除 10 ～ 15 cm 并行端端吻合；②端侧吻合并造瘘：对于近端肠管过度肥厚扩张、远端肠管细小者可行端侧吻合和远端造瘘术（Bishop-Koop 法）或行侧端吻合和近端造瘘术（Santulli 法）；③低位肠闭锁、一般状况较差、不能一期肠切除吻合的患儿，可将远端近端肠管造瘘，并扩张远端肠管，择期再行肠吻合术。

【延伸知识】

腹平片对诊断小肠闭锁有很大价值，可了解小肠内气体分布情况、有无扩张及气－液平面。单纯小肠闭锁通过腹平片常提示诊断，若疑有多发小肠闭锁时可行水溶性碘剂灌肠。水溶性碘对比剂灌肠可显示结肠细小，但直肠壶腹存在，有助于小肠闭锁的诊断。上消化道造影检查可确定狭窄及闭锁的部位，从而明确诊断。

新生儿疾病的诊断越来越依赖超声检查，通过观察是否存在隔膜、肠闭锁肠管形态及张力的变化有利于判断梗阻的部位。此外，有学者认为肠管扩张的内径对肠闭锁部位的鉴别无重要价值。

（王春祥）

第五节　坏死性小肠结肠炎

【概述】

坏死性小肠结肠炎（necrotizing enterocolitis，NEC）是新生儿最常见的胃肠道急症，是一种以肠坏死为特征的炎症过程，易导致穿孔、全身性腹膜炎和死亡的炎症性疾病，常见于早产低体重儿，发病年龄多在生后 2 周，体质量小于 2500 g。NEC 的发病率、发病年龄与胎龄成反比，足月儿多发病于生后 1 周，尤其是头 2 ～ 3 天。早产低体重儿的 NEC 发病率多稳定在 5% ～ 7%。

一般将其分为 Ⅰ、Ⅱ、Ⅲ期。Ⅰ期指怀疑患有 NEC 但未确诊；Ⅱ A 期为 NEC 轻度程度，Ⅱ B 期为 NEC 中等程度；Ⅲ A 期为进展期 NEC，Ⅲ B 期为进展至肠道穿孔。

【病理生理】

儿童坏死性小肠结肠炎的危险因素主要是早产儿、出生低体重和肠道喂养，其中一个经典的致病理论是应激引起的肠缺血，进而引起肠道黏膜损伤和细菌在细胞壁的定植。一种新的假说表明，新生儿的胃肠消化系统、循环调节和免疫系统尚不成熟，进行肠道喂养易导致肠上皮屏障受损，早产儿免疫防御功能不完善，血管发育和张力改变等多种因素增加了 NEC 的发生率。

【临床表现】

坏死性小肠结肠炎 Ⅰ期主要表现为体温不稳定、呼吸暂停、中度腹胀、肠袢扩张伴轻度肠梗阻等症状；当达到 Ⅱ期时表现为血便、轻度代谢性酸中毒和血小板减少，并伴有腹腔积液（细菌入侵引起的腹膜炎反应）和肠壁积气的放射学征象，可在增厚的小肠壁之间看到线状气体带；Ⅲ期表现为代谢和呼吸性酸中毒、低血压、弥漫性血管内凝血、广泛性腹膜炎，严重者可出现休克和肠穿孔。因此，应尽早诊断本病，以避免患儿因肠穿孔、腹膜炎和坏血症等而手术。NEC 临床症状敏感但不具特征性，同样征象也见于败血症等病变。

【影像学表现】

1. X 线　腹部 X 线平片是诊断 NEC 的主要影像学检查方式。由于本病易出现肠坏死、穿孔，一般不宜做钡剂造影。Ⅰ期：X 线平片显示肠道气体正常分布或轻度肠梗阻。Ⅱ期：X 线平片显示肠梗阻、肠扩张、肠壁积气；随病情进展，肠壁的血流灌注减少导致局部缺血，黏膜屏障受损，进而肠壁的空气和微生物的渗透导致肠壁积气；气体多集中在受累肠管的浆膜下层，X 线显示肠管的黏膜及黏膜下层被管腔的气体和浆膜下的肠壁内气体勾勒呈一条白边，这是最特征性的征象；Ⅱ B 期可伴有门静脉积气和腹腔积液，门静脉积气也是较特征性的征象，显示为肝区树枝状透亮影，为肠壁气体经肠系膜静脉或淋巴管进入门静脉内的结果。Ⅲ期：X 线平片显示大量腹腔积液和肠管僵直；Ⅲ B 期标志是气腹。急性期过后数周可出现肠狭窄，多见于回肠或结肠。

2. 超声　早期典型超声表现为肠管增厚，一般肠壁厚度大于 2.6 mm 为异常；也可发现肠壁内存在空气微泡，呈高回声斑点，这一发现表明肠道黏膜屏障破坏，肠腔出现了空气通道；正常肠壁分层减少，肠壁和肠系膜周围血管增多。中期典型表现为肠壁内多个高回声的空气影，门静脉主干或周围积气，后腹膜积气。晚期典型表现为肠道壁变薄，肠壁血流明显减少，直至完全消失，伴大量腹水。

【典型病例】

患儿，男，16 天，为 30 周早产儿，腹胀、便血。影像学表现见图 11-5-1。

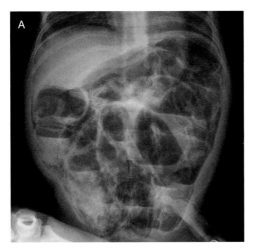
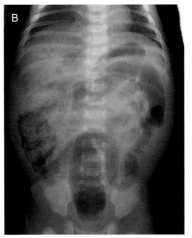
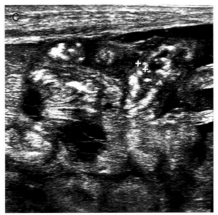

A. 仰卧位腹部 X 线片示肠管扩张和广泛肠壁积气，左膈下少量气体，提示气腹；肠管黏膜及黏膜下层被管腔的气体和浆膜下的肠壁内气体勾勒呈一条白边；B. 仰卧位腹部 X 线片示肝区树枝状透亮影，左下腹散在肠壁积气；C. 超声显示出肠壁增厚和管壁分层消失，明显增厚的肠壁，内部可见混杂高回声的空气。

图 11-5-1　坏死性小肠结肠炎影像学表现

【诊断要点】

1. NEC 临床表现无特征性，最具特征性的征象是肠壁内积气和门静脉积气，一般出现在疾病中晚期，易导致肠穿孔。

2. 腹部 X 线检查出现肝区积气和肠壁积气征象；腹部超声可早期发现肠壁积气和门静脉积气。

【鉴别诊断】

本病需与其他原因导致的肠梗阻和胎粪性腹膜炎相鉴别。腹部 X 线和超声检查发现典型的肠壁积气征象和门静脉积气征象对诊断 NEC 至关重要。胎粪性腹膜炎 94% 有胎粪钙化，伴有肠粘连，肠腔积气少，临床无便血史。

【治疗】

NEC 患儿重点是保守治疗，早期干预下大多数患儿可避免病情进一步进展，20%～60% 患儿仍需外科手术。当 NEC 进展为肠穿孔或肠坏死时，常需手术治疗。最佳的手术时机为肠壁全层坏死但尚未穿孔。

【延伸知识】

1. NEC 的早期诊断中，超声的作用日益重要。因为超声能对腹部结构实时成像，可有效评估肠蠕动，检测肠壁厚度和少量腹腔积液，以及肠壁血流灌注是否减少。

2. NEC 患儿的影像随访评价，由于患儿临床情况可能发生快速的演变，需每 6 h 进行一次腹部 X 线平片检查。

3. NEC 患儿疑似穿孔时，常规 X 线片难以发现，此时水平侧位 X 线片对评估少量游离气体非常重要。

（刘鸿圣）

第六节　胎粪性腹膜炎

【概述】

胎粪性腹膜炎（meconium peritonitis，MP）是指在胎儿期发生胃肠道穿孔导致胎粪流入腹腔而引起的无菌性、化学性腹膜炎，进而导致腹腔渗出、肠粘连、胎粪钙化、胎粪性假囊肿等。本病发病机制尚不明确，多认为是由先天性肠梗阻引起的，其他较常见因素有肠道闭锁、肠狭窄、肠扭转、肠套叠、梅克尔憩室、肌肉神经发育缺陷等。患儿常出生后早期出现腹膜炎，是新生儿急腹症较常见的原因之一。

【病理生理】

MP 病理生理改变主要是穿孔后胎粪溢入腹腔引起腹膜反应，使腹腔广泛粘连并形成粘连组织包裹的假囊肿样结构，亦可形成胎粪钙化。此外，MP 病理生理改变与穿孔发生时间及被封堵时间关系密切，表现为：①穿孔发生后不久即被封堵，则患儿出生后可无症状，但以后出现粘连性肠梗阻概率高；②穿孔未被封堵或溢漏长时间后才被封堵，则会形成部分肠袢被膜状组织包裹的假性囊肿；③出生后未被封堵，且穿孔发生时间又晚，则会导致弥漫性腹膜炎，最终演变为气腹和化脓性腹膜炎；④穿孔发生于腹膜鞘突闭合前，则胎粪会进入腹腔和阴囊，出生后阴囊内可见钙化合并隐睾。

【临床表现】

MP 患儿出生后根据穿孔时间和部位的不同，临床表现亦有不同，主要临床表现是腹胀、呕吐。根据患儿出生后不同表现，分为 4 种临床类型：①肠梗阻型，出生时穿孔已闭合，表现为肠管粘连与完全或不全性梗阻。以完全性肠梗阻多见，且多合并肠闭锁；②局限性腹膜炎（包裹气腹）型，外溢的肠内容物被周围粘连组织所局限，形成假性囊肿，囊肿大小、部位及是否继发感染决定其临床表现，其中以腹腔占位、炎性肿块、粘连或压迫导致肠梗阻症状最为多见；③弥漫性腹膜炎（游离气腹）型，穿孔大，出生后持续开放，迅速形成液气腹和细菌性腹膜炎；④无症状型，少数患儿出生时穿孔已闭合，腹腔虽有粘连，但无明显临床症状。

【影像学检查】

1. 腹部 X 线检查　X 线应作为常规检查项目，首选腹部立位片，有时需要立、卧位 X 线片对比进行诊断。腹部立位 X 线片便于清晰显示胎粪性腹膜炎患儿常见的消化道梗阻、穿孔、钙化、腹腔积液、腹部占位等病变。结合临床表现及病理，X 线表现主要分为 4 型：腹膜炎型、肠梗阻型、单纯钙化型、气腹型。

（1）腹膜炎型：患儿出生后如果穿孔未愈合，腹腔内常有大量积气、积液，胎粪钙化散落在各处，卧位时肠管粘连聚集在腹中央，当周围有较多粘连时，气体和渗液可局限于某处形成包裹性或分隔多房性液气腹。

（2）肠梗阻型：病变处有广泛粘连时，可形成粘连性肠梗阻，出现阶梯状气液平面；如有绞窄性肠梗阻时可见特殊肠袢，腹腔出现渗液。

（3）单纯钙化型：出生时如果穿孔已愈合，X 线表现为胎粪钙化影，肠间隔增宽，肠管广泛粘连成团，有时可见大量腹腔积液。

（4）气腹型：可分局限型和游离型。①局限型：临床特点是肠穿孔被纤维素粘连包被形成假性囊肿，囊内含积液及气；X 线片示局限性囊状影，囊壁不规则，囊内含气含液，可钙化。②游离型：临床特点是出生后持续开放，迅速形成液气腹和细菌性腹膜炎；X 线片示横膈抬高及膈下游离气体，见横贯全腹的液平面，肠管充气少、粘连聚集成团。

2. CT 检查　CT 密度分辨力较 X 线高，空间分辨力较超声高。对于 X 线片未发现的钙化斑、包裹性假性囊肿、假囊肿与钙化斑及周围肠管之间的关系、有无梗阻及梗阻位置、囊性病灶组织成分及腹腔积液的诊断具有更大的价值。胎粪性腹膜炎的 CT 表现主要为：

（1）腹腔内斑片状或弧形钙化影，常以右下腹最多见。

（2）出生时如果穿孔未愈合，腹腔内可见大量积气、积液，有粘连时可形成包裹性或分隔呈多房性液气腹。

（3）囊性胎粪性腹膜炎或胎粪性假囊肿，CT 上表现为腹腔内囊性肿块，囊壁稍厚，常有弧形钙化，囊内有时可见气液平面。

3. 超声检查　可见腹腔内边界不清的混合性团块回声，腹腔内游离积液回声和碎块状强光团；胎粪性假性囊肿表现为包裹性液性暗区，混以钙化强回声。

【典型病例】

病例 1　患儿，男，12 h，呕吐腹胀 12 h。X 线表现见图 11-6-1。

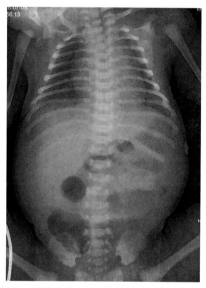

腹胀，肠管扩张，右下腹部可见斑片状高密度影。

图 11-6-1　肠梗阻型胎粪性肠梗阻 X 线表现

病例 2　患儿，男，14 min，产前发现胎儿异常 3 个月。X 线表现见图 11-6-2。

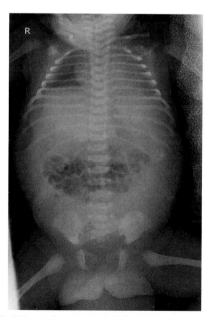

中腹部肠管稍粘连聚集，可见斑点状高密度影，肠管与腹壁间距增宽。

图 11-6-2　腹膜炎型胎粪性肠梗阻 X 线表现

病例3　患儿，女，41 min，出生时胎龄29周，出生后出现呼吸困难。X线表现见图11-6-3。

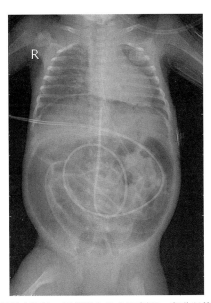

膈下见大量游离气体，腹部膨大呈"足球征"，部分肠管呈"铅笔征"。

图 11-6-3　气腹型胎粪性肠梗阻 X 线表现

病例4　患儿，男，48 min，产前检查发现异常2周。X线表现见图11-6-4。

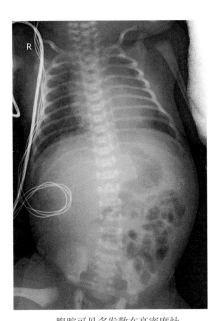

腹腔可见多发散在高密度灶。

图 11-6-4　钙化单纯型胎粪性肠梗阻 X 线表现

病例5　患儿，男，3天，腹胀2天。CT表现见图11-6-5。

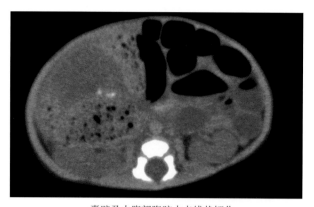

囊壁及中腹部腹腔内点线状钙化。

图 11-6-5 胎粪性腹膜炎 CT 表现

【诊断要点】

1.临床表现 生后进行性加重呕吐、腹胀、无胎粪排出。

2.X 线特点 ①腹部大量积气积液、包裹性或多房性液气腹；②粘连性肠梗阻，阶梯状液气平；③胎粪钙化；④局限型囊状影或游离型液气腹。

【鉴别诊断】

1.新生儿胃穿孔 腹膜炎型和气腹型 MP 常与新生儿胃穿孔相鉴别。新生儿胃穿孔常由于先天性胃壁肌层缺损引起，穿孔多位于胃前壁大弯侧，常于生后 2～3 天内发病，出现典型的腹膜炎症状及体征，X 线表现为腹腔内有大量游离气体，一般无粘连、包裹，胃泡影多消失，腹腔内常无钙化影。

2.新生儿急性 NEC 早期亦可出现腹胀、高热和呕吐，特别是重症患儿出现肠穿孔后引起的气腹与胎粪性腹膜炎易混淆。但新生儿急性 NEC 多见于早产儿，出生后常有窒息、缺氧、休克病史，特别是人工喂养的患儿，常于生后 7～10 天发病，临床有血便，血便呈洗肉水样，量较多，具有特殊的腥臭味，腹部平片常呈动力性肠梗阻，肠管形态僵直，肠间隔增宽，肠穿孔发生腹部平片常有肠壁积气、门静脉积气和腹腔积液。

【治疗】

1.无症状者和少数不完全性肠梗阻患儿可采取保守治疗。

2.手术治疗 大多数患儿需要手术治疗为主。手术指征：①完全性肠梗阻，原则上均应行手术治疗。②腹膜炎，临床表现为明显腹胀、腹壁发红；伴压痛、肌紧张或腹腔穿刺为浑浊液体，影像学检查证实腹腔积液、游离气腹等。③腹部假性囊肿，通过超声 CT 检查证实。如 X 线平片显示囊内气液面提示穿孔尚未愈合、较大囊肿难以吸收，不管穿孔是否愈合均应手术。

【延伸知识】

超声和 MRI 可用于胎粪性腹膜炎的产前诊断。

MP 的产前超声表现主要包括：①胎儿腹腔内钙化，表现为胎儿腹腔内散在点状或斑块状强回声；②腹腔积液，表现为胎儿腹腔内游离无回声区；③肠管扩张，表现为胎儿肠管宽度 > 10 mm、肠管内充满无回声或低回声区；④腹腔内假性囊肿，表现为胎儿腹腔内局限性低回声或无回声区，可伴有分隔。上述表现伴或不伴羊水增多。

MP 的产前 MRI 可通过对胎粪、腹腔积液、胎粪假性囊肿、肠袢扩张等诊断胎粪性腹膜炎。MRI 的优势在于：①在诊断胎儿肠内异常时，观察肠内是否存在胎粪十分重要，MRI 对胎粪的敏感性高于超声；②在肠闭锁胎儿中，MRI 对疾病实体的评估更有价值；③超声只能检测第一次闭锁附近的扩张环，MRI 可显示闭锁后小肠是否异常。

（刘鸿圣）

第七节　胎粪性肠梗阻

【概述】

胎粪性肠梗阻（meconium ileus，MI）是由于浓缩、黏稠或干燥的胎粪淤积在回肠远端，阻塞回肠肠腔所致的肠梗阻。国内外大多数学者认为该病与囊性纤维化（cystic fibrosis，CF）密切相关。既往研究提示新生儿 MI 是 CF 患者最早的表现之一，15% ~ 20% 的 CF 患者可见。MI 约占新生儿肠梗阻的 20%，如果不及时治疗，预后很差。

【病理生理】

胎粪性肠梗阻患儿通常表现为单纯或复杂型两种形式。由于黏稠的胎粪阻塞回肠末端，阻塞部位近端的小肠积聚胎粪、气体及液体而扩张，单纯型 MI 一般出生后 48 h 不能排出胎粪且无其他并发症；而复杂型 MI 可能会引起包括产前肠扭转、缺血性肠坏死、肠闭锁或肠穿孔及胎粪性腹膜炎等并发症。

【临床表现】

患儿常有烦躁、腹胀、拒乳、呕吐、大便未解或少解等，黄疸发生早、加重快等。典型表现为患儿出生后立即出现由于浓缩胎粪阻塞回肠末端引起的腹胀。单纯型胎粪肠梗阻的其他特征表现包括胆汁性呕吐和不能排出胎粪。复杂型胎粪性肠梗阻表现为新生儿肠梗阻合并肠坏死或穿孔、胎粪性腹膜炎，还可见腹壁红斑、腹部压痛及出现休克。

【影像学表现】

1. X 线　其为常规检查。胎粪性肠梗阻患儿腹部立、卧位片表现相似，可见多发扩张肠袢及毛玻璃样外观，与一般肠梗阻不同的是不出现大的或阶梯状气液平面，原因在于浓稠胎粪限制肠腔气体均匀分布，仅见少量小气液平或不出现。单纯型胎粪性肠梗阻表现为多个充气扩张的肠袢，近端扩张回肠内可见浓缩的胎粪。复杂型表现为腹部软组织团块影和（或）腹部曲线状钙化影（腹膜钙化或假性囊肿钙化），腹部曲线状钙化则提示胎粪性腹膜炎可能。

2.超声　其也属于常规检查，特别是产前超声，可为产后诊断和临床处理提供依据，同时可发现有无合并其他先天性畸形。MI超声特征性表现为胎儿肠道扩张及检查时出现明显的肠蠕动，包括腹部"面团样"高回声肿块（回肠末端的浓缩胎粪）。超声显示肠黏膜呈高回声，厚且黏稠的胎粪常造成肠壁呈假性增厚改变。超声还可显示腹腔内有颗粒样回声的积液，单个或多个假性囊肿、肝或脾钙化、肠袢塌陷或梗阻，这些表现通常提示MI患儿可能合并胎粪性腹膜炎。

3.钡剂灌肠　经检查可见结肠细小，细小回肠末端充满胎粪球，胎粪梗阻近段回肠扩张。灌肠后通常排出干燥且呈墨绿色团块状的胎粪，数次灌肠后大多患儿可自行排出大便，肠梗阻症状随之消失。这也是与其他疾病，如先天性肠闭锁、先天性巨结肠、先天性肠旋转不良等鉴别的有效方法。

【典型病例】

患儿，女，2天，腹胀2天。影像学表现见图11-7-1。

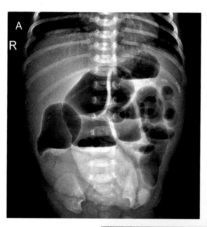
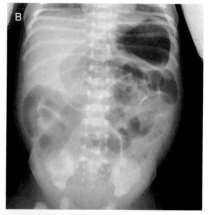
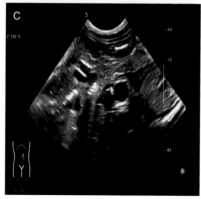

A.腹立位片显示多发扩张肠袢，扩张肠腔内可见浓缩胎粪；B.腹平片显示多发扩张肠袢及毛玻璃样外观；C.超声显示腹部高回声肿块，肠壁呈假性增厚，肠黏膜呈高回声。

图11-7-1　胎粪性肠梗阻影像学表现

【诊断要点】

1. 婴儿出生后数小时内就会出现肠梗阻；开始喂食后出现伴或不伴腹胀的胆汁性呕吐。

2. X 线检查见多个扩张充气的肠袢，近端扩张肠腔内可见浓缩胎粪；少量小气 - 液平面或无气 - 液平面。超声可见腹部高回声肿块及高回声肠黏膜。钡剂灌肠检查显示结肠细小显著，钡剂进入末端回肠时可见胎粪块充盈缺损影。

【鉴别诊断】

本病需与胎粪栓塞综合征和先天性全结肠性巨结肠相鉴别。胎粪栓塞综合征亦可表现为呕吐、腹胀，生后不排胎粪与本病相似，但前者多见于早产儿，X 线片可见结肠内气粪影，结肠不细小，灌肠后症状可有缓解。先天性全结肠性巨结肠表现为结肠细小且结肠框短缩、盲肠高位、直肠壶腹消失。

【治疗】

胎粪性肠梗阻的治疗包括非手术治疗和手术治疗。非手术治疗包括高渗灌肠，如胃泌素或其他在透视引导下的造影剂灌肠。简单型胎粪性肠梗阻典型的治疗包括尝试性高渗对比剂灌肠治疗；如果不成功，则应进行腹腔切开通过造口术和术后灌洗，以便分解和疏散浓缩的胎粪，常见有 Bishop-Koop 等术式。复杂型胎粪性肠梗阻增加了闭锁、扭转和穿孔等并发症的发生率，这可能会导致假性囊肿、胎粪性腹膜炎或坏疽，通常采用肠切除、肠吻合和回肠造口术治疗。

【延伸知识】

胎粪性肠梗阻的产前诊断是可能的，超声表现为特征性高回声肿块、肠襻扩张、胆囊不可见。妊娠中期和妊娠晚期，胎粪通常表现为相邻腹部其他结构的低回声或等回声，而 MI 则表现为高回声肿块，此时浓稠胎粪密度大于骨或肝的密度。当超声检测到高回声肿块后，胎儿需要每 6 周或更短时间进行一次随访以明确是否存在胎粪性肠梗阻。

（刘鸿圣）

第八节　巨结肠危象

【概述】

巨结肠危象系婴儿巨结肠症并发的危重征群。先天性巨结肠患儿由于长期进行性排便困难未及时治疗引起完全性肠梗阻，细菌大量繁殖，肠腔内有大量毒素与渗出液，并使肠腔黏膜水肿、充血、溃疡，出现频繁呕吐、腹泻、胀气、脱水、电解质紊乱、高热、中毒等症状；严重者发生肠穿孔或腹膜炎、休克甚至死亡等，巨结肠危象常见于婴幼儿及新生儿。

【病理生理】

先天性巨结肠是病变肠管缺少神经节细胞，处于痉挛狭窄状态，丧失蠕动及排便功能，致使近端结肠蓄便、积气而肠管扩张、肥厚，久而久之肠黏膜充血水肿，粪便瘀滞、完全性肠梗阻，肠管继发扩张、肠壁变薄。

【临床表现】

巨结肠危象是在先天性巨结肠病症的基础上进一步发展，是巨结肠症的一种并发症，其临床表现为顽固性便秘、高度腹胀、腹痛急性发作，查体可出现腹部极度膨隆，腹壁皮肤发亮，皮下静脉怒张、呼吸窘迫，加上粪便中的有害物质被吸收入血，引起呕吐、水电解质紊乱、高热、休克，严重可危及生命。

【影像学表现】

1. X 线　通常表现为结肠管腔明显积气扩张，直径超过 5 cm，年长患儿可见大量粪便滞留。腹部 X 线平片提示低位肠梗阻、巨结肠危象可能出现的肠穿孔。

2. 钡剂灌肠　为诊断本病的有效方法，病变肠管痉挛性狭窄、近端结肠扩张明显，其内可见大量粪便影，可辨别哪种类型的先天性巨结肠并发的巨结肠危象。

3. 超声　不仅能观察蠕动正常的肠管情况，活动僵硬的狭窄痉挛段，近端极度扩张的肠管，还可测量扩张肠管的范围、扩张程度及肠管壁厚度，无创无辐射，易于患者接受，但由于肠管内充满气粪混杂的高回声，后壁衰减明显，给检查带来困难。

4. CT　平扫可见积气、积粪扩张的肠管影，肠管壁变薄，增强扫描可见强化的肠管壁等。

【典型病例】

患儿，男，2 个月，生后 24 h 内未排胎便，腹胀、便秘 2 个月。X 线表现见图 11-8-1。

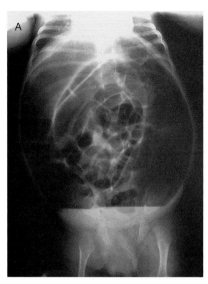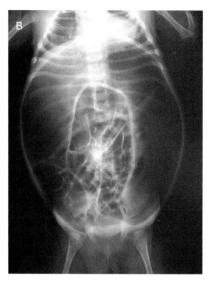

A.腹部立位片示腹部极度膨隆，周边结肠明显积气扩张，可见低位肠梗阻；B.腹部卧位片示腹部极度膨隆，周边结肠明显积气扩张。

图 11-8-1 巨结肠危象 X 线表现

【诊断要点】

1.极度膨隆的腹部，肠梗阻及中毒的表现。

2.腹部平片可见高度扩张的肠管，其内积粪、积气；CT 检查可见肠管高度扩张、梗阻，其内大量气粪，肠管壁继发变薄。

【鉴别诊断】

本病是先天性巨结肠的严重并发症，需与以下疾病鉴别：

1.胎粪黏稠综合征 该病直肠及乙状结肠内可有大量粪便，钡剂灌肠结肠内有胎粪的充盈缺损，结肠无明显扩张，直肠无狭窄，经洗肠后症状可缓解、消失。

2.继发性巨结肠 该病亦可见扩张的结肠及狭窄段结肠，有时难于鉴别，当出现跳跃性的狭窄段时可鉴别。

3.先天性巨结肠同源病 与巨结肠危象临床表现相似，但病理表现不同，影像学上鉴别困难。

【治疗】

手术切除病变的肠管是治疗该病的唯一有效方法，但患儿一般身体条件不允许，需要内科保守治疗再择期手术。

（李庚武）

参考文献

[1] RaYYAN M，ROMMEL N，TACK J，et a1. Esophageal atresia：future directions for research on the digestive tract[J]. Eur J Pediatr Surgery，2017，27（4）：306–312.

[2] ROBIE D K. Initial experience with thoracoscopic esophageal atresia and tracheoesophageal fistula repair：Lessons learned and technical considerations to achieve success[J]. Am Surg，2015，81（3）：268–272.

[3] 王凯，陈永卫，蔡思雨，等 . 新生儿胃穿孔特点及预后相关研究 [J]. 中华小儿外科杂志，2018，39（4）：274–278.

[4] AYDIN M，DEVECI U，TASKIN E，et al. Percutaneous peritoneal drainage in isolated neonatal gastric perforation[J]. World J Gastroenterol，2015，21（45）：12987–12988.

[5] CHEN QJ，GAO ZG，TOU JF，et al. Congenital duodenal obstruction in neonates：a decade's experience from one center[J]. World J Pediatr，2014，10（3）：238.

[6] 吕成杰，钭金法，黄寿奖，等 . 新生儿十二指肠梗阻腹腔镜手术围术期并发症探讨 [J]. 临床小儿外科杂志，2016，15（5）：460– 463.

[7] WERNER H，MACEDO N，FAZECAS T，et al. Prenatal diagnosis of Jejunal atresia by 3–D ultrasonography and MRI[J]. J Obstet Gynaecol Can，2019，41（11）：1529–1530.

[8] LI B，XIA S L，CHEN W B，et al. Laparoscope-assisted intestinal lengthening using an anterior flap in jejunal atresia[J]. Pediatr Surg Int，2015，31（12）：1183–1187.

[9] DOMINGUEZ K M，MOSS R L. Necrotizing Enterocolitis[J]. Clin Perinatol，2012，39（2）：387–401.

[10] Ng S. Necrotizing enterocolitis in the full-term neonate[J]. J Paediatr Child Health，2010，37（1）：1–4.

[11] YEE W H，SORAISHAM AS，SHAH V S，et al. Incidence and timing of presentation of necrotizing enterocolitis in preterm infants[J]. Pediatrics，2012，129（2）：298–304.

[12] WRIGHT K，MILLER H.D. Evidence-based findings of necrotizing enterocolitis[J]. Newborn & Infant Nursing Reviews，2012，12（1）：17–20.

[13] ESPOSITO F，MAMONE R，DI SERAFINO M，et al. Diagnostic imaging features of necrotizing enterocolitis：A narrative review[J]. Quant Imaging Med Surgery，2017，7（3）：336–344.

[14] WALSH M C，KLIEGMAN R M. Necrotizing enterocolitis：Treatment based on staging criteria[J]. Pediatr Clin North Am，1986，33（1）：179–201.

[15] TANNER S M，BERRYHILL TF，ELLENBURG JL，et al. Pathogenesis of necrotizing enterocolitis：Modeling the innate immune response[J]. Am J Pathol，2015，185（1）：4–16.

[16] CARO-DOMÍNGUEZ P，ZANI A，CHITAYAT D，et al. Meconium peritonitis：The role of postnatal radiographic and sonographic findings in predicting the need for surgery[J]. Pediatr Radiol，2018，48（12）：1755–1762.

[17] CHEN C W，PENG C C，HSU C H，et al. Value of prenatal diagnosis of meconium peritoneum：Comparison of outcomes of prenatal and postnatal diagnosis[J]. Medicine（Baltimore），2019，98（39）：e17079.

[18] YI W，YEMING W，WENBIN G，et al. Meconium peritonitis due to fetal appendiceal perforation：Two case reports and a brief review of the literature[J]. BMC Pediatrics，2018，18（1）：162.

[19] HE F，YIN Y，HUANG L，et al. Using prenatal MRI to define features of meconium peritonitis：An overall outcome[J]. Clin Radiol，2018，73（2）：135–140.

[20]　WALDHAUSEN J H T，RICHARDS M. Meconium ileus [J]. Clin Colon Rectal Surg，2018，31（2）：121–126.

[21]　SINGH A K，PANDEY A，RAWAT J，et al. Management strategy of meconium ileus-outcome analysis[J]. J Indian Assoc Pediatr Surg，2019，24（2）：120–123.

[22]　SATHE M，HOUWEN R. Meconium ileus in cystic fibrosis[J]. J Cyst Fibros，2017，16（Suppl 2）：S32–S39.

[23]　WOOD K E. Meconium ileus in a neonate with cystic fibrosis[J]. N Engl J Med，2018，22；378（12）：1142.

第十二章　腹痛

第一节　胃扭转

【概述】

胃扭转（gastric volvulus）是指全胃或者一部分胃绕轴异常旋转。儿童胃扭转可能与肠旋转不良有关，多数可随生长发育自行矫正。年龄越小，发病率越高，男多于女。

胃主要依靠食管下段、幽门部的肌肉和韧带固定，胃长轴由肝胃韧带、胃脾韧带、胃结肠韧带固定，横轴由胃膈韧带和附着于腹膜后的十二指肠固定。当韧带、网膜、膈发育异常时，则常发生胃扭转；此外，胃周围炎症、胃溃疡、胃肿瘤、胃扩张、结肠胀气、剧烈呕吐、胃逆蠕动等也可引起胃扭转。

【病理生理】

（1）根据扭转方向可以分为 3 型：器官轴型（纵轴型）、系膜轴型（横轴型）、混合型。纵轴型是指胃大弯沿贲门幽门连线向上旋转，常见旋转 180°，又可分为结肠上型和结肠下型；横轴型是沿胃大、小弯中点连线左右扭转，常见旋转 90°；混合型为以上两者同时存在。

（2）根据是否继发于其他疾病，可分为单纯性胃扭转、继发性胃扭转。

（3）根据胃扭转的程度，可以分为完全性胃扭转和部分性胃扭转。

（4）根据病程长短，可分为急性胃扭转和慢性胃扭转。

【临床表现】

本病无特异性表现，可表现为呕吐，呕吐物不含胆汁。较大儿童常见慢性胃扭转，主要表现为呕吐、嗳气、腹痛，长期可影响生长发育，查体多无腹部阳性体征。急性胃扭转常呈急腹症表现，即经典的 Borchardt 三联征：上腹部局限性绞痛，剧烈持续性干呕，鼻胃管插入失败，上腹剧痛通常向背部及肩部放射，扭转程度重者，可合并胃坏死、穿孔、腹膜炎、休克等。

【影像学表现】

1. X 线　腹平片可见胃内容物增多，扭转程度严重者可见胃显著积气扩张、宽大气 – 液平面。上消化道造影检查可见长轴型和横轴型两种表现。长轴型：胃大弯与胃小弯转位，胃大弯在上，幽门窦部高于十二指肠球部，垂直向下，十二指肠球部呈倒吊状，并可见食管黏膜与胃黏膜交叉；胃位于结肠上方为结肠上型，位于结肠下方为结肠下型。横轴型：扭转度数小时可表现为仅限于胃体水平部以下扭转，表现为胃窦转至胃体的前方或后方，正位可见重叠，扭转严重者胃食管交界部出现不同程度梗阻，可呈鸟喙状，黏膜呈十字交叉改变。

2.超声　可观察胃的形态及胃各部分的位置关系，还可以测量胃幽门厚度，以及观察十二指肠及肠系膜动静脉近段走行情况。横轴型胃扭转因幽门与贲门距离缩短，剑突下纵切同一平面可见幽门横切面及贲门纵切面，剑突下横切时可同时探及幽门长轴及贲门横切面。

3.CT　可观察胃的形态及各部分之间关系，还可观察继发性胃扭转的病因，如食管裂孔疝、其他膈疝、膈膨升、左肝发育不全、游离脾等；同时还可观察有无幽门肥厚、胃壁坏死积气、血管异常及由于静脉回流受阻所致的胃周腹腔积液等。

【典型病例】

患儿，男，1月5天，因"呕吐10余天，加重2天"就诊。X线水溶性碘剂造影表现见图12-1-1。

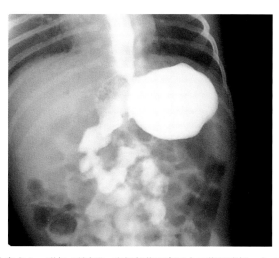

胃大弯位于胃小弯之上，形如"蜷虾"，幽门部位置高于十二指肠球部，十二指肠球部呈悬吊状。

图12-1-1　胃扭转上消化道X线水溶性碘剂造影表现

【诊断要点】

1.患儿消化道症状无明显特异性，可为急性或慢性病程，症状随旋转程度不同亦不相同。

2.影像学检查可提示胃异常旋转。

【鉴别诊断】

本病需与其他原因急腹症鉴别，如急性胃扩张、胃穿孔、肠梗阻、急性胰腺炎等，新生期发病者要与先天性肥厚性幽门狭窄梗阻、幽门痉挛等鉴别；年长患儿慢性胃扭转需要与胃炎、胃溃疡鉴别。

【治疗】

胃扭转度小者，可自行复位，也可通过体位辅助复位；胃扭转度大者，应尽快手术复位并固定；膈肌异常者需要同时修补，慢性胃扭转也可以通过内镜复位。

【延伸知识】

胃扭转发病率低，但是易形成梗阻，造成严重后果，早期识别和判断对治疗非常重要。X 线消化道造影是诊断胃扭转的可靠方法，能明确诊断胃扭转类型、程度、方向；急性期胃扭转患者入院，由于钡剂不能吞下或吞钡可能加重梗阻症状，可选择水溶性碘剂造影、CT 及超声检查来诊断并评估病情。

（石　浩，江　虹）

第二节　中肠扭转

【概述】

中肠扭转（midgut volvulus）是中肠旋转不良的严重并发症，多见于新生儿期，是新生儿期上消化道梗阻的常见原因。中肠旋转不良时，如小肠系膜未能附着于后腹壁，从空肠起始部到右半结肠仅借肠系膜上动脉根部狭窄的系膜与后腹膜固定，小肠全部游离，常发生以肠系膜上动脉为轴心而发生全部小肠扭转。扭转程度重而不能自行复位者可引起完全性肠梗阻，伴血运障碍者，则导致空肠至右半结肠坏死。

【病理生理】

原始消化管分为 5 段：内胚层三段为前肠、中肠、后肠，外胚层两段为原口、原肛。中肠发展为十二指肠后 1/2 至横结肠中段的肠管，即肠系膜上动脉供应区的肠管。胚胎第 11 周，盲肠围绕肠系膜上动脉逆时针旋转 270°，称为中肠旋转，最后盲肠固定于右下腹，全部小肠系膜自左上屈氏韧带至右下髂窝固定于后腹壁。若肠系膜与后腹壁固定不良及肠旋转不良，则易发生肠扭转。

【临床表现】

患儿通常早期表现为胆汁性呕吐，若扭转程度重、病程较长，可引起动脉闭塞、肠坏疽、乳糜样腹腔积液、腹膜炎、呕血便血等。扭转程度较轻也可延迟发病，表现为周期发作性腹痛、胆汁性呕吐、腹泻、吸收不良等。

【影像学表现】

1.X线　腹部平片多表现为不完全性十二指肠梗阻征象。十二指肠上段充气扩张，下腹部肠气减少；也可表现为高位完全性肠梗阻。上消化道造影是确诊中肠扭转的最佳方法。临床无坏疽征兆，腹部平片无空腔脏器穿孔、无完全性肠梗阻时可选择上消化道造影检查，其典型表现为十二指肠上段轻到中度扩张，十二指肠下段至空肠上段呈螺旋状下行或近鸟喙状改变，扭曲的程度越重，下行肠管越细；如小肠出现缺血水肿，则相应部分小肠肠袢在腹部平片上可见连续积气扩张，造影时可见水肿部位黏膜皱襞明显变粗。

2.超声　在超声检查中，肠系膜上动、静脉轴易位（肠系膜上静脉移行至肠系膜上动脉的左侧）或异位是诊断中肠扭转的指标。另外，超声还可观察肠壁厚度、有无肠壁积气及肠壁周围血供情况。

3.CT　增强CT扫描检查可显示肠系膜上动、静脉易位，显示肠系膜血管、肠管围绕肠系膜上动脉旋转所导致的"漩涡征"。但是"漩涡征"也可见于肠道肿瘤、粘连性肠梗阻患者。CT可观察肠壁水肿情况、有无肠壁积气及肠壁强化程度。

【典型病例】

病例1　患儿，女，7天，因"呕吐7天、皮肤黄染6天"入院。影像学表现见图12-2-1。

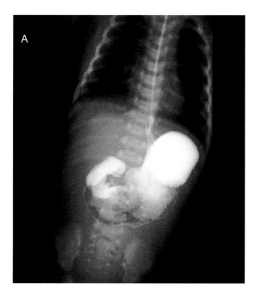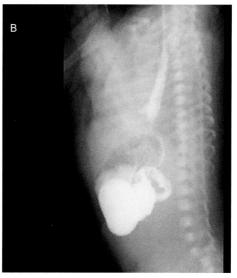

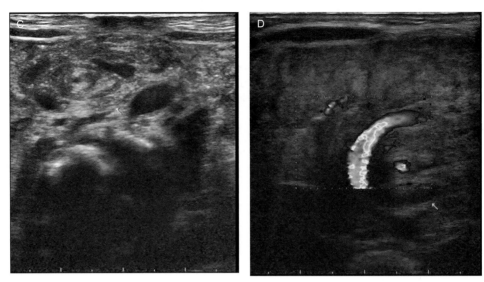

A、B.上消化道水溶性碘剂正侧位造影提示十二指肠远端不全性梗阻；C.超声检查可见肠系膜根部低回声团；D.CDFI 显示肠系膜上静脉绕肠系膜上动脉旋转近两周，约720°。

图 12-2-1 中肠扭转影像学表现（D 见彩插 6）

病例 2 患儿，男，6 h，因"出生后呻吟、吐沫 4 h"入院，入院后开奶不顺利，吐粪水样物。X 线造影表现见图 12-2-2。

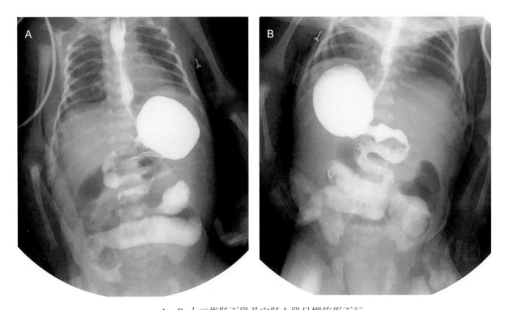

A、B.十二指肠下段及空肠上段呈螺旋形下行。

图 12-2-2 中肠扭转上消化道 X 线造影表现

【诊断要点】

1.中肠旋转不良的基础病。

2. 突发上消化道梗阻症状。

3. 上消化道造影提示十二指肠下段、空肠上段螺旋下行或鸟喙样改变，超声或 CT 增强扫描提示肠系膜上动、静脉易位或"漩涡征"。

【鉴别诊断】

本病需要与其他可引起上消化道梗阻的疾病相鉴别，如肠闭锁、狭窄、环形胰腺、肠系膜上动脉综合征、中肠旋转不良时索带压迫十二指肠所导致的十二指肠梗阻等，通过肠系膜血管及肠管、肠系膜的扭转可鉴别。环形胰腺可见胰腺包绕十二指肠，肠系膜上动脉综合征可见消化道造影特征的"笔杆征"。

【治疗】

肠旋转不良并引起梗阻的情况均需手术治疗，Ladd 手术为经典手术方式，腹腔镜下手术切口小、恢复快、住院时间短，适用于肠旋转不良患者。但合并中肠扭转需开腹手术，手术步骤包括复位肠管、松解 Ladd 韧带、游离拉直十二指肠；如有肠管坏死，则应切除坏死肠管后行肠造口术，术中需排外其他畸形。除广泛肠坏死和合并其他畸形外，通常预后良好。

【延伸知识】

1. 中肠扭转临床症状无明显特异性，若早期未及时发现发生肠坏死，则病死率高，故早期诊断和及时手术治疗对预后尤为重要。上消化道造影、超声及 CT 检查相结合能提高诊断率。

2. 结肠造影检查中回盲部的位置异常有助于诊断肠旋转不良，但不能诊断中肠扭转，若有血管闭塞导致的中肠坏疽，可看到横结肠造影剂通过受阻。

（石　浩，江　虹）

第三节　肠梗阻

【概述】

肠梗阻（intestinal obstruction，IO）是指肠内容物无法顺利通过肠道或运行至远端排出体外，从而引起机体发生一系列病理、生理改变和相应临床症状的一种疾病，是常见的儿科急腹症。急性肠梗阻发病率在儿童急腹症中仅次于胆管疾病、阑尾炎，可导致患儿腹胀、腹痛、恶心、排便困难等症状，若早期未发现并及时治疗，可影响肠壁血供，引发肠坏死，继而危及患儿生命，而对于儿童急性肠梗阻早期诊治，影像学检查起着重要的作用。

肠梗阻的病因具有年龄特点，小儿常见肠套叠、术后粘连、肠发育不良、中肠扭转、疝、结肠冗长、先天性巨结肠、阑尾炎并发症等。肠套叠为儿童肠梗阻发病的最重要因素，粘连性肠梗阻发病率上升，逐渐成为儿童肠梗阻的第二大病因。肠梗阻按病因分类可分为机械性梗阻、动力性梗阻（包括麻痹性肠梗阻和痉挛性肠梗阻）、血运性肠梗阻及假性肠梗阻，其中以机械性梗阻最常见；按肠壁血运情况分类可分为单纯性肠梗阻（simple intestinal obstruction）和绞窄性肠梗阻（strangulatory intestinal obstruction）。

（1）机械性肠梗阻是指肠内容物因肠管管腔狭窄而难以通过，包括：①肠管本身病变，如先天性肠闭锁、肠套叠、肿瘤、息肉、肠嵌顿及肠道炎性改变等（包括细菌性、结核性、克罗恩病、放射性肠炎等）。②肠管粘连或受压，粘连包括先天性、手术后或炎症因素所致；压迫包括先天性环状胰腺、脾大、腹膜包裹、肿块压迫、肠扭转等。③肠腔内异物堵塞，如胆石、粪石、寄生虫团块、异物、小肠石（因空腹过量食入柿子、黑枣，与胃酸混合形成胃石，进入小肠造成梗阻，在影像上与粪石影难以鉴别）等。

（2）动力性肠梗阻是因肠壁运动功能紊乱、肠蠕动丧失导致的梗阻，常由神经反射或毒素刺激引起，无器质性肠腔狭窄，包括肠麻痹和肠痉挛，前者多出现于急性胰腺炎、急性阑尾炎、空腔脏器穿孔、腹腔或盆腔炎症、腹部手术后、胸腰椎骨折及低钾血症等，后者可见于急性肠炎或铅中毒患者。

（3）血运性肠梗阻为栓子或血栓阻塞肠系膜血管，使肠壁血液循环发生障碍。

【病理生理】

肠梗阻早期，腹腔内炎症不明显，梗阻以上肠管扩张及蠕动增强，主要表现为阵发性肠绞痛，腹膜刺激征可不明显。随着病情演变，肠管扩张加重，肠腔内大量积液积气，压力显著增高，影响肠壁静脉回流，肠壁充血水肿明显，渗出增多，血浆向肠壁、肠腔、腹腔渗出，逐步出现腹膜刺激征。无肠坏死时，渗液为淡黄色，由清转浊；出现肠坏死时则转为血性腹水，此时病变肠管壁增厚僵硬，肠蠕动消失，闭袢性肠梗阻更易发生绞窄坏死。

【临床表现】

肠梗阻的四大主征"痛、吐、闭、胀"。①腹痛：腹部阵发性疼痛，疼痛感呈间断性，肠鸣音亢进，麻痹性肠梗阻时腹部可无疼痛感；间断性疼痛发展为持续性腹痛时考虑为病情进展，可能发展为绞窄性肠梗阻。②呕吐：肠梗阻导致肠管的逆蠕动使患者发生呕吐，呕吐物开始为胃内容物，后变为肠内容物。③腹胀：多发生在梗阻晚期，低位小肠梗阻较高位小肠梗阻明显，绞窄性肠梗阻时，腹部呈不对称性膨胀，可以触到膨大的肠管。④排气停止及排便异常。⑤其他全身症状，如绞窄性肠梗阻时体温升高等。

肠梗阻患者一般都停止由肛门排便与排气，四大症状侧重的程度不同，体格检查均有不同程度腹外形膨隆、腹部压痛及肠鸣音明显改变等，部分患者可扪及腹部包块，诊断结合症状体征与腹部X线、CT、超声等影像学手段及实验室检查可基本诊断，腹腔镜对梗阻部位的诊断准确率最高。

【影像学表现】

1. X 线

（1）立位平片可见肠管扩张，腹部出现气液平面。

（2）梗阻部位：梗阻远侧肠管一般无气体或有少许气体，故通过扩张肠曲所分布的范围可推测梗阻的位置。十二指肠闭锁时可见"双泡征"；高位空肠梗阻时可见"三泡征"；空肠梗阻时扩张肠管少，位于中上腹部，胃扩张较显著；回肠梗阻时扩张肠管多充满全腹，可见肠管内多发高低大小不一的气 - 液平面，远端肠管无气或少气；多发性肠梗阻仅表现为近端一处梗阻征象，但梗阻远端有胎粪钙化时可提示多发梗阻可能。观察肠襻的分布情况和扩张程度，若空肠充气时可见黏膜皱襞在 X 线片上呈鱼骨刺状环纹，回肠充气时可见阶梯状分布的气 - 液平面；结肠梗阻导致梗阻处以上部位肠管扩张，形状符合结肠走行。

（3）梗阻类型：①机械性肠梗阻，立位片腹部可见多个高低不等呈阶梯状分布的气 - 液平面，扩张充气的肠管呈弓形；肠壁张力减弱，液面增宽，肠壁和肠黏膜皱襞一般无明显增厚。②麻痹性肠梗阻，小肠充气扩张程度轻，多表现为腹周全结肠充气，结肠肝曲、脾曲处最明显；卧位片气体多游离于横结肠及乙状结肠区域，小肠充气分布在结肠框范围内的中腹部，扩张明显时肠管呈连续管状，轻度扩张时呈分隔状充气肠管；腹腔内可有积液，肠管漂浮在其中；肠间隙增厚、模糊。③痉挛性肠梗阻，使用解痉药物治疗后痉挛可消失，X 线肠管充气扩张征象也随之消失。④血运性肠梗阻，血栓形成，肠管壁增厚，管腔狭窄，黏膜皱襞增粗；肠壁坏死时可出现肠壁内"串珠样"间断性分布的少量气体，门静脉积气，腹腔积液。⑤绞窄性肠梗阻，表现为肠管扩张严重，肠管内积气、积液，周围肠管挤压使肠系膜血管不能顺利供血，产生血液循环障碍，严重时形成血栓，有血性渗出液渗入肠腔及腹腔，部分患者有肠扭转的表现。一些特殊的征象为绞窄性肠梗阻所特有，如假性肿瘤征（绞窄的肠襻内充满液体呈类圆形，位置一般较固定，边界清晰）、咖啡豆征（闭襻肠段内充满气体，弯曲成椭圆形，中间一低密度影，形似咖啡豆）、空回肠转位征（回肠上移至左上腹，空场下移至右下腹，是小肠扭转的征象）、长气液平征（因局限的肠襻扩张膨出，其内液体较多，呈现较长的气 - 液平面）、小肠排列异常（小肠全段扭转，因肠管明显充气扩张而造成的异常排列情况）、透亮线条状影（可在扩张的小肠壁发现，此征象为肠壁坏死或穿孔的表现）、泡沫便征（由于上段梗阻，右半结肠拥有相近的神经支配而受影响，排空不畅，导致粪便和气液体混合成泡沫状）。

（4）梗阻程度：完全性肠梗阻表现为肠管扩张和积气积液，肠道完全堵塞，导致胃肠内容物无法向下移动，梗阻部位以上肠管积气积液明显，梗阻部位以下肠管凹陷。不完全性肠梗阻，肠管局部狭窄，肠管全程积气扩张，胃肠内容物可向下移动，可复查 X 线对比。

另外，一般儿童急性肠梗阻常规影像学诊断方法为腹部 X 线片，但儿童急性肠梗阻早期肠管内积气不明显，可导致腹部 X 线平片检查结果不明确，早期诊断困难。

2. 超声　于腹腔内探及大片扩张的肠管，肠管内积气、积液，肠壁变薄，肠管内可见气体的较强回声及肠内容物的杂乱光点、絮状物或不规则块状光斑、条索状反射及肠管内气 - 液平面，多个并列扩张肠管内的液体可形成多个囊状液性暗区。梗阻部位肠黏膜水肿，肠壁增厚，肠蠕动增强或减弱，腹腔内可见液性暗区。沿扩张肠管向下追踪可探及梗阻以下肠管瘪陷处低回声光团，麻痹性肠梗阻则可探及全段肠管扩张，肠蠕动明显减弱或消失。部分肠梗阻超声能做出病因诊断，如肠肿瘤时表现为"假肾征"或"靶环征"，肠套叠时表现为"同心圆征""套筒征"，肠蛔虫时表现为肠内条索状物等，对肠扭转、肠粘连的观察则不明显。

3. CT

（1）梗阻部位：肠梗阻的位置一般根据梗阻位置近端的肠管扩张，梗阻位置远端肠管凹陷来判断。结肠位置相对固定，形态较易辨别，而由于扩张后的肠管使小肠受压，改变了原有位置，故空、回肠具体的梗阻部位一般较难确定。

（2）梗阻类型：除肠梗阻基本征象以外，可能伴有以下征象。

机械性肠梗阻：可见"牵拉征""肠管套环征"或"漩涡征"等，常由于小肠间互相牵拉所致。

麻痹性肠梗阻：肠管充气扩张，内可见气－液平面，以结肠为主，胃内可见大量气体。

绞窄性肠梗阻：增厚肠壁出现水肿带，可呈双环样改变，称为"靶征"；扩张的肠管管壁变薄，病灶部位的肠管肠壁积气、门静脉积气，腹腔积液；增强扫描可见受累肠壁缺血坏死表现：如局部肠壁延迟强化、弱强化或不强化。充血肿胀的肠系膜血管明显增粗，呈放射状或同心圆状排列；液气腹，提示已出现胃肠道穿孔。以上几种 CT 征象并不一定同时发生，除肠壁增厚的特异性不高外，出现其他几种征象均可提示肠壁缺血，应建议及时外科手术处理，以免延误治疗。

另外，根据病因不同，肠梗阻可有不同的 CT 表现，如肠套叠出现"同心圆征"，肠扭转出现"漩涡征"等。

螺旋 CT 对肠梗阻的定性诊断和定位诊断比 X 线具有更高的准确性。由于小儿正常情况下肠道多数普遍性充气，腹部 X 线平片有时难以判断扩张肠管是否为异常，甚至有时不易鉴别扩张的是小肠还是结肠。CT 检查可同时较清楚显示肠腔内、肠腔外和肠壁的情况，对梗阻病因的判断优于腹部 X 线平片，对儿童期小肠腔内病变显示较清楚，如小肠石和肠套叠等，CT 显示肠绞窄和肠壁积气的敏感性也较高。

4. 上消化道造影检查　闭锁或狭窄端呈圆钝状，形如"风兜"，远端肠管无或造影剂充盈少。

5. 结肠造影检查　结肠细小或管型正常，走行正常，造影剂不能回流入小肠。

【典型病例】

病例 1　患儿，男，20 h，因"呕吐、腹胀 20 h"入院。X 线表现见图 12-3-1。

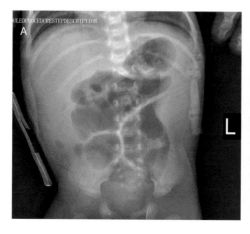
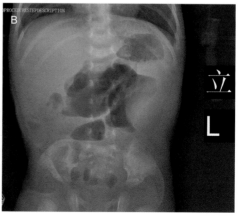

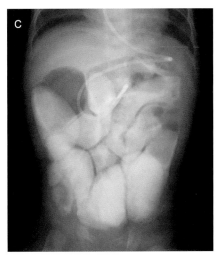

A. X 线卧位片见肠管充气扩张；B. X 线立位片见中下腹多发大小不等液平面；C. 上消化道造影延时观察，先天性回肠闭锁术后，小肠显影部分明显扩张增宽，考虑小肠远段梗阻。

图 12-3-1　肠梗阻（先天性回肠闭锁）X 线表现

病例 2　患儿，男，4 个月，因"发现右侧腹股沟包块伴呕吐 2 天，腹胀伴发热 1 天"入院。影像学表现见图 12-3-2。

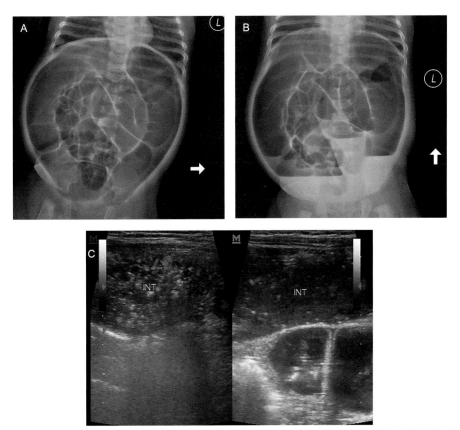

A. X 线卧位片示腹外形膨隆，腹部肠管明显充气、扩张；B. X 线立位片中下腹可见多发大小不等阶梯状分布的液平面；C. 超声探及肠内容物多，肠腔胀气明显，可显示部分见肠腔积液扩张，肠蠕动弱。

图 12-3-2　肠梗阻，右侧腹股沟斜疝影像学表现

病例3　患儿，女，9岁10个月，因"反复呕吐9年余，腹痛伴加重3月余"入院。影像学表现见图 12-3-3。

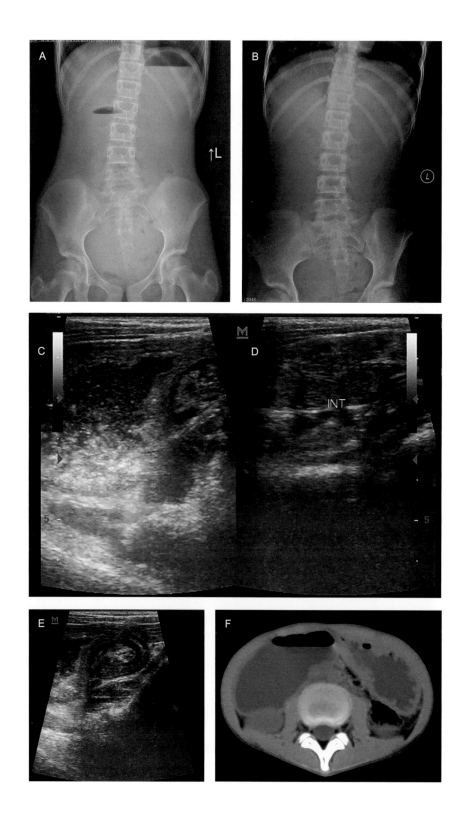

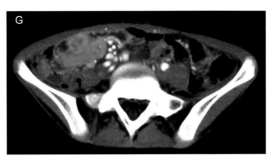

A.腹部 X 线立位片见肠气减少；B. X 线卧位片上腹部见气 – 液平面，呈"双泡征"，提示十二指肠梗阻；C、D. 超声探及胃及十二指肠明显扩张积液，腹腔内多个部位肠管萎瘪；E. 超声探及右中下腹可见局部肠管呈"漩涡征"，围绕血管旋转约 360°，考虑肠扭转或肠旋转不良；F. CT 平扫见胃壁稍增厚，十二指肠肠管积气、积液，见宽大液平面；G. CT 增强扫描见右中下腹见肠系膜上动脉分支呈"漩涡征"改变。

图 12-3-3 十二指肠不全性梗阻，肠旋转不良影像学表现

【诊断要点】

1. 肠梗阻的四大主征"痛、吐、闭、胀"。

2. 腹部 X 线片见扩张肠管及气 – 液平面；腹部超声探及肠管扩张、肠管内气 – 液平面及梗阻远端部位肠管塌陷；CT 见梗阻位置近端肠管扩张，梗阻位置远端肠管凹陷。

【鉴别诊断】

早期应与一些急腹症相鉴别，如胆道结石、泌尿系结石、卵巢囊肿等以腹部绞痛为主的疾病。此外，胃肠炎及食物过敏等也需注意。

【治疗】

治疗方式包括：非手术治疗（纠正水、电解质平衡紊乱及酸碱失衡）及手术治疗。需综合分析患者病情，根据病史特点考虑发病原因，结合就诊时的症状体征及检查结果，决定治疗方式。一般手术指征：①腹痛发作急骤剧烈，呕吐剧烈出现、早而频繁；②病情进展快，发展迅速，且早期有休克表现、腹膜刺激征、腹部压痛固定、有肠型、腹部扪及包块，腹平片显示有孤立扩张肠袢；③对于粘连性肠梗阻一般保守治疗在 5 天内病情无缓解，彩色超声探查腹腔积液明显增多，腹腔穿刺有浑浊或血性液体，均表明有病情恶化，须立即手术治疗；④肠扭转、不能复位的肠套叠、血运性肠梗阻；⑤存在其他并发症、腹痛频繁、压痛固定、出现腹腔积液时，应及时手术。

【延伸知识】

腹部 X 线片对于扩张胀气的肠袢显示比较清楚，腹部超声对于肠管壁、腹腔积液的改变显示比较清楚，因此保守观察时除动态观察症状、体征外，还应动态观察腹部平片及腹部超声。超声定位腹腔穿刺抽液观察也很必要，出现腹腔积液，并逐步增多，穿刺即使为淡黄色者，也说明病情已进一步

恶化，肠管自动恢复通畅的可能性不大，应果断手术。儿童绞窄性肠梗阻临床较为少见，该病发病隐匿，起病急骤，病情进展迅速，易危及生命，早期诊断和正确及时手术治疗可明确病因、消除病灶并及时挽救生命。

（石　浩，王玉琴）

第四节　肠套叠

【概述】

肠套叠（intussusception）指某段肠管及其相应的肠系膜套入邻近肠腔内，可引起肠梗阻，通常累及小肠和结肠。近端肠管套入远端肠管内称为套叠，包含套入部肠襻部分的肠管称为肠套叠的套鞘。套入的肠管会继发水肿，发生缺血性改变。肠套叠常见于 2 岁以内婴幼儿，尤其多见于 4～10 个月婴儿，男女之比约为 2～3：1。

按套入部和套鞘的肠管名将肠套叠分为 6 型：①小肠型（包括空－空型、回－回型和空－回型）；②结肠型；③回盲型，以回盲瓣为起点；④回－结型，以回肠末端为出发点，阑尾不套入鞘内，此型最多见，占 70%～80%；⑤复杂型或复套型，常见回－回－结型，占 10%～15%；⑥多发型，在肠管不同区域内有分开的 2 个以上肠套叠，此型最为罕见。

【病理生理】

儿童回－结型肠套叠病因常不明。有学者认为，回－结型肠套叠为回肠末端淋巴组织过度增生所致，后者与病毒感染有关，其中最常见腺病毒，其他还包括肠病毒、ECHO 病毒和人类疱疹病毒等。婴儿肠套叠 95% 以上是原发性肠套叠，发生肠套叠的肠管无明显器质性病变，与婴儿时期回盲部系膜固定差且活动度大有关。继发性肠套叠多见于梅克尔憩室、肠重复畸形、肠息肉、淋巴瘤等。在年长儿，淋巴瘤是最常见的继发原因，伯基特淋巴瘤多见。

【临床表现】

儿童肠套叠典型的临床表现包括腹部绞痛、呕吐、血便和腹部肿块。儿童肠套叠应尽早诊断，以避免因肠缺血、坏死而进行手术。肠套叠的临床症状和体征往往不具特异性，可与胃肠炎、肠旋转不良并发；年长儿还可能伴发紫癜肾。只有少于 1/4 的病例会出现典型三联征，即腹部绞痛（58%～100%）、呕吐（85%）和血便（75%）。有报道显示，仅约 50% 病例可于首诊时被正确诊断。

临床上，呕吐或腹泻可导致脱水、肠壁缺血和坏死，还可导致静脉压增高进而引发便血。当出现由粪便、血和血凝块混合而成的典型"果酱样大便"，高度提示肠套叠。腹部可触及肿块，呈腊肠样光滑、实性、有弹性，右下腹部有空虚感。

【影像学表现】

1. X线 本病早期显示腹部肠管无气或充气减少，是由于呕吐和肠痉挛使肠管生理积气减少所致。随病情进展，小肠充气扩张明显，结肠充气减少，继而出现气－液平面。晚期呈小肠机械性肠梗阻表现，肠管内可见阶梯状气－液平面，部分患儿伴有腹腔积液。约1/3病例可见腹部软组织包块影。在结肠走行区看到边缘为弧形的肿块（新月征），尤其在横结肠肝曲部位，是肠套叠相对特征性的影像表现，升结肠内未见粪便或气体是提示肠套叠的另一个征象。

腹部X线平片对评估小肠梗阻非常重要，小肠梗阻提示肠壁水肿严重，将降低非手术复位的成功率。同时，腹部X线平片也可用来发现可能出现的穿孔。

2. 超声 与X线检查相比，超声对小儿肠套叠的诊断率更高，而且操作简单、可实时重复检查，成为筛查和诊断小儿肠套叠的首选检查方法。典型超声表现为位于右上腹部的"同心圆征""靶征"或"假肾征"。该征象是由套入肠管和肠系膜陷入套鞘所形成，在横轴位图像上表现为同心圆或靶征，纵切面图像上表现为低回声肿块且中心回声增强；强回声中心代表套入的肠系膜。

3. CT 无论横轴面还是冠状面图像，肠套叠征象都较易于识别，表现为典型的"肠内肠"征象。应该注意是否存在继发性因素，如肠重复畸形、淋巴瘤等。

【典型病例】

患儿，男，1岁，间断腹痛1天伴果酱样便。影像学表现见图12-4-1。

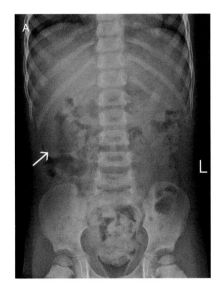
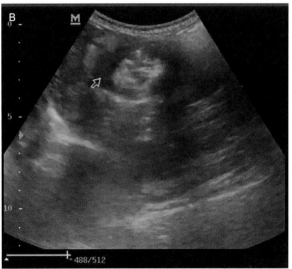

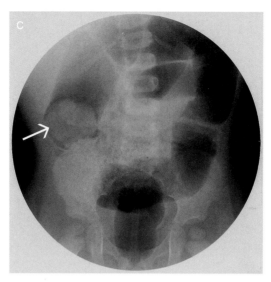

A.腹平片示中上腹部套叠鞘内的套头影；B.超声显示出"靶征"，包块外周可见明显的套鞘肠壁，内部可见混杂回声套入部肠管和肠系膜；C.空气灌肠可明确诊断肠套叠。

图12-4-1　肠套叠影像学表现

【诊断要点】

1.两岁以下患儿出现阵发性哭闹、血便，甚至肠梗阻表现。

2.腹部超声发现"同心圆征""靶征"；CT检查出现"肠中肠"征象；空气灌肠明确套头和套鞘。

【鉴别诊断】

1.细菌性痢疾　多见于婴幼儿，起病急，伴腹痛和呕吐，伴有便血时易与肠套叠混淆。但细菌性痢疾大便次数频繁，含有大量黏液和脓血，伴有高热，腹痛程度不及肠套叠，无肿块扪及，大便检查可见大量白细胞，而肠套叠以红细胞为主。偶有肠套叠继发于菌痢之后。

2.急性坏死性肠炎　可表现为腹痛、呕吐和血便，但该病有腹泻史，早期表现为腹胀、高热和频繁呕吐，大便呈腥臭味洗肉水样，量多。

3.蛔虫性肠梗阻　多见于较大儿童，可有阵发性腹痛、呕吐，腹部可扪及蛔虫团，似腊肠样或条索状肿块，表面高低不平或有蠕动感，一般无血便，多有排蛔虫或不当驱虫史。

4.过敏性紫癜　多见于年长儿，且多有新鲜出血性皮疹，伴关节痛，有时可见血尿。血便色暗红，腹部触及不到肿块。

【治疗】

首先，应对肠套叠患儿进行空气灌肠检查及复位，应注意其绝对禁忌证是腹膜炎和肠穿孔。当空气灌肠法不能复位、疑有肠坏死、肠套叠为复杂型或影像检查发现继发性肠套叠时，常需手术复位和去除继发病因。

【延伸知识】

1. 超声对灌肠复位成功率及肠坏死有一定的预测价值。肠套叠套鞘和套入部之间存在无回声液体时，提示灌肠复位成功率低；而彩色多普勒超声显示丰富血流时，则提示灌肠复位成功率高。

2. 首次空气灌肠前腹部立位片出现肠梗阻、套入部头端位于横结肠脾曲远端；首次灌肠末套入部头端不能退缩至回盲部、停止注气并减压时套入部回复至初始位置，以上因素均为肠套叠紧密且深入的表现。患儿如在首次灌肠中出现以上征象，应慎重进行重复灌肠治疗，推荐直接手术复位。

（石　浩，陈　跃）

第五节　消化道穿孔

【概述】

消化道穿孔是儿童腹部急症的重要原因，处理不当将危及患儿生命，病死率高。儿童消化道穿孔的病因比较复杂，多因患儿既往的器质性病变而引起，具体可见胃穿孔、十二指肠穿孔和小肠穿孔，回肠穿孔在儿童中少见。

【病理生理】

消化道穿孔一般均为继发性病变，特别是消化道炎症或肿瘤，或机械性狭窄，导致消化道壁缺血、坏死，最终破裂穿孔。儿童消化道穿孔最常见于 NEC 患儿，其次为绞窄性肠梗阻、先天性胃壁肌缺损、肠套叠和阑尾炎等。

【临床表现】

消化道穿孔大多起病急，病情变化快，需要临床准确把握线索，及时检查和处理，才能减少后遗症，挽救生命。

大多数患儿早期表现为突发腹痛、哭闹，或出现拒乳、呕吐、腹胀，甚至呼吸困难。查体发现腹部膨隆，叩诊出现鼓音，则应高度怀疑消化道穿孔。此时，化验室检查结果可显示炎性指标增高、白细胞计数增高等。

【影像学表现】

影像学检查，特别是腹立位平片检查，是诊断消化道穿孔的最佳和最简便的方法，对于不能站立的患儿，还可采用水平侧位检查。一般无须 CT 和 MRI 检查。

在腹部立位平片中，可见横膈下出现游离气体影，依据气体自消化道内溢出的多少而表现为线样、新月形、马鞍形（图 12-5-1）；如合并大量消化液漏出，则可见横贯全腹的气－液平面。由于多数病例合并腹膜炎，故平片常见双侧腹脂线模糊或消失（图 12-5-2）。

腹部卧位平片对少量气腹不敏感。在较多量气腹的病例中，可见气体积聚于腹部高起处，与肝脏映衬，形成"足球征"；或积聚于肠外，衬托出清晰、锐利的胃肠轮廓，形成"铅笔征"（图 12-5-3、图 12-5-4）。

对于病情危重不能站立的患儿，可采用水平左侧位摄影，造成游离气体积聚于腹壁下的征象，有利于判断（图 12-5-5）。

另外，不同部位穿孔的影像表现稍有不同，一般胃穿孔多因先天胃壁肌缺损所致，常见于生后 3～5 天内，于进食后突然发生，游离气体和液体量均较大，腹部立位平片中可见宽大气–液平面，胃内无充气。小肠充气正常；十二指肠及小肠穿孔则多因炎症发生坏死所致，游离气体量不大，腹部立位平片可见膈下新月形游离气体影，大量腹腔积液少见。胃泡充气多正常；阑尾和结肠穿孔则溢出气体量少，仅见膈下线样气体征，双侧腹脂线多清晰可见。以上可资鉴别，但并非绝对。

【典型病例】

病例 1　患儿，女，7 岁，腹痛 2 天。影像学表现见图 12-5-1。

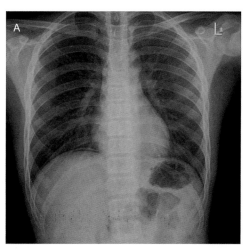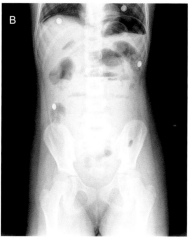

A. 胸片可见右侧膈下新月形游离气体影；B. 腹部立位片复查，可见双侧膈下新月形、马鞍形游离气体；游离积气较前增多。

图 12-5-1　消化道穿孔影像学表现

病例 2　患儿，男，1 天，出生后腹胀 1 天。X 线表现见图 12-5-2。

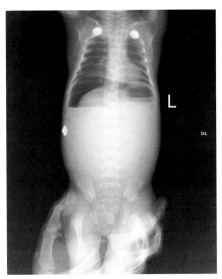

胸腹部立位片可见膈下巨大液平面，膈面上抬；腹腔致密，提示液气腹。

图 12-5-2　新生儿胃穿孔 X 线表现

病例 3　患儿，女，16 天。腹胀、便血 5 天。X 线表现见图 12-5-3。

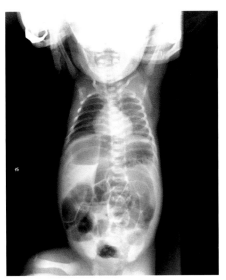

胸腹部卧位片可见中腹部透亮度增高；肠壁外缘显影，肠壁内、外低密度将肠壁高密度线影衬托出来，似铅笔刻画样，即"铅笔征"。

图 12-5-3　NEC 穿孔 X 线表现

病例 4　患儿，男，2 天，出生后腹胀 2 天。X 线表现见图 12-5-4。

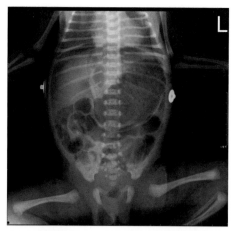

腹部平片可见腹部透亮度增高；局部肠外壁显影，即"铅笔征"。

图 12-5-4 胃穿孔 X 线表现

病例 5 患儿，男，3 天，出生后腹胀 3 天。X 线表现见图 12-5-5。

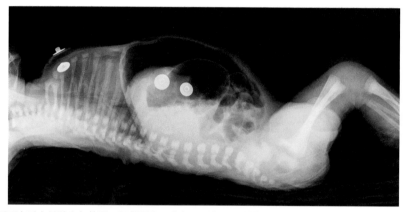

可见腹壁内侧，膈下水平大量游离气体影；肠管囤积于背侧；局部肠壁外缘显影，可见"铅笔征"；以上表现提示大量气腹。

图 12-5-5 腹部 X 线水平侧位片表现

【诊断要点】

结合临床病史和影像学表现，不难做出诊断。关键是及早进行腹部立位平片检查。

【鉴别诊断】

本病临床及影像表现均较具特点，较易明确诊断。

【治疗】

外科手术修补治疗。

（袁新宇）

第六节　腹内疝

【概述】

腹内疝是急腹症之一，虽然少见，但该病发展迅速，病死率较高。由于腹内疝是腹内脏器通过腹腔内正常孔道形成的，故临床表现无明显特异性，术前诊断困难，且尸检阳性率也较低（0.2%～0.9%）。

【病理生理】

腹内疝是指腹腔内脏器离开原位置，通过腹腔内孔道进入其他解剖间隙，形成疝组织。多见于小肠经腹膜、肠系膜、大网膜等孔隙疝入腹腔内异常解剖间隙而形成。腹内疝一旦发生，常造成肠梗阻，同时，由于肠扭转的发生，使疝入肠袢两端均受压，从而形成闭袢性肠梗阻，造成肠绞窄，扭转肠袢迅速发生血液循环障碍，闭袢肠管高度膨胀，易出现急性腹膜炎，导致死亡。本病常分为原发性和继发性，原发性腹内疝为机体在胚胎发育与生长过程中肠管主动或被动旋转所致，而继发性则为腹腔手术、创伤和炎症等引起，多数为肠系膜疝或吻合口疝。

【临床表现】

初期，约80%患者临床表现为间歇性轻度消化不良，进食后出现呕吐、恶心等，少数还可见腹部不适。随着病情的进一步加重，特别是发生扭转后，患者可表现为急性肠梗阻症状，出现剧烈腹痛、腹胀和停止排气。但腹内疝临床表现差异较大，不同类型的腹内疝表现不同，相同类型腹内疝表现也可不同，故不能根据临床症状判断腹内疝。

【影像学表现】

当腹内疝表现为肠梗阻时，X线平片检查则表现出相应征象，如局部肠管充气扩张，阶梯状气-液平面等，有时可见香蕉征或咖啡豆征，则提示绞窄性肠梗阻。但平片对诊断和鉴别腹内疝价值有限。

随着CT计数的不断发展，多排螺旋CT日益被用于腹内疝的诊断和鉴别中，它不仅可以诊断腹内疝，还可根据发生部位在一定程度上区分不同类型腹内疝。腹内疝包括十二指肠旁疝、盲肠周围疝、网膜孔疝和肠系膜裂孔疝及乙状结肠周围疝和吻合口后疝。在CT中，腹内疝共同的征象包括"异位肠管聚集征""鸟嘴征""漩涡征"和"靶征"，同时还可直接发现腹内疝疝口和合并的腹水。螺旋CT多向重建对发现疝囊、疝口和疝入防线具有特别的敏感性。有人报道，根据腹水CT值可有助于判断腹水性质，大于25Hu者提示血性腹水。

【典型病例】

病例1 患儿，女，1岁7个月，腹胀伴呕吐2天。X线表现见图12-6-1。

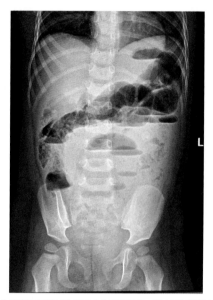

中上腹部可见阶梯状宽大气液平面，肠袢排列形态异常。

图 12-6-1 肠梗阻 X 线表现

病例2 患儿，男，6个月，腹胀呕吐2天。X线表现见图12-6-2。

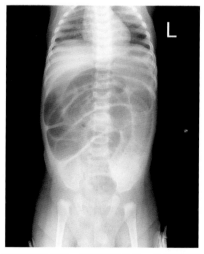

腹胀显著，腹内肠管积气扩张，肠袢形态异常，呈香蕉样排列，即"香蕉征"。

图 12-6-2 肠梗阻 X 线表现

病例3 患儿，女，8个月，腹胀伴呕吐2天。影像学表现见图12-6-3。

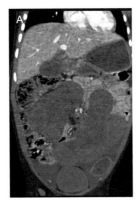
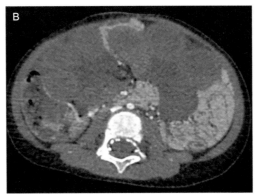
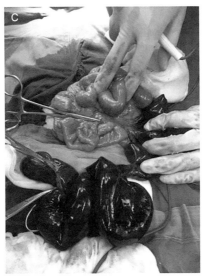

A.增强 CT 冠状位可见下腹部肠管明显扩张，内见液体填充，肠壁未见明确强化，伴盆腔积液；B.轴位图像亦可见下腹肠管积液扩张；C.手术所见证实为肠较窄，部分回肠坏死。

图 12-6-3　绞窄性肠梗阻影像学表现（C 见彩插 7）

【诊断要点】

典型临床表现结合典型 CT 征象，不难做出诊断。

【鉴别诊断】

有时闭袢性腹内疝需与腹内肿瘤相鉴别，临床出现剧烈腹痛和腹胀，影像学表现为肠梗阻征象，有助于鉴别。

【治疗】

及时手术治疗是挽救生命的关键。

（袁新宇）

第七节　腹股沟疝

【概述】

腹股沟疝是一种儿童相对常见的疾病，腹股沟疝可为直疝或斜疝，取决于病变与腹壁下血管的关系。腹股沟斜疝的疝囊位于腹壁血管外侧，为最常见的下腹壁疝。腹股沟疝的真实发病率很难确定，但在儿童中，其范围为 0.8% ～ 4.4%，多见于男孩。早产儿出现腹股沟疝的风险增加，发病率约为 30%。膀胱外翻、埃勒斯 – 当洛（Ehlers-Danlos）综合征及梅干腹综合征也会使腹股沟疝发病率增加。

鞘突的正常关闭时间为妊娠第 36 ～ 40 周。如果它持续开放，则可发生腹股沟疝。在腹股沟斜疝中，男孩的腹内容可通过腹股沟环疝到阴囊。女孩的腹内容物或卵巢可经 Nuck 管（鞘突）疝入大阴唇。

尽管股疝、闭孔疝、坐骨疝及会阴疝罕见，但上述病变中盆腔肿块可延伸至臀部或会阴区，需要鉴别。

【临床表现】

大多数儿童腹股沟疝无症状，但可出现嵌顿及绞窄，导致肠梗阻。无症状患儿通常因腹股沟、阴囊或阴唇间断性无痛突起就诊，见于哭闹、使劲或咳嗽等腹压增高时。如果肠袢嵌顿于疝内，患儿可出现肠梗阻症状，如腹胀、呕吐；如疝囊无法还纳，被困肠管的血液供应可受到影响，导致肠坏死穿孔。嵌顿最常发生于生后 6 个月。

【影像学表现】

腹股沟疝在平片中表现为阴囊内出现肠管，但可被性腺防护罩遮挡，导致显示不清。疝出的肠管可偶见于小肠影像检查。小肠梗阻婴儿灌肠时可见造影剂反流至小肠，且腹股沟入口处肠袢中断。有时，腹平片可见腹部肠梗阻征象，同时在腹股沟部位可见充气肠管。

【典型病例】

患儿，男，2 岁，阴囊包块 3 天，伴腹胀呕吐 1 天。影像学表现见图 12-7-1。

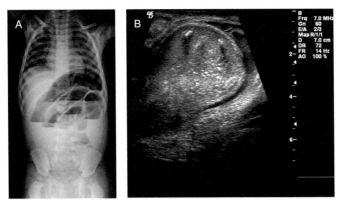

A. X 线腹部立位片可见中上腹部肠管积气扩张伴阶梯样气液平面、下腹及盆腔致密；B. 超声可见肠管疝入阴囊。

图 12-7-1 腹股沟疝影像学表现

【诊断依据】

依据临床体检和病史可对本病做出诊断。影像检查的作用在于发现并发症和评估病情。

【鉴别诊断】

腹股沟疝需与鞘膜积液相鉴别，彩色多普勒超声可显示疝囊内肠壁的血流情况，有助于鉴别。

【治疗】

本病的治疗以外科手术回纳为主。

（袁新宇）

第八节 阑尾炎

【概述】

阑尾炎（appendicitis）是外科常见病，属于化脓性炎症，由于阑尾管腔阻塞导致细菌感染引起。根据病程常分为急性和慢性阑尾炎，急性阑尾炎在病理上分为单纯性阑尾炎、化脓性阑尾炎和坏疽性阑尾炎。慢性阑尾炎多为急性阑尾炎转变而来。

【临床特点】

小儿以急性阑尾炎多见，好发于 6～12 岁儿童，临床主要表现：①腹痛，开始多位于脐周和上腹部，后逐渐转移至右下腹部，不同部位、不同类型的阑尾炎腹痛各有不同，坏疽性阑尾炎腹痛最为严重。②胃肠道症状，恶心、呕吐最早出现，可出现便秘、腹泻、里急后重等症状。③全身症状，早期即可有高热、脱水，脉搏加快与体温成正比例，中毒越严重，脉搏快且弱。本病主要并发症是弥漫性腹膜炎、阑尾周围脓肿、肝脓肿等。体检：右下腹压痛、反跳痛。麦氏点的压痛是急性阑尾炎的重要体征，但在儿童期多不明显，很少出现肌紧张、反跳痛等腹膜刺激现象。阑尾周围脓肿时，体检可扪及右下腹部包块，边界不清楚，固定。急性阑尾炎患儿的白细胞升高，可达 $10 \sim 20 \times 10^9$/L，中性粒细胞比例也会增高。少数盲肠后位阑尾炎由于炎症刺激右输尿管，尿中可有红细胞和白细胞。

【影像学表现】

1.X 线　腹部平片可见末端回肠和盲肠局限性肠瘀张，可出现阑尾粪石，阑尾脓肿时可出现右髂窝区密度增高的肿块。腹部 X 线表现缺乏特征性。

2.造影　钡剂灌肠阑尾不充盈或充盈不佳，阑尾变形扭曲，粗细不均，其内有时可见粪石影，钡剂排空明显延迟。阑尾脓肿时，末端回肠和盲肠局限性压迹，盲肠的内侧缘可出现反"3"征。

3.超声　阑尾增粗，直径超过 6 mm。阑尾脓肿时，阑尾周围积液，甚至形成混杂回声肿块。

4.CT

（1）急性阑尾炎：阑尾壁呈环状、对称性增厚，横径超过 6 mm，甚至可以超过 10 mm，密度接近或略高于邻近肌肉组织，增强时可强化，有时增厚的阑尾壁表现为同心圆状的高、低密度分层结构，呈"靶"征。阑尾腔内或在阑尾周围的脓肿内可见阑尾结石，呈圆形或椭圆形钙化影。

（2）阑尾周围炎症：阑尾周围结缔组织模糊、筋膜水肿、增厚，周围脂肪层内出现絮状或条纹状稍高密度影，盲肠肠壁水肿、增厚，局部淋巴结肿大，表现为成簇的结节状影。在盲肠末端开口处出现漏斗状狭窄，或在盲肠末端与阑尾之间出现条带状软组织密度影，这两种征象在盲肠充盈对比剂时显示较清楚。阑尾周围脓肿一般呈团块状影，直径多为 3 ~ 10 cm。中心为低密度液体，脓肿内可出现气 – 液平面，脓肿壁较厚且不均匀。盆腔、肠曲间甚至膈下、肝内可出现脓肿。

【典型病例】

病例 1　患儿，男，5 岁，右下腹痛 2 天。超声表现见图 12-8-1。

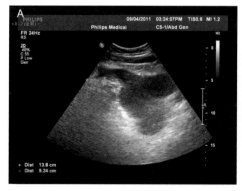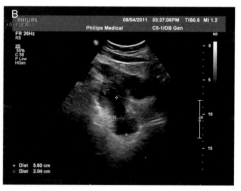

A. 右下腹低 / 无回声区；B. 无回声区周围组织回声增强，提示系膜反应。

图 12-8-1　阑尾炎超声表现

病例2　患儿，女，6岁，右下腹痛3天。CT表现见图12-8-2。

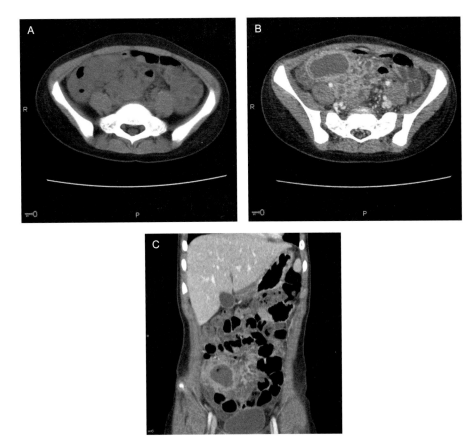

A.轴位CT平扫可见右下腹肠管结构模糊，周围脂肪层密度不均匀；B.轴位增强CT可见右下腹局部肠管扩张积液，病变区肠壁及周围局部肠管壁异常强化，间隙模糊；C.冠状位增强CT可见病变位于右下腹。肠壁异常强化，管腔扩张积液，周围肠壁异常强化。肠间隙模糊。

图 12-8-2　阑尾炎CT表现

【诊断与鉴别诊断】

当症状与体征典型时临床即可做出诊断，约1/3患儿临床表现不典型，难以做出正确诊断，需要影像检查协助诊断，超声和CT在诊断阑尾炎和判断严重程度时起到一定作用。本病应与急性肠系膜淋巴结炎、克罗恩病、憩室炎、附件炎等鉴别。

【治疗】

外科手术治疗。

（袁新宇）

第九节　急性胰腺炎

【概述】

急性胰腺炎是多种原因使胰酶被激活，导致胰腺自身消化，产生水肿、出血，甚至坏死，是外科常见急腹症之一。儿童患者的病因与成人不同，多为感染、外伤、全身性疾病、药物诱导、胆道系统疾病和胰腺先天性畸形。目前仍有约30%的患儿病因不明，轻型胰腺炎占多数，预后良好，少数为重症胰腺炎，症状严重，进展快，累及其他脏器，危及患儿生命。临床按照病理分类将急性胰腺炎分为水肿型和出血坏死型，是病情的不同发展阶段。

【病理生理】

胰腺腺泡细胞坏死及局部组织损伤是急性胰腺炎的主要病理改变，胰蛋白酶原活化，产生大量血管活性物质，炎性介质的释放导致血容量减少，产生休克，溢出的活化胰酶导致细胞介质再次释放，引起全身炎症反应综合征。全身炎症反应综合征导致巨噬细胞和中性粒细胞超活化，释放组织损伤介质，引起多器官功能衰竭，同时，机体产生抗炎症反应综合征，减少了新细胞因子产生，同时增加了其他脏器的感染风险。

【临床表现】

腹痛是急性胰腺炎的主要临床表现，疼痛性质为压痛、反跳痛，且持续性向背部放射，常伴发呕吐、腹泻等消化道症状，胰腺组织坏死可继发感染进而会产生发热症状。若出现黄疸、陶土样便等胆道症状则提示为胆源性胰腺炎。

【影像学表现】

1. 超声　胰腺改变包括增厚、不完整，回声增强，偶见减低，胰管扩张。胰腺外改变包括周围软组织增厚、层次不清、回声增强、不规则低回声粘连及腹盆腔积液、胃肠道扩张积气积液、消化道梗阻等表现，超声对胆道系统显示清晰，因此对胆道疾病引起的胰腺炎诊断有更大的帮助。

2. X线　无特殊表现，腹胀可表现为腹部膨隆，腹腔积液表现为腹部密度增高等。

3. CT　胰腺体积增大、肿胀，甚至断裂，密度减低、不均匀，胰管不同程度扩张，周围脂肪间隙模糊不清或消失，腹腔积液等，增强扫描后胰腺轮廓较平扫清晰，早期强化均匀，出现坏死后内部强化不均匀，可显示无强化或低强化表现的坏死区。

4. MRI　有更高的软组织分辨率，平扫显示胰腺肿胀，部分病例出现断裂，大部为长 T_1 长 T_2 信号，信号不均匀，胰管不同程度扩张，腹腔积液等，T_2 脂肪抑制序列显示周围脂肪间信号增高，磁共振胰胆管成像（magnetic resonance cholangiopancreatography，MRCP）可很好显示合并的胆道疾病，包括胆总管囊肿、胆石症、胰胆管合流异常等，可对胰腺炎的病因有提示作用，增强扫描后胰腺轮廓进一步清晰，轻度不均匀强化，内部坏死区表现为无强化或者低强化，周围脂肪间隙不均匀强化。

【典型病例】

病例 1　患儿，男，2 岁，发热 3 天，血淀粉酶 386 U/L，尿淀粉酶 4170 U/L。CT 表现见图 12-9-1。

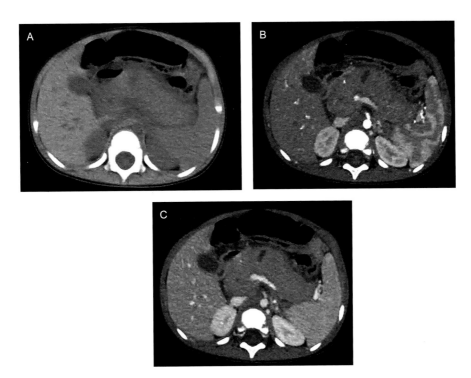

A. 平扫显示胰腺增粗，密度减低，不均匀；B. 增强动脉期胰腺强化程度减低，见斑片状不强化区；C. 增强静脉期胰腺强化程度较动脉期稍高，仍见斑片状不强化区。

图 12-9-1　急性胰腺炎 CT 表现

病例 2　患儿，男，5 岁，腹痛 2 天，呕吐数次，血淀粉酶 664 U/L，尿淀粉酶 4150 U/L。MRI 表现见图 12-9-2。

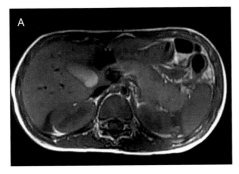
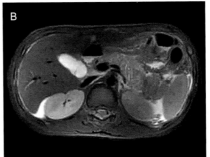

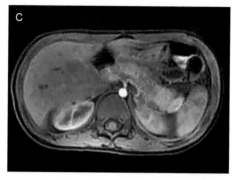

A.平扫 T_1 显示胰腺增粗，信号稍高；B.平扫 T_2 脂肪抑制显示胰腺增粗，信号增高，尾部信号减低，不均匀；C.增强扫描显示胰腺增粗，强化程度不均匀，见斑片状不强化区。

图 12-9-2　急性胰腺炎 MRI 表现

【诊断要点】

1.与急性胰腺炎相符的腹痛症状。

2.血淀粉酶或脂肪酶升高 3 倍以上。

3.与急性胰腺炎匹配的影像学表现。

以上三点满足两点即可诊断急性胰腺炎。

【鉴别诊断】

1.急性胃肠炎　儿童主诉能力较差，急性胃肠炎的发病率远高于急性胰腺炎，因此，应首先排除急性胃肠炎，血淀粉酶或脂肪酶升高，加上超声表现即可做出鉴别。

2.胰母细胞瘤　10 岁以内儿童最常见的胰腺恶性肿瘤，常以腹部包块就诊，可伴有腹痛、腹泻等症状，影像学表现为发生在胰腺各部的肿块，有包膜、钙化、囊变、坏死常见，邻近组织受压，增强不均匀强化，血淀粉酶和脂肪酶正常，部分患者甲胎蛋白升高。

3.胰腺淋巴瘤　以腹痛、腹胀、腹部肿块就诊，胰腺内单发或多发实质性肿块，多为单发，境界清晰，钙化、囊变、坏死少见，包绕邻近血管，CT 表现为等或低密度，MRI 表现为长 T_1 长 T_2 信号，弥散加权成像（diffusion weighted imaging，DWI）明显高信号，表观弥散系数（apparent diffusion coefficient，ADC）图明显低信号，增强扫描均匀轻度或无强化，部分患者 CA199 轻度升高，血淀粉酶和脂肪酶正常。

4.胰腺实性假乳头状瘤　青春期女性好发，边界清楚的囊实性肿块，常伴出血，增强后实行部分显著强化。

【治疗】

营养支持治疗是急性胰腺炎的重要治疗方案，包括经鼻空肠置管及静脉营养治疗，使用镇痛药、抗生素、蛋白酶抑制剂、生长抑素类似物等，持续性血液净化治疗可有效清除体内炎症介质和细胞因子，是重症急性胰腺炎有效的治疗手段，近年来逐步应用于临床，如合并胆道系统疾病或先天畸形、胰腺坏死等，内科治疗无效，需行内镜或手术治疗。

（张欣贤）

第十节 胆囊炎

【概述】

既往认为胆囊炎（cholecystitis）在儿童发病率低，临床中较少见，但随着超声等影像技术的飞速发展，对本病的诊断水平大为提高，近年来其发病率有增高趋势。临床上常分为急性胆囊炎和慢性胆囊炎。

【病理生理】

儿童胆囊炎主要致病因素包括胆道系统先天畸形、胆总管梗阻、胆汁滞留、结石、寄生虫、外伤、缺血、胰液反流、细菌感染及代谢障碍性疾病。此外，近年来随着我国居民饮食结构的改变，儿童摄入高脂肪、高蛋白食物的增多也与本病的发生有关。

急性胆囊炎：胆囊的急性炎症性疾病。其病理类型包括：①急性单纯性胆囊炎，胆囊黏膜充血水肿、胆囊壁肿胀，炎性细胞浸润，壁轻度增厚，胆汁正常或略混浊。②急性化脓性胆囊炎，炎症波及胆囊壁全层，胆囊肿大，壁明显增厚，胆囊内充满脓液，与周围组织粘连，形成脓肿。③急性坏疽性胆囊炎，胆囊壁缺血坏死，胆囊极度肿大，并可导致穿孔，继发局限性或弥漫性腹膜炎。④气肿性胆囊炎，胆囊内及其周围可见气体产生，因产气杆菌感染所致，较少见。在成人患者中，胆石症是胆囊炎急性发作的最主要因素，简称为结石性胆囊炎。而在儿童患者中，超过一半的急性胆囊炎是非结石性的。胆道系统先天畸形、胆道蛔虫等原因引起的胆道梗阻、胆囊壁继发炎症是急性胆囊炎的重要诱因。

慢性胆囊炎：多为急性胆囊炎反复发作所致，常伴发胆结石，少数开始即为慢性，基本病理改变是胆囊壁黏膜萎缩、破坏，纤维组织增生和淋巴细胞浸润。其病程发展可分为三个阶段：①轻度炎症，胆囊形态正常，功能良好，可伴发结石；②炎症加重，胆囊肿大、壁增厚，浓缩及收缩功能受损，结石增多；③胆囊壁纤维化显著增厚，胆囊可萎缩变小，功能丧失，腔内常充满结石，如胆囊颈部或胆囊管完全堵塞，胆囊壁黏膜不断分泌黏液，可致胆囊积水，伴发感染时可导致胆囊积脓。

【临床表现】

儿童胆囊炎临床表现不典型，常缺乏特异性，而且年龄越小越不典型，年长儿童可有右上腹部持续性疼痛、向右肩放射痛，婴幼儿某些症状与消化不良、病毒性肝炎、胃肠炎、腹泻等相似，误诊率较高。急性胆囊炎临床表现主要为右上腹部持续性疼痛，伴阵发性加剧，向右肩胛区放射，多伴有高热、寒战、恶心、呕吐。查体右上腹压痛、肌紧张、墨菲征阳性，右肋缘下可扪及肿大的胆囊。严重感染可有黄疸、高热、寒战甚至惊厥，严重者出现意识障碍、昏迷、休克，甚至多器官功能衰竭。慢性胆囊炎临床表现多不典型，表现为右上腹痛、不适或腹胀，可有急性胆囊炎发作史，常在进食油腻食物后加剧，嗳气后可减轻，一般无呕吐或黄疸。

【影像学表现】

1. X线 该检查对诊断急性胆囊炎有一定的局限性。急性胆囊炎在X线平片上大多无阳性发现，偶尔可见增大的胆囊影、胆囊结石及右上腹部肠淤张征象，少数气肿性胆囊炎可在发病后1～2天内出现胆囊积气。由于超声技术的广泛应用，造影检查在急性胆囊炎诊断上的应用已较少。X线检查对诊断慢性胆囊炎较急性时有一定特征性，有时可见胆囊结石、胆囊壁钙化，钙化可以是线条状，也可形成蛋壳状（"瓷样胆囊"），但如果不伴胆囊结石，诊断仍须慎重。

2. 超声 是检查本病的首选方法。急性胆囊炎超声表现：①急性单纯性胆囊炎胆囊体积增大，囊壁轻度增厚。②急性化脓性胆囊炎胆囊明显肿大，呈圆形或椭圆形，胆囊壁弥漫增厚，呈高回声，其间出现间断或连续的弱回声带，形成胆囊壁的"双边征"。③急性坏疽性胆囊炎胆囊壁缺血坏死，胆囊极度肿大，穿孔时，可显示胆囊壁局部膨出或缺损，以及胆囊周围积液。慢性胆囊炎胆囊壁增厚呈弱回声或中等高回声，厚度大于3 mm，常伴结石强回声团及声影。少数病例胆囊萎缩、囊腔变小甚至闭合，严重萎缩的胆囊仅残留一块瘢痕组织，如合并结石，可出现囊壁–结石–声影三合征"WES"征。

3. CT 急性胆囊炎胆囊肿大（前后径＞5 cm）、壁弥漫性增厚（＞3 mm），增强扫描胆囊壁明显强化，且持续时间长，胆囊周围可见低密度环，为周围组织水肿所致，相邻肝实质充血。少数病例可见胆囊窝积液，若并发坏疽、穿孔，则胆囊窝形成脓肿，肝胆界面不清，并可侵及邻近肝脏，形成肝内脓肿。出血性胆囊炎和气肿性胆囊炎是急性胆囊炎的少见类型。出血性胆囊炎除胆囊壁增厚外，主要表现为胆囊血性内容物呈高密度；气肿性胆囊炎主要表现为胆囊壁内有气泡或线状气体影。慢性胆囊炎CT表现：①胆囊壁增厚，增厚的胆囊壁较均匀，通常认为充盈良好的胆囊壁厚度≥3 mm有诊断意义。②胆囊壁钙化，是慢性胆囊炎的典型改变，但该征象者较少见。③胆囊可明显增大或缩小，前者代表胆囊积液，后者代表胆囊纤维化萎缩，但由于正常胆囊大小变化很大，只有和胆囊壁增厚或胆结石同时存在时，对诊断才有意义。

4. MRI 急性胆囊炎表现为胆囊增大，胆囊壁增厚，胆囊周围积液，部分还可见胆囊结石和胆囊周围脓肿。增厚的胆囊壁多较均匀，特别是腔内面较光整。在动态增强动脉期，肝胆交界区的肝实质可见一过性不规则强化区，说明邻近肝实质炎性充血。MRI诊断慢性胆囊炎有一定局限性，主要表现为胆囊壁增厚、胆囊结石、胆囊壁钙化。MRI显示胆囊壁的钙化敏感性较差，明显的胆囊壁钙化表现为胆囊壁信号缺失，对细小的钙化不能显示。增强扫描增厚的胆囊壁中度强化，合并穿孔时，周围肝实质受炎症浸润，可表现为肝实质内不均匀强化。

【典型病例】

患儿，男，6岁，右上腹痛5天。CT表现见图12-10-1。

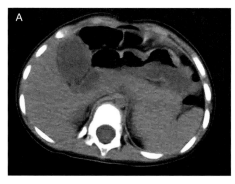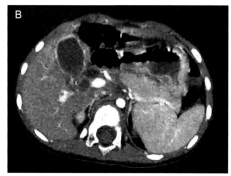

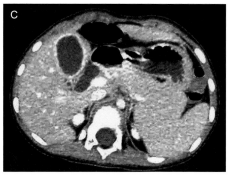

A.平扫显示胆囊增大，胆囊壁增厚，内容物密度增高；B.增强扫描动脉期可见增厚的胆囊壁强化，周围肝实质片状强化；C.门脉期胆囊壁延迟强化明显，肝胆交界区较清晰。

图 12-10-1 急性胆囊炎 CT 表现

【诊断要点】

1. 患儿出现急性右上腹痛，恶心、呕吐、墨菲征阳性。

2. 胆囊增大，胆囊壁较均匀增厚，增厚的胆囊壁在增强扫描时明显强化，而且持续时间较长，周围肝实质可见一过性不规则强化。

【鉴别诊断】

本病需与其他原因导致的胆囊壁增厚相鉴别，如急性肝炎、肝硬化低蛋白血症、胰腺炎等，上述原因造成的胆囊壁增厚多呈一过性，增厚的胆囊壁均匀，往往合并胆囊窝积液。此外，右心衰竭、肾脏疾病和糖尿病患者亦可见胆囊壁增厚，多为胆囊壁水肿所致。

【治疗】

急性胆囊炎一旦确诊，应禁食、胃肠减压、静脉补液维持水、电解质、酸碱平衡及营养支持，并应用解痉、止痛、利胆药物及抗生素等，大部分患儿症状可缓解。若出现高热持续不退，腹痛加剧或病情恶化等，应立即采取手术治疗。

【延伸知识】

1. 由于胆囊的大小受多种因素影响，变化较大，单纯的胆囊增大并不意味着炎症，胆囊周围炎性改变被认为是最具特异性的。

2. 儿童胆囊壁薄，大网膜短，炎症易扩散，胆囊炎急性发作时，胆囊肿大易导致胆囊脓肿形成、穿孔，可并发胆汁性腹膜炎及中毒性休克，病情发展迅速，且常并发多器官功能障碍，故儿童胆囊炎需尽早诊断与治疗。

3. 手术治疗适应证：①单纯性胆囊炎经保守治疗病情恶化者；②急性坏疽性胆囊炎；③胆囊穿孔伴急性弥漫性腹膜炎；④胆囊十二指肠瘘或胆囊结肠瘘；⑤合并肝脓肿。

（张欣贤）

第十一节　脾梗死

【概述】

脾梗死（splenic infarction）是脾动脉主干或分支循环障碍导致脾脏缺血、液化及坏死，临床少见，其中儿童尤为罕见，部分患儿于尸检后发现。脾动脉起源于腹腔干动脉，是腹腔干最大终末支，通常沿胰体上缘左行，进入脾门后分为上下两支主干，最后形成多支小分支进入脾脏。另外，脾动脉还分出胰支、胃短动脉支及胃网膜左动脉支。脾脏动脉不同解剖位阻塞或缺血梗死病灶部位不同，通常脾脏主干循环障碍对应病灶呈扇形或楔形分布，尖端朝向脾门；末梢分支阻塞，病灶多位于脾脏周围部。脾梗死早期坏死区水肿为轻度肿大，中后期液化坏死，体积变小形态不规则。

【病理生理】

儿童期脾动脉及分支最初走行水平，血流量大，不易形成阻塞。随着年龄增长，脾动脉及其分支逐渐延伸并弯曲，加之胰腺重力作用牵拉脾动脉胰支致血流不畅，可促进血栓生成，形成梗阻或阻塞导致脾梗死；脾动脉终末支通常无交通吻合，单支阻塞无有效的侧支代偿，容易导致脾梗死。文献报道脾动脉或分支弯曲多少与脾梗死存在相关性。

儿童脾梗死常见病因：①血液系统疾病，如急性淋巴细胞白血病、淋巴瘤、朗格汉斯细胞组织细胞增生症等；②心血管系统疾病，如心内膜炎、门脉海绵样变性、心房颤动等；③感染，如胰腺炎、血管炎、EB病毒感染等；④其他，如外伤性、医源性及不明原因性脾梗死。

【临床表现】

脾梗死典型临床表现包括左上腹痛、脾区压痛和脾轻度肿大，即"奥斯勒"三联征。文献报道仅少部分患者可出现"奥斯勒"三联征，大部分患儿仅表现为三联征中一或两个。另外，由于脾梗死可无症状，因此临床准确诊断率不高。

【影像学表现】

1. X线 由于脾梗死通常仅表现为轻度体积改变，X线片密度分辨率不高，因此临床诊断意义不大。

2. 超声 脾梗死典型超声表现宽基底位于外周部、尖端朝向脾门的低回声区，回声均匀或不均匀，边界清晰。当出血液化坏死时病灶内可见液性暗区。

3. CT ①脾脏外形轻度增大；②梗死灶CT值因液化坏死程度不一存在差异，密度均匀或不均匀，边界清晰，病灶内可见坏死囊变或少量渗血；脾梗死后期梗死灶内可见少量钙化灶；③脾动脉主要分支阻塞表现为扇形或楔形低密度灶，病灶通常位于靠近脾门的脾脏中心部，基底部位于包膜侧，尖端沿血管分布朝向脾门；④脾动脉终末分支闭塞主要表现为脾脏周围部不规则形、圆形或类圆形低密度灶。增强扫描，梗死区强化减低，病灶边缘强化清晰，脾动脉血管成像可见脾动脉强化中断或动脉内充盈缺损。

【典型病例】

病例1 患儿，男，7岁，左上腹疼痛3天。影像学表现见图12-11-1。

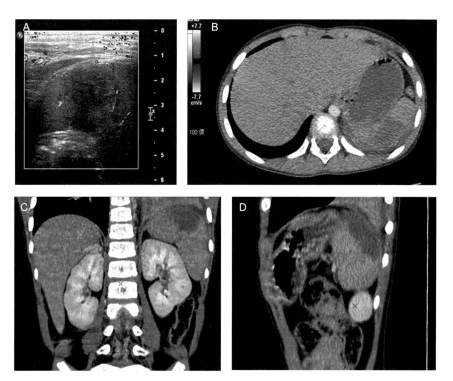

A.超声探及脾脏周围部不规则形低回声，回声不均匀，边界较清晰，内无血流；B～D.轴位（B）、冠状位（C）、矢状位（D）CT示脾脏周围见类圆形稍低密度灶，密度较均匀，病灶内无强化。

图 12-11-1 周围型脾梗死影像学表现

病例 2　患儿，女，4 岁，腹痛 5 天。CT 表现见图 12-11-2。

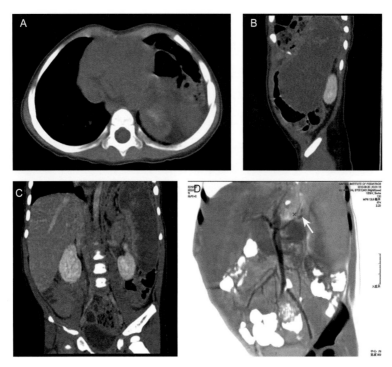

A.左侧膈面上抬，脾脏形态不规则，脾脏内见少量高密度出血；B、C.矢状位（B）、冠状位（C）多平面重建示脾脏外形增大，密度减低，密度不均匀；D.脾动脉主干近脾门处强化显影中断（箭头）。

图 12-11-2　脾扭转并脾梗死 CT 表现

【诊断要点】

1.典型"奥斯勒"三联征或不典型，临床存在脾梗死潜在的基础疾病，特别是存在不明原因的腹痛、发热应警惕此病。

2.超声典型"楔形"低回声区，尖端指向脾门，宽基底位于外周部。

3.脾脏内典型楔形或扇形低密度灶或脾脏外周部大小不一圆形或类圆形低密度灶，增强扫描病灶强化减弱。

4.脾脏 CT 血管造影检查提示脾动脉远侧部强化缺失或脾动脉内见充盈缺损。

【鉴别诊断】

1.脾脓肿　患者全身中毒症状明显，脓腔内密度均匀，部分病灶见液-气平面，外形呈圆形或类圆形，边界不清晰。增强扫描脓腔内部无强化，脓肿壁因内层黏膜水肿、肌层、纤维肉芽组织增生及病灶周围水肿灶的强化强度不同而出现环形强化，即"环征"。

2.脾脏淋巴瘤　病灶呈规则或不规则的低密度灶，典型病灶内见小血管穿行，即"血管穿行征"

或"血管漂浮征"。

3. 脾脏错构瘤 需要同陈旧性外周部脾梗死鉴别。错构瘤通常呈圆形或类圆形，边界清晰，病灶内见"爆米花样"钙化，增强扫描实质部分双期渐进性轻度强化或不强化。

【治疗】

1. 大部分脾梗死自然预后良好，临床无须治疗。

2. 脾梗死反复发作，梗死面积较大，临床并发较大血肿、低血容量休克、脾破裂及脓肿患者，应早期手术切除。

【延伸知识】

1. 既往多认为脾脏对人体健康发育益处不大，在发现脾脏病变时多主张手术切除，但近年来随着免疫学发展及人们对脾脏功能的不断深入认识，目前脾梗死治疗手段选择越来越慎重，一般尽可能保守治疗，严格执行手术适应证。

2. 超声检查具有操作简单、快捷的特点，对脾梗死诊断具有一定优势，但早期梗死灶和正常脾组织透声性差异不明显，因此诊断具有局限性。CT 平扫及动态增强可早期发现病灶，及时予以明确诊断，明显提高了临床诊断率。

（张欣贤）

参考文献

[1] TRECROCI I，MORABITO G，ROMANO C，et al. Gastric volvulus in children—a diagnostic problem：two case reports[J]. J Med Case Rep，2016，10（1）：138.

[2] 刘军，罗佳文，宋扬，等. 急性胃扭转的 CT 征象分析 [J]. 临床放射学杂志，2017（12）：1835–1837.

[3] 胡麦果. 超声对新生儿胃扭转的诊断价值 [J]. 中国医疗器械信息，2019，25（4）：114–115.

[4] KUMAR B，KUMAR M，KUMAR P，et al. Color Doppler—An effective tool for diagnosing midgut volvulus with malrotation[J]. Indian J Gastroenterol，2017，36（1）：27–31.

[5] 石林平，黎雪琴，胡冬冬，等 .64 排螺旋 CT 三维重组技术在中肠旋转不良诊断中的价值 [J]. 实用放射学杂志，2017，33（5）：795–797.

[6] 王春燕，徐畅，钟麟，等. 新生儿肠旋转不良合并中肠扭转的诊治分析 [J]. 临床小儿外科杂志，2013，12（1）：58–60.

[7] 姚文武. 腹部 CT 检查和 X 线平片在诊断肠梗阻中的价值对比 [J]. 中国医药指南，2015，13（15）：108–109.

[8] 潘春球，武钢，周望梅，等 . 超声、腹部 X 线平片、双源 CT 诊断结肠肿瘤性肠梗阻的临床价值比较 [J]. 南方医科大学学报，2013，33（8）：1221–1224.

[9] 汤林峰，顾春花. 螺旋 CT 与 X 线腹部平片联合诊断肠梗阻的价值评估 [J]. 现代中西医结合杂志，2013，22（3）：307–308.

[10] 孙茂，周辉，牟洪超，等.肠梗阻的临床诊治：附 268 例分析 [J]. 中国普通外科杂志，2011，20（10）：1143–1145.

[11] 丁佩媛，王永仁.绞窄性小肠梗阻的 X 线和 CT 诊断价值 [J]. 医学信息（中旬刊），2011，24（6）：2766–2767.

[12] 朱维铭.肠梗阻的手术治疗 [J]. 中国实用外科杂志，2008（9）：692–694.

[13] ZALCMAN M，VAN GANSBEKE D，LALMAND B，et al. Delayed enhancement of the bowel wall: A new CT sign of small bowel strangulation[J]. J Comput Assist Tomogr，1996，20（3）：379–381.

[14] 乔中伟，李国平，帕米尔，等.小儿肠梗阻的腹部 X 线平片和 CT 诊断价值分析 [J]. 中国医学计算机成像杂志，2007，13（1）：46–49.

[15] 刘鸿圣，叶滨宾，范淼.儿童腹部影像学诊断第 2 讲小儿急腹症的影像诊断（一）[J]. 中国实用儿科杂志，2005，20（2）：119–120，132.

[16] 李仕涛.儿童肠套叠病因分析 [J]. 现代医药卫生，2013，29（9）：1344–1345.

[17] 王秀娟，傅民，秦洁琼.超声与 X 线检查诊断小儿肠套叠价值的对比分析 [J]. 中国肛肠病杂志，2019，39（8）：46–47.

[18] 陈璐璐.X 线平片、空气灌肠造影与 CT 用于小儿肠套叠诊断与鉴别的对比 [J]. 临床医药文献电子杂志，2015，（27）：5715–5718.

[19] 谢巧珍，张志谦，耿学斯.儿童便血的诊断与治疗 [J]. 广东医学，2019，40（5）：614–617.

[20] TANG X B，ZHAO J Y，BAI Y Z. Status survey on enema reduction of paediatric intussusception in China[J]. J Int Med Res，2019，47（2）：859–866.

[21] 刘华明，杨海，郑斌，等.儿童消化道穿孔 39 例临床分析 [J]. 现代医院，2016，16（2）：204–206.

[22] 李正，王慧贞，吉士俊.使用小儿外科学（上）[M]. 北京：人民卫生出版社，2001：639–640.

[23] 裴洪岗，毛建雄，张翅，等.新生儿胃穿孔伴肠旋转不良临床特征分析 [J]. 中华小儿外科杂志，2013，34（4）：260–261.

[24] 汪风华，刘威，刘志坚，等.婴幼儿十二指肠穿孔临床分析 [J]. 临床小儿外科杂志，2013，12，4：321.

[25] TAKEYAM N，GOKAN T，OHGIYA Y，et al. CT of internal hemias[J]. Radio Graphhics，2005，25（4）：997–1015.

[26] 李琼，白人驹.腹内疝的分型和影像学检查价值 [J]. 国外医学临床放射学分册，2007，30（5）：326–329.

[27] 李文华，姜传武，秦宪斌，等.腹内疝病理基础及分型的多层螺旋 CT 诊断探讨 [J]. 中国中西医结合影像学杂志，2010，8（6）：493–496.

[28] GEFFROY Y，BOULAY-COLETTA I，JULLÈS M C，et al. Increased unenhanced bowelwall attenuation at multidetector CT is highly specific of ischemia complicating small-bowel obstruction[J]. Radiology，2014，270（1）：159–167.

[29] 吴杰，刘羽飞，孔文文，等.儿童急性胰腺炎诊断与治疗研究进展 [J]. 临床肝胆病杂志，2017，33（6）：1196–1200.

[30] 王志华.儿童急性胰腺炎的病因 [J]. 临床儿科杂志，2015，33（11）：990–993.

[31] 熊晓苓，贾立群，王晓曼.儿童胰腺炎超声表现 [J/CD]. 中华医学超声杂志（电子版），2013，10（3）：

213-217.

[32] 黄志华，刘圣垣，董琛 . 儿童胆道系统感染的诊断与治疗 [J]. 中国小儿急救医学，2011，18（6）：485-487.

[33] 黄志华，王凤革 . 儿童肝胆疾病与腹痛 [J]. 中国实用儿科杂志，2014，29（5）：335-339.

[34] 林振湖，林礼务，薛恩生，等 . 脾梗死的超声诊断 [J]. 中国医学影像技术，2010，26（8）：1498-1500.

[35] 夏绍友，李荣，李晨，等 . 脾梗死的基础解剖与临床研究 [J]. 中华肝胆外科杂志，2013，19（10）：738-741.

[36] 蔺晨，徐协群，何小东，等 . 脾梗死 21 例临床分析 [J]. 中国医学科学院学报，2014，36（3）：321-323.

[37] 张飞雪，吴梅，徐平，等 . 超声诊断小儿游走脾并脾扭转、脾梗死 1 例 [J]. 中华超声影像学杂志，2012，21（11）：968.

第十三章　呕吐

第一节　胃食管反流

【概述】

胃食管反流（gastroesophageal reflux，GER）是指胃内容物反流进入食管伴或不伴呕吐，当反流引起不适症状或并发症时，则被定义为胃食管反流病（gastroesophageal reflux disease，GERD）。

国内外研究发现胃食管反流在儿童中发病率较高，尤其在新生儿期和婴幼儿期发病率较高，分为生理性和病理性2种类型，绝大多数属于生理性，且反流不重。随着年龄的增加，反流逐渐减轻，至1岁左右自然缓解，不会引起不良后果。多见于新生儿和小婴儿喂奶后发生的暂时反流，以及婴幼儿的功能性反流（或称易发性呕吐），不引起病理损害。若反流较重或持续存在，或合并吸入性肺炎、窒息及影响正常生长发育等，即为病理性反流，也称为胃食管反流病。

【病理生理】

婴幼儿防止胃内容物反流的机制包括食管的正常蠕动、唾液冲洗作用及胃食管交界的解剖结构（食管下括约肌、食管末端黏膜瓣、膈食管韧带、腹段食管长度、横膈脚肌钳夹作用及食管与胃夹角等结构），当食管本身抗反流机制缺陷时，胃内容物即可反流到食管而致食管炎；也有食管外诸多机械因素的功能紊乱。

【临床表现】

本病主要以反复呕吐、喂养困难、反酸、反复呼吸道感染和窒息为临床表现，常发生在白天餐时或餐后，主要是短暂的食管下括约肌反流，食管下括约肌受迷走神经控制，当食管扩张、胃扩张、腹内压增高、光线刺激和运动等均可发生。临床表现轻重不一，主要与反流强度、持续时间、有无并发症及患儿的年龄有关。通常有以下4种临床表现：

1. 反流引起的症状　呕吐为典型表现，大多数患儿生后第1周即出现呕吐，多数小儿虽未经临床治疗可在6个月～1年内自行缓解，实际上这部分患儿属生理性反流范畴，临床无须特殊治疗。仅少数患儿表现为反复呕吐，并逐渐加重。年长患儿可有反酸、打嗝等表现。

2. 反流物刺激食管引起的症状 反流物损伤食管黏膜使之发生炎症变化。婴幼儿症状不典型，可表现为易激惹、睡眠不安、拒食和喂食困难，年长儿可表现为胃灼热、胸骨后痛、吞咽性胸痛等症状，重者可出现呕血或吐咖啡样物，此类患儿多有贫血。

3. 食管以外的刺激症状 部分患儿因吸入反流物可反复出现呛咳、哮喘、支气管炎和吸入性肺炎等呼吸道感染症状，反流引起的哮喘无季节性，常在夜间发作。在新生儿，反流可引起突然窒息甚至死亡。个别出现口腔溃疡及牙病、中耳炎等，而反流症状却不明显。

4. 并发症及其他

（1）食管狭窄：患儿常逐渐出现吞咽困难，进干食后哽噎感，进一步发展为进流食困难，或出现食物嵌顿。

（2）出血和穿孔：反流性食管炎可引起少量渗血，有的表现便隐血阳性或缺铁性贫血，弥漫性食管炎或食管溃疡时可发生较大量出血。偶尔，严重的食管炎或 Barrett 食管溃疡，可并发食管穿孔。

（3）Barrett 食管：为长期慢性胃食管反流的并发症，症状为咽下困难、胸痛、营养不良和贫血。其中部分患儿可发展为食管癌。

（4）生长停滞与贫血：因呕吐及食管炎引起喂养困难而摄食不足，从而导致营养不良和生长停滞是婴幼儿胃食管反流病的重要并发症。食管炎较重时可引起慢性失血性贫血。

【影像学表现】

1. 食管钡餐造影 可适用于任何年龄，但对胃潴留的早产儿应慎重，如进行检查，应使用水溶性碘剂。X 线所见的胃食管反流程度与反流性食管炎的严重程度并不平行。检查前禁食 3～4 h，分次给予相对正常摄食量的钡剂，若 5 min 内出现 3 次以上反流可诊断。同时可排除食管裂孔疝、贲门失弛缓症、胃扭转等疾病。

2. 食管测压 现已成为一种被广泛应用的监测食管功能、评价诊断与治疗的技术。对于食管下，括约肌功能正常的患儿应 24 h 连续测压，动态观察食管功能运动。

3. 食管 pH 监测 24 h 食管下端 pH 监测诊断胃食管反流的敏感性和特异性较高，为首选方法。正常情况下，一般睡眠时无反流，总反流时间＜ 4% 监测时间，平均反流持续时间＜ 5 min 及平均清除时间＜ 15 min。

4. 食管内镜 此为最适宜的明确食管炎的方法，结合病理学检查，能反映食管炎的严重程度，但此法不能反映反流严重程度，仅反映食管炎严重程度，对判断轻度（Ⅰ级）食管炎困难，故大部分学者提出，内镜显示Ⅰ或Ⅱ级食管炎不需作黏膜活检，只在镜检不明显或有可疑变化时作 Rubin 管吸引活检，但原则上新生儿期不做。黏膜活检也是诊断 Barrett 食管的主要依据。

5. 同位素扫描 患儿吞服或自胃管内注入核素 $^{99}Tc^m$ 标定液，然后在安静状态下定时行闪烁扫描记录。此检查可提供是否有胃食管反流，并观察食管功能，且可连续摄片；同时了解胃排空，食管清除等作用，当肺内核素增强时表示反流是肺部病变原因。

6. 超声 目前超声诊断 GER 的标准为 5 min 内有 3 次以上胃内容物反流至食管；研究显示在 His 角＜ 100° 时出现的反流认为是生理性 GER，当 His 角＞ 100° 时出现的反流，尤其是 3 次以上的反流，可认为是病理性 GER。

Koumanidou 等利用超声测定了 258 例新生儿和婴儿的腹段食管长度，其中 150 例无反流，108 例有反流。结果有反流的腹段食管长度低于无反流者，严重反流者的腹段食管长度低于轻－中度反流者。故认为超声测定腹段食管有助于诊断新生儿和婴儿 GER。

【典型病例】

患儿，男，17 天，4 天前患儿无明显诱因出现呕吐，渐加重，呕吐物为奶汁。X 线造影表现见图 13-1-1。

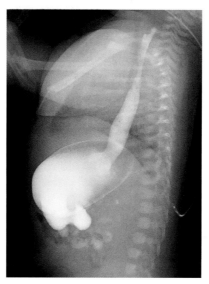

X 线碘佛醇造影示食管中上段可见造影剂反流。

图 13-1-1　胃食管反流 X 线造影表现

【诊断要点】

胃食管反流临床表现复杂且缺乏特异性，仅凭临床表现难以区分生理性胃食管反流或病理性胃食管反流。目前必须采用综合诊断技术。凡临床发现不明原因反复呕吐、咽下困难、反复发作的慢性呼吸道感染、难治性哮喘、生长发育迟缓、反复出现窒息等症状时都应考虑到胃食管反流存在的可能性，必须针对不同情况，选择必要的辅助检查，以明确诊断。

GERD 的诊断标准：①具有 GERD 临床表现；② 24 h 食管 pH 和（或）胆红素值监测阳性。GERD 根据胃镜下食管黏膜表现分为 3 类：非糜烂性反流病、反流性食管炎和 Barrett 食管。

【鉴别诊断】

仅凭临床症状有时难以与其引起呕吐的疾病相鉴别，可选择必要的辅助检查以明确诊断。

6个月以内的婴儿，由于其食管下括约肌功能是逐渐发展成熟的，所以目前要鉴别生理性或病理性的反流是困难的。婴幼儿呕吐可以是生理性的，这种生理性呕吐多在2岁以前，进食固体食物后逐渐自愈，不影响生长发育。

儿童期胃食管反流病继发狭窄需与其他原因导致的食管狭窄相鉴别。常见的如食管下段气管软骨异位、特发先天性狭窄、贲门失弛缓等。

反流继发狭窄的临床症状和体征特点明显而易于鉴别，其特点包括：多数患儿有反复呕吐病史；狭窄发病前进食良好，然后呈逐渐加重的吞咽困难；此吞咽困难不会有间歇性改善；造影可看到反流、狭窄或食管裂孔处的滑疝；24 h食管下段pH低于正常；狭窄处多位于贲门上方3～4 cm处，扩张后胃镜可以通过；狭窄处黏膜呈放射状瘢痕；贲门口开放，湿润，紧靠贲门的食管往往并无瘢痕狭窄。

【治疗】

胃食管反流治疗首选为保守治疗，包括体位、饮食、药物治疗。

早期预防也是防止小儿胃食管反流的重点，因早产儿较足月儿食管下端括约肌张力低，更易发生GER，故应避免早产的发生。进食勿过饱，小婴儿食后抱起拍背使其打嗝，并采取前倾30°俯卧位，80%可控制反流。儿童睡前不宜进食并取右侧卧位睡姿，食后上半身抬高45°，也可防止或减轻反流的发生。少量多餐黏稠食物有助于防止呕吐，以高蛋白低脂肪饮食为主。

药物治疗包括胃肠动力药、抗酸药和抑酸药、黏膜保护剂，胃动力药物能提高LES张力，促进食管清除及胃排空能力，婴儿由于代谢和血脑屏障尚未发育成熟，故应慎用。

绝大多数GER患儿经体位疗法、饮食和喂养调整及药物治疗后痊愈，除非有明显的解剖异常，否则6个月以内的患儿选择手术治疗必须谨慎，具有以下指征可考虑外科手术：①内科治疗6～8周无效，有严重并发症；②严重食管炎伴溃疡、出血、狭窄，或发现有解剖异常；③有严重呼吸道并发症；④合并严重神经精神症状，如应激性增高（婴儿哭吵综合征），肌力障碍（Sandifer综合征）等。

【延伸知识】

2018年北美小儿胃肠病、肝脏病和营养学会（North American Society of Pediatric Gastroenterology, Hepatology, and Nutrition, NASPGHAN），以及欧洲儿科胃肠病学、肝病学和营养协会（European Society of Gastroenterology, Hepatology, and Nutrition, ESPGHAN）指南针对婴儿及1岁以上儿童分别制定了相应的诊治流程，该流程强调以症状为基础进行初步评估，对于疑诊胃食管反流的患儿可行进一步检查及治疗。

GER/GERD的诊断主要依赖于病史及体格检查，辅助检查主要用于鉴别诊断及评估病情。

因部分患儿临床表现不典型或为表现为消化道外症状，与其他疾病极为相似，易误诊为其他疾病、延误诊治。

（闫　锐）

第二节　食管异物

【概述】

70%～75%的上消化道异物滞留于食管，以食管入口处最多见。80%～85%的上消化道异物发生于儿童，以鱼刺、硬币、电池、磁铁和玩具居多。6个月～6岁为高发年龄段。小儿食管异物(esophageal foreign body)是因儿童喜将物品含在口中玩耍、误吞而造成的；而婴幼儿或新生儿的异物，也可由于医务人员操作不当所致，或父母照看不周、医务人员检查不详所致。

食管异物的发病原因可分为两类：

1.进食咀嚼时不慎滑入下咽部，进入食管，如鱼刺、牙齿、枣核或骨片等。

2.患儿将含在口中或玩耍的器具误吞入食管，如硬币、纽扣、微型电池、曲别针及塑料盖等。

【病理生理】

由于食管为一有较大弹性肌性管道，进入食管的异物多数可随着吞咽蠕动送入胃内，存留于食管内的多为较大而形状不规则的锐性异物。异物一般多存留在食管第一狭窄处，也可停留在胸段第二狭窄处，相当于主动脉弓水平；异物停留在下段的很少。年龄较小的儿童较易出现异物嵌顿，与年龄较大的儿童、青少年及成人相比，他们的食管段直径相对较小。

【临床表现】

儿童消化道异物病例中，50%的患儿无症状。当症状出现时，往往为非特异性表现，且与异物类型、大小、位置和持续时间有关。常见症状和体征：

1.病史　绝大多数患儿有吞入异物史。

2.食管梗阻引起的症状　患儿最初表现为咽部或食管明显的哽噎感、吞咽疼痛、流涎、进食困难、呕吐、拒乳。

3.呼吸道症状　小婴儿表现为哭闹，较大异物向前压迫气管后壁或异物位置较高未完全进入食管压迫喉时，可致声音嘶哑、咳嗽、发绀、喘鸣、呼吸困难，甚至窒息。

4.并发症及其他　食管黏膜有裂伤时可吐出血水。患儿出现发热、发育停滞、反复呼吸道感染或肺炎，说明异物出现穿孔或病情进一步进展。

【影像学表现】

1.胸部正侧位X线片　因为大多数食管异物的儿童最初无症状，所以疑似摄入异物的儿童均应行胸部正位及侧位片检查。大约2/3的儿童消化道异物不透射线，可通过胸片显示。如同时合并食管穿孔，可表现为颈部软组织内游离气体，椎前软组织因炎症而增宽、气管前移。

2.CT平扫　胸片不显示的物体通常为食团、塑料、玻璃、铝制品。此外，尖细物体（如针）在胸片中不容易显示。如吞入异物在胸片中不显影，但有明确异物吞入史或高度怀疑消化道异物，CT 检查可帮助诊断。

3. 食管造影 怀疑消化道异物的患儿不推荐使用钡剂造影，这将使内镜处理更加困难。必要时可口服非离子型水溶性碘剂。

4. 超声 因为食管积气、肺气的影响及胸骨的遮挡，超声在消化道异物诊断中很少使用。

5. 食管内镜 明确为食管异物者可直接行食管内镜检查，试行取出异物。

【典型病例】

患儿，男，2 岁，误吞硬币 20min，患儿言语正常，X 线表现诉喉痛。X 线表现见图 13-2-1。

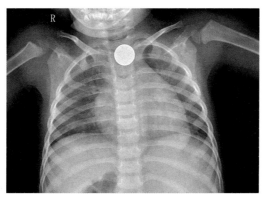

正位胸片可见与上段胸椎重叠区圆形金属致密影，其直径超过气道宽径，提示异物未在气道内。

图 13-2-1 食管异物 X 线表现

【诊断要点】

通常患儿均有异物吞入史。患儿可能出现突发吞咽困难，常伴胸痛、吞咽疼痛、无力处理分泌物等。如果患儿及家长均无法提供病史，但小婴儿突然出现拒食、流口水，或者呼吸道症状如咳嗽、喘息等，应怀疑异物摄入可能。如有皮下气肿、纵隔气肿或腹膜炎等则提示穿孔。流口水则提示完全性食管梗阻。结合病史、临床表现和影像学及食管内镜检查可明确诊断。

【鉴别诊断】

1. 气管异物 CT 平扫及气道三维重建可以明确气管异物。

2. 颈部软组织异物残留 CT 平扫可观察异物与食管的关系。

【治疗】

80% ~ 90% 的食管异物可自行排出，10% ~ 19% 可通过内镜取出，仅约 1% 需经外科手术取出。如异物嵌入食管壁内或穿出食管外，应行外科手术取出。对食管异物并发症应及时进行对症及对因处理，如抗感染等治疗。

【延伸知识】

食管异物是完全可以预防的，应广泛地向父母及保育员进行宣教，主要加强婴幼儿看护。

1.进食不宜过于匆忙，尤其是进食带骨或刺的食物时，要仔细嚼碎将骨刺吐出来。

2.教育儿童纠正将硬币、电池、玩具放在口内玩的不良习惯。

3.误咽异物后，避免强行用米饭、馒头、韭菜等方法将异物吞下。

（闫　锐）

第三节　贲门失弛缓症

【概述】

贲门失弛缓症（achalasia of cardia，AC）又称贲门痉挛、巨食管，是一种病因不明的食管贲门部的神经肌肉功能障碍所致的食管功能性疾病，也是以食管蠕动异常、食管下括约肌（low esophageal sphincter，LES）部分或完全松弛障碍为特点的食管运动失调性疾病。儿童 AC 为极其罕见的儿科疾病，年发病率约为（0.02 ～ 0.11）/10 万，临床表现无特异性，易误诊、漏诊，并造成一系列严重并发症，包括营养不良、精神和心理发育障碍等。

【病理生理】

儿童 AC 病因及发病机制尚不清楚，传统认为是以支配食管体部和 LES 的抑制性肌间神经丛变性为特点，导致抑制性和兴奋性神经元不平衡而对吞咽动作的 LES 松弛反应减弱、食管体部缺乏蠕动、LES 静息压升高。目前对于 AC 发病机制的研究主要集中在感染、遗传及免疫方面。

【临床表现】

儿童 AC 常表现为吞咽困难、逐渐加重的呕吐（呕吐物是滞留在食管内未经消化的宿食）、胸骨后疼痛、食物反流及因食物反流误吸入气管所致咳嗽、肺部感染等症状，并引起营养不良及发育落后等常见临床表现。较大儿童会诉说胸骨疼痛、胸闷等不适症状，婴幼儿经常呕吐，喂养困难、反复呼吸道感染和体重不增等。

【影像学表现】

国外的胃肠病研究组织于 2013 年发表的指南提出，上消化道造影或内镜检查对诊断该病的敏感度较高，如二者结果均为阴性且高度怀疑该病，建议进一步行食管动力学检查。因此，对于儿童 AC 诊断，上消化道造影、内镜及高分辨率测压（high resolution manometry，HRM）均为必要检查，单独依靠上消化道造影及内镜检查可诊断，但如果结果阴性仍需行 HRM 进一步确诊。

1.胸部X线片　胸部正位片中有时可见扩张的食管，扩张明显的食管像纵隔增宽，或可见液平面，胃泡内气少或消失。有肺炎或肺脓肿时，肺内可见病灶。胸部侧位片可见气管前移。早期X线检查可能不出现异常。

2.食管造影　X线食管造影检查是诊断本病最主要的方法，表现为食管扩张，食管体部蠕动波减弱或消失（代之以许多无规律紊乱的环肌收缩，使食管边缘呈锯齿状改变），食管末端呈鸟嘴状狭窄，食管壁光滑。造影剂通过时不同程度受阻，在胃食管结合部停留。早期有时也可见狭窄段突然舒张，食管内钡剂迅速排空入胃。

3.内镜　食管内镜检查及活检主要用于排除其他疾病，如嗜酸细胞性食管炎、食管狭窄、肿瘤或胃十二指肠疾病等假性失弛缓症病因。

4.食管测压　可从病理生理角度反映食管的运动病理，可证实或确诊本病，同时可作为药物疗效、扩张术及食管肌切开术后食管功能评价的一种量化指标。近年来 HRM 的临床应用逐渐取代传统食管测压方式。食管测压可用于检测食管上、下段括约肌的压力，吞咽时松弛缺乏或不完全的程度，食管体部蠕动收缩的幅度，表现为食管平滑肌蠕动消失，LES 松弛不全及 LES 压力显著增高。诊断 AC 的标准是：LES 压力 ≥（22±10）mmHg，部分或完全松弛缺乏（松弛率＜90%），吞咽时，LES 不完全松弛（残压＞10 mmHg），异常食管蠕动和（或）胃食管梯度倒置。

5.超声内镜和胸部CT　近年来推荐使用超声内镜、胸部 CT 检查评估食管下括约肌改变，并排除肿瘤浸润。

【典型病例】

患儿，男，12岁，吞咽困难2个月。X线造影表现见图13-3-1。

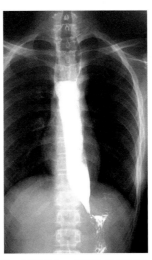

可见食管扩张，下段变尖，似萝卜根样改变；钡剂下行困难。

图13-3-1　贲门失弛缓食管X线造影表现

【诊断要点】

根据患儿症状、病史、影像学检查、内镜及食管压力测定等可作出 AC 的诊断，患儿症状评估推荐采用 Eckardt 评分系统进行 AC 诊断和分级。

如果儿童出现吞咽困难、反流、体重下降或反复咳嗽等症状，尤其是临床症状评分（Eckardt 评分）较高，需警惕 AC 的可能。

【鉴别诊断】

儿童 AC 经常被误诊为其他疾病，如胃食管反流病、喂养困难、进食障碍、哮喘、生长发育迟缓和嗜酸细胞性食管炎等。Hallal 等报道，约有 50% 的患儿在诊断为 AC 前使用过抑酸药或促动力药治疗。

【治疗】

本病的病因迄今不明，故临床一般为对症治疗，目的就是为了减轻症状，改善患儿营养状况，阻止并发症发生，主要治疗方法包括药物、内镜和手术，旨在降低 LES 压力，使食管下段松弛，从而解除功能性梗阻。

药物治疗最常用的是钙离子拮抗剂和硝酸酯类药物，这 2 类药物均可松弛平滑肌达到部分降低 LES 压力的作用。内镜下治疗包括肉毒素注射、球囊扩张、支架植入术及经口内镜下肌切开术（peroral endoscopic myotomy, POEM）。手术治疗主要是食管肌层切开术（经腹 Heller 手术、胸腔镜及腹腔镜手术）单纯口服药物及肉毒素 A 局部注射疗效不确定，球囊扩张术可作为儿童 AC 首选治疗方式，但需渐进性重复操作。腹腔镜下行 Heller 手术是经典的疗效确切治疗方式。

【延伸知识】

儿童 AC 临床特点与成人不同，且易合并其他遗传代谢病（如艾迪生病），临床易延误诊治。

（闫　锐）

第四节　胃窦部隔膜型狭窄

【概述】

横跨胃窦部的黏膜性隔膜通常可分为完全性（闭锁）与不完全性（有孔隔膜）两类，先天性胃窦部隔膜型狭窄（antral diaphragmtic stenosis），又称胃窦蹼（anutral web）。

【病理生理】

胃窦蹼结构特点是胃窦部黏膜呈环形或瓣状之隔膜管腔，中心有一细孔，形似蹼状，系消化道管壁或内膜的胚胎发育异常。胃窦部黏膜性隔膜造成胃出口部狭窄，引起梗阻症状。

【临床表现】

婴儿出生后不久即出现典型症状，临床上多以小儿反复吐奶或呕吐而就诊。

【影像学表现】

1. X线造影　是诊断本病的主要手段，特征性表现为：①隔膜狭窄面近侧平直，呈"耳状面"样改变；②隔膜狭窄面远侧与幽门间形成小室样充盈区，可见胃窦"小室"影（应注意与十二指肠球部的区别）。若小室内钡剂排空，则形成隔膜狭窄面远侧与幽门管之间不光滑的线样征；③胃内造影剂排空受阻；④若隔膜狭窄面远、近两侧胃内均充盈造影剂，则隔膜显影于幽门近侧1～2 cm处胃窦内出现垂直于胃长轴投影于胃腔内的横行半透亮线，隔膜可以向前或向后弯曲，位置恒定。

2. 内镜　胃镜检查可直观看到隔膜，证实隔膜的存在。

3. 上腹部CT　患儿饮水胃充盈后，CT平扫并行三维重建可用于观察有无隔膜存在。

【典型病例】

患儿，男，2岁，间断呕吐1年。X线造影见图13-4-1。

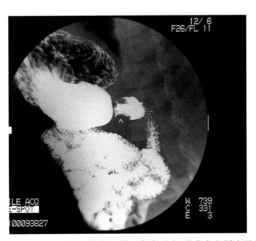

于胃窦区可见充盈缺损，其远侧与幽门形成小室样充盈区。

图13-4-1　胃窦隔膜消化道X线造影表现

【诊断要点】

患儿反复呕吐，上消化道造影有胃窦出口部狭窄，并行纤维胃镜证实，可明确先天性胃窦部隔膜型狭窄的诊断。

【鉴别诊断】

本病X线造影表现应与以下疾病鉴别：

1.幽门肌肥厚　主要表现为幽门管狭窄呈"鸟嘴样"，呈光滑的单纯幽门管狭窄。

2.胃窦憩室或龛影　表现为偏向一侧囊样充盈区，且无隔膜显示。

3.十二指肠球炎　小室充分充盈而十二指肠球部显示不清时，小室易被误为十二指肠球炎。

4.胃窦部新月形半透亮影　与胃窦部黏膜皱襞肥大、胆囊胃结肠索带、环形肌肥厚所形成的沙钟胃等鉴别。

【治疗】

文献报道，呕吐症状的缓解并不一定意味着此病已自然痊愈，对此类患儿仍应追踪观察；手术切除隔膜是治疗该病的唯一有效方法。

【延伸知识】

文献报道本病并非罕见，应引起临床科室和放射科医师重视。应及时造影检查并改进操作，取右侧卧位促使造影剂排出，耐心等待胃出口显示清楚。

（闫　锐）

第五节　胃石症

胃石症是由于吞入毛发及某些矿物质或摄入了某些植物成分等在胃内凝结而形成的异物。通常分为以下几类：①毛胃石或称毛发球，通常由于不良习惯咽下头发或毛纤维所致；②植物胃石或称植物球，通常由于黏液性物质所致，如柿子、枣类、高纤维蔬菜等所致；③混合性胃石或称植物毛胃石，由于毛发类及植物类物质形成的混合性胃石；④乳胃石，临床罕见，仅见于头几个月小婴儿，尤其是低体重早产儿，由凝乳块构成。

【临床表现】

儿童胃石形成后，与成人相比，有关上部胃肠道不适的临床主诉，如上腹部胀疼、恶心、呕吐等，往往不太清晰，仅出现厌食、不适、身体衰弱等症状，有的出现呕血，有的上腹部可触及移动性包块，偶尔也可发生急性胃梗阻症状。乳胃石小婴儿的症状包括呕吐及腹泻，偶尔可见胃肠道出血；严重者也可导致胃出口梗阻，甚至胃穿孔。

【影像学表现】

1.X线　不透X线性异物在腹部平片上可被发现，根据异物大小、形态及密度，初步确定异物存在及种类，随体位不同异物位置会移动。可透X线性异物，平片可无明显阳性发现，少数可显示胃腔扩张，出口梗阻，用钡餐造影才能显示。造影显示胃内充盈缺损影，并可见钡剂在胃内产生分流现象，而胃黏膜完整，胃壁柔软。

2. CT 及 MR　这两种检查较少用于胃石症检查，但 CT 或 MR 可直接显示胃腔内类圆形或不规则形异物影，CT 往往能直接显示胃内异物形状、大小及密度；而在 MR 上根据异物成分不同，其信号也不同，多呈 T_1WI 低信号、T_2WI 高信号，亦可为 T_1WI 高、T_2WI 低等各类信号，但局部胃壁黏膜规整，胃石位置可发生移动。

3. B 超　通常嘱患者饮水 300～800 mL 后检查，可见到胃内有强回声团块影像，界限清楚，浮于水之上，位置可随胃蠕动、体位变化而改变。

4. 胃镜　在胃镜下可直视观察胃内结石的大小、形状、性质等。

【典型病例】

患儿，男，4 岁，间断腹痛 2 个月。影像学表现见图 13-5-1。

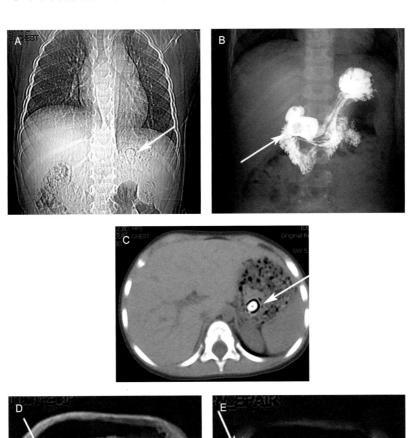

A. X 线平片示胃内异物（↑）；B. 造影显示胃窦部充盈；C. CT 见胃内高密度异物，周围低密度影环绕；较图 B 异物在胃内有移动；
D. MR 显示胃内异物，T_1WI 呈高低混杂信号；E. MR 显示胃内异物，T_2WI 呈等低混杂信号。

图 13-5-1　胃石症影像学表现

【诊断要点】

患儿有进食柿子、黑枣、山楂等史，进食后一段时间出现胃部不适症状，如反复上腹痛、呕吐等，应提防胃石发生，可经影像检查及胃镜确诊。

【鉴别诊断】

慢性胃石症需与胃炎、溃疡病或胃部肿瘤鉴别，但由于本病具有胃石可移动、胃壁不受侵犯、胃蠕动佳的特点，加上有进食柿子、黑枣、山楂等，很容易与上述疾病相鉴别。

【治疗】

1.内科药物　对植物性胃石，可以应用碳酸氢钠治疗；对胃运动功能欠佳者，可用甲氧氯普胺（胃复安）、多潘立酮等，促进胃蠕动以利排石。

2.碎石　对于无明显症状和无并发症，可以采取体外按摩挤压，使胃石破碎而排出。如不能奏效，可以在胃镜下碎石；近年来纤维内镜下激光引爆碎石成为国内外治疗胃石有效的新途径，尤其适用于较大较硬的胃石。

3.外科手术　对胃结石较大、坚硬，经内科及内镜下碎石等治疗未能奏效，以采用外科手术为宜。

【延伸知识】

虽然一旦清除胃石，就不会对身体再产生危害，但仍要避免胃石形成引发患儿不适。因此，儿童要避免空腹进食大量柿子、黑枣等，克服嚼食毛发等怪癖，以防胃石的形成。

食用柿子等容易引起胃石的水果时，不宜同时饮过热、过多的水。

（李庚武）

第六节　幽门肥厚狭窄

【概述】

幽门肥厚性狭窄（hypertrophic pyloric stenosis，HPS）是新生儿较常见的消化道畸形，系幽门肌层肥厚而致幽门不全性梗阻，多表现为患儿出生后 2～3 周进食后频繁呕吐，并进行性加重。国内发病率为 0.01%～0.03%，男性明显多于女性。病因尚未完全明了。

【病理生理】

病理上主要为幽门肌肥厚、增生，以环肌为主。肥厚的肌层于近侧向胃窦部逐渐移行，在十二指肠侧突然终止，幽门部呈橄榄状、质硬，幽门管变细、延长，胃排空阻力增加、排空延迟、扩张，胃黏膜充血水肿甚至糜烂。

【临床表现】

通常 HPS 患儿在出生各方面皆无明显异常，大多数至 2 ～ 4 周后才突然发病，并以呕吐为主要症状。在发病初期，仅表现为较轻的"回奶"，但不久即加重，常被描述为"喷射状呕吐"，可视为此病特点，重者每次喂养后必吐，吐后求食欲强。

呕吐物通常为奶汁及黏液，可含凝乳块，不含胆汁，少数呕吐严重者可因黏膜的毛细血管破裂而含鲜血或陈旧暗色血块。HPS 可因呕吐丧失大量胃酸和钾离子而产生轻重不等的低氯低钾性碱中毒，继而产生低渗性脱水，若延误过久，因全身抵抗力低下也可导致频繁感染甚至产生败血症，进而一般状况迅速恶化。

患儿查体可见上腹部膨隆，有时可见胃蠕动波，当患儿处于安静、合作状态时可在右上腹扪及枣样或橄榄样固定包块。

【影像学表现】

1. X 线钡餐　诊断 HPS 很少单独拍摄平片，多作为辅助诊断及造影前透视点片。腹部平片在仰卧位可见胃积气扩张明显，立位片可见胃内有较大液平面，胃大弯最低点有时可达 L2 平面以下，胃最大径可 ≥ 7 cm，肠内气体多明显减少。

HPS 的各种典型造影征象包括：

（1）鸟嘴征：大部分蠕动波到达胃窦远端时，因其两侧被肥厚的幽门环肌压迫以致胃的幽门前区远端常呈鸟嘴状。

（2）肩样征：胃窦远端大、小弯侧被肥厚的幽门环肌压迫，分别形成弧形压迹，称为肩样征，其中以小弯侧的压迹更明显。

（3）幽门乳头征或幽门小突征：胃小弯侧蠕动波行至远侧接近"肩样征"处时稍作停留，形成从乳头状到尖刺样的突起，其位置固定，停留时间长短不一，短者仅瞬间可见，长者能持续数秒钟。

（4）幽门管延长：幽门管因受肥厚的幽门及肿块压迫多延长，并且多向头侧倾斜，延长较明显者使整个幽门管呈现凹面向上的线条状影。其恒定长度为 11 ～ 25 mm 者占绝大多数，达 91.15%，更短或更长者极少。

（5）线样征：若延长、变细的幽门管呈单一细线条状，称为线样征。

（6）双轨征：有时病侧延长的幽门管稍宽稍扁，两侧边缘各显示一条线形影，且互相平行，称双轨征。

（7）伞样征：以幽门环形肌为主的肌肉肥厚所形成的肿块压迫球底形成伞样征，也被称为球底蘑菇状压迹或伞样压迹。

2. 超声　可直接显示幽门部形态学改变，测量幽门肌厚度及幽门管长度，典型声像图表现为：①幽门部均匀性增厚，厚度 ≥ 4 mm，增厚肌层呈低回声；②幽门管在短轴切面，呈"靶环"状，称为"靶环征"，长轴断面呈"子宫颈"样，称为"子宫颈征"，幽门管细窄，管腔呈线状无回声，一般长度≥15 mm。

【典型病例】

病例　患儿，男，1个月，喂奶后呕吐1周。影像学表现见图13-6-1。

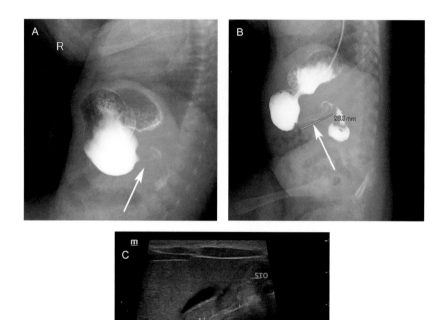

A.上消化道造影显示幽门管延长，呈现"线样征"（↑），并可见"肩样征"；B.幽门管显示宽扁，呈现"双轨征"（↑）；C.超声显示增厚的肌层挤压幽门管在长轴切面呈"子宫颈征"（↑）。

图13-6-1　幽门肥厚狭窄影像学表现

【诊断要点】

上消化道造影可见线样征或双轨征、鸟嘴征、蕈样征、肩样征及幽门梗阻引起的异常表现，并且持续存在。B超显示幽门肌增厚、幽门管狭窄的声像图表现，多数患儿可明确诊断。

【鉴别诊断】

1.幽门痉挛　是功能性幽门梗阻，可间断开放，消化道造影检查幽门开放时无幽门肌肥厚压迫所致的幽门管延长、狭窄及十二指肠球部基底蕈样征。B超检查无持续性幽门肌增厚、幽门管狭窄。临床上呕吐多在出生后出现，间歇性，程度较轻，查体右上腹无橄榄样肿块。

2.先天性胃窦部膜式狭窄　消化道造影表现为中央有孔的膜状充盈缺损，垂直于胃壁，幽门管正常。B超有助于其与本病鉴别。

【治疗】

目前，手术是幽门肥厚性狭窄的唯一有效治疗方法，经典术式为幽门环肌切开术，因患儿多伴有不同程度营养不良，故而多选用小切口术式，手术部位多选择右上腹横向切口或脐部弧形切口。近年来随着腹腔镜的推广，使传统的开放式手术逐渐为微创手术所替代及补充，具有创伤小、伤口感染机会和出血少、手术时间短的优点，很大程度地减轻了患儿的痛苦。

【延伸知识】

幽门肥厚性狭窄的发病机制较复杂，与胃肠激素、遗传、环境等因素均有关。目前发现，幽门组织的神经生长因子及其受体的表达异常，表现为神经生长因子的表达增加而受体表达水平的降低，而这种改变可能与幽门肥厚性狭窄的发病有关。

（李庚武）

参考文献

[1] 周雪莲，欧弼悠．婴幼儿胃食管返流病61例[J]．中华实用儿科临床杂志，1999，14（4）：207-207.

[2] ADAMKO D J，MAJAESIC C M，SKAPPAK C，等．婴幼儿胃食管返流相关性咳嗽治疗的初步研究[J]．中国当代儿科杂志，2012，14（5）：321-327.

[3] 刘受祥．探讨婴幼儿胃食管返流的治疗[J]．中外医疗，2013，32（25）：103-103.

[4] 刘衍秋．婴幼儿胃食管返流病发病率调查及干预治疗[J]．中国医药科学，2012，2（19）：174-175.

[5] 方玉蓉，周诗琼，胡燕华，等．婴幼儿胃食管返流病问卷的诊断价值评价[J]．中国实用儿科杂志，2015，30（5）：368-371.

[6] 方玉蓉，胡燕华，周诗琼，等．胃食管返流病问卷辅助诊断婴幼儿胃食管返流病的初步验证[J]．中华实用儿科临床杂志，2015，30（7）：504-507.

[7] MARTIGNE L，DELAAGE P H，THOMAS-DELECOURT F，et a1．Prevalence and management of gastroesophageal reflux disease in children and adolescents：a nationwide cross-sectional observational study[J]．Eur J Pediatr，2012，171（12）：1767-1773.

[8] 陈洁，黄晓磊，周雪莲，等．胃食管返流病104例分析[J]．中国实用儿科杂志，2002，17（2）：101-102.

[9] 中华医学会儿科学分会消化学组．小儿胃食管返流病诊断治疗方案[J]．中华儿科杂志，2006，44（2）：96.

[10] KATZ P O，GERSON L B，VELA M F．Guidelines for the diagnosis and management of gastroesophageal reflux disease[J]．Am J Gastroenterol，2013，108（3）：308-328.

[11] VAKIL N，van ZANTEN S V，KAHRILAS P，et al．The montreal definition and classification of gastroesophageal reflux disease：A global evidence-based consensus[J]．Am J Gastroenterol，2006，101（8）：1900-1920.

[12] 樊伟，高虹，刘乔建，等．超声观察小儿胃贲门角对胃食管返流的诊断价值[J]．临床超声医学杂志，

2017，19（1）：52-54.

[13] KOUMANIDOU C，VAKAKI M，PITSOULAKIS G，et al. Sonographic measurement of the abdominal esophagus length in infancy：A diagnostic tool for gastroesophageal reflux[J]. AJR Am J Roentgenol，2004，183（3）：801-807.

[14] 袁耀宗. 中国胃食道返流病共识意见 [J]. 中华内科杂志，2007，46（2）：17.

[15] 黄柳明，盛剑秋，刘钢，等.腹腔镜联合食管支架治疗合并食管下端狭窄的小儿胃食管返流 [J]. 临床小儿外科杂志，2013，12（1）：22-24.

[16] 蒋小平，胡廷泽.小儿胃食管返流的诊断与治疗 [J]. 中国胸心血管外科临床杂志，2000，7（2）：120-123.

[17] 蔡威，孙宁，魏光辉.小儿外科学 [M]. 北京：人民卫生出版社，2014.

[18] 张行，赵旭东，孙欣.小儿食管异物 71 例临床分析 [J]. 中国小儿急救医学，2016，23（1）：53-56.

[19] 张劲梅，李梅生.256 层极速螺旋 CT 消化道仿真内镜技术在小儿食管异物诊断中的应用 [J]. 中国耳鼻咽喉头颈外科，2017，24（4）：215-216.

[20] 杨洪彬，方莹，任晓侠，等.小儿食管异物并发症的相关性研究 [J]. 中华消化内镜杂志，2017，34（2）：83-87.

[21] 周立群，赵泓，彭克荣，等.消化内镜下诊治儿童上消化道异物 1334 例回顾性分析 [J]. 中华儿科杂志，2018，56（7）：495-499.

[22] 李美连，陈毛毛，黄新萍，等.171 例儿童消化道异物分析及干预 [J]. 广东医科大学学报，2019，37（3）：321-324.

[23] 僧东杰，李颖，徐艳霞，等.小儿特殊类型食管异物取出术及其并发症的处理 [J]. 中国小儿急救医学，2017，24（7）：553-555.

[24] ARANA A，HAUSER B，HACHIMI-IDRISSI S，et al. Management of ingested foreign bodies in childhood and review of the literature[J]. Eur J Pediat，2001，160（8）：468-472.

[25] Little D C，Shah S R，St Peter S D，et al. Esophageal foreign bodies in the pediatric population：Our first 500 cases[J]. J Pediat Surg，2006，41（5）：914-918.

[26] TIMMERS M，SNOEK K G，GREGORI D，et al. Foreign bodies in a pediatric emergency department in South Africa[J]. Pediat Emerg Care，2012，28（12）：1348-1352.

[27] 方莹.儿童消化道异物的内镜处理 [J]. 中华消化内镜杂志，2017，34（2）：80-82.

[28] 刘小刚，杜夏，冯义朝，等.上消化道异物的特点及其并发症的危险因素分析 [J]. 中国内镜杂志，2018，24（5）：63-67.

[29] 中华医学会消化内镜学分会.中国上消化道异物内镜处理专家共识意见（2015 年，上海）[J]. 中华消化内镜杂志，2016，33（1）：19-28.

[30] XAVIER D，PIERRE C. Foreign bodies and caustic lesions[J]. Best Practice & Research：Clinical Gastroenterology，2013，27（5）：679-689.

[31] SUGAWA C，ONO H，TALEB M，et al. Endoscopic management of foreign bodies in the upper gastrointestinal tract：A review[J]. World J Gastrointest Endosc，2014，6（10）：475-481.

[32] 刘翠英，杨辉，金玉.儿童贲门失弛缓症的诊断和治疗进展 [J]. 中华消化内镜杂志，2018，35（1）：68-71.

[33]　王国丽，赵春娜，周锦，等.儿童贲门失弛缓症36例临床特征及随访[J].中华实用儿科临床杂志，2017，32（7）：510-512.

[34]　FRANKLIN A L，PETROSYAN M，KANE T D. Childhood achalasia：A comprehensive review of disease，diagnosis and therapeutic management[J]. World Gastrointest Endos，2014，6（4）：105-111.

[35]　MORERA C，NURKO S. Heterogeneity of lower esophageal sphincter function in children with achalasia[J]. J Pediatr Gastroenterol Nutr，2012，54（1）：34-40.

[36]　DAVID F，RANI M，SHAHZAD I，et al. Peroral endoscopic myotomy for achalasia：An American perspective[J]. World J Gastrointest Endos，2013，5（9）：420-427.

[37]　张航，胡佳峰，吴秀秀，等.贲门失弛缓症诊治的新进展[J].国际消化病杂志，2014，34（3）：169-172.

[38]　CARLSON D A，PANDOLFINO J E. High-resolution manometry and esophageal pressure topography：Filling the gaps of convention manometry[J]. Gastroenterology clinics of North America，2013，42（1）：1-15.

[39]　宋希暖，曲波，李惠.原发性贲门失弛缓症的诊断及治疗进展[J].胃肠病学和肝病学杂志，2015，24（10）：1238-1241.

[40]　GHOSHAL U C，DASCHAKRABORTY S B，SINGH R. Pathogenesis of achalasia cardia[J]. World J GastmentemL，2012，18（24）：3050-3057.

[41]　PATEL D A，KIM H P，ZIFODYA J S，et a1. Idiopathic（primary）achalasia：A review[J]. Orphanet J Rare Dis，2015，10：89.

[42]　ECKARDT A J，ECKAMT V F. Treatment and surveillance strategies in achalasia：an update[J]. Nat Rev GastmentemL Hepatol，2011，8（6）：311-319.

[43]　VAEZI M F，PANDOLFINO J E，VELA M F. ACG clinical guideline：Diagnosis and management of achalasia[J]. Am J Gastroenterol，2013，108（8）：1238-1249.

[44]　潘恩源，陈丽英.儿科影像诊断学[M].北京：人民卫生出版社，2007.

[45]　王善斋，王修德，赵留马.先天性胃幽门蹼一例报告[J].中国临床研究，1990，3（1）：69-70.

[46]　胡小华，刘正全，李政，等.先天性胃幽门前隔膜二例[J].中华小儿外科杂志，2003，24（6）：515.

[47]　公佩友.先天性胃窦部隔膜型狭窄2例[J].医学影像学杂志，2004，14（6）：457-457.

[48]　潘恩源，陈丽英.儿科影像诊断学[M].北京：人民卫生出版社，2007.

[49]　潘恩源，叶滨滨.婴幼儿胃窦部隔膜型狭窄的X线诊断[J].中华放射学杂志，1993，27（8）：542-545.

[50]　刘杨，马达智.小儿胃窦部隔膜的X线诊断[J].天津医药，1999，41（6）：373-374.

[51]　刘伟宗，贡雪灏，李征毅，等.超声造影在婴幼儿先天性肥厚性幽门狭窄诊治中的价值[J].现代消化及介入治疗，2019，24（3）：309-312.

[52]　李立帜，徐迪，陈珊，等.先天性肥厚性幽门狭窄与生长因子及其受体表达的相关性研究[J].中国临床药理学杂志，2018，34（11）：1375-1377.

第十四章 黄疸

第一节 胆道闭锁

【概述】

胆道闭锁（biliary atresia，BA）是一种进展性的胆管闭锁和硬化性病变，很多患儿出生时能排泄胆汁，以后进展成为完全性BA。BA发病率1/20000～1/5000个婴儿，常见于亚洲地区，女性多于男性。

一般按解剖部位进行分类，将BA分为3型：Ⅰ型，胆总管闭锁（占总数5%左右）；Ⅱ型，肝管闭锁（占总数2%左右）；Ⅲ型，肝门部肝管闭锁（占总数90%左右）。依据BA发生时间可分为先天性和获得性两种类型：先天性BA与胎儿期胆道发生异常有关，约占20%，常伴有腹腔内脏转位、肠旋转不良、十二指肠前门静脉、脾脏畸形、环状胰腺、下腔静脉离断和先天性心脏病等。获得性BA与围产期中毒、病毒感染和炎症等因素有关，约占80%，获得性BA也被称为婴幼儿阻塞性胆管病，认为病毒感染、免疫介导的炎症反应在BA的发生中起重要作用。

近年来随着对BA病因学研究，按照发病特点BA分为4类：Ⅰ型，胆道闭锁脾脏畸形综合征；Ⅱ型，猫眼综合征，以神经系统症状及眼部耳部发育畸形为主要表现；Ⅲ型，囊肿型胆道闭锁；Ⅳ型，单发型BA，是最常见的BA类型。

【病理生理】

儿童BA病因不完全清楚，主要与以下因素有关：①病毒感染，包括轮状病毒、呼吸道和肠道病毒及巨细胞病毒等，引起胆管上皮毁损、胆管周围炎及纤维性变等，导致胆道全部或部分闭锁；②胆管形态发育畸形，胚胎早期，原始胆管已形成，后为增殖的上皮细胞填塞，随后上皮细胞发生空泡化并相互融会贯通而形成胆道系统。若胚胎期2～3个月时发育障碍，胆管无空泡化或空泡化不完全，则形成胆道全部或部分闭锁。此外，部分学者提出本病与自身免疫、染色体异常、血管发育异常等因素有关。BA继发性改变可见肝脾大、肝硬化、肝周包膜下少量积液、腹腔积液。

【临床表现】

BA 的典型临床表现包括新生儿期进行性黄疸加重，包括皮肤、巩膜黄染，尿液颜色加深，大便颜色变浅甚至呈陶土色，以及肝脾大、腹腔积液、门脉高压症。如不及时治疗，患儿逐渐迅速进展为肝硬化、肝衰竭，甚至死亡。

【实验室检查】

1. 直接胆红素和间接胆红素升高，尤其是直接胆红素升高为主。
2. 血清谷丙转氨酶和谷草转氨酶升高程度不一，与肝细胞损害程度有关。
3. 血清 γ- 谷氨酰转肽酶、碱性磷酸酶和胆汁酸等，在伴有胆汁淤积时明显升高。

【影像学表现】

1. 超声　典型超声表现为胆囊幽灵三联征（gallbladder ghost triad sign）：①胆囊长径＜ 19 mm；②胆囊轮廓不规则或呈分叶状；③胆囊壁不清，缺乏完整光滑的黏膜内衬回声。三角形索带征：肝门部门静脉分支前方，厚度＞ 4 mm 的高回声影，病理基础是胚胎时期肝内外胆管连接异常造成的纤维化。肝包膜下血流征：彩色多普勒超声显示增粗的肝动脉和延伸至肝包膜下的动脉血流，病理基础是肝动脉向肝包膜下增生。

2. SPECT　放射性核素肝胆显像的原理是 ^{99m}Tc-EHIDA 可被肝细胞摄取，3 ～ 5 min 肝脏即清晰显影，15 ～ 30 min 胆囊、胆总管及十二指肠开始出现放射性，在正常情况下，胆囊及肠道显影均不迟于60 min。但当发生胆道闭锁时，24 h 内肠道始终无放射性示踪剂出现。

3. CT　阴性法 CT 胆胰管成像（negative-contrast CT cholangiopancreatography，N-CTCP）的原理是利用 CT 血管增强剂强化肝胰实质，加大胆胰管与强化的肝胰实质之间的密度差。典型表现为小胆囊或无胆囊；肝门区三角形低密度影；门脉分叉处间隙增宽，出现线形稍低密度影伴行（"双轨征"）；肝内外胆管未见显示。

4. MRI　门静脉周围增宽，肝门部出现条索状 T_2WI 高信号。小胆囊或无胆囊，小胆囊指胆囊长径＜1.5 cm。肝脾大。MRCP 多方位观察均未见明显的肝外胆道或能见到肝外胆道，但不连续。

【典型病例】

病例 1　患儿，女，1 个月，因生后黄疸 1 个月入院，病理证实为胆道闭锁。影像学表现见图14-1-1。

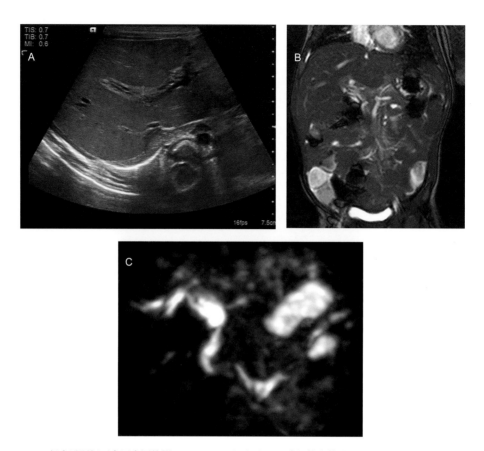

A.超声示肝门区高回声团块影；B、C.T₂WI（B）和MR胰胆管成像（C）未见胆管及胆囊显影。

图14-1-1　胆道闭锁影像学表现

病例2　患儿，男，1个月，出生后黄疸1个月。影像学表现见图14-1-2。

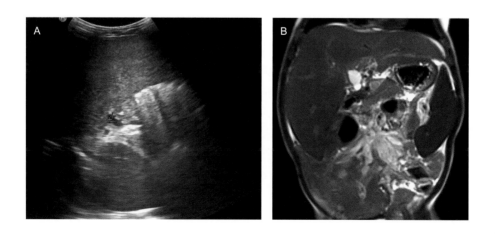

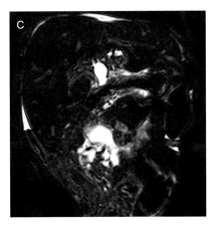

A.超声示肝门区囊状影；B、C.T₂WI（B）、MR胰胆管成像（C）可见肝门区囊状影，未见胆管及胆囊显影。

图 14-1-2　囊肿型胆道闭锁影像学表现

病例 3　患儿，男，1个月，出生后黄疸 1 个月。N-CT-CP 表现见图 14-1-3。

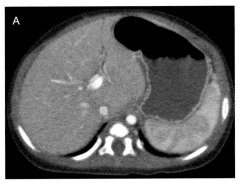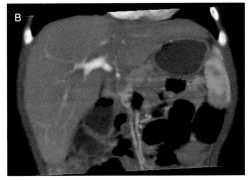

A、B.见门静脉周围间隙增宽，肝内外胆管未见显示。

图 14-1-3　BA 的 N-CTCP 表现

【诊断要点】

1.新生儿出生后出现黄疸，进行性加重；尿、粪颜色改变；直接和间接胆红素增高。

2.腹部超声发现胆囊缺如或小胆囊，胆囊形态异常，三角形索带征，包膜下血流征；MR 胰胆管成像观察不到明显的肝外胆道；^{99m}Tc-EHIDA 扫描 24 h 后肠道仍无核素显示。

3.肝穿刺活检是诊断 BA 最可靠的检查方法。

【鉴别诊断】

本病需与其他原因导致的新生儿肝炎综合征鉴别。新生儿肝炎综合征是新生儿期持续阻塞性黄疸最常见的病因，有肝炎症状，出生后可有黄便，黄疸出现早；B 超可显示胆囊形态充盈良好，形态自然，且喂奶前后胆囊大小有变化。MRI 表现常具有特征性，尤其是 MR 胰胆管成像常可作出明确诊断，表现为胆囊和胆管显示。结合临床、实验室、影像检查一般不难诊断。

CBA 与胆总管囊肿（choledochal cyst， CC）影像特征相似，主要通过以下几点区分：① CC 的囊肿明显大于 CBA；② CBA 一般胆囊小且萎缩僵硬， CC 少见；③肝门区纤维块为 CBA 特征性表现，是与 CC 鉴别的重要特征，超声和 MR 表现如上；④ CC 发生肝内胆管扩张，CBA 表现为胆道闭锁。

【治疗】

手术治疗是本病唯一有效的方法。

1.Kasai 肝门空肠吻合术　适用于肝外胆管完全闭锁，肝内仍有胆管腔者，方法是在肝十二指肠韧带上方肝门前做一横切口，分离肝右动脉、门静脉前方的纤维组织束直达肝门处并切断，将空肠与肝门处纤维束行 Roux-en-Y 吻合，以期有通畅的胆管排出胆汁。

2.肝移植　适用于肝内外胆管完全闭锁、已发生肝硬化和施行 Kasai 手术后无效的患儿。

【延伸知识】

BA 肝纤维化出现早、程度重、进展快，若不及时治疗，短期内即可进展成肝硬化，虽然婴儿肝炎综合征也可能产生纤维化，但其无论在严重程度还是进展速度上，都远远不及 BA。因此，利用超声弹性成像技术，探讨两者肝脏弹性评分的差异，间接反映肝纤维化程度，有助于两者的鉴别诊断。另外，超声弹性成像可反映 BA 的肝脏硬化改变，间接提示肝纤维化进展程度，为临床医生判定肝纤维化程度提供客观依据，对手术时机的选择和预后评估都具有重要意义。

（刘鸿圣）

第二节　硬化性胆管炎

【概述】

硬化性胆管炎是一种以胆管进行性炎症和纤维化为特征的疾病，胆管破坏，最终发展为终末期肝病。此病可见于任何年龄，少见于儿童。该病可分为原发性和继发性两种，原发性为原因不明，常伴有炎症性肠炎，主要为溃疡性结肠炎；继发性可由多种原因引起，如手术、结石及损伤等。目前没有发现治疗硬化性胆管炎的特效药物，内镜下治疗和手术治疗能够在一定程度上缓解患者的梗阻症状，但都不能逆转硬化性胆管炎的自然病程，其唯一可行的远期治疗选择是肝移植。

【病理生理】

病理学改变可为胆管弥漫性炎症、广泛纤维化增厚和胆管狭窄。

【临床表现】

本病可为单纯肝外型、肝内型或肝内外混合型硬化性胆管炎；患儿可有黄疸或肝脾大。

【影像学表现】

1. CT　能较好地显示含钙结石和肝内外胆管的解剖关系，通过 CT 可见结石上端胆囊颈增宽；胆囊以外的含钙结石的高密度影；靠近胰腺段的结石可见胆管梗阻征象。肝门区可出现多囊多管现象和肝门区扩张的胆管壁增厚及肝门区各结构之间脂肪间隙显示模糊或消失，是嵌顿在胆囊颈或胆总管的结石所引起胆囊管扩张、扭曲和胆囊周围炎的表现。

2. MR 胰胆管成像　由于其有无创的优点，近年来成为首选检查方法。典型表现为肝内外胆管弥漫性、多灶性短节段狭窄和轻度的扩张，胆管树呈"串珠状"或者"剪树征"。

3. MRI　肝硬化，形态增大，肝叶比例失调。肝内格里森鞘增宽。肝内胆管粗细不均匀，可呈串珠样改变。脾多增大。

【典型病例】

患儿，男，6 岁，朗格汉斯细胞组织细胞增生症病史，黄疸 4 个月。MR 表现见图 14-2-1。

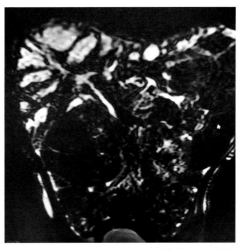

冠状位脂肪抑制 T_2WI 可见肝内胆管树枝样、柱状扩张。

图 14-2-1　硬化性胆管炎 MR 表现

【诊断要点】

1. 实验室检查　总胆红素及结合胆红素、碱性磷酸酶升高，谷丙转氨酶可轻度升高。

2. 影像学检查　为主要的检查手段，常采用内镜逆行胰胆管造影及经皮穿刺肝胆道成像，由于 MR 胰胆管成像具有无创的优点，可作为首选的影像学手段。

3. 肝脏穿刺活检。

【治疗】

1.药物治疗　主要应用皮质激素、抗生素及护肝治疗。

2.胆汁引流　可以进行内镜下鼻胆管引流术、经皮肝穿刺胆道引流术在胆管内放置引流管；也可手术置放 U 形管改善黄疸。

3.肝移植　最为有效的治疗方法。

【延伸知识】

1.弹性成像　肝硬度是肝纤维化程度的标志物。通过弹性成像测量肝硬度已被证明是慢性丙型肝炎的有力预后指标。Corpechot 等研究表明，基线测量和肝硬度测量进展率与患者预后密切相关，表明弹性成像可能是一个有意义的替代终点。

2.磁共振胰胆管成像　属于非侵入性检查，经济、无放射性、无创，已经逐渐取代了经皮穿刺肝胆道成像。目前，该检查已成为诊断硬化性胆管炎的首选影像学检查方法。

（李庚武）

参考文献

[1]　DILLMAN J R，DIPAOLA F W，SMITH S J，et al. Prospective assessment of ultrasound shear wave elastography for discriminating biliary atresia from other causes of neonatal cholestasis[J]. J Pediatr，2019，212：60–65，e3.

[2]　SIDDIQUI A I，AHMAD T. Biliary atresia[M]. Treasure Island（FL）：StatPearls Publishing，2019.

[3]　刘鸿圣、张雪林、曾斯慧、等 . 阴性法 64 层 CT 胆胰管成像在胆道闭锁中的诊断价值 [J]. 放射学实践，2014，29（1）：92–96.

[4]　KIM W S，KIM I O，YEON K M，et al. Choledochal cyst with or without biliary atresia in neonates and young infants：US differentiation[J]. Radiology，1998，209：465–469.

[5]　曹建彪、陈永平、成军、等 . 胆汁淤积性肝病诊断治疗专家共识：2015 年更新 [J/CD]. 中国肝脏病杂志（电子版），2015，7（2）：1–11.

[6]　CORPECHOT C，GAOUAR F，EL NAGGAR A，et al. Baseline values and changes in liver stiffness measured by transient elastography are associated with severity of fibrosis and outcomes of patients with primary sclerosing cholangitis. Gastroenterology，2014，146：970–979.

[7]　杨冰、陈小敏、毛捷、等 . 原发性硬化性胆管炎临床试验的设计思路 [J]. 肝脏，2019，24（4）：350–354.

第四篇
创 伤

第十五章 总 论

创伤是当今全球儿童死亡和致残的最常见原因。随着社会、经济的快速发展，国外始自 20 世纪 70 年代、我国自 90 年代，儿童意外伤害所致的创伤已成为儿童死亡的首要原因，约占儿童全部死亡原因的 50%。2010 年 WHO 全球疾病负担研究数据显示，全世界每年约有 70 余万青少年因意外伤害死亡，其中，1 岁以内的死亡人数为 10 万。目前，我国儿童意外伤害已成为 14 岁以下儿童的第一位死亡原因，占总死亡人数的 55%～71%，超过 4 种常见儿童疾病（肺炎、恶性肿瘤、先天畸形和心脏病）死因的总和。因此，儿童创伤不仅影响儿童生命与健康，给儿童生理、心理、精神、人格诸方面造成损害，也给个人、家庭和社会带来了沉重负担，其中发展中国家 15 岁以下儿童创伤相关疾病负担已超全球儿童创伤负担的 98%；创伤已是当今全球儿童和青少年死亡和致残最常见的原因，是全世界普遍面临和关注的重大公共卫生问题。

儿童创伤主要包括交通伤、跌落伤、异物伤、切割伤、夹伤、爆炸伤、烧烫伤、碰击伤、挤压伤、咬伤、虐待伤及溺水、中毒、触电、环境因素等引起的伤害。在儿童各种类型创伤中，骨折最常见，占儿童创伤的 10%～25%。绝大多数是无准备下发生的意外伤害，其中交通伤和高空坠落伤等高能量致伤因子是儿童严重创伤的主要致伤因子，并常可导致致残率、致死率更高的多发伤。不同时间不同区域甚至不同民族，创伤种类不甚相同，单纯伤、多发伤、复合伤的比例、性质和预后也不同，平时伤和战伤更是大相径庭。其中，多发伤的定义至今尚无明确定义，一般认为，凡多于一个机体系统的损伤即为多发伤，系单一因素、同一伤因致人体同时或相继遭受 2 个或 2 个以上解剖部位或脏器的损伤，尤其严重损伤。多发伤因发生部位和组合情况不同而各不相同，其伤情大都很严重，并常有多个脏器功能系统的病理生理紊乱，休克发生率高，低氧血症重，易发生感染和脏器功能紊乱，治疗难度大，常有致死性后果。同时，由于儿童身体发育不成熟，救治难度增加，病死率和致残率高居不下。目前国内儿童创伤个性化、精准化诊疗（包括综合救治能力）仍有待提升，如何快速评估病情、抓住最佳救治时机、全面明确诊断、合理优化治疗和降低病死率、改善患儿预后，迄今仍然是创伤患儿救治的关键所在。

在创伤的抢救过程中，早期识别患儿危重情况至关重要。将伤情严重程度量化、数字化及评分评价，是定量评价创伤患者各方面严重程度的方法，可准确评估创伤严重程度，为临床医护人员判断病情、合理分配资源和治疗干预提供科学依据，对创伤的精准诊断、优化治疗及判断预后具有重要的现实意义。尽管儿科患者的生理参数、阈值等与成人不同，即使相同损伤机制儿童与成人的损伤也可完全不同，但目前大多数创伤评分都是基于成年人群建立再应用于儿科人群的，为此应用于儿童创伤尤其多发伤的创伤评分系统较多，生理评分系统、解剖评分系统等均有，临床价值各有千秋，但尚无一种创伤评分系统能满足创伤救治和研究的各项要求。同时，由于多发伤患儿病情复杂多变，病初的生理代偿，病后的急剧恶化等，儿童多发伤的评估需反复多次进行，并建议多种评估相结合，以全面评估患儿病情。然而，虽然对于各项评分至今仍莫衷一是、争议很大，但普遍认为儿童创伤评分（pediatric trauma score，PTS）是可用于儿童院前及院内评估的简单易行的生理性创伤评分。Tepas 等于1987 年基于儿童解剖学和生理学差异，提出并建立了 PTS 含有 6 个变量参数，每一个变量参数均以轻微损伤或无损伤者计 +2 分，重大或危及生命的损伤计 –1 分，两者之间计 +1 分，总分范围为 –6 ～ +12分，评分越低，损伤越严重。研究发现，PTS 与损伤严重程度评分（injury severe score，ISS）的预测能力存在高度相关性，PTS 8 分作为临界点进行分类时，PTS 预测死亡具有较高灵敏度（98.5%）和特异度（98.6%），PTS 低于 8 分时死亡风险显著增加。

ISS 是目前成人和儿童应用最广泛、最经典的院内创伤评分系统，也是最早的多发伤评分系统，是在简明损伤定级标准（abbreviated injury scale， AIS）基础上建立的，选取人体 6 个解剖学部位（头颈部、面部、胸部、腹盆内脏器、四肢和骨盆）损伤最严重的 3 个部位创伤评分的平方和作为 ISS 分数（最高 75 分），分值越高，患者死亡率越高。一般地，ISS < 16 分定为轻伤，≥ 16 分定为重伤，> 25 分定为严重伤。AIS 是最早的创伤评分系统，也可用于儿童的创伤评估，其于 1971 年由机动车医学促进会和汽车工程师学会等多专业的专家们联合制定的，将人体每个器官损伤严重程度分为轻度、中度、重度、严重、危重、目前无法救治 6 个等级，分别评为 1 ～ 6 分，但 AIS 总分与损伤的严重程度非线性相关，也不能单纯评估预后，不适用于多发伤的评定。另外，根据宾夕法尼亚州创伤中心 9730 例0 ～ 16 岁儿童的研究数据制定的年龄特定的儿科创伤评分（age-specific pediatric trauma score， ASPTS）是基于客观年龄特定生理标准的评分系统，有人认为其在预测儿童损伤严重程度方面或许比成人创伤评分或 PTS 更准确。

然而，无论哪种创伤评分都存在一定局限性，早期应用 X 线平片、CT 及条件允许时 MRI 及增强CT 检查，可快速精准揭示组织器官损伤、出血及骨折等情况，有效缩短诊断时间、加速评估过程、提高诊治效率，从而有利于快速决策治疗方针尤其止血治疗，也是临床随访、疗效评估不可或缺的有效手段和必然路径；如选择性血管造影及栓塞，是创伤性出血的金标准诊断方法，也是可选择的微创血管内结扎止血、异物取出的立竿见影的治疗手段；尽管影像学检查不可避免地占据了一些宝贵的抢救时间，X 线平片、CT 及介入放射学还有一定的辐射性，还有增加癌症发生率的潜在危害性。为此，应重视并严格把握对轻型创伤患儿的 X 线平片、CT 检查指征。同时需指出的是，超声在浅表组织及内脏等损伤诊断与评价中因其无辐射、便捷易行、价廉和有效性而起着举足轻重的作用；一些轻型损伤，包括微骨折、脑微出血、脊髓震荡、软组织挫伤、软骨撕裂等，X 线平片甚至 CT 多为假阴性（图 1），MRI 尤其使用一些特殊序列如磁敏感加权成像（susceptibility-weighted imaging，SWI）、脂肪抑制质子加权成像等，可清晰、直观显示这些病理改变，不仅有效避免漏诊，还减少了不必要的辐射暴露。

病例 1　患儿，女，9 岁 3 个月。外伤右侧胫骨远端骨挫伤及右踝软组织挫伤伴少量关节积液，平片（图 1A）、CT（图 1B）未能揭示病变，MRI 冠状面脂肪抑制 T_2WI（图 1C）及矢状面脂肪抑制质子加权成像（图 1D）清晰显示这些病理改变。

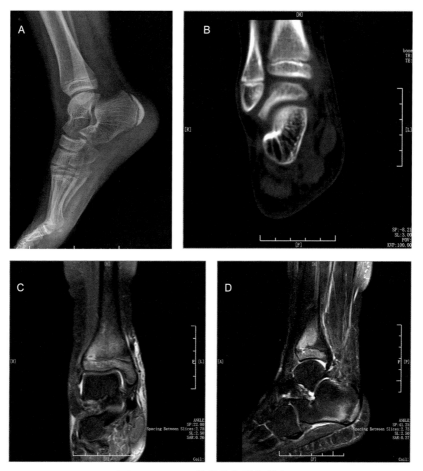

图 15-0-1 踝关节外伤影像学表现

病例 2 患儿，女，5 个月，从床上摔下 2 h。左侧小脑半球微出血灶，T_1WI（图 2A）、T_2WI（图 2B）均未显示，SWI（图 2C）清晰勾勒出病灶。

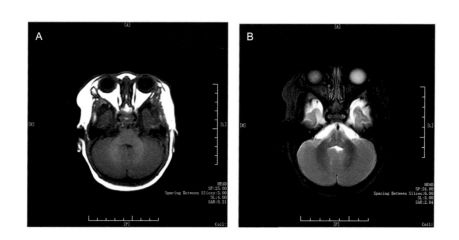

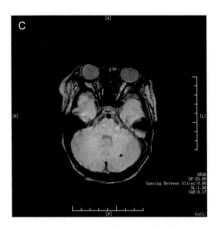

图 15-0-2 颅脑外伤 MRI 表现

（杨秀军）

参考文献

[1] 儿童创伤急救早期处理专家共识组 . 儿童创伤急救早期处理专家共识 [J]. 临床儿科杂志，2017，35（5）：377–383.

[2] 明美秀，陆国平 . 小儿创伤评分 [J]. 中国小儿急救医学，2019，26（2）：86–89.

[3] 梁宇峰，余莉，杨锰宇，等 . 儿童重症意外伤害病例临床特点和预后分析 [J]. 中国医药导报，2019，16（17）：121–124.

[4] 杨秀军，邢光富，李巍 .165 例小儿软组织异物的临床策略 [J]. 中国介入影像与治疗学，2011，8（5）：376–379.

[5] REED C R，WILLIAMSON H，VATSAAS C，et al. Higher mortality in pediatric and adult trauma patients with traumatic coagulopathy，using age-adjusted diagnostic criteria[J]. Surgery，2019，165（6）：1108–1115.

[6] POTOKA D A，SCHALL L C，FORD H R. Development of a novel age-specific pediatric trauma score[J]. J Pediatr Surg，2001，36（1）：106–112.

[7] SAMPLES D C，BOUNAJEM M T，WALLACE D J. Role of follow-up CT scans in the management of traumatic pediatric epidural hematomas[J]. Childs Nerv Syst，2019，35（11）：2195–2203.

[8] BOZAN O，AKSEL G，KAHRAMAN H A，et al. Comparison of PECARN and CATCH clinical decision rules in children with minor blunt head trauma[J]. Eur J Trauma Emerg Surg，2019，45（5）：849–855.

[9] BARNES B C，KAMAT P P，MCCRACKEN C M，et al. Radiologic imaging in trauma patients with cervical spine immobilization at a pediatric trauma center[J]. J Emerg Med，2019，57（4）：429–436.

[10] SHEPPARD J P，DUONG C，ROMIYO P，et al. Patient safety analysis in radiation burden of head computed tomography imaging in 1185 neurosurgical inpatients[J]. World Neurosurg，2019，pii：S1878–8750（19）32433–32437.

[11] DREXEL S，AZAROW K，JAFRI M A. Abdominal trauma evaluation for the pediatric surgeon[J]. Surg Clin North Am，2017，97（1）：59–74.

[12] SHAO F，SHEN N，HONG Z，et al. Injuries due to foreign body ingestion and insertion in children：10 years of experience at a single institution[J]. J Paediatr Child Health，2019.

第十六章　神经系统

第一节　脑挫裂伤

【概述】

创伤性脑损伤（traumatic brain injury，TBI）是一种致残率和病死率极高的严重疾病，多见于儿童和青少年。脑挫裂伤是指颅脑外伤所致的脑组织器质性损伤，包括脑挫伤和脑裂伤两种。脑挫伤是外伤引起的皮质和深层散发小微出血灶、脑水肿和脑肿胀。脑裂伤是脑及软脑膜血管的断裂。两者多同时发生，故称脑挫裂伤。常由于旋转力作用所致，多发生于着力点附近，也可发生于对冲部位，如额极和颞极下面，形成对冲伤，常并发蛛网膜下腔出血。

【病理生理】

TBI 发生后，脑组织短时间内即出现出血、缺血、血脑屏障破坏、脑水肿甚至瀑布式炎性反应，发展到慢性阶段则会出现如慢性炎症反应、淀粉样变沉积等多种适应性损伤及神经退行性变。病理上，TBI 可分为原发性损伤、原发性损伤进展期、继发性损伤期、再生期 4 个时期。其中，原发性损伤即外伤即刻由机械外力直接作用导致的脑组织损伤，包括冲击性脑挫伤、滑动性脑挫伤、对冲性脑挫伤、剪切伤、冲击性血管反应（如硬脑膜下血肿、颅内压增高引起脑血流量下降、血管通透性增加引起脑水肿等）；继发性损伤系指脑组织在直接损伤诱导下，发生复杂的病理生理改变后引起的脑继发性损伤，其在神经残疾中发挥重要作用。弥漫性轴索损伤（diffuse axonal injury， DAI）以脑白质轴索弥漫性损伤为主要特征，既可作为原发性脑损伤单独存在，也作为并发症与其他类型原发性脑损伤共同存在，被认为是钝性脑损伤的主要结局之一。脑挫裂伤在不同时期病理改变不同，早期在伤后数日内，脑组织以出血、水肿、坏死为主要变化，镜下显示神经细胞变性消失、脱髓鞘、星形细胞变性等；中期在伤后数日至数周，逐渐出现修复性病理变化，坏死区组织液化，逐渐由瘢痕组织修复，蛛网膜因出血机化增厚，并与脑粘连，镜下显示小的细胞由胶质细胞增生修复，大的病灶由肉芽组织修复；晚期是经历数月至数年，小病灶由瘢痕修复，大病灶偶尔可形成囊腔，相邻脑组织萎缩等。

外伤性脑梗死是继发于创伤后的一种严重并发症，可能由于脑挫裂伤、脑肿胀、颅内血肿等占据固定容量颅腔导致反应性脑血流及脑脊液容量减少，或直接压迫、推移、牵拉相邻脑血管而引起管腔变窄或使脑血管痉挛、静脉回流受阻和（或）血液黏稠度增高等，从而导致脑组织缺血、充血性或淤血性脑梗死，严重影响 TBI 患者的预后。

根据临床表现、腰椎穿刺及影像学尤其 CT 检查结果，临床分型为 4 型：Ⅰ型为轻度单纯性脑挫裂伤，Ⅱ型为中度局限性脑挫裂伤，Ⅲ型为重度多处脑挫裂伤，Ⅳ型为特重度广泛脑挫裂伤。

【临床表现】

本病患儿伤后出现头痛、恶心、呕吐和意识障碍，可能会有神经系统定位体征及生命体征变化，多有蛛网膜下腔出血等表现。容易忽略的是外伤性脑梗死，脑外伤后出现"三偏"症状与体征，应考虑该诊断。

【影像学表现】

由于 CT 对颅内脑内、外血肿及颅内积气、颅骨骨折的敏感度高，常规开展急诊 MRI 的医疗机构不多，且 MRI 检查耗时较长、对受检者配合度要求高。因此，脑挫裂伤临床上常首先选用 CT 检查，尽管 MRI 在脑挫裂伤诊断和精准评估上优势明显，其敏感性和特异性均明显高于 CT，而且 MRI，尤其一些特殊序列如弥散加权成像（diffusion weighted imaging，DWI）、弥散张量成像（diffusion tensor imaging，DTI）等，使得活体条件下无创、无辐射、定量评估 TBI 成为可能。X 线主要用以发现颅骨骨折，超声一般不用于 TBI 诊断与评估，但对早产新生儿，颅脑超声检查则可床边实施和及时发现、诊断脑挫裂伤。

在 CT 上，本病的主要征象包括：①损伤区脑组织呈低密度改变，形态不一，边缘模糊，白质区明显，约有 1/3 为多发病灶；低密度区数天至数周后，有些可恢复至正常脑组织密度，有些进一步发展为脑软化灶；脑挫裂伤重且范围较大者，晚期可出现脑内囊性灶。②散在点片状出血，多位于低密度区内，形态常不规则，有些可融合为较大血肿；3～7 天开始吸收，1～2 个月完全吸收，也可遗留低密度区。③蛛网膜下腔出血，尤其出现于较重的脑挫裂伤患者，表现为大脑纵裂池、脑沟脑裂密度增高，但数天后高密度即减低、消失；也可表现为脑池尤其环池模糊或消失。④颅内占位及脑萎缩表现，挫裂伤范围越大，占位效应越明显，表现为同侧脑室受压，中线结构移位，脑沟脑裂消失，重者出现脑疝征象。水肿高峰期过后，占位征象逐渐减轻，后期出现脑萎缩征象。广泛性脑萎缩表现为患侧半球体积变小，因负占位效应使中线结构移向患侧；局限性脑萎缩表现为相邻脑外间隙增宽，脑沟、脑池和脑室扩大，脑回变窄，蛛网膜下腔增宽。⑤其他征象，如脑内血肿、脑外血肿、颅骨骨折、颅内积气等，尤其 CT 平扫出现"李琦岛征"和"黑洞征"，可及早预测脑挫裂伤血肿有无扩大风险并提前干预治疗。

在 MRI 上，病变影像改变随脑挫裂伤程度特别是脑水肿、出血类型、程度而异，MRI 不但对脑出血非常敏感，对脑组织含水量变化也非常敏感，而且结合 MRI 特殊序列成像可有效区分脑水肿类型。创伤性脑水肿，从病理学角度可囊括细胞毒性脑水肿和血管源性脑水肿两大类型，但根据脑水肿发生部位、水肿液性质及发生机制，可细分为血管源性脑水肿、细胞毒性脑水肿、渗透压性脑水肿和间质性脑水肿 4 个类型。血管源性脑水肿病理特点是，脑挫裂伤后血脑屏障（blood brain barrier，BBB）结构和功能遭受不同程度损害，通透性增加，组织压力梯度形成，大量水分从毛细血管内渗出，积聚于血管周围间隙和神经细胞外间隙，水肿液富含血浆蛋白的血浆滤液。细胞毒性脑水肿则系脑损伤后由于脑出血压迫和血管痉挛，脑组织细胞发生缺血、缺氧，细胞能量代谢障碍，细胞离子泵损害，导致水分被动进入细胞内引起细胞肿胀所致。渗压性脑水肿常见于颅脑创伤亚急性期，系 TBI 后下丘脑遭到直接或间接损伤或水肿（BBB 大致正常），导致垂体前叶分泌促肾上腺皮质激素（adrenocorticotropic hormone，ACTH）和垂体后叶释放抗利尿激素（antidiuretic hormone，ADH）之间的平衡被破坏，垂体后叶大量释放 ADH 而致水潴留、低血钠、低血浆渗透压，继而导致血管内水向细胞内渗透，引起神经细胞与胶质细胞内水分积聚。间质性脑水肿常见于脑损伤后期或恢复期，多发生在严重 TBI 后 3～6 周内，BBB 无变化，常伴脑积水；其主要病理特点为脑损伤后各种炎症因子破坏蛛网膜，使得蛛网膜颗粒对脑脊液吸收障碍，脑室内压升高引起脑室扩大，室管膜上皮严重损害或室管膜破裂，通透性增加，脑脊液渗透到脑室周围室管膜下白质，造成不同程度的水肿。临床上，TBI 单纯发生某一种类型脑水肿者较少见，一般脑创伤早期多为血管源性和细胞毒性脑水肿的混合性脑水肿，而稍后时期多为渗压性与间质性脑水肿；脑挫裂伤后脑水肿多在出血后第 3～7 天达高峰，随后逐渐消退，但也可见一些迟发性脑水肿，TBI 发生 1 周后血肿未扩大亦无新出血灶，脑水肿却较先前明显扩大、加重。TBI 导致脑组织中水分的运输和平衡失调，过多的水分积聚于脑细胞内外间隙，使脑体积增大，从而导致颅内压增高、脑组织移位，重者形成脑疝。

脑水肿因病变脑组织含水量增加使其 T_1 和 T_2 弛豫时间延长，对比正常脑组织则呈 T_1WI 低信号、T_2WI 高信号改变。对 T_1WI、T_2WI 阴性的脑水肿，一般仅为细胞内外含水量发生变化而脑组织含水量并未增加，此时 DWI 上呈高信号、ADC 图上低信号改变，其 ADC 明显低正常脑实质的 ADC。血管源性脑水肿表现为 T_1WI 低信号、T_2WI 高信号，DWI 等或高信号，ADC 图为高信号，高于正常脑实质的 ADC。液体衰减反转恢复（fluid attenuated inversion recovery，FLAIR）序列主要抑制自由水 T1 范围内的液体组织（如脑脊液）信号，其 T1 不在此范围内的组织如结合水、病变组织则因脑脊液信号被抑制、背景信号降低而突出显示、利于判读。DTI 是一种检测水分子微观随机运动规律的新技术，ADC 和 FA 是其两个最重要的参数，TBI 后脑水肿及轴索肿胀、断裂、崩解、紊乱使得 ADC 及 FA 发生改变，DTI 可精确检测出 TBI 后这些病理改变；其中，ADC 的改变可反映脑水肿类型及其程度，ADC 降低反映细胞毒性水肿，ADC 升高反映血管源性水肿；FA 则可评价组织结构的完整性，当规则排列的神经纤维破坏消失时，其各向异性降低，FA 降低。

常规 MRI 对超早期脑出血尤其微出血不敏感，但其特殊序列成像尤其 SWI 对微出血灶非常敏感，呈斑点状极低信号（仅相位图上高信号）改变；亚急性期脑出血灶 MRI 特别敏感，表现为特征性的短 T1、长 T2 信号影，脂肪抑制序列成像无信号衰减表现；晚期脑挫裂伤可不留痕迹，也可形成软化灶，呈长 T1 和长 T2 信号改变，伴相邻部位脑萎缩征象。需指出的是，MRI 容易漏诊紧贴颅内板的脑挫裂伤包括小血肿；此时由于出血灶及毗邻硬脑膜窦、颅板，SWI 均为极低信号或无信号改变，无法将出血灶比对显示出来，需重点关注 T_1WI、T_2-FLAIR 及 CT 图像。

创伤性脑梗死 CT、MRI 表现与普通脑梗死类似，不同的是发生于 TBI 后不同时期或可同时发现创伤性脑损伤改变；其中，MRI 对早期脑梗死特别敏感，且征象尤其 DWI 表现颇具特征性。为此，需强调脑外伤后的 MRI 检查与随访价值，创伤性脑梗死是 TBI 预后不良的重要因素之一。

超声对新生儿尤其早产儿脑损伤具有一定的诊断价值，且可多次床旁实施，完全无创评估与随访；但对颅缝已闭的儿童，颅脑超声检查无意义。

【典型病例】

病例 1　患儿，男，7 岁 11 个月，坠床后 4 小时。CT 表现见图 16-1-1。

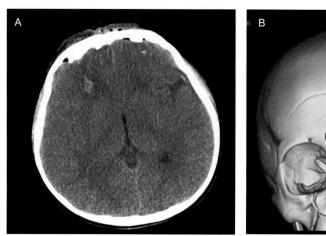
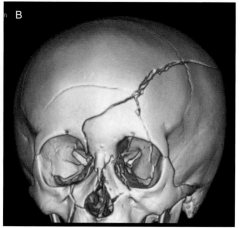

A. 平扫示双侧额叶脑挫裂伤伴少许颅内积气；B. 容积再现重建图像显示多发颅骨骨折。

图 16-1-1　脑挫裂伤 CT 表现（B 见彩插 8）

病例 2　患儿，男，6 个月 11 天，因"从怀抱中摔落 12 小时"入院。影像学表现见图 16-1-2。

病例 3　患儿，男，13 个月，床上坠落（枕部着地）10 余小时，伴意识不清半小时。行侧脑室引流术，术后 2 周病情进展；行开颅颅内减压术及颅骨钻孔探查、硬膜外血肿清除术，术后 1、2 年复查。影像学表现见图 16-1-3。

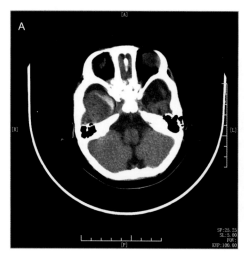
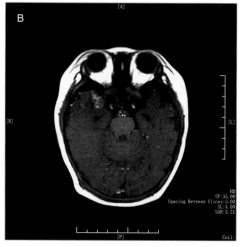

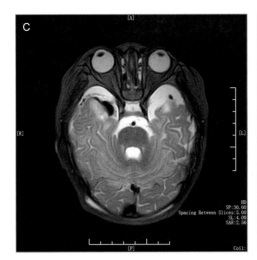

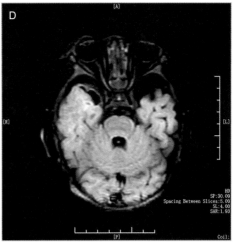

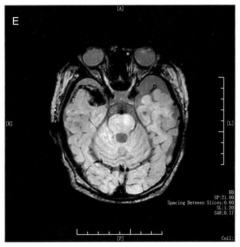

A. CT 显示右侧颞叶出血灶明确；B ~ E. MRI 上无论 T_1WI（B）、T_2WI（C）、T_2-FLAIR（D）及 SWI（E）揭示病变均无 CT 直观明了，但对脑水肿的显示较佳。

图 16-1-2　脑挫裂伤影像学表现

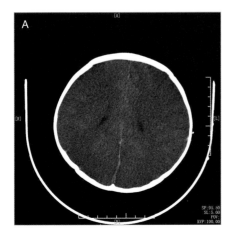

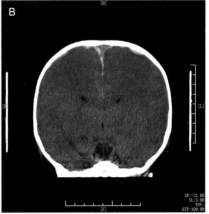

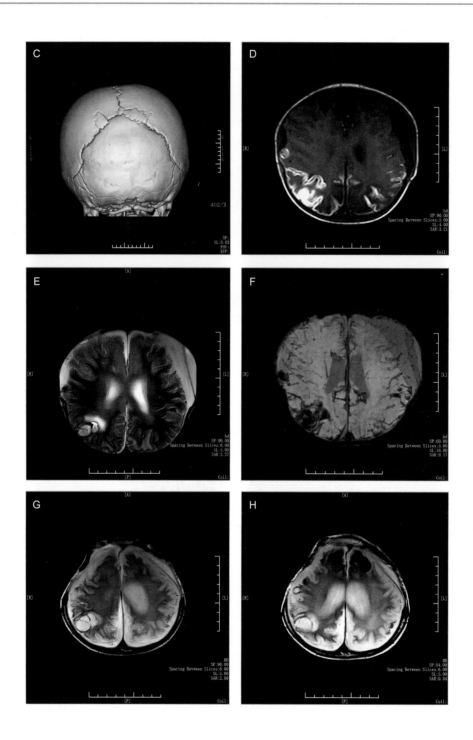

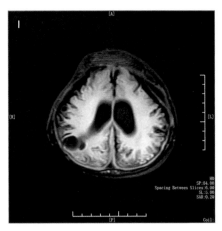

　　CT轴位（A）及冠状位重建图像（B）示脑肿胀、密度不均匀，双侧脑室窄小、脑沟裂消失，提示弥漫性轴索损伤；纵裂池密度增高提示蛛网膜下腔出血，并见少许硬膜外血肿；容积再现颅骨重建图像（C）未见明显骨折征象；侧脑室引流术后2周MRI无论T_1WI（D）、T_2WI（E）或SWI（F）揭示硬膜外血肿加重，蛛网膜下腔出血及脑出血增多，后者显示出血灶更多；G.术后1年后T_2WI显示脑软化灶、脑萎缩及硬膜外血肿水瘤形成；术后2年T_2WI（H）、T_2-FLAIR（I）仍示脑软化灶及硬膜外水瘤且脑萎缩更为明显。

图16-1-3　脑挫裂伤、弥漫性轴索损伤影像学表现（C见彩插9）

　　病例4　患儿，男，1岁，脑外伤后出现左侧下肢瘫痪。影像学表现见图16-1-4。

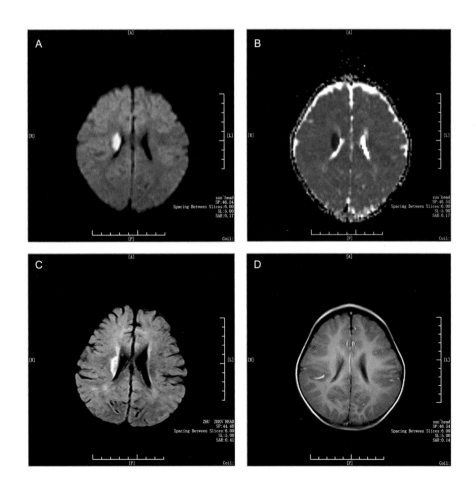

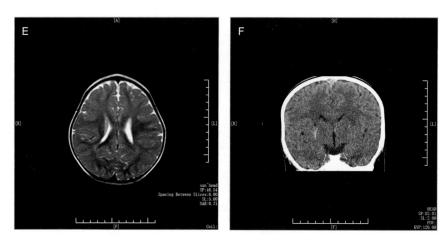

DWI（A）、ADC图（B）显示右侧基底节区典型弥散受限征象的灶性脑梗死；C.T$_2$-FLAIR（C）显示斑点状脑挫伤高信号改变；D、E.T$_1$WI（D）、T$_2$WI（E）显示病变欠佳；1年后CT（F）显示右侧基底节区局灶性脑软化及钙化灶。

图16-1-4　外伤性脑梗死影像学表现

病例5　患儿，男，4岁，高空坠落6小时致创伤性脑损伤。影像学表现见图16-1-5。

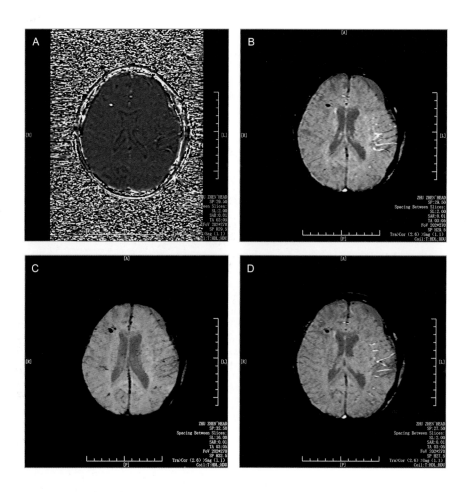

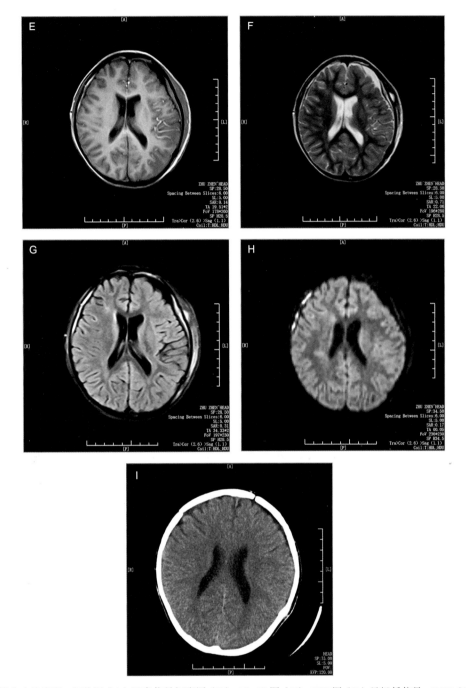

右侧额叶微出血灶清晰，相位图（A）呈高信号幅度图（B）、Min-IP图（C）、SWI图（D）呈极低信号；T₁WI（E）、T₂WI（F）、T₂-FLAIR（G）、DWI（H）及CT（I）均未明确检查病变。

图 16-1-5　脑震荡微出血影像学表现

【诊断要点】

患儿有明确外伤史，可伴意识障碍和颅压增高症状、体征。急性期CT、MRI显示局部或广泛脑水肿改变，其间或伴斑点片状出血灶及明显占位征象，后期可显示脑内软化灶及或伴有脑萎缩征象。

【鉴别诊断】

脑挫裂伤需与窒息性脑损伤和药物或一氧化碳中毒性脑病鉴别，被甄别者应有明确窒息史、药物服用或煤气中毒等病史，脑肿胀多为弥漫性细胞毒性脑水肿，多无脑内、颅内出血灶，MRI 鉴别价值得到肯定。同时，本病需与脑瘤卒中或脑血管畸形并卒中等进行鉴别，增强 CT 或 MRI 发现瘤体、畸形血管巢及其异常强化等征象有助于明确诊断。

【治疗】

对 I～Ⅱ型患者进行保守治疗，通过药物及腰穿等措施，大部分康复出院。Ⅲ型患者恶化率较高，若观察不及时或处理不当，会使病情加重，临床上应特别重视，尤其对有脑水肿加重倾向或 CT 上出血点有融合形成血肿倾向的病例应严密观察，有手术指征应立即行去骨瓣减压或血肿清除。对 Ⅳ 型患者，由于病情重，昏迷时间较长，临床上应采取必要的措施，尤其是呼吸功能，保持呼吸道通畅显得尤为重要，应尽早做气管切开，对伴有较大血肿尤其脑疝形成的患者应立即行血肿清除或内外减压术。

（徐　昕，袁新宇）

第二节　脑内血肿

【概述】

颅脑损伤引起的颅内出血，按血肿形成的部位分为硬膜外血肿、硬膜下血肿、脑内血肿（intracerebral hematoma）和脑室内出血（intraventricular hemorrhage），可在伤后首次影像学检查发现，尤其 CT 检查时，首次检查也可为阴性或仅少量出血，而在复查 CT 时发现，后者即迟发性颅内血肿。脑内血肿可发生在脑的任何部位，破入脑室可形成脑室内出血，血液进入蛛网膜下腔则形成蛛网膜下腔出血，血肿常是单侧、单发，也可以是双侧或单侧多发。其一般病情变化快，容易导致严重后果甚至危及生命。

根据血肿形成时间和病程不同，分为超急性期、急性期、亚急性期和慢性期血肿。不同时期血肿其临床、病理、影像学表现及处置不尽相同。

【病理生理】

脑内血肿在不同时期有不同的病理学改变：

1. 超急性期（24 h 以内）　血肿内红细胞完整，红细胞内的血红蛋白为氧合与脱氧血红蛋白；3 h 后出现灶周水肿。

2. 急性期（24～72 h）　血凝块形成，红细胞明显脱水、萎缩，棘突红细胞形成，氧合血红蛋白逐渐变为脱氧血红蛋白，但脱氧血红蛋白仍在完整的红细胞中，灶周水肿明显。

3. 亚急性期（3 天～2 周） 亚急性早期（3～7 天）从血肿的外周向中心发展，红细胞内的脱氧血红蛋白转变为正铁血红蛋白；亚急性晚期（1～2 周）红细胞皱缩、溶解，正铁血红蛋白被释放到细胞外，血肿周围出现炎性反应，有巨噬细胞沉积，灶周水肿、占位效应减轻。

4. 慢性期（2 周后） 血块周围水肿消失，反应性星形细胞增生，巨噬细胞内含有铁蛋白和含铁血黄素；坏死组织被清除，缺损部分由胶质细胞和胶原纤维形成瘢痕；血肿小可填充，血肿大则遗留囊腔，成为囊变区。血红蛋白产物可长久残留于瘢痕组织中，使该组织呈棕黄色。

【临床表现】

本病的主要临床表现为剧烈头痛、头昏、恶心、呕吐，并逐渐出现一侧肢体无力、意识障碍等。

【影像学表现】

1. CT 急性期（包括超急性期）表现为脑内类圆形或不规则形高密度灶，CT 值在 50～80 HU，常伴程度不同的灶周水肿的低密度带影。亚急性期表现为高密度为主的混杂密度团块影，血肿密度逐渐降低，血肿周边吸收，中央仍呈高密度，出现融冰征，增强扫描病灶可现环形强化，呈现靶征改变；灶周水肿由明显到逐步减轻。慢性期病灶呈类圆形或裂隙状低密度影，较大病灶呈囊状低密度影。其他表现有：①血肿破入脑室，量多时将脑室填满，呈铸型；量少则出现沉淀分层，下为血液，上为脑脊液。②血液进入蛛网膜下腔，表现为脑沟（池）等密度或高密度影。③脑积水，由血肿压迫室间孔、中脑导水管或第四脑室或血块阻塞脑脊液通路引起。

2. MRI 表现与血肿内成分及其演变有关，可直观反映血肿氧合血红蛋白、脱氧血红蛋白、正铁血红蛋白、含铁血黄素的演变过程。

超急性期血肿红细胞内血红蛋白主要为无顺磁性的氧合血红蛋白，同时存在的脱氧血红蛋白具有顺磁性、但水分子无法接近，T_1 弛豫时间长、T_2 弛豫时间略有缩短，高场强 MRI，T_1WI 呈等或低信号、T_2WI 呈稍低于脑组织信号；低场强 MRI，T_1WI 多呈高信号（或与低场强设备对蛋白质的作用较为敏感有关）。

急性期脱氧血红蛋白虽仍在完整的红细胞内，但由于磁敏感效应加快了质子失相位，缩短 T_2 值较超急性期明显。为此，T_2WI 揭示血肿较佳，其在 T_1WI 上仍呈等信号，T_2WI 上则呈较低信号。灶周脑水肿明显，表现为 T_1WI 低信号、T_2WI 高信号影。

亚急性期脱氧血红蛋白变为高铁血红蛋白，具有强顺磁性，明显缩短 T1 值，血肿在 T_1WI 上表现为高信号影，揭示病变较佳。此时，血肿中心血红蛋白仍未完全氧化为高铁血红蛋白，T_2 值仍较短，呈低信号，血肿整体呈现由周围向中心发展的高信号改变，即血肿周边环形高信号、病灶中心低信号或等信号。随着红细胞溶解，高铁血红蛋白游离并进入细胞外液，水分子接触铁分子，使 T_2 值延长，血肿在 T_1WI 及 T_2WI 均为高信号。

慢性期高铁血红蛋白演变为内含自旋频率低的非顺磁性作用高铁分子的半色素，血红蛋白降解物被巨噬细胞吞噬后形成超顺磁性的含铁血黄素，产生 T_1、T_2 缩短效应，血肿由游离稀释的高铁血红蛋白和周边的含铁血黄素构成，信号表现为：①T_1WI 和 T_2WI 表现为高信号灶外包绕一圈低信号环；②血肿充分吸收，T_1WI 和 T_2WI 均表现为斑点样不均匀略低或低信号影；③软化灶或水瘤形成，T_1WI 低信号，T_2WI 高信号，周边为低信号影环绕。

值得一提的是，小儿脑内血肿演变研究尚不充分，改变类似但不同于成人，血肿红细胞分解、血红蛋白氧化似乎稍晚于成人，为此，其分期、影像学表现尤其各时间点 MRI 征象或有别于上述改变。另外，TBI 后单纯脑内血肿或继发于颅内其他基础病变，如脑血管畸形、动脉瘤、烟雾病等，属于病理性颅内血肿，诊断时需引起足够重视。

【典型病例】

病例 1 　患儿，男，3 岁 10 个月，头部外伤后（浴室内滑倒、枕部着地）6 小时。影像学表现见图 16-2-1。

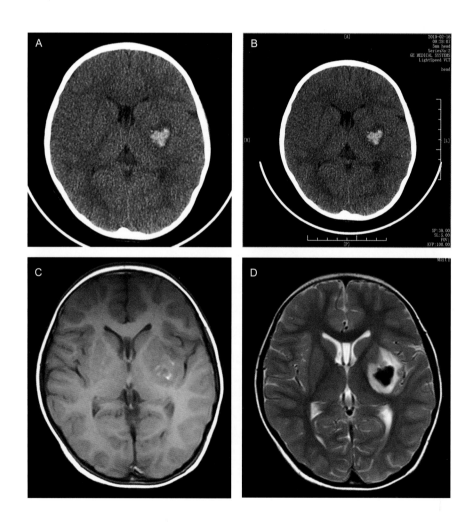

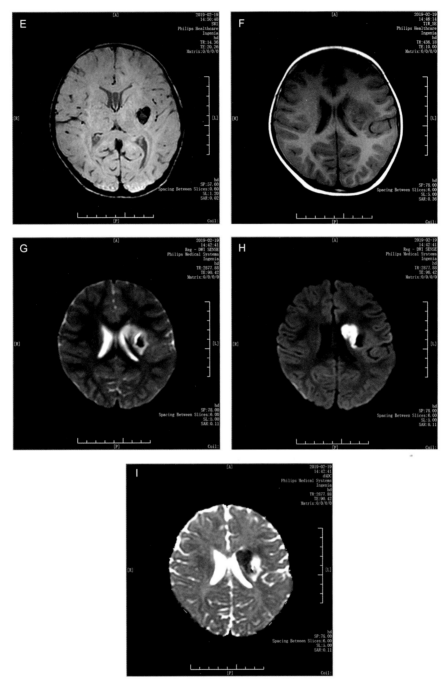

A. 伤后 6 h CT 示左侧基底节区高密度脑内血肿灶，灶周轻度脑水肿；B. 伤后 12 h CT 改变类似，但脑水肿稍加重；C～I. 伤后近 4 天 MRI 示血肿 T₁WI（C）呈混杂信号伴少许高信号、T₂WI（D）呈极低信号，灶周脑水肿较前更为明显，呈 T₁WI 低信号、T₂WI 高信号改变；SWI（E）上血肿呈极低信号影；继发的急性脑梗死灶 T₁WI（F）低信号、T₂WI（G）稍高信号及 DWI（H）极高信号、ADC 图（I）极低信号之弥散受限改变。

图 16-2-1　急性脑内血肿影像学表现

病例 2　患儿，男，2 岁 5 个月，床上摔下枕部着地 1 天。影像学表现见图 16-2-2。

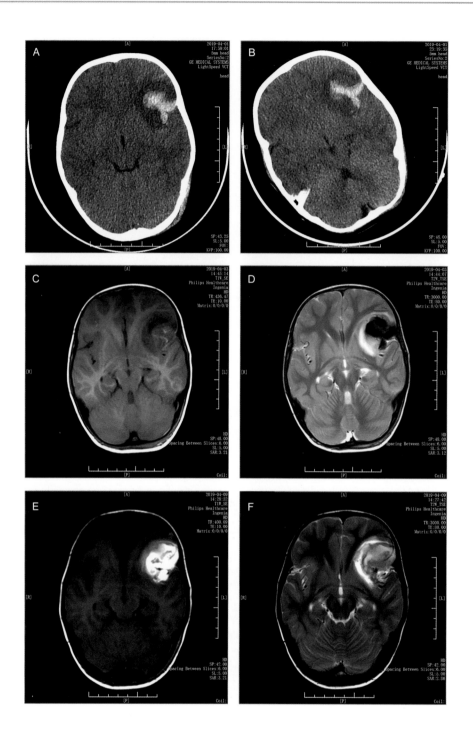

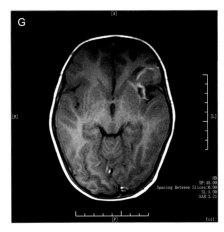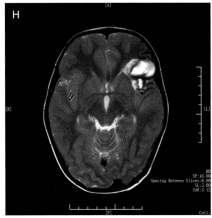

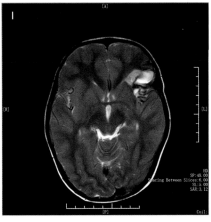

A. 伤后 25 h 颅脑 CT 示高密度脑内血肿伴灶周脑水肿；B. 伤后 30 h 复查 CT 示血肿改变类似但脑水肿较前更为明显；C、D. 伤后近 4 天 MRI 急性脑内血肿 T_1WI（C）呈等 - 低信号、T_2WI（D）呈极低信号，灶周明显脑水肿改变；E、F. 伤后 10 天 MRI 复查显示亚急性血肿 T_1WI（E）显著高信号、T_2WI（F）稍高 - 高信号，灶周脑水肿明显；G、H. 伤后 40 天 MRI 检查，T_1WI（G）、T_2WI（H）上呈慢性期血肿改变，脑水肿基本消失；I. 伤后 2 月余复查 MRI 脑软化灶形成，其间分布的含铁血黄素在 T_2WI 上呈线状极低信号改变。

图 16-2-2　脑内血肿影像学表现

病例 3　患儿，女，8 岁 11 个月，烟雾病。外伤后 1 天，CT 表现见图 16-2-3。

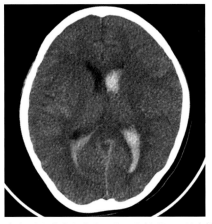

双侧侧脑室内高密度出血灶，左侧明显且基本铸型。

图 16-2-3　外伤后脑室内血肿 CT 表现

【诊断要点】

患儿外伤后出现头痛、呕吐等颅高压症状，常与外伤着力点有相关性，CT 是外伤性脑内血肿的主要检查手段，尤其在超急性期和急性期，CT 为高密度；MRI 信号随血肿演变而呈现不同但多较特征性改变，结合临床一般易于诊断。

【鉴别诊断】

脑实质内血肿吸收期需与胶质瘤、脑梗死及脑脓肿等鉴别，囊变期血肿与脑梗死后遗症则很难鉴别，MRI 尤其增强 MRI 对其甄别颇有帮助。同时，外伤性脑内血肿与动脉瘤、动静脉畸形破裂形成的脑内血肿有相似的演变规律，可以根据外伤史、血肿的位置进行鉴别诊断，外伤性脑出血常与外伤着力点有相关性，且较浅；MRI 检查动脉瘤显示流空效应，破裂时常可见蛛网膜下腔出血；AVM 则表现为蜂窝状或蚯蚓状异常血管团，DSA、CTA 和 MRA 常可显示其畸形血管巢、曲张的引流静脉和增粗的供血动脉。

【治疗】

外伤性脑内血肿患者多伴脑肿胀或颅内高压等症状，临床具有较高的致残率和致死率，严重威胁患者生命，临床多采用开颅减压术进行治疗。近年来，随着医学研究不断发展，标准大骨瓣开颅减压术逐渐应用于临床，可有效止血、清除血肿、降低颅内压，也可进行 CT 辅助引导下立体定向穿刺引流可有效提高少量基底节脑出血的临床效果，降低患者并发症发生率。

（徐　昕，袁新宇）

第三节　硬膜外血肿

【概述】

颅内出血积聚于颅骨与硬膜之间，称为硬膜外血肿（epidural hematoma）。其约占颅脑损伤的 2% ～ 3%，占全部颅内血肿的 25% ～ 30%，仅次于硬膜下血肿。

【病理生理】

硬膜外血肿多发生于头颅直接损伤部位，常为加速性头颅伤所致，约 90% 患者损伤局部有颅骨骨折，骨折线常越过脑膜中动脉或其分支，其以动脉性出血为主，也有静脉窦损伤出血或骨折处板障静脉出血者。血肿常见于颞、额或顶部，也可发生于颅后窝与纵裂等部位，可单发或多发，多不伴脑实质损伤。因硬膜与颅骨粘连紧密，故血肿范围局限，形成双凸透镜形态。按其形成时间不同，分急性、亚急性、慢性硬膜外血肿，分别占 85%、12% 和 3%。

【临床表现】

硬膜外血肿可继发于各种颅脑损伤之后，临床症状多由血肿压迫脑组织所致，血肿部位不同，临床表现不尽相同。外伤后原发昏迷时间较短，再度昏迷前可有中间清醒期，可有脑组织受压症状和体征，严重者出现脑疝。

【影像学表现】

1. CT　血肿表现为颅骨内板下双凸形高密度影，密度多均匀，边界锐利，血肿范围一般不超过颅缝（如骨折超越颅缝，血肿亦可超过颅缝）。密度不均匀的血肿，早期可能与血清溢出、脑脊液或气体进入等有关，后期与血凝块溶解有关。血块完全液化时，血肿成为低密度影。CT显示可见占位效应，中线结构移位、侧脑室受压、变形和移位；可伴有骨折，需用骨窗或基于薄层重建图像骨窗显示。血肿压迫邻近的脑血管，可出现脑水肿或脑梗死，CT表现为血肿邻近脑实质局限性低密度区。鉴于目前多直接多排螺旋CT薄层扫描，宜常规冠状位、矢状位厚层（5 mm）重建，以发现轴位未能准确揭示的病变，如大脑纵裂血肿等。

2. MRI　硬膜外血肿与脑内血肿表现类似，血肿形态与CT显示的相似、呈梭形或双凸形，边界锐利；血肿信号强度变化与血肿时期及检查所用设备场强有关。急性期血肿呈T_1WI等信号、T_2WI低信号，血肿内缘可见低信号的硬膜；亚急性期血肿T_1WI、T_2WI均呈高信号改变，慢性期信号多变，但以长T_1、长T_2信号或伴少许极低信号改变为主。

【典型病例】

病例1　患儿，女，6个月，坠床4 h，头部着地。CT表现见图16-3-1。

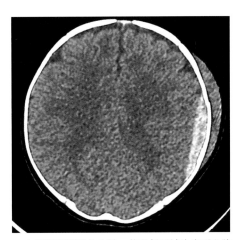

左侧颞部硬膜外血肿，伴毗邻区域头皮下血肿。
图 16-3-1　颅脑外伤CT表现

病例2　患儿，男，4岁，自高处坠落2 h。CT表现见图16-3-2。

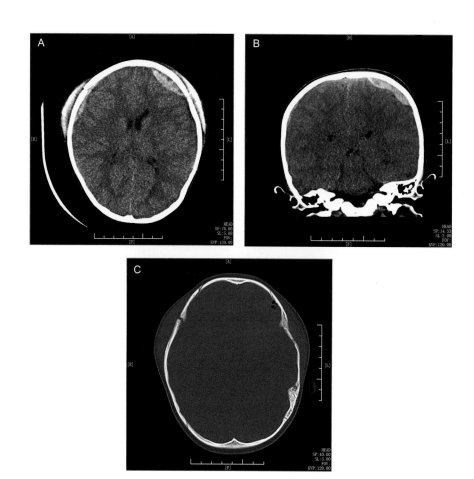

A. 双侧额颞部硬膜外血肿及头皮血肿；B. 冠状面重建图像清晰显示颅骨内板下边界清晰、锐利的双凸形高密度血肿影；C. 骨窗清楚显示多发颅骨骨折及少许左额区颅内积气。

图 16-3-2　坠落伤颅脑多发伤 CT 表现

病例 3　患儿，男，5 岁 4 个月，因"被电瓶车撞伤 28 小时"入院。影像学表现见图 16-3-3。

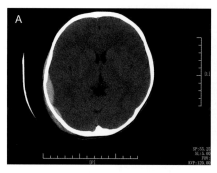
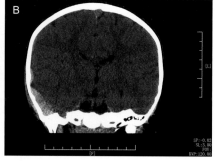

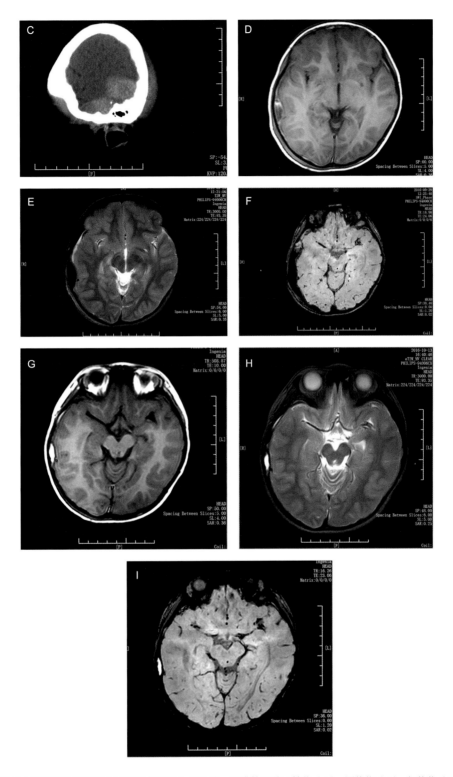

伤后1天CT示右侧颞枕部硬膜外血肿及毗邻颅外头皮血肿，硬膜外血肿于轴位（A）、冠状位（B）、矢状位（C）均呈经典的颅骨内板下边界清晰、锐利双凸形影改变；伤后4天MRI硬膜外血肿略有吸收，呈颅内板下急性血肿信号改变的梭形影，T₁WI（D）呈中央等–低信号、外围高信号环，T₂WI（E）、SWI（F）呈极低信号；伤后2周后MRI复查，硬膜外血肿明显吸收及进一步缩小，呈典型亚急性血肿信号改变，T₁WI（G）、T₂WI（H）、SWI（I）均为高信号改变。

图16-3-3 右侧颞枕部硬膜外血肿及头皮血肿影像学表现

【诊断要点】

明确的外伤病史，CT 揭示颅骨下边界清晰的双凸形高密度影，可有骨折，MRI 显示典型血肿信号，诊断较容易。有时急性硬膜下血肿亦可呈梭形，与硬膜外血肿鉴别较难，通常硬膜外血肿范围较局限，多伴颅骨骨折。对慢性和亚急性期血肿的显示，MRI 优于 CT。

【治疗】

少量血肿可观察和保守治疗。伤后不同时机实施手术各有利弊，儿童处于身体和心理发育的关键时期，颅脑损伤救治过程中应该强调个体化、微创化，并根据患儿血肿量及临床表现把握好手术适应证并选择合适的手术时机，尽量减少手术不良因素对患儿身心健康的影响。

（徐　昕，袁新宇）

第四节　硬膜下血肿

【概述】

颅内出血积聚于硬脑膜与蛛网膜之间，称为硬膜下血肿（subdural hematoma）。其约占颅脑损伤的 5% ～ 6%，全部颅内血肿的 50% ～ 60%。根据血肿形成时间可分为急性、亚急性和慢性硬膜下血肿。

【病理生理】

硬膜下血肿常为减速性头外伤所致，无颅骨骨折或骨折仅位于暴力部位。多系静脉、小动脉或由大脑向上矢状窦汇入的桥静脉撕裂出血。硬膜下血肿常与脑挫裂伤同时存在。血肿好发于额、额部，居于脑凸面硬膜与蛛网膜之间，由于蛛网膜无张力，与硬脑膜结合不紧密，故血肿范围较广，形状多呈新月形或半月形，甚至可覆盖整个大脑半球。

【临床表现】

患儿主要表现为精神抑郁、烦躁、苦恼等，同时由于血肿造成的脑室压力增加，刺激患儿呕吐中枢，使患儿出现呕吐、头痛。儿童尤其是婴幼儿血容量相对于成人小，当出现头皮出血和颅内出血时，容易发生休克、贫血状况。硬膜下血肿发生时，会不断刺激脑血管及大脑皮质，这种连续的刺激也容易引发癫痫症状。

【影像学表现】

1. CT　急性硬膜下血肿多表现为颅板下新月形高密度影，少数为等密度灶，贫血或大量脑脊液进入血肿内患者，还可表现为不均匀低密度改变，血肿密度不均匀与血清渗出和脑脊液相混有关。亚急性和慢性硬膜下血肿，可表现为高、等、低或混杂密度。由于血块沉淀，血肿上方为低密度，下方密度逐渐升高。血肿的形态可由新月形逐步发展为双凸状，与血肿内高渗状态有关。硬膜下血肿范围广泛，跨越颅缝；由于常合并脑挫裂伤，故其占位效应明显。少数慢性硬膜下血肿，其内可形成分隔，可能系血肿内机化粘连所致。慢性硬膜下血肿还可形成"盔甲脑"等少见征象，表现为大脑由广泛的钙化壳包绕。

增强 CT 可见远离颅骨内板的皮层和静脉强化，也可见连续或断续的线状强化影，即血肿包膜（由纤维组织及毛细血管构成），从而可清楚勾画出包括等密度血肿在内的硬膜下血肿的轮廓。增强扫描仅用于亚急性或慢性硬膜下血肿，特别是对诊断等密度硬膜下血肿有帮助。需注意等密度硬膜下血肿，其与脑组织密度差别不明显或者无差别，主要表现为占位征象，同侧脑室受压，中线结构移位或伴天幕裂孔疝。

2. MRI　硬膜下血肿的 MRI 信号改变随血肿时期而异。急性者 T_2WI 呈低信号，T_1WI 呈等信号。亚急性者 T_1WI 及 T_2WI 均可呈高信号，而这种血肿 CT 上有可能为等密度。随着时间推移，正铁血红蛋白变成含铁血黄素，T_1WI 信号低于亚急性者，但仍高于脑脊液，T_2WI 仍为高信号。脑脊液进入血肿内，其也可表现为类似脑脊液信号特点。

【典型病例】

病例 1　患儿，男，16 个月，坠床后 3 h。CT 表现见图 16-4-1。

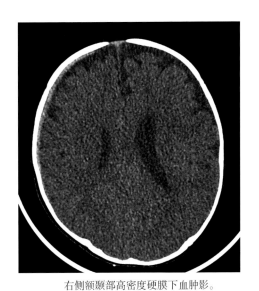

右侧额颞部高密度硬膜下血肿影。

图 16-4-1　硬膜下血肿 CT 表现

病例 2　患儿，男，12 天，是其母孕 41 周 [+2] 产钳助娩出生，双侧额颞顶部硬膜下血肿。影像学表现见图 16-4-2。

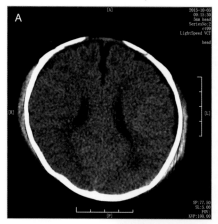
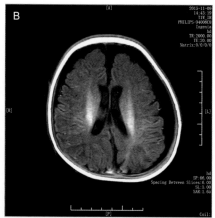
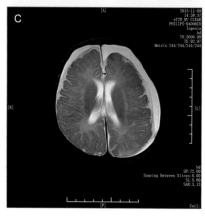

A. CT 示少量水样密度的双侧额颞部硬膜下血肿及头皮下血肿；B、C.1 个月后 MRI 显示硬膜下血肿进展、明显增大，左侧明显，T_1WI（B）呈低信号、T_2WI（C）呈高信号，大脑半球发育不良。

图 16-4-2　硬膜下血肿影像学表现

【诊断要点】

明确的脑外伤或复合伤病史，CT 和（或）MRI 上有硬膜下血肿不同时期表现，诊断不难。少量硬膜下血肿容易漏诊，常需多种窗位观察 CT 图像，或加行 MRI 尤其 T2-FLAIR 明确诊断。

【鉴别诊断】

双侧较小的慢性硬膜下血肿需与脑外间隙增宽、蛛网膜下腔扩大相鉴别，后者无占位效应，脑回无受压。低密度的慢性硬膜下血肿还需与硬膜下积液鉴别，后者 CT 表现为颅骨内板下方新月形低密度区，接近脑脊液密度，MRI 信号与脑脊液相似。

【治疗】

外伤性硬膜下血肿患儿采取的治疗方法包括保守治疗、行钻孔引流术治疗、行开颅手术治疗 3 种方法，具体的治疗方案依据患儿的临床表现及检查结果，如意识状态、昏迷程度、瞳孔散大状况、患儿血肿量、生命体征变化等。治疗过程中，尤其保守治疗时，需密切关注患儿病情的变化，若有异常，需及时调整治疗方案，以防延误病情而错失最佳治疗时机。

（徐　昕，袁新宇）

第五节　蛛网膜下腔出血

【概述】

蛛网膜下腔出血（subarachnoid hemorrhage，SAH）是由于颅内血管破裂，血液进入蛛网膜下腔所致。有外伤性和自发性之分，后者以继发于颅内动脉瘤、动脉粥样硬化和血管畸形等多见。

【病理生理】

SAH 可致无菌性脑膜炎，系氧合血红蛋白进入脑脊液中引起的。SAH 常致脑血管痉挛，使脑组织水肿，重者发生梗死、软化。痉挛的发生可能与化学刺激产生的血管收缩因子或机械刺激等有关。同时，SAH 可致脑积水，急性期过后形成正压性脑积水，慢性期可阻塞蛛网膜粒。

【临床表现】

临床表现为"三联征"，即剧烈头痛、脑膜刺激征、血性脑脊液。

【影像学表现】

1. CT　SAH 的直接征象为脑沟、脑池密度增高，脑沟裂模糊，出血量大时呈铸型改变。大脑前动脉破裂，血液多积聚于视交叉池、侧裂池前部；大脑中动脉破裂，血液多积聚于一侧的外侧裂池附近，亦可向内流；椎基底动脉破裂血液主要聚积于脚间池和环池。间接征象主要包括脑积水、脑水肿、脑梗死、脑内血肿、脑室内出血、脑疝等。

2. MRI　24 h 内的急性 SAH 在 T_1WI 上呈比脑脊液稍高的信号影，T_2WI 呈比脑脊液稍低的信号影，但敏感性不如 CT。亚急性期可在蛛网膜下腔内出现局灶性短 T_1 信号影，表现为 T_1WI、T_2WI 较高信号。慢性期则在 T_2WI 上出现含铁血黄素沉积形成的极低信号影，较具特征性。SWI 显示静脉血及出血极为敏感，只要一个体素的含铁血黄素沉积即可明确显示，并被放大，能较常规 MRI 序列更早、更多地检出蛛网膜下腔出血病灶。

新生儿 SAH 多由围产期窒息及产伤所致，对有窒息病史、临床诊断为缺氧缺血性脑病、表现有惊厥、肌张力改变及原始反射减弱或消失者，B 超可见脑室显示或扩大，要高度怀疑 SAH，并应常规做腰穿等检查以进一步明确诊断。

【典型病例】

病例 1   患儿，男，4 岁 9 个月，车祸 3 h。CT 表现见图 16-5-1。

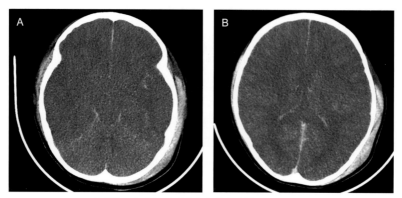

A、B. 大脑镰、小脑幕及环池密度增高及铸型，脑沟、脑裂模糊不清。

图 16-5-1   蛛网膜下腔出血 CT 表现

病例 2   患儿，男，1 岁 5 个月，头颅损伤右侧颞部蛛网膜下腔出血。CT 表现见图 16-3-2。

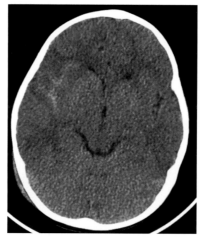

右侧颞部见脑回样线状高密度影，局部脑沟、脑裂模糊。

图 16-5-2   蛛网膜下腔出血 CT 表现

【诊断要点】

本病根据典型 CT 和 MRI 上 SAH 表现，结合头痛、脑膜刺激征和血性脑脊液"三联征"，诊断较为容易。

【治疗】

SAH 临床治疗关键是控制血管痉挛，积极清除下腔积液、积血。腰大池穿刺持续引流联合尼莫地平治疗外伤性 SAH 效果显著，能减少并发症，缩短住院时间和拔管时间，显著改善患者预后。

（李莉红，杨秀军）

第六节　脊髓创伤

【概述】

脊髓创伤（spinal cord trauma）系由直接或间接暴力造成的脊髓本身或马尾神经的损伤，常伴脊椎创伤，是一种严重的致残性疾病，多见于交通事故、矿难、地震及火器伤等。近年来，儿童脊髓损伤发病率呈上升趋势，常见病因依次是外伤性创伤、先天性脊柱畸形和脊髓肿瘤，前者主要包括车祸伤、坠落伤、运动伤等，其中 12 岁以下的儿童主要是车祸伤、年龄相对大者主要为运动伤。

脊髓损伤至今缺乏行之有效的治疗方法，其预后主要与损伤后最初的脊髓情况尤其损伤程度有关，轻度或中度不完全脊髓损伤的患者或可恢复到发病前的情况，损伤严重或完全性脊髓损伤者的脊髓功能恢复较差，而且完全性脊髓损伤的儿童脊柱畸形的发生率较高。为此，提高对脊髓损伤的认识和有效防控，创伤后早期精准评价就显得尤为重要。

【病理生理】

脊髓损伤的病理变化不同时期不同。早期主要变化为受损伤区脊髓水肿，先出现细胞性水肿，严重者中央灰质出现小块淤血状坏死，与此同时血管周围有红、白细胞渗出及水肿，并有少量炎性细胞的浸润；一般在 48 h 内到达高峰，可持续 2～3 周。中期为修复损伤过程，约于伤后 2～3 周开始，主要表现水肿或合并出血消失，代之以腔隙形成，亦可上下延及多个节段，有大量吞噬细胞集结于血管周围，同时伴有不同程度的胶质纤维细胞所形成的瘢痕组织。晚期主要为胶质增生，可持续到伤后 5～10 年或更长期，病变区已完全为胶质纤维组织所替代，脊髓、脊膜甚至周围骨组织发生粘连。

脊髓创伤按损伤的轻重，可分为脊髓震荡 / 脊髓休克、脊髓挫裂伤、脊髓压迫、脊髓横断及椎管内血肿。

脊髓在外力作用下可发生暂时性的功能抑制与障碍而无明显的器质性损害（仅显微镜下少许水肿，神经细胞和神经纤维未见破坏），即脊髓震荡或脊髓休克，表现为伤后脊髓受损节段平面以下的弛缓性瘫。脊髓功能障碍多为不完全性，有时感觉和膀胱功能仍可存在；脊髓功能常在数小时或数日内恢复，恢复次序为先下肢后上肢，先大关节后小关节，最后完全恢复。

脊髓受压是脊髓受脱位的脊椎骨、骨片或椎管内血肿等的压迫，早期呈迟缓性瘫，若能及时解除压迫，脊髓功能可部分或全部恢复，脊髓受压过久可造成缺血坏死、液化、软化，成为不可逆性瘫痪。

脊髓实质性损伤而软脊膜完整者为脊髓挫伤，局部脊髓水肿、增粗；软脊膜撕裂、脊髓实质和神经束断裂则为脊髓裂伤，局部脊髓水肿、出血和坏死，或伴椎管内血肿，引起硬脊膜内压力增高。有时外观虽完整但脊髓内部可有出血、神经细胞破坏、传导束断裂、水肿、血栓形成等，严重者脊髓横断。创伤后，脊髓内部病理、病理生理及生物化学改变几乎立即发生，而且迅速发展。伤后 2 h，损伤脊髓血流量减少到正常的 1/3、氧分压下降为正常的 2/3，约 5 天脊髓水肿达高峰。

由于儿童脊柱活动与柔韧特性，儿童脊柱脊髓创伤多见于上颈椎无骨折脱位的脊髓损伤，即无放射学骨折脱位脊髓损伤（spinal cord injury without radiographic abnormality， SCIWORA），指外力造成脊髓损伤但在 X 线或 CT 上无骨折、脱位、移位等骨骼异常表现及多节段脊髓损伤，而伴脊柱损伤发生率低。同时，儿童头部相对于躯干较大，关节突关节面表浅趋于水平，易引起颈椎损伤尤其是颅骨与寰椎之间的损伤。而且，儿童脊柱弹性大，可使外力分散传导至多节段，从而导致多节段脊柱骨折尤其容易发生在大龄儿童，多节段连续性脊柱损伤的发生率较高、多节段非连续性脊柱损伤的发生率较低，小龄特别是小于 8 岁的儿童的 SCIWORA 发生率较高（文献报道占儿童脊柱损伤的 5%～55% 不等）且易致完全瘫痪。

另外，文献报道儿童 SCIWORA 多为运动伤（如舞蹈练习下腰）所致，以胸髓完全性损伤为多，女童多于男童，多发生在 4～7 岁。这与儿童脊椎及脊髓的弹性差、颈椎关节面发育不完全、肌肉纤细、关节囊松弛等因素使得颈椎呈现不稳定状态的病理解剖学基础有关：① 10 岁以下儿童尚未形成可限制椎体侧方和旋转运动的钩突，关节活动度大，轻微外力即可使椎体发生较大程度的位移；②胸椎有胸廓保护，能对抗较大的脊柱屈伸外力，但对抗轴向牵拉、扭转力较差；③脊髓顺应性较脊柱小，脊髓耐受牵拉范围仅为脊柱的 1/8；④ T4～T9 椎管矢状径及横径最窄，脊髓内、外动脉吻合支最少，易发生脊髓血管损伤；⑤ 8 岁以下儿童脊柱固有弹性增大，关节囊和韧带的弹性好，在外力的作用下椎体发生移位可自复，但对脊髓损伤特别敏感，甚至轻微牵拉、屈伸也易造成脊髓缺血坏死。因此，舞蹈下腰训练所致儿童 SCIWORA 的损伤机制可能包括：①儿童下腰时胸椎极度过伸，使椎管狭窄面积达 50%；②胸椎在后伸运动时纵向牵张，而颈腰椎、延髓和马尾圆锥始终处于相对固定位置，造成胸段脊髓牵张幅度过大，继而发生神经轴突、神经细胞和小血管钝性损伤。

【临床表现】

脊髓创伤的临床表现，因受损脊髓的部位（节段）、创伤的原因和脊髓受损的程度而异。外伤后出现的神经功能的丧失，若比较短暂，则由脊髓震荡引起；持续时间较长的是由挫伤或出血对脊髓产生压迫所致；永久性的功能丧失是由脊髓裂伤或横断伤所造成。

脊髓震荡表现为受伤后损伤平面以下立即出现迟缓性瘫痪，经过数小时至 2 天后脊髓功能开始恢复，无神经系统后遗症。脊髓休克可致脊髓功能暂时性完全抑制，以迟缓性瘫痪为特征，各种脊髓反射包括病理反射消失及大小便功能均丧失，可伴低血压或心排血量降低、心动过缓、体温降低及呼吸功能障碍等全身性改变；脊髓休克在伤后立即发生，可持续数小时至数周，儿童一般持续 3～4 天（成人多为 3～6 周），脊髓损伤部位越低、持续时间越短（如腰、骶段脊髓休克期一般小于 24 h），出现球海绵体反射或肛门反射或足底跖反射是脊髓休克结束的标记。脊髓休克期结束后，损伤平面以下仍然无运动及感觉，提示完全性脊髓损伤。

完全性脊髓创伤表现为完全性截瘫，受损脊髓节段平面以下所有运动、感觉、反射均消失，膀胱和肛门括约肌功能丧失。不完全性脊髓创伤表现为不完全性截瘫，受损平面以下尚存一部分功能。颈段脊髓损伤可造成四肢瘫。从运动、感觉、反射和自主神经功能障碍的平面，可进行脊髓损伤的纵向定位，判断脊髓损伤的节段。脊髓各个节段损伤的症状如下：①上颈段（C1～C4）损伤可引起四肢痉挛性瘫（上运动神经元性瘫）。因膈肌麻痹而致呼吸困难。②颈膨大（C5～T2）损伤，双上肢为软瘫（下运动神经元性瘫）。双下肢为痉挛性瘫。③胸段（T3～T12）损伤，上肢不受影响，双下肢为痉挛性瘫，并且有病灶水平以下全部感觉丧失。④腰段膨大（L1～S2）损伤，双下肢为上运动神经元性瘫。脊髓圆锥处损伤，四肢无瘫痪，会阴部（马鞍区）感觉缺失可影响膀胱和肛门括约肌功能可致张力型膀胱功能障碍（尿潴留）。马尾处受损可引起双下肢软瘫。脊髓节段（平面）受损程度不同亦有不同的症状：①脊髓半切损伤，表现为受损节段以下同侧肢体运动及深感觉消失而对侧痛，温觉消失，称为布朗-塞卡尔综合征。②脊髓前部受损，常见于屈曲性脊髓损伤。损伤脊髓节段以下完全性瘫，痛温觉消失而触觉及深感觉正常。③脊髓后部损伤，常见于伸展性脊髓损伤。损伤平面的下深感觉障碍，运动障碍而痛温觉存在。

【影像学表现】

1. X线平片　是脊髓创伤首选的检查方法，主要用以发现或排除脊柱骨折。通常拍摄正、侧位数字X线（DR）影像，必要时加摄斜位片以观察有无椎弓峡部骨折。

2. MRI　宜作为脊髓创伤必查项目，但一般需待病情较稳定才能进行，一些危重患儿尤其伴有意识不清、昏迷、躁动不安症状者慎用。MRI组织分辨力极高，能够可靠检出X线平片、CT无法显示的脊髓病变、脊柱挫伤、椎旁软组织损伤等病变。对严重脊柱脊髓创伤的儿童，宜行整个脊柱脊髓的MRI检查，以防漏诊病变尤其多节段非连续性脊柱脊髓损伤。技术上，以清晰展示脊髓全貌的矢状位MRI扫描为主，辅以轴位及冠状位成像，常规加脂肪抑制或水脂双抑制成像以消除高亮的椎管内外脂肪组织或脑脊液信号对病变显示的掩盖与影响，适用于评估急性、亚急性、慢性各期脊髓损伤。在脊髓出血诊断上，MRI可以不同信号组合表现来精确反映不同时期脊髓损伤出血情况及血肿演变过程，其SWI还可及时检出微出血灶；在脊髓水肿诊断上，MRI敏感度非常高，并可区分细胞毒性水肿与组织间水肿等类型，特殊序列如DWI还能可靠检出和区分脊髓梗死等。急性脊髓挫伤局部脊髓或稍粗，T_1WI低信号、T_2WI高信号影，边缘不清晰，T_2-FLAIR因脑脊液、脂肪信号抑制使细胞毒性水肿显示更为清楚；脊髓挫裂伤不仅有水肿表现，而且发现出血灶，呈T_1WI稍低或高信号、T_2WI低或等信号，亚急性期血红蛋白演变为高铁血红蛋白时则呈短T_1、长T_2信号；出血较少尤其微出血灶，SWI表现为极低信号影。MRI上，脊髓血肿与颅内血肿改变类似。MRI诊断SCIWORA临床价值肯定，并有助于评估脊髓损伤程度及预后，主要可见脊髓水肿、出血、硬膜外血肿及韧带损伤、椎间盘损伤、椎体终板损伤等改变；在DTI上，脊髓轴突损伤，其各方向扩散不受限制，导致FA明显降低、ADC明显升高。同时，MRI可排除椎管狭窄、后纵韧带骨化、黄韧带肥厚及椎间盘后突等基础疾病。

3. CT　因有辐射，一般不主张常规应用于儿童脊髓创伤诊断上。然而，CT不但能快速完成全脊椎的扫描，并基于容积CT数据作包括仿真解剖、虚拟椎管镜成像在内的各种图像后处理、观察与评价，对判断脊柱前、中、后柱骨折及评估脊柱稳定性极佳，还可揭示有无碎骨片突出或游离于椎管内，精确计算出椎管前后径与横径的损失量，直观展现MRI及平片上难以显示的附件骨折、脱位等改变，同时无须受检者过多配合，检查成功率高，赢得临床救治时间。

4.超声　在脊髓损伤诊断与评估中临床价值不大。

【典型病例】

病例1　患儿，男，7岁，因"高空坠落伤4小时余"入院。急诊行胸椎后路减压及椎管扩大成形术。影像学表现见图16-6-1。

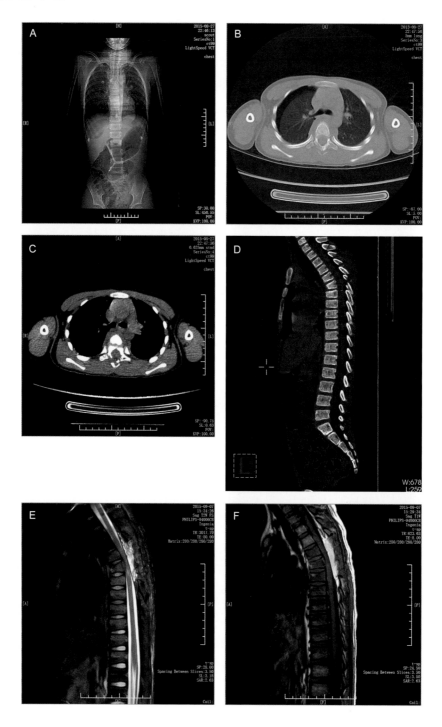

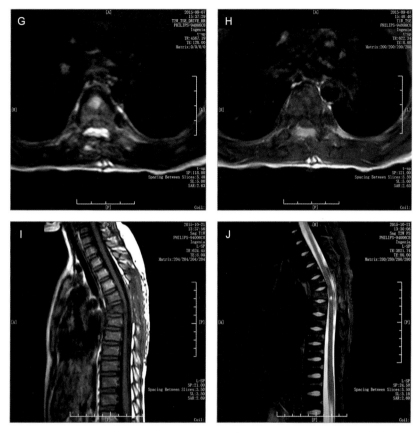

A. 胸部平片仅示右侧气胸；B. CT 中间窗清晰显示了右侧气胸和椎体、棘突、横突多发骨折；C. CT 纵隔窗显示椎弓及椎管多处骨折，部分骨片突入椎管内，脊髓肿胀、密度不均；D. 矢状面重建更为精准直观显示 T6 椎体压缩性骨折及明显后突畸形变、该椎体及毗邻多个椎体棘突多发骨折；E～H. 术后 9 天 MRI 检查，矢状位 T_2WI（E）、T_1WI（F）及轴位 T_2WI（G）、T_1WI（H）均清晰显示除 T6 椎体压缩性骨折及轻度后突畸形变外的 T3、T4 椎体挫伤（稍长 T_1、T_2 信号，边界不清）、局部脊髓挫裂伤（等 T_1、稍长 T_2 信号）及椎管内硬膜外血肿（短 T_1、长 T_2 信号）等改变，局部脊髓仍轻度受压、变扁，椎管内无碎骨片影；I、J. 术后 1 个半月随访复查 MRI，显示局部脊髓软化，软化灶呈经典境界清楚的 T_2WI 高信号（I）、T_1WI 低信号（J），椎管内血肿基本吸收，脊髓压迫基本解除。

图 16-6-1　多发复合伤影像学表现

病例 2　患儿，女，5 岁，因"由 5 楼坠落 2 天，胸部以下瘫痪 2 天"入院。查体：颈部颈托固定、双侧闭式引流中，左侧肺部呼吸音减轻，双下肢无自主活动，双下肢肌张力略高，胸部以下痛触觉消失，经胸椎管脊髓神经根粘连松解及椎管扩大成形术等治疗后，双下肢肌力部分恢复出院。影像学表现见图 16-6-2。

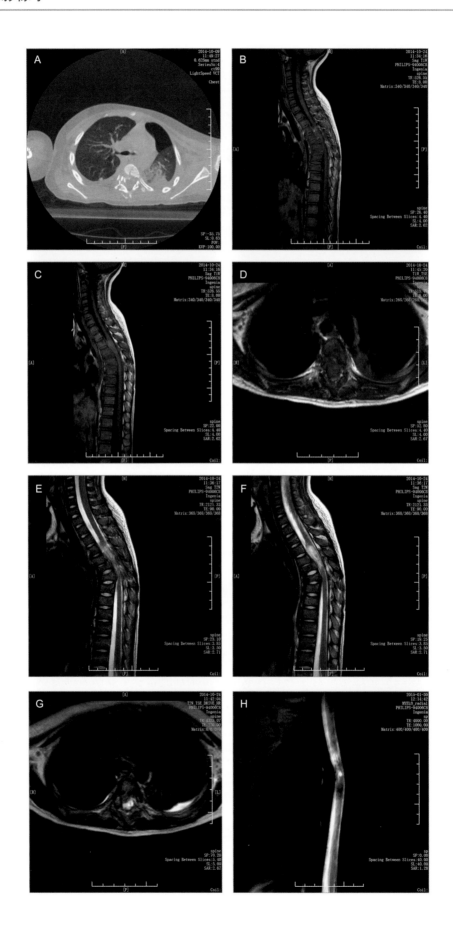

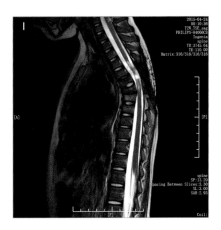

A. 伤后第 3 天胸部 CT 示 T5～T6 椎体压缩性骨折、滑脱，部分碎骨片突入椎管内、局部脊髓肿胀、密度不均、脊髓外间隙消失且模糊不清；双肺挫裂伤、左侧血气胸；B～G. 伤后第 18 天 MRI 检查，显示 T5～T6 椎体压缩性骨折、滑脱并压迫毗邻脊髓，局部脊髓明显变粗，信号明显不均匀，以稍长 T_1、T_2 信号的脊髓水肿为主，伴斑点状稍短 T_1、T_2 信号的脊髓出血灶，病变几乎累及该节段整个脊髓，无论 T_1WI（B、C、D）或 T_2WI（E、F、G）上均呈混杂信号改变且境界不清；H. 术后 3 个月复查 MRI 显示出血灶基本吸收、脊髓病变部分境界变清、呈软化趋势；I. 术后半年复查 MRI 示脊髓病变轮廓更为清楚、呈软化改变，该节段脊髓较萎小。

图 16-6-2　外伤影像学表现

【诊断要点】

根据患儿的病史、体格检查并结合辅助检查，一般诊断不难。患儿有明确的外伤史，如车祸、高处坠落或运动跌倒等；有不全性或完全性瘫痪表现，如感觉、运动功能丧失，大小便障碍等；脊髓损伤常合并脊柱骨折，检查时脊柱可有畸形、伤处局部疼痛、压痛或运动受限等。

脊髓损伤主要依靠 MRI，发现脊髓水肿、出血甚至断裂和（或）椎管血肿，X 线正、侧位片或 CT 发现椎体和（或）附件骨折、脱位，诊断容易。然而，早期判断脊髓震荡或脊髓实质损伤尚有一定的困难，两者早期均表现为弛缓性瘫，但前者多为不完全性而且在数小时到数天内恢复正常，后者为完全性、短期内不能恢复，2～4 周后演变为痉挛性瘫并且出现病理反射，且 MRI 有明确脊髓病变阳性发现。

需指出的是，尽管一些外伤性脊髓损伤不伴有脊柱骨折或脱位，但多数情况下，脊髓损伤都与其相对应的脊柱损伤类型和损伤部位有关，脊髓、脊柱损伤诊断不可偏废。

【鉴别诊断】

本病主要与非外伤性脊髓损伤尤其急性脊髓炎、脊髓梗死和急性播散性脑脊髓炎等病变相鉴别，其鉴别要点是创伤性脊髓损伤急性起病、进展快且无前驱发热等症状，而且后者明显无外伤史、MRI尤其增强 MRI 可见相关病变的阳性发现（包括 DWI 上的弥散受限改变及钆剂增强扫描上的异常强化表现等）。

同时，应特别注意舞蹈下腰练习者创伤性脊髓损伤（如 SCIWORA）与基于脊髓基础病变的非创伤性脊髓损伤进行甄别，后者运动只是一个诱因，容易造成诊断陷阱。

【治疗】

急性创伤性脊髓损伤的治疗包括以减少进一步神经功能恶化，以及促进神经功能恢复为目的的治疗与干预，其最终目的是使脊柱稳定，避免其成为疼痛的根源，防止随后的神经损害或畸形。为此，其治疗原则是及时恢复脊柱完整性、稳定性，解除脊髓压迫，改善其血液循环和脑脊液循环，并积极预防各种并发症的发生。保守治疗主要包括卧床休息及外固定、脊柱闭合性干预如手法治疗和（或）脊柱复位、枕颌带牵引、颈托制动、支具固定止动及镇痛、止血、激素应用与脱水治疗等。开放式手术固定及减压、脊神经根粘连松解、椎管扩大成形手术等，也常常作为备选的治疗手段。

（李莉红，杨秀军）

参考文献

[1] 杨先春，吴汉斌，左敏，等.CT "李琦岛征" 和 "黑洞征" 对脑挫裂伤血肿扩大的预测价值 [J]. 中国 CT 和 MRI 杂志，2019，17（6）：5-8.

[2] 张合林，展如才，田爱民，等.脑挫裂伤 CT 与临床分型的应用价值 [J]. 中国医疗前沿，2008，3（16）：27-28.

[3] 吴景文，章翔，费舟，等.弥漫性脑损伤的诊断与救治 [J]. 中华创伤杂志，2003，19（3）：142-144.

[4] 郏潜新，王文浩，徐玉琴，等.外伤性颅内静脉窦血栓形成的 MRI 诊断 [J]. 中华神经医学杂志，2006，5（5）：503-505.

[5] 汪一棋，钟兴明，蔡勇，等.磁共振波谱成像联合弥散加权成像预测脑挫裂伤迟发性脑水肿 30 例临床分析 [J/CD]. 中华危重症医学杂志（电子版），2018，11（5）：298-300.

[6] 汤永洋.CT 引导下脑内血肿穿刺引流术治疗基底节区脑出血疗效分析 [J]. 中国实用神经疾病杂志，2013，15（15）：79-80.

[7] 魏小兵，黄喆，董宇为.CT 平扫在小儿颅脑外伤性硬膜外血肿早期诊断及术后短期复查中的临床运用价值分析 [J]. 中国 CT 和 MRI 杂志，2019，11（17）：23-25.

[8] 黄德尧，唐健，丁斌.钻孔抽吸引流术治疗急性硬膜外血肿 23 例 [J]. 临床和实验医学杂志，2008，7（7）：122-122.

[9] 赵培源.外伤性蛛网膜下腔出血的 CT 分析 [J]. 影像研究与医学应用，2019，1（3）154-155.

[10] 于海青，张玉华，单若冰，等.B 超对新生儿蛛网膜下腔出血的诊断价值探讨 [J]. 中国优生与遗传杂志，2000，8（2）：98-98.

[11] 廖祖元.外伤性蛛网膜下腔出血的 CT 分析 [J]. 中国临床医学影像杂志，2006，11（17）：1-2.

[12] 邱乃锡，罗家扬，刘俊辉，等.儿童外伤性硬膜下血肿的临床救治及特征分析 [J]. 中国实用神经疾病杂志，2016，19（13）：21-22.

[13] 李家志，任力，李强，等.婴幼儿及儿童外伤性硬膜外血肿治疗决策 [J]. 中国小儿急救医学，2010，16（6）：588-589.

[14] 夏佐中，李映良，梁平，等.小儿外伤性硬膜外血肿的诊断和治疗 [J]. 中华小儿外科杂志，2012，21（1）：22-24.

[15] 谢坚，罗世祺，马振宇，等.儿童硬膜外血肿的治疗 [J]. 中华创伤杂志，2013，20（9）：533-535.

[16] 程华，刘宁瑶，伍妘，等 . 儿童无骨折脱位型脊髓损伤的 MRI 特征 [J]. 放射学实践，2015，30（8）：865-868.

[17] 王一吉，周红俊，卫波，等 . 儿童脊髓损伤 275 例人口学与损伤特点 [J]. 中华实用儿科临床杂志，2015，30（23）：1798-1800.

[18] DERDERIAN S C，GREENAN K，MIRSKY D M，et al. The utility of magnetic resonance imaging in pediatric trauma patients suspected of having cervical spine injuries[J]. J Trauma Acute Care Surg，2019，87（6）：1328-1335.

[19] GRASSNER L，WUTTE C，ZIMMERMANN G，et al. Influence of preoperative magnetic resonance imaging on surgical decision making for patients with acute traumatic cervical spinal cord injury：A survey among experienced spine surgeons[J]. World Neurosurg，2019，131：e586-e592.

第十七章　呼吸系统

第一节　肺创伤

【概述】

肺创伤临床较常见，多由撞击伤或高压气浪伤引起，可见于外伤着力部位，亦可见于对冲部位。肺挫伤是肺组织因创伤而水肿、出血但无撕裂的一种肺损伤，是主要的胸部钝性伤，占胸部钝性伤的 30% ～ 70%，死亡率达 10% ～ 20%，严重肺挫伤死亡率更高，是胸部创伤的主要死亡原因之一。

【病理生理】

肺挫伤是一种实质细胞损伤，是由于暴力作用于胸壁，使胸腔容积缩小，增高的胸内压力压迫肺脏，引起肺实质出血、水肿，外力消除后变形的胸廓回弹，在产生胸内负压的瞬间又导致原损伤处附加损伤。早期病理改变主要为肺泡内出血、肺不张、水肿、实变和实质破坏，这些改变在早期是可逆的，在伤后 12 ～ 24 h 内呈进行性发展，若不能有效控制可进一步发展成急性呼吸窘迫综合征（acute respiratory distress syndrome，ARDS）。肺挫伤后肺实质（也可有肺间质）内液体渗出或出血，可局限于肺的一叶甚或全肺，肺的周边部分较肺门区严重。光学显微镜下主要可见肺毛细血管损伤，间质及肺泡内血液渗出及间质水肿，细胞液及渗出液广泛充满肺泡内，肺泡间质出血，以肺外围部多见，并可见肺不张，上述表现多在外伤后 4 ～ 6 h 内出现，24 ～ 48 h 开始吸收，3 ～ 4 天可完全吸收，较慢者可于 1 ～ 2 周后吸收完毕。这些改变可影响肺的气血屏障，降低肺顺应性，增加肺内分流，使患者出现低氧血症。同时肺挫伤患者也更易发生 ARDS，如合并休克则大大增加了肺挫伤 ARDS 的发生率。

【临床表现】

轻度肺挫伤多无症状，较重的肺挫伤可有呼吸窘迫、咳嗽或气管吸引时有血性分泌物。伤侧胸壁有皮肤擦伤或淤血，常合并局部肋骨骨折。

【影像学表现】

1. X 线胸片　肺纹理边缘模糊不清，失去正常锐利的边界，可见非段性分布的斑片状或片状较淡薄的阴影，边缘模糊。平片在伤后 6～8 h 出现粟粒样、斑片状或弥漫性阴影，经临床治疗后 48～72 h 开始消散。

2. CT　发现肺挫伤较 X 线胸片敏感，可显示轻微的肺挫伤改变，表现为边缘模糊磨玻璃样密度影，常呈外围性非段性分布，邻近肋骨骨折及胸壁血肿处。同时 CT 能更好地显示胸壁外伤性改变。在早期及吸收期平片呈阴性时 CT 即可见肺内淡片状渗出影。病变集中于受伤侧的肺外围，无节段分布规律。支气管周围渗出，肺组织可见小范围渗出实变，损伤严重可呈大片聚集或致密融合。在致密实变的肺组织内，可见到透亮的支气管腔。肺挫伤后吸收消散较快，消散快者伤后 48 h 开始吸收消散。如伤后 3 天无吸收反而范围扩大则病情加重，需考虑局部肺内继续渗出或有继发感染等并发症。创伤性肺假性囊肿（traumatic pulmonary pseudocyst，TPP）是一种少见的胸部闭合损伤后肺实质内囊性病变，儿童好发，是诊断肺撕裂伤的重要征象之一，可呈气囊肿、气液囊肿及血肿 3 种表现。

3. 超声及 MRI　对肺挫伤诊断帮助不大。

【典型病例】

病例 1　患儿，女，3 岁 9 个月，从行驶中电瓶车上摔下 4 h，诉胸痛，右肺挫裂伤。影像学表现见图 17-1-1。

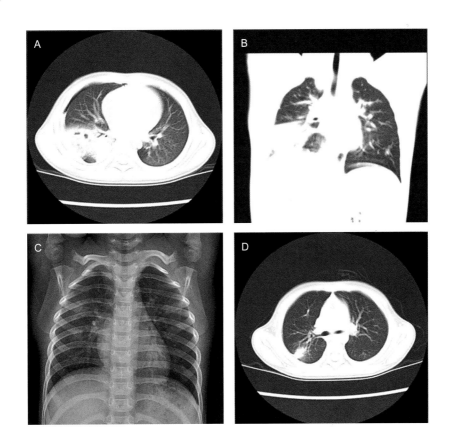

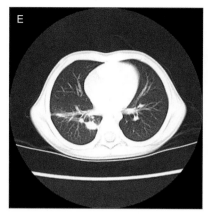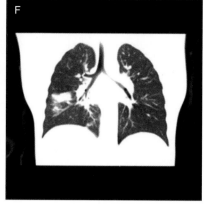

伤后 2 天 CT 轴位（A）及冠状位重建（B）肺窗图像示右肺下叶大片边缘模糊致密阴影伴右侧少量血气胸；伤后 5 天胸片（C）显示右肺病变明显减少、右侧第 4、6 后肋骨折；伤后 10 天复查 CT，不同层面（D、E）及冠状位重建（F）肺窗图像显示右肺病变明显吸收减少、境界变得清楚，原来血气胸完全吸收。

图 17-1-1　右肺挫裂伤影像学表现

病例 2　患儿，男，2 岁，车祸伤 6 h，呼吸促、胸痛、咳粉红色痰致肺挫裂伤。影像学表现见图 17-1-2。

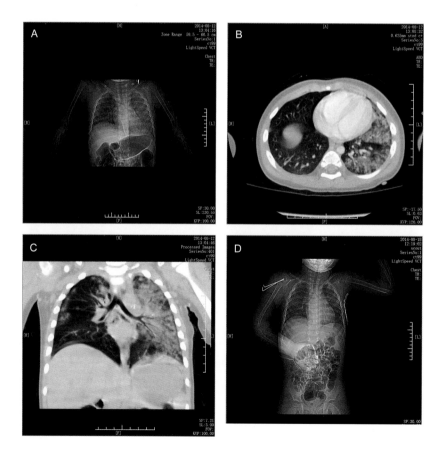

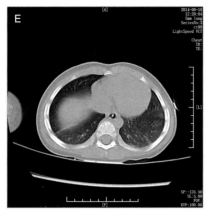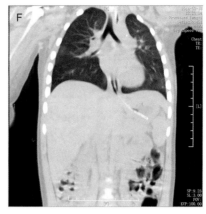

伤后当天胸片（A）及 CT 轴位（B）及冠状位重建（C）肺窗图像示双肺挫裂伤渗出血（左侧为多、境界模糊）及右侧少量纵隔旁气肿；伤后 1 周复查胸片（D）及 CT 轴位（E）及冠状位重建（F）肺窗图像显示双肺病变基本吸收，纵隔旁气肿完全消失。

图 17-1-2　肺挫裂伤影像学表现

【诊断要点】

肺挫伤多是胸部复合伤的一部分，可见于外伤着力部位或对冲部位，为形态不规则淡薄的致密影，边缘模糊，结合外伤史，多可明确诊断。钝性胸伤患者，气管内出现泡沫样红色水肿液，早期即有呼吸困难，无吸入性肺炎史，而胸部 X 线片显示有大片实质阴影，应考虑为肺挫伤。24～48 h 后浸润阴影渐见清晰时，可诊断为肺挫伤。病情允许而有条件者，可行 CT 检查，肺挫伤后 10 min，扫描即显示有改变，伤后 2 h 更为显著。

以临床综合诊断结果为参照，CT 对胸腹部损伤的诊断灵敏度、特异度、准确率均高于 X 线，采用多排螺旋 CT 检查可准确检出胸部挫伤，有利于明确胸腹部损伤患者伤情，为临床治疗提供可靠依据。

【鉴别诊断】

有时需与感染性病灶鉴别，动态观察肺挫伤吸收速度快、影像征象变化快（肺炎变化以周计、肺挫伤变化以天计），有助于鉴别。创伤性肺假性囊肿需与各种类型的先天性肺气道畸形、肺囊肿等相鉴别，前者有肺创伤史且多伴肋骨骨折征象，CT 检查较胸片甄别价值更高。

【治疗】

无论何种原因所致的肺挫伤，其病理改变均相似，但病理生理方面尚存在一定差异，特别是伴有连枷胸或合并休克时的治疗尚存争议，因而在治疗上亦有差异与偏重。但肺挫伤总的治疗原则是限制液体入量，应用激素、抗感染、吸氧，同时应密切注意病情变化，予以适当的利尿、镇痛、止血和输注胶体、雾化吸入等治疗措施。治疗应围绕以下几个方面进行：①充分有效的止痛；②保持呼吸道通畅；③机械通气治疗；④监测血气，纠正代谢性酸中毒；⑤容量复苏；⑥药物治疗等。同时，对于多发伤患者，一定要遵循多发伤救治方案，分清主次、兼顾全局，因为单纯肺挫伤的全身并发症和死亡率较低，但如合并连枷胸、失血性休克和颅脑外伤，其死亡率可数倍增高，且多数死于 ARDS。

【延伸知识】

连枷胸是指严重闭合性胸部损伤导致多根、多处肋骨骨折，局部胸壁失去肋骨支撑而发生软化，患者出现反常呼吸，即吸气时软化区胸壁内陷，呼气时外突的现象，常合并肺挫伤，是一种严重的胸部创伤患者病死率高达 15% ～ 36%。

（李婷婷，杨秀军）

第二节　气道创伤

【概述】

外伤性气道创伤多为较严重的外伤引起，临床较少见，但近年来随着意外事故增多，本病发生率呈增加趋势。其中，创伤性气管或支气管断裂病情危急，误诊率及死亡率均较高，早期诊断、及时治疗是减少死亡率的关键。

【病理生理】

外伤性气道创伤可发生于气管及支气管各段，以隆嵴附近多见，80% 以上的支气管断裂发生在距隆嵴 2.5 cm 以内，左侧多于右侧。

3 种力量的综合作用可能是发生支气管损伤的重要途径：①胸部突然受暴力撞击，患者屏气关闭声门，支气管内压力骤升，导致管壁较薄弱处破裂。②外力对胸前缘方向挤压，两肺有向左右分离的压力，致在隆嵴附近支气管断裂。③胸廓富有弹性，前胸受到撞击或在突然减速时，随之产生回弹力，这种剪力的传导即对胸廓的撞击伤和胸内脏器的冲撞伤，可致支气管断裂。多数撕裂伤发生在主支气管，少数在叶支气管。

【临床表现】

支气管断裂后，部分肺通气功能丧失，造成较大的血液分流是产生支气管断裂后病理基础，易出现呼吸困难和发绀。同时，临床可有明显咯血，如有支气管血块堵塞，可出现呼吸困难。气管支气管裂伤多是胸部严重复合伤的一部分，常有胸痛等症状。

【影像学表现】

1. X 线胸片　气管及支气管裂伤常无明显异常，也可显示纵隔气肿或皮下气肿等间接征象，病变严重者可示继发性肺不张。颈部、纵隔气肿为气管、支气管裂伤最早、最可靠的 X 线征象。气管支气管周围有弹性结缔组织鞘膜，如果支气管断裂而周围鞘膜仍保留完整时，支气管通道可保留而无气体进入纵隔，但少量气体通过支气管壁裂隙漏出，局限于支气管周围结缔组织鞘膜下与支气管壁之间，这些局部环绕于支气管壁外围，可见透亮气体阴影。如断端移位，可表现为透亮支气管腔成角变形，甚至明显中断，断端支气管移位。急性期的出血和肿胀，慢性期的肉芽组织增生和瘢痕组织形成均可产生支气管阻塞和肺不张。一侧支气管断裂时，立、卧位胸片显示伤侧肺因失去支气管悬吊作用而坠入胸腔底，位于心膈角处。与一般气胸正相反，萎陷肺被压缩向纵隔，这种肺下垂于心膈角或胸腔低位称为"肺坠落征"，是最有鉴别诊断价值的征象。但在血胸或支气管周围纤维膜未断离时，"肺坠落征"可不明显。气管、支气管断裂有时可无任何异常 X 线征象，部分患者经几年后才能做出诊断。

2. CT　气胸和肺萎陷为主要征象，仅部分病例可见到断裂支气管腔。CT 还可直观显示气管、支气管管壁缺损、管腔狭窄、移位或成角畸形等异常征象。常规 CT 扫描有时可能漏诊，主张常规利用后处理重组支气管树，以显示气管、支气管裂伤部位、损伤程度及继发改变。CT 显示气管或支气管壁连续性中断，支气管气柱中断呈盲端，即支气管气柱断裂征，为支气管断裂直接征象。支气管断裂口开放于胸膜腔内者为Ⅰ型，支气管断端或裂口与胸膜腔不相通者为Ⅱ型，均包括完全性和部分性支气管断裂两种情况。Ⅰ型由于断裂口与胸膜腔相通，早期（3 天内）可出现大量气胸或血气胸，同时出现同侧肺萎陷或肺不张。Ⅱ型由于裂口不与胸腔相通，且胸膜完整，主要表现为纵隔气肿和颈胸部皮下气肿。

3. B 超和 MRI　对气道创伤诊断与评估临床价值不大。

【典型病例】

患儿，男，3 岁，自 3 层坠楼摔至 1 楼，无昏迷、发绀及气急，手术证实左主支气管断裂。影现学表现见图 17-2-1。

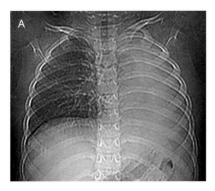
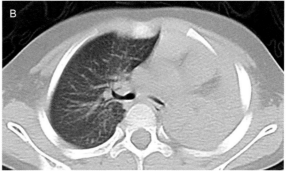

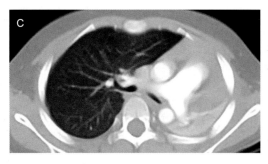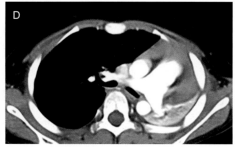

A.胸片示左侧支气管气柱影中断呈盲端，左侧胸腔致密影提示继发左肺不张，纵隔气管及心影左移；B、C.CT平扫（B）及增强（C）中间窗示左侧支气管气柱影中断呈盲端，残留段较对侧细，左肺不张，心脏明显左移；D.增强扫描纵隔窗清晰区分心脏、大血管、气道及不张的左肺，未见明显出血及气胸征象，属Ⅱ型支气管断裂（完全性）。

图 17-2-1　左主支气管断裂影像学表现

【诊断要点】

气管、支气管裂伤较少见，发生于胸部特定外伤。胸片和 CT 平扫有重要临床价值，CT 三维重建图像效果更佳。CT 表现较为特征，可见气管或支气管壁连续性中断、支气管气柱断裂征、肺不张、纵隔及皮下气肿、气胸或液气胸，结合外伤史、肋骨骨折，多可明确诊断。早期支管镜有诊断价值，慢性期内镜检查意义不大。

【鉴别诊断】

本病常需与气道异物及先天发育异常等进行鉴别。异物吸入史及直接异物成像与显示，是诊断气道异物的关键；先天性肺发育不良者病史较长，且无外伤史。

【治疗】

当胸片发现肋骨骨折、纵隔积气和气胸时应怀疑支气管撕裂而进行 CT 检查，以明确损伤部位、破裂位置与气管隆嵴的关系及远端支气管和肺的情况，有助于决定麻醉方法和手术计划，小的破裂可以自行愈合而不需手术治疗。

（李婷婷，杨秀军）

参考文献

[1] 王秀波，赵建明，杨军舰，等 .DR 与螺旋 CT 诊断急诊胸腹部创伤中的临床应用价值分析 [J]. 中国 CT 和 MRI 杂志，2017，15（3）：72-74.

[2] 周建勤，汪秀能，章学胜，等 .肺外伤性血肿的影像学诊断 [J]. 放射学实践，2008，23（5）：498-500.

[3] 商文海，索峰 .肺叶外离征—支气管断裂的特征性表现 [J]. 实用放射学杂志，2005，21（2）：173，188.

[4] 薛孟华，闫小龙，朱以芳，等 .胸部钝性伤合并气管、支气管断裂的诊断与治疗 [J]. 创伤外科杂志，2019，21（9）：667-670.

[5] DARRAS K E, ROSTON A T, YEWCHUK L K. Imaging acute airway obstruction in infants and children[J]. Radiographics，2015，35（7）：2064-2079.

[6] 龚瑞，尹姬，郑西卫，等 .外伤性支气管断裂的影像诊断 [J]. 临床放射学杂志，2003，22（8）：674-676.

第十八章　消化系统

第一节　肝创伤

【概述】

在儿童钝性损伤中，肝脏是最常见的受伤脏器。受到外力作用时，由于儿童的腹壁发育不成熟，很容易变形，肝脏因此缺少保护而易受到来自表面肋骨的损伤。

【病理生理】

肝脏周围包绕被膜，如果肝实质损伤未累及肝脏表面，或损伤延伸到肝脏表面但被膜完整未破裂，则出血局限，如果被膜破裂出血外溢则出现腹腔积血。大样本研究显示，大约2/3的肝损伤患儿会出现腹腔积血。腹腔积血可以弥漫分布于大网膜囊内。通常大量液体聚集于盆腔。如损伤延伸到裸区时，可能导致腹膜后出血，血液通常围绕右肾上腺或扩展至肾前间隙内。

【临床表现】

患儿主要临床表现为右上腹或全腹疼痛；血液外溢后会出现腹膜刺激征及休克等。

【影像学表现】

1. X线　腹平片可发现右下胸部肋骨骨折，膈上肺部挫伤，胸腔积液，气胸或皮下气肿，腹腔积液，肝影增大、下缘模糊不清，结肠肝区向下方移位等。

2. 超声　急性破裂（新鲜出血）表现为强回声区，呈片状或线状，也可表现为低回声或不均匀回声；肝内血肿为边界清楚的无回声区；肝内血凝块为边界不清的低回声区；血肿纤维化时回声增多增强；如果血肿内的血液与血块共存时，无回声区内有略强的点片状回声，可有漂浮；肝包膜破裂时，肝轮廓线中断及分离，局部向外突出，呈无回声区。

肝周血肿及腹腔积血时，表现为肝周无回声区及腹腔内游离性无回声区。

即使超声未发现有明显的破裂口，只要发现腹腔内有积液，尤其是肝周发现异常积液，结合肝区外伤史，也可提示肝脏破裂的可能。连续动态观察，有助于发现损伤的存在。

3. CT　肝内血肿急性期呈略高或等密度区，周围有低密度不规则水肿带，增强扫描表现为不同形状的无强化区，可以是线性或分支状，随时间推移，血肿密度逐渐减低、范围逐渐缩小。伤后 3 ～ 6 周血肿液化，CT 值可近似水密度。

包膜下血肿多为等或低密度新月形阴影，其边缘清楚，常见于肝外侧前缘或肝后缘。

如有腹腔出血显示肝后缘及结肠沟处有积液，CT 值为 10 ～ 50 HU，低于肝密度。

【典型病例】

患儿，女，12 岁，车祸伤后 3 周，右上腹痛。CT 表现见图 18-1-1。

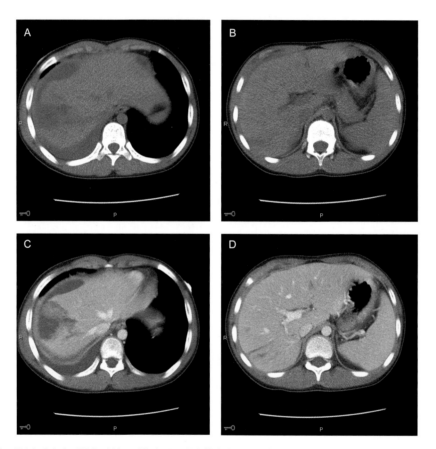

A、B. 轴位平扫示肝右叶密度不均匀减低，肝缘旁见弧形液体密度影，局部肝缘受压凹陷、提示包膜下积液；C、D. 增强 CT 轴位扫描示肝右叶损伤区不均匀强化减低，肝周积液无强化。

图 18-1-1　肝挫裂 CT 表现

【诊断要点】

外伤后，急性期 CT 平扫肝内出现略高或等密度区，随时间延长密度逐渐减低，增强扫描血肿范围显示清晰，表现为不同形状的无强化区，同时可伴肝周或腹腔血肿。

CT 能确认肝损伤的存在，同时可以了解肝损伤的范围及类型，具有很高的敏感性和特异性。临床怀疑肝损伤时，CT 是首选检查方法。尤其对肝周围血肿及腹腔积血而肝内损伤征象不明显的患者，必须行腹部增强 CT 扫描，有助于明确诊断。

【鉴别诊断】

肝损伤患儿的临床症状和影像学检查与胃肠道穿孔、腹腔脓肿及腹膜炎类似，但结合临床外伤病史不难鉴别，有时外伤类型隐匿、需仔细询问病史。

【治疗】

随着影像学进展和肝外伤诊疗经验的积累，非手术治疗在肝外伤救治中占有重要地位。在急救措施完善、血流动力学稳定、低等级肝外伤的情况下，可考虑采取非手术治疗为主的综合治疗。严重肝外伤或伴多发损伤，有明确的腹腔活动性出血，经积极抗休克治疗血压仍不稳定的患者需积极的手术治疗。介入、腹腔镜等治疗方法具有创伤小、减少开腹并发症等优点，是重要的微创辅助治疗方法。

儿童绝大多数肝损伤出血都能够自发停止，即使损伤很严重，也可能在非手术治疗的情况下成功自愈。其原因可能是由于儿童与成人相比，血管更细小，血管收缩能力更强。仅约 1% ～ 3% 的肝损伤患儿需要手术或血管内止血。

【延伸知识】

肝外伤后肝内门脉周围可能出现环形低密度区。这些低密度区域并不代表肝损伤，主要是液体复苏后，由于血管内第三间隙液体流失导致门脉周围淋巴管的扩张所致。

CT 增强检查除了可更清晰地显示肝撕裂伤病变外，还可用于评估病灶区肝脏的血供情况，是判断预后的重要辅助手段。

目前，存在用于量化评估肝损伤严重程度的多种分级量表，量表普遍强调损伤所累及的解剖范围，包括被膜的完整性、被膜下的损伤范围、实质的损坏程度及血管蒂的累及与否。目前，使用最广泛的评分量表为创伤严重度评分（ISS）表，最初是为了反映患者的外科表现，现在常被用来依据 CT 图像评估脏器损伤的严重程度。但值得注意的是，在儿童群体，不能通过量表评分判断手术治疗的必要性，但可用于辅助制定患儿的护理级别、住院时长和活动限制程度。

（杨　洋）

第二节　脾破裂

【概述】

脾外伤常见于年长儿的腹部钝挫伤，腹痛呈进行性加重，易合并休克现象。

【病理生理】

脾组织脆弱且接近体表，缺乏周围组织结构的保护，不管是钝性撞击还是暴力冲击均较易伤及脾脏。脾脏损伤经常合并其他器官的损伤，复杂损伤可导致脾破裂或碎裂。同时可合并实质内或被膜下血肿。和肝脏损伤类似，脾损伤是否出现腹腔积血，取决于脾脏被膜是否完好。大约25%的脾损伤不会出现腹腔积血。损伤累及脾门时，血液可以沿着脾肾韧带进入肾前间隙包绕胰腺。

【临床表现】

患儿左上腹有腹膜刺激征；左肩部疼痛时可提示脾损伤。如有腹部触痛和腹胀时，提示有腹腔内出血。

脾破裂亦可见于新生儿第 2～5 天，表现为突然苍白、呻吟、呼吸及循环衰竭。

【影像学表现】

1. X 线　腹平片可表现为左上腹致密、外形模糊不清，有时可见肋骨骨折。左侧胸腔积液。随时间延长，可见腹腔内积液。肠间隙增宽，充气肠管向中央移位，结肠脾曲下移。

2. 超声　脾外伤超声诊断准确率高，为重要检查方法。脾大、轮廓中断；脾内新鲜出血表现为强回声、低回声或不均匀回声；血肿机化表现为脾内不规则索条状或分隔样结构或多房状结构；包膜下血肿表现为混合性肿块回声、被脾包膜包绕，被压缩的脾实质回声增强；脾周血肿或腹腔积血时，表现为脾周无回声区及腹腔内游离性无回声区。

3. CT　脾撕裂伤可使脾外形不规则，最早期脾内血肿为圆形或椭圆形等密度或稍高密度，数日后多为低密度且密度不均匀。增强扫描脾实质强化、血肿不强化，急性期撕裂处边缘不清，愈合期表现为边缘清楚的裂隙影。

包膜下出血多见于脾外后缘，呈新月形，相邻脾实质受压变平或内凹，新鲜出血密度略高或近似于脾实质，而后逐渐降低。增强扫描血肿不强化。包膜下出血可于外伤后数日发生，因此 CT 复查很重要。

腹腔内出血常见于脾后侧和结肠沟内，CT 值高于腹腔积液密度。CT 有时可发现肋骨骨折和腹壁穿通伤。脾外伤可合并胸腔积液和肺挫伤。

【典型病例】

患儿，男，6 岁，车祸伤后 8 h，左上腹痛。CT 表现见图 18-2-1。

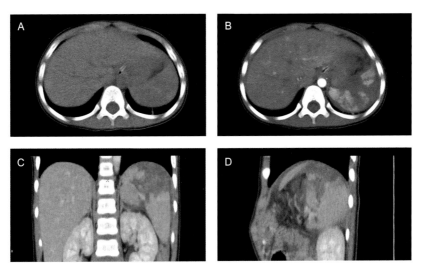

A.轴位平扫可见脾脏密度不均匀，可见斑片状稍高密度影；B～D.增强 CT 扫描轴位（B）、冠状位（C）、矢状位（D）示脾脏内见不规则撕裂伤、边缘模糊不清，损伤处及血肿区无强化。

图 18-2-1 脾破裂 CT 表现

【诊断要点】

脾内血肿表现为等密度或稍高密度，而后逐渐降低。增强扫描脾实质强化、血肿不强化。急性期撕裂处边缘模糊，愈合期则边缘清楚。同时可合并脾脏外后缘包膜下血肿和腹腔内出血。

CT 检查能够确认脾损伤的存在，同时还可以了解损伤范围，并有很高敏感性和特异性。临床疑有脾脏破裂时首选 CT 检查。对单一撕裂或脾周血肿、腹腔积血的患者，CT 平扫损伤征象可不明显，必须行增强 CT 检查，结合临床明确诊断。

【鉴别诊断】

早期增强扫描脾脏强化不均匀，脾脏的分叶状或裂隙很像撕裂伤。脾脏不均匀强化归因于脾脏内白髓和红髓强化的差异。静脉注射造影剂后至少延迟 70 s 再进行扫描可避免这种伪影的产生。另外，脾脏分叶和裂隙通常边缘光滑，从而可以与形态不规则的撕裂伤相鉴别。

【治疗】

儿童创伤闭合性脾破裂，由于可通过血液吸收、裂伤融合、缺损缩小、均质性恢复 4 个病理过程达到自身修复，为此大多数脾脏损伤不需要手术治疗即可自愈。国外儿童脾破裂非手术治疗的选择率约 83%，其中成功率达 95%；国内报道儿童脾破裂非手术治疗的选择率为 62.2%，成功率为 96.4%。但严重病例尤其保守治疗失败者，需行脾脏切除或微创介入脾动脉栓塞，以治疗顽固性脾脏出血。此时需预防出现脾切除术后凶险性感染（overwhelming post splenectomy infection，OPSI）等并发症，该并发症病死率极高。

目前有多种评分量表用于客观量化脾损伤程度，与评价肝脏损伤的量表一样，这些量表不能用于判断患儿是否需要外科治疗，而是用于非手术治疗的临床决策。

（杨　洋）

第三节　胰腺损伤

【概述】

胰腺为腹膜间位器官，位置深而隐蔽，受伤概率小，儿童的胰腺损伤相对更加罕见。胰腺体部的损伤通常是脊柱直接压迫的结果，而胰腺头部和尾部损伤多源自侧腹部撞击。胰头挫伤常合并肝脏、胆总管和十二指肠损伤，后果严重；胰尾部损伤可合并脾破裂。自行车车把撞击是儿童常见的胰腺损伤原因。

【病理生理】

胰腺闭合伤的病理变化呈进行性。胰腺损伤后早期为一般性挫伤，挫伤后胰液可由挫伤处外溢至胰腺间质，继而出现胰腺自我消化，最终演变成"继发性断裂"，自我消化至继发性胰腺断裂的时间长短不一。

【临床表现】

本病临床表现为上腹部剧痛、隐痛，背部放射痛，伴恶心、呕吐及腹胀，肠鸣音减弱或消失。典型临床表现为，与体征不相称的腹痛。由于胰腺主要位于腹膜后，常无腹膜刺激症状。胰腺损伤较重者，液体可积聚于小网膜囊内表现为上腹明显压痛和肌紧张，还可因腹肌受刺激而出现局部疼痛。外渗的胰液经网膜孔或破裂的小网膜进入腹腔后，可很快出现弥漫性腹膜炎。单纯胰腺钝挫伤临床表现不明显，往往延误诊断，直到形成假性囊肿时才被发现。血淀粉酶对胰腺创伤早期诊断的价值评价不一。

【影像学表现】

1. CT　其征象包括局部或弥漫性胰腺肿大，密度不均匀，边缘模糊。胰腺撕裂伤或断裂表现为胰腺表面连续性中断，内见低密度渗出或高密度血肿影。胰腺内血肿如未及时清除，密度逐渐减低，则呈假性囊肿征象。

胰周改变包括胰周被膜和肾前筋膜增厚，以及胰周、肾旁间隙积液。目前普遍认为，外伤后出现的胰周积液是胰腺损伤早期且相对可靠的征象，该征象甚至比直观的胰腺撕裂伤更常见。

薄层螺旋CT增强扫描有助于显示胰腺裂口与对比剂外溢等征象，观察主胰管断裂时，远端主胰管呈弯曲的低密度管状影。CT还可根据胰腺实质损伤程度间接判断胰管是否可能破裂。如发现胰腺深度裂伤或横断，且损伤早期胰腺内部出现积液时，则高度提示合并胰管破裂可能。

胰腺损伤可演变成胰腺假性囊肿，胰腺损伤后约一半的局限性积液能够自发吸收，另一半则演变为胰腺假性囊肿，后者需经皮或手术引流。胰腺假性囊肿最常见的位置是胰腺内或胰周肾前间隙内或小腹膜腔，还可偶见于腹部或盆腔的任何部位。

2.超声 胰腺局部或弥漫增大，内部回声不均匀，伴有胰周积液。易受肠内气体的干扰而影响诊断。

3.MRI MR 胰胆管成像（MR cholangiopancreatography，MRCP）在检测主胰管损伤方面是一种无创、敏感性和特异性均较好的方法，对判断胰管损伤及损伤程度有较大帮助。对内镜下逆行胰胆管造影（ endoscopic retrograde cholangiopancreatography，ERCP ）检查禁忌或难以接受者，可考虑行 MRCP 检查。

【典型病例】

患儿，女，9 岁，腹部撞击伤 8 h，腹痛、腹涨伴恶心。CT 表现见图 18-3-1。

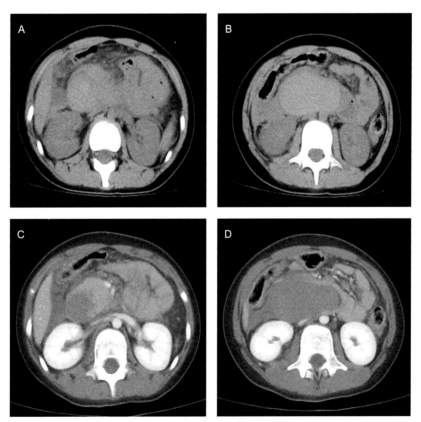

A、B.平扫示胰头及胰体右半部明显增大，边缘模糊，内部密度不均匀、见高密度血肿影，胰周及脾肾间隙内见低密度积液；C、D.CT 增强扫描示胰腺组织实质强化，血肿无强化。

图 18-3-1 胰腺损伤 CT 表现

【诊断要点】

局部或弥漫性胰腺肿大，内部密度不均匀，边缘模糊。胰腺撕裂伤或断裂时胰腺表面连续性中断，同时合并胰周被膜和肾前筋膜增厚，以及胰周、肾旁间隙积液。胰腺损伤慢性期可演变成胰腺假性囊肿，常见于胰腺内及胰周间隙内。

【鉴别诊断】

肾前积液是胰腺损伤的重要征象，但并不仅见于胰腺损伤，还有其他原因也可有此征象，如十二指肠损伤导致血液或肠内容物流出，以及肾损伤伴血液或尿液外渗。

由于胰腺体积小且边缘略呈波浪状，部分容积效应可引起胰腺损伤的假阳性诊断，而通过胰腺薄层轴位图像重建或进行冠状位薄层重建可明确诊断。

急性胰腺炎可表现为胰腺肿大、密度不均匀、边缘模糊，与损伤表现类似，但损伤时胰腺实质内往往有高密度出血灶或低密度撕裂伤口，结合临床病史不难鉴别。

【治疗】

目前，关于胰腺损伤的治疗存在不同的观点。多数医生认为大多数胰腺损伤可经非手术治疗自愈，但在保守治疗过程中应定期行超声、CT随访，如有胰腺肿胀及胰周积液，可予手术引流。胰腺损伤的外科治疗原则为：控制出血；切除失活的胰腺组织；处理断裂胰管及合并损伤；充分有效地胰周引流。

【延伸知识】

CT检查对胰腺损伤的敏感性和特异性均较高，为首选检查方法。ERCP是公认的可明确胰管损伤的金标准，其准确率及灵敏度可高达100%，而且可用于治疗，在检查的同时于胰管内置入支架管。

（杨　洋）

参考文献

[1] Bosboom D, Braam A W, Blickman J G, et a1. The role of imaging studies in pancreatic injury duo to blunt abdominal trauma in children[J]. Eur J Radial, 2006, 59（1）: 3-7.

[2] VISRUTARATNA P, NA-CHIANGNM W. Computed tomography of blunt abdominal trauma in children[J]. Singapore Med J, 2008, 49（4）: 352-358.

[3] BEN-ISHAY O, DAOUD M, PELED Z, et al. Focused abdominal sonography for trauma in the clinical evaluation of children with blunt abdominal trauma[J]. World J Emerg Surg, 2015, 10: 27.

[4] SCHONFELD D, LEE L K. Blunt abdominal trauma in children[J]. Curr Opin Pediatr, 2012, 24（3）: 314-318.

[5] SIVIT C J. Abdominal trauma imaging: Imaging choices and appropriateness[J]. Pediatr Radiol, 2009, 39（Suppl 2）: 158-160.

[6] TUMMERS W, van SCHUPPEN J, LANGEVELD H, et al. Role of focused assessment with sonography for trauma as a screening tool for blunt abdominal trauma in young children after high energy trauma[J]. S Afr J Surg, 2016, 54

（2）：28-34.

[7]　何玺，王荣品，王谦，等.胰腺损伤的多层螺旋 CT 诊断 [J]. 临床放射学杂志，2014，33（7）：1018-1021.

[8]　张连阳.腹部创伤的诊断与治疗 [J]. 中华消化外科杂志，2014，13（12）：923-925.

[9]　陈藤，王志刚.急诊腹部创伤患者 B 超与 CT 诊断的临床价值分析 [J]. 中国 CT 和 MRI 杂志，2016，14（7）：106-108.

[10]　徐道剑，陈应丛，李敏献，等.选择性脾动脉栓塞治疗儿童创伤性脾破裂 1 例 [J]. 温州医科大学学报，2019，49（6）：456-458.

第十九章　泌尿系统

第一节　肾创伤

【概述】

尽管肾脏解剖位置深在，有脊椎、膈肌、腹壁及肋骨的保护，但其质地脆、包膜薄，一旦受暴力打击也可引起肾损伤，常为严重多发伤的一部分。而且，随着社会环境的变化、人们生活方式的改变，创伤性肾损伤的发病率呈增长趋势。

【病理生理】

创伤性肾损伤的致伤原因包括闭合性损伤和开放性损伤，前者多见，约占70%，常见于直接暴力或间接暴力，主要由车祸、高处跌落和运动性创伤或整个身体受到激烈振荡所引起；后者少见，常系刀刺伤及医源性损伤所致。

Sargent 分类法将肾外伤分为Ⅰ类（肾挫伤）、Ⅱ类（肾裂伤）、Ⅲ类（肾碎裂伤）和Ⅳ类（肾蒂伤）。按照肾损伤的临床分级，肾包膜血肿及肾挫伤属于Ⅰ级，肾裂伤深度＜1 cm且无肾周血肿属于Ⅱ级，肾裂伤深度＞1 cm且累及髓质、无尿外渗则为Ⅲ级，肾裂伤到达皮髓交接部位且有尿外渗为Ⅳ级，肾蒂血管出现损伤为Ⅴ级。

但目前临床更多采用以下5类不同病理类型的肾创伤分类方法。

1. 肾挫伤　局限于部分肾实质，形成肾瘀斑和（或）包膜下血肿，肾包膜及肾盂黏膜完整。

2. 肾部分裂伤　肾实质部分裂伤伴肾包膜破裂，可致肾周血肿。

3. 肾全层撕裂伤　肾实质深度裂伤，累及肾包膜，内达肾盂肾盏黏膜，此时常引起广泛肾周血肿、血尿和尿外渗。

4. 肾蒂损伤　主要为肾血管主干及分支损伤、断裂及血栓形成，造成肾功能全部或部分丧失。肾损伤不但使肾动脉遭受到外力拉伸，还可导致肾动脉撕裂伤，从而产生肾梗死。

5. 病理性肾破裂　基于肾脏基础病变，如肾积水、肾肿瘤、肾囊肿等创伤性肾损伤，往往轻度暴力即可导致这种肾脏破裂。

【临床表现】

1.休克　多发生在严重损伤、肾蒂伤或合并其他脏器损伤时，呈创伤性或失血性休克，休克程度与伤情和失血量有关，肾裂伤时休克为进行性加重，单纯性肾挫伤休克少见。

2.血尿　大多数患儿出现血尿，肾挫伤少量血尿、严重肾裂伤呈大量肉眼血尿。继发感染时，血尿可持续很长时间。

3.疼痛与腹壁强直　肾周软组织损伤、出血或尿外渗可引起患侧腰腹部疼痛，肾盂肾盏内血凝块通过输尿管时可发生肾绞痛。伤侧肾区腹壁脊肋角区有压痛或强直。

4.腰腹部瘀斑及肿块　肾周围血肿和尿外渗形成时，局部发生肿胀而形成肿块。

5.发热　血肿吸收可引起发热，肾周血肿或尿外渗极易感染。

【影像学表现】

B超及CT检查对揭示肾损伤及其程度与分类非常有效。其中，B超可对肾损伤的形态学改变及腹膜后有无积液、血肿作出准确的诊断，而且完全无创伤、快捷、价廉，尤其适合儿童急诊肾外伤的筛选；CT可准确判断肾损伤程度并进行分类诊断，确定血肿、尿外渗及范围，诊断准确性尤其基于增强扫描动脉期、静脉期和排泄期3期图像，诊断准确性明显高于B超。静脉尿路造影（intravenous urography，IVU）和MRI也是可选择的肾创伤检查手段，IVU能够了解双肾功能、形态是否发生改变，MRI可精准显示和评价肾实质裂伤、尿外渗、血肿范围，并直观显示病变与周围组织及腹腔内其他脏器间的关系；但由于其检查烦琐、耗时较长等局限性，临床应用较少。

1.肾被膜下血肿　早期CT表现为与肾实质边缘紧密相连的新月形或双突状高密度区，常致邻近肾实质受压和变形。增强检查，病变无强化，随诊会由于血肿液化和消失而密度逐渐减低并缩小。MRI检查，血肿的形态学表现与CT相同，其 T_1WI 和 T_2WI 上的信号强度随血肿时期而异。

2.肾周血肿　早期CT表现为肾脏周围的新月状高密度病变，范围较广，但限于肾筋膜囊内，常并有肾被膜下血肿，复查CT示血肿密度减低。

3.肾挫伤　CT表现与出血量的多少及并存的肾组织水肿及尿液外溢情况而异，可为肾实质内高密度、混杂密度或低密度灶。增强检查病灶多无强化，偶见对比剂血管外溢或由于肾集合系统损伤而致含对比剂的尿液进入病灶内。超声示肾实质可见边界模糊的强回声区，病变处皮髓分界不清。

4.肾撕裂伤　CT表现为肾实质连续性中断，其间隔以血液和（或）外溢的尿液而呈不规则带状高密度或低密度影。增强扫描示撕裂的肾组织一定程度的强化，但如撕裂的肾组织完全离断则不再有强化。肾撕裂伤通常并有肾周血肿。B超显示肾实质内可出现局限性异常高回声区，其撕裂处可见不规则回声，有肾周血肿时可出现无回声区，同时肾外形可明显增大，轮廓不清，包膜不连续或完全不能显示，肾盂肾盏受累时尿液外渗，肾周可显示液性无回声区。

【典型病例】

病例1　患儿，女，16岁6个月，6楼坠落4h多，双肾部分裂伤伴被膜下血肿。CT表现见图19-1-1。

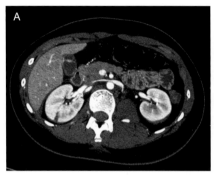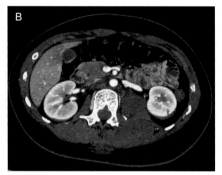

轴位扫描显示右肾（A）、左肾（B）皮质内局部条片状低灌注区低密度影（箭），肾包膜下血肿亦呈相对低密度改变、未见对比剂外溢（活动性出血）征象。

图19-1-1　肾外伤增强CT表现

病例2　患儿，男，8岁，左腹部外伤2h，肾包膜下血肿。CT表现见图19-1-2。

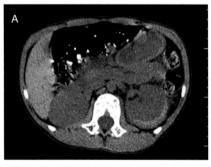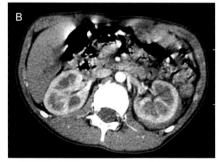

A.平扫示左肾包膜下血肿呈新月状高密度影（箭）、境界清晰；B.增强扫描示血肿区域未见强化。

图19-1-2　肾包膜下血肿CT表现

病例3　患儿，男，11岁5个月，高空坠落1h多，左肾挫伤。CT表现见图19-1-3。

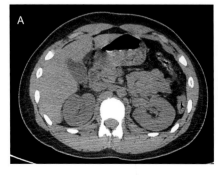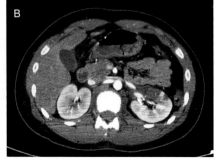

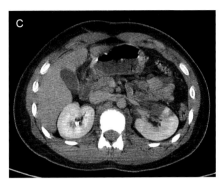

A.平扫示左肾稍大、密度欠均；B、C.增强扫描动脉期（B）、排泄期（C）示左肾实质局部低灌注、低密度改变，边缘较模糊，左侧肾盂肾盏在对侧显影时未显影（提示泌尿功能损伤）。

图 19-1-3　肾挫伤 CT 表现

【诊断要点】

肾创伤的诊断一般不难，患者有明确的腰腹部外伤史和腰痛、血尿等临床症状和体征，B 超、CT 可检出肾挫伤、出血、肾周血肿和尿外渗等病变。CT 可作为首选检查方法，并需特别强调增强 CT 和排泄期扫描及基于动脉期的肾动脉 CTA 的临床价值，以准确揭示、评判肾脏异常灌注、肾动脉撕裂伤、闭塞、肾脏梗死及对比剂血管外溢（出血）和尿路外漏（尿外渗）等征象。

【鉴别诊断】

首先，应将创伤性肾损伤和病理性肾破裂鉴别开来，后者创伤轻微，实际上为自发性肾破裂，B 超、CT 或 MRI 或可显示其肿瘤、感染、血管畸形、囊肿等基础病变。其次，需鉴别肾损伤程度，为临床治疗决策提供依据。比如，Ⅴ级损伤最凶险，同样包括裂伤和血管损伤但明显比Ⅳ级损伤重，为肾实质广泛碎裂，呈多发不规则斑片状异常回声、密度、信号及活动性出血、对比剂外溢改变。同时，需注意观察有无并存的其他脏器，如肝、脾和胰腺的损伤，以及时诊断和救治病情复杂危重的重度肾挫裂伤合并其他脏器伤。

【治疗】

肾损伤一般分为轻、中、重度，轻度损伤表现为肾挫伤、包膜下血肿和表面撕裂；中度损伤裂口深或延伸到收集系统引起尿外渗；重度肾损伤常为肾蒂损伤或肾碎裂。肾创伤的治疗原则是有效止血，最大限度地保护有功能的肾组织，尽量减少并发症和后遗症。对大多数中重度闭合性肾损伤，除外肾蒂伤、肾碎裂伤及合并其他脏器损伤性出血，应以保守治疗为首选。同时，介入性肾动脉栓塞术可最大限度地保留肾组织，能有效治疗严重肾出血。介入治疗无效时，方可考虑进行手术治疗，并应严格掌握手术治疗的适应证：①肉眼血尿进行性加重；②B 超和（或）CT 检查肾损伤严重；③肾区包块逐渐增大；④红细胞压积降低，血压逐渐下降尤其肾动脉栓塞术后无改善。

（李莉红，杨秀军）

第二节　尿路创伤

【概述】

尿路创伤主要由外伤性或医源性损伤所致，常为其他脏器创伤性损伤的合并伤。在泌尿系损伤中，尿道损伤最常见，肾和膀胱损伤次之，输尿管损伤较少见。文献报道，2.7% ～ 6% 的骨盆、髋臼骨折患者合并泌尿系统损伤，严重骨盆损伤的泌尿系创伤高达 15%。

【病理生理】

多种外伤可导致尿道损伤，尿道损伤的长度、部位、严重程度与创伤及骨折类型有关。其中，钝性损伤（如骑跨伤）是男性前尿道损伤的最常见病因，常伴会阴部、阴囊血肿，后尿道损伤则多见于骨盆骨折；女性尿道损伤并不多见，可由骨盆骨折造成，且往往伴随阴道损伤。由于泌尿系统损伤在骨盆骨折中的发生率高，骨盆骨折相关的泌尿道损伤一直是临床关注的焦点。研究显示，骨盆骨折男性（约 7%）比女性（约 4%）更容易发生尿道损伤，或与男性尿道长且尿道与耻骨间的附件及软组织少有关；5% ～ 25% 的骨盆骨折会导致骨盆骨折致后尿道损伤（posterior urethral injury，PUI）。

膀胱位于骨盆内、耻骨联合后方，四周有骨盆及肌肉保护，不易受到损伤，创伤性膀胱损伤仅占泌尿系损伤的 10% ～ 30%。多系下腹部钝器伤或穿通伤所致，也可继发于骨盆骨折。病理上，膀胱创伤包括膀胱挫伤和膀胱破裂。膀胱挫伤是仅限于黏膜和肌层损伤。膀胱破裂是由于膀胱上部有腹膜覆盖，根据破裂部位可分为腹膜内型与腹膜外型，严重创伤时可同时产生腹膜内与腹膜外的膀胱破裂，即复合性（腹膜内外混合型）膀胱破裂。

输尿管位于腹膜后，具有较好柔韧性和活动度，并受周围脏器及脊柱、肌肉的保护。为此，外界暴力所致的创伤性输尿管损伤相对少见，仅占所有泌尿生殖系统损伤的 1% 左右，小儿更罕见。输尿管损伤可分为外伤性和医源性，临床上 75% 的输尿管损伤为医源性。外伤性输尿管损伤少见，常见于腹部或盆腔因撞击、车祸、枪击、锐器切割等所致的多脏器复合伤中，可致不完全性局部输尿管破裂或完全性断裂。

【临床表现】

镜下或肉眼血尿是泌尿系创伤的重要标志，临床常见表现为尿道口滴血、血尿，膀胱挫伤可无明显症状或仅有轻微血尿，15% ～ 55% 的输尿管损伤患者可不出现血尿。

另外，尿道损伤常有排尿困难、尿潴留、男性勃起功能障碍，同时也可发现会阴、阴囊、阴茎淤血、肿胀等。膀胱破裂患儿临床表现与其类型有关，一般常有下腹部疼痛与压痛，腹膜内型膀胱破裂容易合并腹膜炎，此时常有明显反跳痛与腹壁僵直。输尿管损伤可出现伤侧腰部胀痛，也可形成尿瘘和继发感染。

【影像学表现】

逆行尿道造影是诊断尿道损伤的首选检查和金标准，对于生命体征不稳定或多器官损伤的患者，可待其生命体征平稳后再进行该项检查。逆行尿道造影有助于明确尿道损伤部位、范围及区分部分断裂、完全断裂，并为尿道损伤分级提供依据。Ⅰ级、Ⅱ级损伤逆行尿道造影均未见对比剂尿道外溢，Ⅲ级可见损伤处对比剂外溢且尿道近端、膀胱显影，Ⅳ级可见损伤处对比剂外溢但尿道近端及膀胱不显影，Ⅴ级可见损伤处对比剂外溢和（或）女性阴道出血，耻骨上膀胱造影膀胱颈对比剂外溢及直肠或阴道对比剂充盈。需指出的是，当尿道部分断裂的患者出现括约肌痉挛时，造影表现类似完全断裂。女孩尿道损伤超声可表现为膀胱颈阴道瘘或尿道阴道瘘、尿道狭窄或闭锁、阴道狭窄或闭锁、尿道周围瘢痕形成、尿道缺损和上尿路梗阻、尿潴留。此外，超声检查可用于尿道损伤急性期引导耻骨上膀胱穿刺，CT、MRI，尤其增强扫描，可用于揭示损伤尿道和评估其他部位损伤情况。

膀胱破裂最可靠的检查方法是膀胱造影，利用多体位多角度观察可确定膀胱破裂的位置和程度。腹膜内型膀胱破裂主要位于膀胱顶部，若破裂口小，则往往仅在膀胱膨满时或正在排尿时显示对比剂外溢。若对比剂溢出量较多，常进入肠间隙勾画出肠袢外形和（或）聚积在结肠隐窝内，严重时可一直扩散至膈下。腹膜外型膀胱破裂多位于膀胱下部，往往伴耻骨上支骨折。通常，对比剂溢出膀胱进入膀胱周围间隙，或在围绕膀胱颈部的软组织内，范围较局限，常需引流并采取保守疗法。超声对膀胱挫伤及破裂均有诊断价值，膀胱挫伤表现为膀胱壁增厚，回声减低，连续性好；膀胱破裂则可见膀胱壁连续性中断（直接征象）及膀胱周围及腹腔积液（间接征象）。腹膜内型膀胱破裂超声造影可显示造影剂外渗，量少时局限于破裂局部，量大时可位于肠间隙；腹膜外型超声造影可显示造影剂局限于膀胱周围，混合型则两者同时存在。

输尿管损伤局部存在破裂口或断裂时，静脉尿路造影及增强CT排泄期图像可见对比剂从损伤处外溢；若创伤较陈旧、粘连、瘢痕收缩及纤维化则可显示局部狭窄，通过受阻，近侧段输尿管及肾盂、肾盏扩张积水。尿外漏可聚集在输尿管旁形成尿液囊肿，继发感染可形成软组织肿块影甚至围以厚壁或钙化。MRI尤其磁共振尿路成像（magnetic resonance urography，MRU）对输尿管损伤也有一定的诊断价值。

【典型病例】

病例1 患儿，男，14岁，骑跨伤后1月。尿路造影表现见图19-2-1。

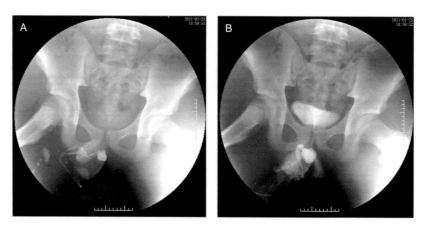

A、B. 尿道前段正常形态消失、假道形成，中段呈憩室样异常膨大，后段较纤细但通畅，膀胱显示正常。

图 19-2-1　尿道损伤逆行尿路造影表现

病例 2　患儿，男，4 岁，车祸伤后 6h，排尿困难，骨盆骨折、膀胱挫伤及尿道断裂。影像学表现见图 19-2-2。

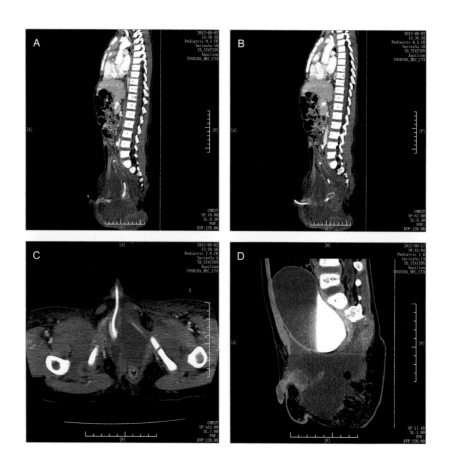

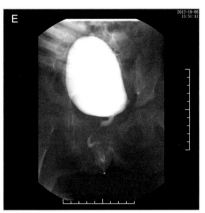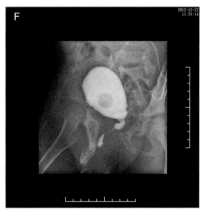

增强CT不同层面矢状位（A、B）及轴位（C）显示尿道水肿、非均质强化且中段部分断裂、膀胱挫伤及尿道周围、盆底大量积液；术后半个月复查CT（D）显示尿道及阴茎后部仍肿胀，尿道周围积液略减少、周围软组织肿胀，膀胱完整性尚可；术后2个月逆行尿道造影（E）显示尿道中段纤细、明显狭窄，仍见多发骨盆骨折、耻骨联合分离；术后4个月复查逆行尿道造影（F），尿道狭窄无明显改善、膀胱内壁较毛糙。

图 19-2-2　泌尿系外伤影像学表现

病例3　患儿，男，9岁3个月，车祸多发伤后4h，骨盆骨折、尿道断裂。患儿伤后无尿，尿道外口及内裤可见血迹、会阴部稍肿。影像学表现见图19-2-3。

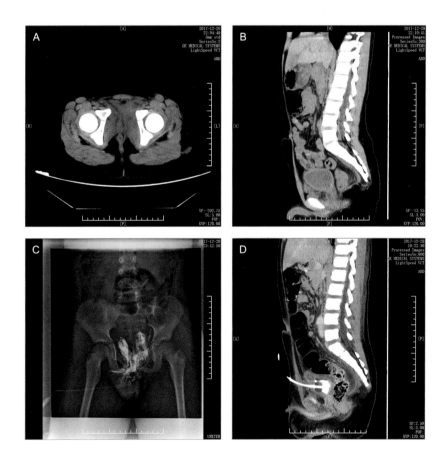

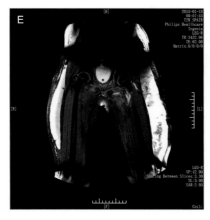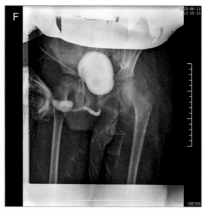

A、B.CT 平扫轴位（A）及矢状位（B）示尿道中后段肿胀、境界模糊不清，盆底及会阴部周围软组织肿胀；C.逆行尿道造影示尿道失去正常形态，对比剂外渗明显，膀胱未显影；D.1 周后增强 CT 矢状位重建图像示尿道中后段肿胀及不均匀强化，境界模糊不清；并见耻骨上膀胱造瘘及造影；E.1 个月后 MRI 冠状位脂肪抑制 T_2WI 示尿道及周围组织水肿，双侧大腿皮下组织及部分肌肉水肿、坏死及血肿形成；F.半年后耻骨上膀胱造瘘造影及逆行尿道造影示尿道中后段未显影。

图 19-2-3　泌尿系外伤影像学表现

【诊断要点】

外伤性尿路损伤常合并其他脏器损伤，根据创伤部位、临床表现和影像学改变，尿道、膀胱、输尿管挫裂伤、断裂或破裂诊断不难。同时，根据受伤部位、临床表现和诊断性导尿与尿道造影，可对病变尿路（尤其尿道损伤）进行分级与评估，以帮助临床治疗决策。

【鉴别诊断】

急性期主要与尿路感染鉴别，前者有明确外伤史，后者有感染、发热病史；后期需与泌尿生殖系畸形、尿路结石、肿瘤等病变相鉴别，影像学，尤其超声、CT、MRI 上有相关疾病影像征象，有助于鉴别诊断。

【治疗】

目前对于创伤性膀胱破裂治疗可选择保守治疗和手术治疗两种方式。由于膀胱位于骨盆盆腔内，位置比较隐蔽，手术治疗可能会为患者带来较大的机体损伤。因此，破裂口较小者，以引流尿液、预防感染的保守治疗为主；破裂口大、出现腹膜炎、尿道损伤的并发症及骨盆骨折不稳定者，以手术治疗为主；腹膜内型膀胱破裂需立即手术修补。

对轻度尿道损伤且病情平稳的患者可进行改良式腔镜下尿道会师手术，有创伤小、手术时间短、效果确切、安全、易行的优势；而对重度尿道损伤患者，膀胱造瘘为更理想的处理方式。

【延伸知识】

尿路创伤的损伤部位、程度、病因、处置时机和治疗方式等因素均可影响预后。尿道损伤若未得到准确诊断与合理治疗，大多会转归成尿道狭窄，伴发感染及瘘管形成，严重影响患者的生活质量。

尿道损伤从轻到重可分为 5 级，相关临床处置不同：Ⅰ级为牵拉损伤，尿道受到牵拉但逆行尿道造影未见对比剂外溢，无须处理；Ⅱ级为挫伤，尿道口滴血，逆行尿道造影未见对比剂外溢，耻骨上膀胱造瘘或留置导尿；Ⅲ级为尿道部分断裂，逆行尿道造影损伤处对比剂外溢，尿道近端及膀胱可显影，耻骨上膀胱造瘘或留置导尿；Ⅳ级为完全断裂，逆行尿道造影损伤处对比剂外溢，尿道近端及膀胱不显影，前尿道一期修复或耻骨上膀胱造瘘，后尿道耻骨上膀胱造瘘或内镜下会师；Ⅴ级为尿道完全或部分断裂伴膀胱颈、直肠或阴道裂伤，逆行尿道造影损伤处对比剂外溢和（或）女性阴道出血，耻骨上膀胱造影膀胱颈对比剂外溢及直肠或阴道对比剂充盈，一期开放手术修复。

（李莉红，杨秀军）

参考文献

[1] 黄智，林成业，刘璋，等.肾外伤螺旋 CT 平扫表现 [J].现代医用影像学，2016，25（4）：707-709.

[2] 霍敏中，梁彤.超声造影及增强 CT 诊断肾脏外伤的对比研究 [J].医学影像学杂志，2012，22（6）：966-968.

[3] 应涛，胡兵，冯亮，等.女性尿道损伤的腔内超声检测 [J].中国医学影像技术，2004，20（2）：272-273.

[4] 冯德超，白云金，杨玉帛，等.男性骨盆骨折致后尿道损伤的治疗研究进展 [J].临床泌尿外科杂志，2019，34（9）749-751.

[5] BALLON-LANDA E，RAHEEM O A，FULLER T W，et al. Renal Trauma classification and management：Validating the revised renal injury grading scale[J]. J Urol，2019，202（5）：994-1000.

[6] MIELE V，PICCOLO C L，TRINCI M，et al. Diagnostic imaging of blunt abdominal trauma in pediatric patients[J]. Radiol Med，2016，121（5）：409-430.

[7] 刘超，宋宏程，张潍平，等.输尿管逆行造影在诊断儿童外伤性肾盂输尿管连接处断裂中的应用 [J].中华泌尿外科杂志，2018，39（8）：610-613.

第二十章　骨骼肌肉系统

第一节　颅骨创伤

【概述】

颅骨各骨之间借颅缝（如额、顶骨间的冠状缝、左右顶骨间的矢状缝、顶、枕骨间的人字缝等）紧密相连，组成容纳和保护脑组织的骨性空腔。当受到直接或间接外力作用时可发生颅骨骨折。根据骨折的形态可分为线性骨折、凹陷性骨折、粉碎性骨折、颅缝分离；根据骨折的部位分为颅盖骨骨折和颅底骨骨折。儿童颅骨与成人有一定差别，儿童颅骨较薄且弹性大，且儿童处于生长发育过程中，各时期颅缝及缝间骨表现也不同。因此，儿童颅骨创伤骨折及诊治与成人不甚相同。

【病理生理】

儿童颅骨创伤的致伤原因大概可分为两大类：分娩时的产伤和出生以后的意外伤。分娩时，胎儿头部容易受到母体骨盆隆起部位的过度压迫，或由于产钳使用不当，导致新生儿颅骨骨折，多为凹陷性骨折，即"乒乓球样骨折"，可合并头皮血肿。婴幼儿及儿童颅骨创伤多由后天性意外因素引起，常见者为高空坠落伤、交通事故伤、器械砸伤、运动伤等。由于受力部位不同及外力类型、大小、方向不同，可造成不同类型、不同程度颅骨损伤，包括线性骨折、粉碎性骨折、凹陷性骨折、颅缝分离、洞形骨折等。颅骨骨折常伴受力点附近颅骨内、外组织结构损伤，如头皮挫裂、脑膜撕裂、血管破裂、脑或脑神经损伤等，导致头皮下血肿、脑挫裂伤、颅内血肿、脑神经损伤、脑脊液漏及颅内感染等并发症。

【临床表现】

单纯性颅骨骨折仅表现为局部疼痛、轻微头痛及头晕，一般无其他不适，如颅骨骨折合并脑挫伤、颅内血肿、颅内压增高和脑疝时，临床则可见严重症状和体征，如剧烈头痛、恶心、呕吐、偏瘫、颈项强直等。颅底骨折可见外耳道流血、鼻出血及脑脊液鼻漏等症状。

【影像学表现】

1. X线 颅骨正、侧位片是颅骨创伤最常用、最简单的方法，可显示颅骨骨折的部位及形态等，怀疑凹陷性骨折时可行切线位拍摄。其表现为：①线形骨折，X线平片显示颅板连续性中断，内见线样低密度影，边缘锐利、清楚。当内外板不在同一平面断裂时，可呈低密度双线影。骨折线可跨越颅缝、累及多块骨。颅骨侧位片易显示顶颞骨骨折，正位片易显示额骨骨折，汤氏位片易显示枕骨骨折。②粉碎性骨折，多见于颅盖骨，表现为长宽不等、方向不一的多条片状低密度影。骨折片可重叠或陷于颅内，导致局部密度高低不均。③凹陷性骨折，病变区呈片状低密度影，切线位可见颅板陷入颅内，可测量陷入深度。④颅底骨折，X线一般不能直接显示颅底骨折，某些间接征象如颅盖部骨折线向颅前、中窝延伸，同时伴有颅内积气，常提示颅底骨折。⑤颅缝分离，一侧人字缝较对侧增宽，或者冠状缝显著增宽。

2. CT 其已成为诊断颅骨创伤的首选检查方法，不仅可明确是否有骨折，还可清楚显示骨折的类型，同时对颅内脑组织损伤及损伤程度做出明确判断，CT三维重建图像还可多方位、多角度观察颅骨解剖及其异常改变。①线形骨折：CT骨窗可显示颅板骨质不连续，呈线样低密度影，薄层图像上可连续多个层面显示。②粉碎性骨折：CT可以观察骨折周围脑组织的形态变化及受损情况，对骨折片陷入深度可做精确测量。③凹陷性骨折：骨折颅板局部变形、重叠或呈圆锥状下陷，可测量下陷的深度，同时还可显示邻近脑组织受压情况。④颅底骨折：CT检查是诊断颅底骨折最可靠、最精准的方法。颅底骨质薄弱，且有许多骨孔，薄厚差异大，故骨折线常沿颅底部解剖薄弱处不规则或者曲折分布。CT骨窗可清楚显示这些横行、纵行或者斜行的骨折线影，对乳突骨折、筛板骨折的显示及其重要。⑤颅缝分离：CT检查若显示人字缝宽度 > 1.5 mm，或者两侧人字缝对比宽度相差 1 mm 以上，提示存在颅缝分离骨折。> 4 岁的儿童，冠状缝 > 2 mm 也可诊断颅缝分离骨折。

3. MRI 骨折线和骨皮质在 T_1WI、T_2WI 上均为极低信号或无信号影，加之颅板尤其骨髓信号的板障较薄、无法形成信号对比，即无法有效判断骨皮质连续性中断与否。因此，MRI一般不独立作为颅骨创伤的检查方法。但MRI在揭示骨折处软组织挫伤及头皮下血肿和轻微脑挫裂伤、脑微出血、外伤性脑梗死、颅内血肿等方面明显优于CT。CT联合MRI，可明显提高儿童颅脑创伤评估的准确性。

4. 超声 骨皮质在超声上呈强回声，颅骨骨皮质的强回声光带是否连续性中断、骨折的错位距离、断端数目、内部回声及周围软组织情况在超声上都很好地显示出来。①线形骨折：颅骨内见整齐的线样低回声，颅骨形态正常。②粉碎性骨折：骨皮质强回声连续性中断或错位，骨折端可见孤立的点状、斑点状或团块状强回声。③凹陷性骨折：颅骨失去正常的圆弧形，见多条线样低回声且呈反射状回声为凹陷性骨折。④颅缝分离：正常的颅骨骨缝在超声图像上呈锯齿样低回声，锯齿样低回声增宽，常提示颅缝分离。颅底骨折在超声上很难显示。

【典型病例】

病例1 患儿，男，1岁10个月，头部外伤8 h。CT表现见图20-1-1。

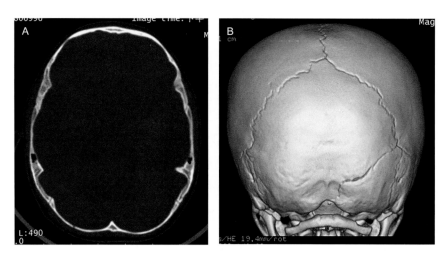

A.平扫轴位骨窗示枕骨右半部分颅板骨质不连续，呈线形，边界锐利；B.三维容积再现示枕骨右半部分线形骨折。

图 20-1-1　头外伤 CT 表现（B 见彩插 10）

病例 2　患儿，女，2 岁 7 个月，头部外伤 2 h。CT 表现见图 20-1-2。

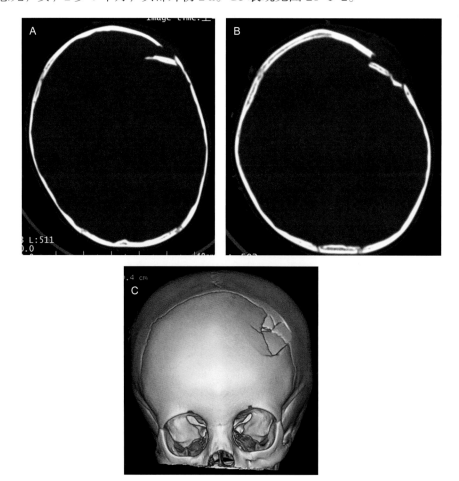

　　A.平扫轴位骨窗（A、B）示左侧顶骨颅板多处骨质结构不连续、部分碎片游离并陷入脑内，局部头皮下软组织肿胀；C.三维容积再现示左侧顶骨粉碎性骨折。

图 20-1-2　头外伤 CT 表现（C 见彩插 11）

病例 3　患儿，女，1 岁 1 个月，头部外伤 1 天。CT 表现见图 20-1-3。

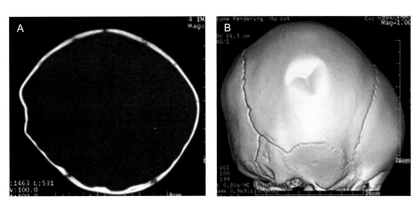

A. 平扫轴位骨窗示右侧顶骨局部颅板向内凹陷，未见明显骨折线影；B. 三维容积再现示右侧顶骨局部颅板向内凹陷。

图 20-1-3　头外伤 CT 表现（B 见彩插 12）

病例 4　患儿，男，5 岁 7 个月，车祸伤 4 h 入院，有口、耳流液。CT 表现见图 20-1-4。

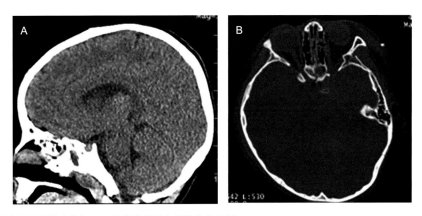

A. 平扫冠状位重建示颅内散在积气；B. 轴位骨窗示左颅底多发骨折。

图 20-1-4　车祸 CT 表现

病例 5　患儿，女，3 岁 8 个月，头部外伤 5 h。CT 表现见图 20-1-5。

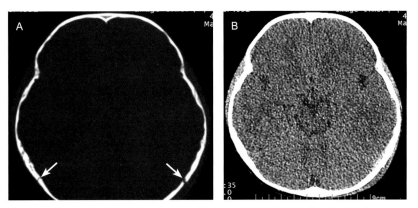

A. 平扫轴位骨窗示左侧人字缝较右侧明显增宽（箭头）；B. 软组织窗示左侧枕部皮下软组织略肿胀。

图 20-1-5　头外伤 CT 表现

【诊断要点】

1.骨折的临床表现本身不重要，最为关心的问题是骨折是否合并脑组织损伤。

2.儿童颅底骨缝较多，当发生颅底骨折时，需与正常颅缝鉴别，按照解剖结构双侧进行对比。

3.临床上如发现外耳道流血、鼻出血或脑脊液鼻漏，应怀疑颅底骨骨折，尤其是颅中窝骨折的可能。

4.儿童颅骨弹性大，受外力作用后可只发生变形而无骨折线影，类似乒乓球变形。

【鉴别诊断】

结合外伤病史，颅骨骨折诊断并不困难，应注意骨折线与正常血管沟及颅缝相鉴别。血管沟、正常颅缝有其相对固定的解剖位置。血管沟边缘较柔和，骨折线一般比较锐利。颅缝一般多呈锯齿状，而骨折线一般多整齐，无锯齿状改变。

【治疗】

对于单纯颅骨骨折，一般以保守治疗为主；若骨折对颅内脑组织产生压迫或合并脑内损伤，临床上以手术治疗为主。

【延伸知识】

1.生长性骨折　若颅骨骨折合并硬脑膜撕裂，而未及时修复，则骨折线间隙将随年龄增长而增宽，称之为生长性骨折。在 CT 检查上表现为较大的骨质缺损，顶枕骨多见，呈卵圆形、长条形或者不规则形，边缘常有钙化。严重者可有脑膜的膨出，合并脑损伤时可伴有脑软化。

2.开放性骨折　颅骨和硬脑膜被穿破者称之为开放性骨折，可在脑内留下异物，形成创道，引起颅内出血或者感染。

3.搏动性软脑膜囊肿　发生在颅缝附近的颅骨骨折伴有脑膜破裂，蛛网膜凸出入骨折处，脑脊液可从损伤处蛛网膜下方渗漏入骨折区，引起所谓的"软脑膜"囊肿。

（柯淑君，杨秀军）

第二节　颌面部创伤

【概述】

颌面部解剖结构特殊、复杂，且常无衣物防护，相比于身体其他部位更易发生创伤，创伤后骨折发生率较高、存在后遗症的概率较高。

【病理生理】

颌面部创伤包括骨折、软组织挫裂伤、软组织缺损性创伤等。骨折主要包括闭合性骨折和开放性骨折两种类型；其中，颧骨及颧弓骨折多为闭合性骨折，上颌骨及下颌骨骨折则多为开放性骨折。同时，颌面部上接颅脑，下连颈部，当上颌骨或面中 1/3 受到损伤后，容易并发颅脑损伤，如脑震荡、脑挫伤、颅底骨折等。

【临床表现】

颌面部创伤的部位不同，其临床症状也不尽相同。一般表现为局部肿胀，咬合受限，面部塌陷、变形等。因面部血管、神经、导管极为丰富，颌面部软组织损伤可导致面部血肿、面瘫、功能障碍等，严重者可堵塞呼吸道引起窒息。颌骨骨折可导致牙列错位、咬合关系错乱、张口困难。颌面部损伤合并颅脑损伤时候，会出现神经系统症状，如剧烈头痛、恶心、呕吐、偏瘫、颈项强直等。

【影像学表现】

X 线平片主要用以发现颌面骨骨折，但由于影像重叠，软组织分辨率低，对轻度骨折不能显示，对骨折具体部位、程度及范围难以准确评价。CT 可显示软组织损伤情况，高分辨率 CT（high resolution CT，HRCT）可精确显示骨性结构，结合三维重建图像，能清楚显示颌面部尤其鼻骨、鼻窦、鼻腔、上颌骨、下颌骨、颅底及翼腭窝等结构与损伤情况；仿真内镜显示鼻腔、鼻窦情况。MRI 上，气体及骨皮质表现为无信号，对颌面部诸骨性解剖结构显示不佳，但对骨折骨髓水肿、出血及周围软组织损伤，尤其软组织挫裂伤、血肿显示较好、敏感性高，具有一定临床价值。颌面部骨折主要包括：鼻骨区骨折、鼻窦骨折、眼眶外伤、视神经管骨折。

1. 鼻骨区骨折　鼻骨、上颌骨额突、泪骨骨质中断和（或）移位，以鼻骨骨折最多见，泪骨骨折常累及泪囊窝；骨缝分离增宽，鼻额缝、鼻骨与上颌骨额突缝、上颌骨额突与泪骨缝分离。

2. 鼻窦骨折　鼻窦位于颜面部中 1/3，额窦及上颌窦位置较浅，易受损伤，蝶窦及筛窦位置较深，但窦壁骨质菲薄，骨折也不少见。CT 上多表现窦壁骨质中断、移位，窦壁局部凹陷或变形，筛窦骨折常伴筛窦内积血表现。

3. 眼眶骨折　眼眶骨折以眶内壁、眶下壁骨折多见，眶顶壁及眶外壁骨折较少。诊断眼眶骨折时，应注意观察骨质部位及移位程度，以 CT 观察为主；同时，应观察眶内软组织的各种变化，包括眼球、眼外肌、视神经、眼上静脉及眶脂体改变，以 MRI 显示病变较佳。眼眶骨折，特别是眶内壁及眶外壁骨折，常伴眼外肌增粗移位，眶脂体脱出至鼻窦腔，各种急性期还伴有眶内出血、渗出征象。

4. 视神经管骨折　视神经管由蝶骨小翼的两个根及蝶窦的外顶壁围成，部分患者后筛窦外侧壁也参与视神经管内壁的构成。所以，外伤后骨折累及蝶骨小翼或蝶窦外顶壁时，即可造成视神经管骨折。CT 表现为视神经管骨质中断移位，视神经管变形及继发蝶窦内黏膜增厚或积血。如 CT 检查方法得当，一般不难对视神经管骨折作出明确诊断。

5. 颌骨骨折　包括上颌骨骨折和下颌骨骨折，据创伤暴露程度分开放性颌骨骨折和闭合性颌骨骨折，以开放式骨折为主，常累及牙槽骨导致牙齿损伤、脱位，周围软组织挫裂伤及血肿。下颌骨是颌面部骨中唯一能活动的骨，面积较大、功能复杂且薄弱区较多，受到外力时更易发生骨折。CT 能明确诊断。

【典型病例】

病例 1　患儿，男，4 岁 11 个月，鼻部外伤 4 h。CT 表现见图 20-2-1。

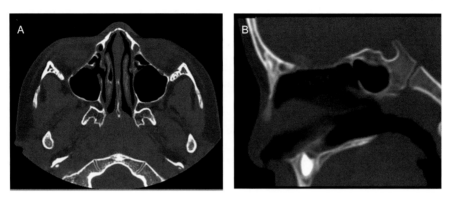

A.平扫轴位骨窗示右侧鼻骨局部凹陷；B.矢状位骨窗示鼻骨骨折，骨折线呈线样低密度影改变。

图 20-2-1　鼻外伤 CT 表现

病例 2　患儿，男，8 岁 5 个月，车祸伤 2 h。CT 表现见图 20-2-2。

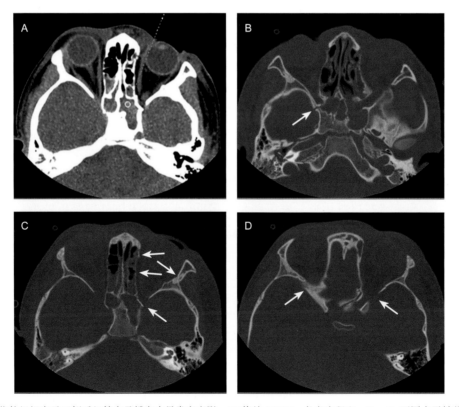

A.平扫轴位软组织窗示双侧后组筛窦及蝶窦内异常密度影，CT 值约 57 HU，考虑为积血；B～D.不同水平轴位扫描骨窗示双侧蝶骨小翼、蝶窦壁及左眶内、外侧壁多发骨折（箭头），部分断端略错位，并累及左侧视神经管区。

图 20-2-2　车祸 CT 表现

病例3　患儿，女，3岁8个月，头部外伤5 h。CT表现见图20-2-3。

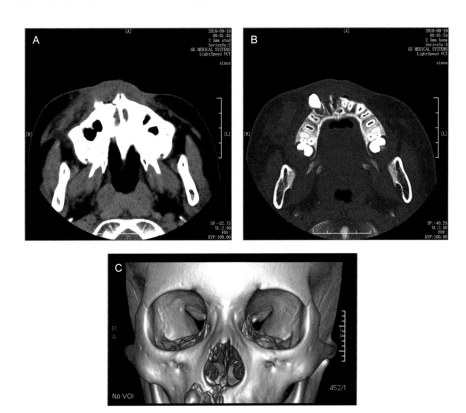

软组织窗（A）、骨窗（B）及3D容积再现（C）显示上牙槽骨骨折、右切牙（箭）部分脱位，周围软组织包括皮肤明显肿胀。

图 20-2-3　车祸 CT 表现（C 见彩插 13）

病例4　患儿，男，7岁8个月，车祸后多发复合伤、下颌骨骨折1 h。CT表现见图20-2-4。

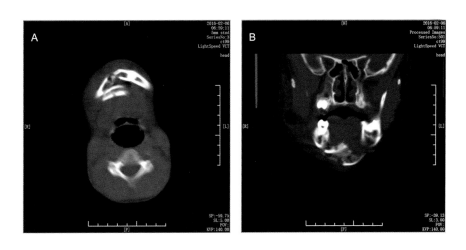

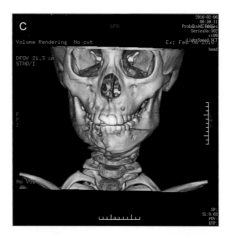

骨窗轴位（A）、冠状位（B）及 3D 容积再现（C）显示下颌骨粉碎性骨折，断端错位明显，周围软组织肿胀。

图 20-2-4　车祸 CT 表现（C 见彩插 14）

病例 5　患儿，男，5 岁 7 个月，车祸致颧骨、眶骨及上颌骨骨折 1 天。CT 表现见图 20-2-5。

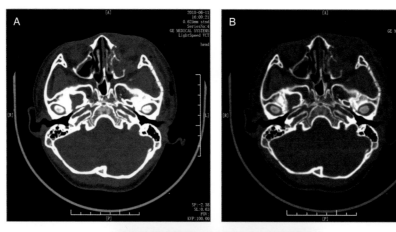

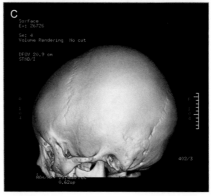

软组织窗（A）、骨窗（B）及 3D 容积再现（C）显示左侧颧骨多处骨折但无错位，颧弓尚存，周围软组织挫伤及血气肿形成；左侧上颌窦及眶外壁骨折、上颌窦积血、颌面部周围软组织挫伤。

图 20-2-5　车祸 CT 表现（C 见彩插 15）

【诊断要点】

根据明确的颌面部外伤史，局部损伤外观及畸形，疼痛及 X 线平片和（或）CT 上骨折、软组织挫裂伤等改变，诊断比较容易。

1.蝶窦骨折多伴有蝶窦内密度增高或黏膜增厚，蝶窦骨折损伤颈内动脉时形成颈内动脉海绵窦漏，除骨折征象外，还表现为海绵窦扩大，眼上静脉扩张。

2.筛窦骨折除了有筛窦内积血表现，还应注意观察骨折有无累及筛前管、筛后管或筛中管，以推测其内筛动脉有无损伤。

3.视神经管骨折绝大部分形成视神经损伤而至失明，及时行视神经管减压术可挽救部分患者的视力，因此外伤后及时准确的诊断视神经管骨折，为临床手术治疗提供客观依据，具有重要的临床意义。

【鉴别诊断】

1.诊断上颌窦骨折时，需要与眶下沟、眶下管、后齿槽神经沟等相区别，这些解剖结构易误诊为骨折。

2.诊断额窦骨折时注意与眶上切迹变异鉴别。

3.诊断蝶窦骨折时，应注意与蝶窦外侧壁上颌神经沟鉴别。

【治疗】

针对损伤情况，如有颅脑损伤、窒息、休克、出血、骨折等急症时，应首先救治，待全身状况平稳后处理颌面损伤。由于颌面部血运丰富，组织再生能力强，受伤后 48 h 以内患者，可在清创术后作一期缝合。48 h 以后应延期缝合后放置引流条。创口已经发生感染者，一般在感染控制后，再考虑缝合，清创时应尽可能保留生活组织。尽量恢复面部正常的解剖结构和功能。伤口如与面神经腔窦相通，应在清创及缝合时，尽早关闭这些伤口，以减少感染的机会。

同时，单纯骨折无错位时保守治疗，错位性骨折、复杂骨折或伴容貌毁损常需手术治疗与干预。

【延伸知识】

1.眼眶爆裂骨折　眼眶骨折的一种常见类型，指暴力作用于眼球，将压力传入眶内，形成眶内壁、眶下壁向外突出的骨折，而眶缘无骨折。目前，临床已开展眶壁整复手术治疗眼眶骨折，CT 诊断眼眶骨折时应详细描述骨折的部位及累及的范围，同时还应描述眼外肌的改变及眶内脂肪突出的程度。

2.颌面部异物　颌面部外伤是导致颌面部异物残留的常见原因，其临床表现不一，单发较小的异物无任何临床表现，多发较大的异物可表现为出血或脑脊液鼻漏等。平片检查可发现不透 X 线异物，但定位诊断不够准确。CT 具有良好的密度分辨率，可提供三维定位信息，易于检出、发现和定位异物，对颌面部异物具有重要临床实用价值。非金属异物多采用超声检查，MRI 可作为进一步诊断及其异物并发症评估手段。

（柯淑君，杨秀军）

第三节 上肢创伤

【概述】

上肢创伤包括锁骨、肩胛骨、上臂、前臂和手的骨关节创伤。其中，上肢骨折是最常见的骨折类型，占全部骨折的 4% ~ 5%，随着工业伤、交通伤等高能量致伤因素的增加，发病率不断升高。

【病理生理】

上肢创伤病理类型包括骨折、脱位及软组织挫裂伤等。多有明确外伤史，可由直接暴力如撞击、坠落、重压、砸碎、锐器伤、火器伤等作用于骨所致，也可由间接暴力如外力传导、肌肉强烈收缩等牵拉骨所致，前者是主要原因。

国内儿童四肢骨折发病率最高的是肱骨髁上骨折，约占 26%；之后分别尺桡骨干双骨折约 8%，锁骨骨折约 7%，肱骨外髁骨折约 7%，股骨干骨折约 5%，胫腓骨骨折约 4%，尺桡骨远端骨折约 4%，胫骨骨折约 3%，踝关节骨折约 3%，肱骨干骨折约 3%，尺骨骨折 2%，桡骨骨折 2% 及尺骨鹰嘴骨折、桡骨头颈骨折、肱骨外科颈骨折、孟氏骨折、肱骨内上髁骨折、股骨髁上（髁间）骨折、股骨颈骨折、指骨骨折各约 1%。由于儿童骨折主要因摔倒引起，摔倒时重心不稳，上肢离地面的距离远，儿童习惯性用上肢保护自己，上肢着地发力，骨折发生上肢多于下肢。同时，由于绝大多数儿童都是右侧肢体为优势侧，力量、灵敏及协调性相对左侧较好，右侧肢体的保护作用更强，当摔倒时失去重心后，左侧较右侧更容易受伤，左侧肢体骨折多于右侧肢体骨折。

儿童骨骺软骨板（骺板）处于发育期，其为一种软骨组织，是骨骼生长中最为关键的组织，对骨骼的生长具有一定的促进作用，会随着骨骼的发育逐渐与原始骨化中心进行融合，由于其结构的力学强度较弱，容易受到损伤，常导致 Salter 骨折（骨骺分离）。Salter 骨折Ⅰ型骨折仅累及骺板，骺板完全断裂；Ⅱ型骨折累及骺板和干骺端，骺板部分断裂；Ⅲ型骨折累及骺板和骨骺，波及关节面；Ⅳ型骨折累及骺板、干骺端和骨骺；Ⅴ型为骺板压缩性损伤，一般无骨损伤。Salter 骨折对骨骼发育影响大，年龄越小影响越大，可导致生长障碍、两侧肢体不对称，其中Ⅰ~Ⅱ型预后好，Ⅲ~Ⅴ型出现生长障碍可能性大，Ⅳ型骨折内血肿机化形成较大的纤维桥，可使关节形成外翻畸形或杯口状干骺端伴肢体短缩。

骨折愈合过程及其病理：骨折后骨内、外膜及附近软组织被撕裂，骨膜下、断端之间、骨髓腔内及附近软组织间隙形成血肿，骨折断端骨细胞缺血，有几毫米的骨质死亡，形成死骨，进而破骨细胞和单核巨噬细胞系统使死骨溶解吸收。在骨折后 2 ~ 3 天，新生毛细血管侵入血肿，血肿开始积化，形成桥接骨折断端的纤维骨痂。纤维骨痂主要分布在断端的髓腔内（腔内骨痂）和断端间（环状骨痂），纤维性骨痂逐渐转变为软骨，软骨再分化为骨样组织（骨样骨痂），继而以软骨骨化方式成骨，即为骨性骨痂。此外，骨内、外膜深层的成骨细胞在骨折后增生，约在 1 周后开始形成与骨干平行的骨样组织，进而以膜内化骨方式形成骨性骨痂。纤维骨痂和骨样骨痂有固定骨折断端的作用，但连接薄弱不能负重。骨性骨痂为骨小梁纵横交错的编织骨，较多桥接骨折断端的骨性骨痂可以稳固地连接断端，即达临床愈合期（一般在骨折 3 周左右）。骨折愈合的时间受众多因素影响，血供差、感染、软组织损伤严重及一般健康状态差都是骨折愈合的不利因素。

创伤性关节脱位：约占骨关节创伤的 7%，以肘关节脱位发生率最高。关节脱位可造成骨内血运中断，晚期出现骨缺血坏死或骨关节炎。脱位超过 3 周者为陈旧性关节脱位。陈旧性关节脱位常出现纤维愈合、血肿机化、关节粘连、功能丧失、关节周围异常骨质增生、韧带骨化和畸形等。关节脱位常伴关节囊、韧带、关节软骨及肌肉等软组织损伤。创伤性关节脱位治疗不当，经复位后可屡次复发，转归习惯性关节脱位。

【临床表现】

上肢创伤骨折后，由于出血和反应性炎症，往往会出现创伤处局部肿胀。骨折临床三大特征包括畸形、反常活动、骨擦音或骨擦感，三大一般体征包括疼痛与压痛、局部肿胀与淤斑、功能障碍。但需注意，幼儿因不能自诉疼痛部位，且皮下脂肪丰满，畸形也可不甚明显，表现可很不典型，宜着重观察患儿是否不愿活动上肢，且穿衣伸手入袖时有啼哭等症状。其他局部临床表现包括患肢缩短、保护性姿势等。同时，也可出现休克、发热等全身性症状。

关节脱位临床表现，一是关节处疼痛剧烈，二是关节的正常活动丧失，三是关节部位出现畸形。

【影像学表现】

影像学检查是骨折临床诊断、治疗决策和疗效观察的主要手段。

1. X 线平片　简便、易行、价廉，为骨折脱位首选检查方法。常规包括正、侧位片，摄影范围必须包括邻近关节，有时需加摄斜位、切线位或健侧相应部位的 X 线片。

平片诊断时首先要判断有无骨折，其次要判断骨折移位情况、以骨折近侧断段为标准描述远侧段向何方移位，再次要观察骨折断端的成角情况（长骨两断端成角的尖端所指的方向即为成角方向），最后要观察毗邻关节脱位情况（关节组成诸骨的关节面对应关系完全脱离或分离的完全脱位、关节间隙失去正常均匀的弧度或宽窄不均的半脱位）。

骨皮质连续中断及异常锐利骨质裂缝（骨折线）的显示是骨折平片上可靠征象。同时，根据骨折线形态和骨折断端移位或成角情况，划分骨折类型，如横向骨折、斜形骨折、螺旋形骨折等，或横向移位、重叠移位、分离移位、断端嵌入与成角等。肌腱、韧带牵拉造成其骨附着点发生的骨撕裂，称为撕脱骨折。与成人骨折多为骨的完全性中断（完全骨折）不同，儿童骨折常为不完全骨折尤其青肢骨折，仅表现为骨皮质的皱褶、成角、凹折和（或）骨小梁中断。

骨折复位后初次复查，应着重分析骨折对位对线情况。允许一定程度移位存在，一般对线正常，对位大于 2/3 者即已符合要求。不同部位要求也不同，主要考虑是否影响功能和外观。

骨折愈合的观察：骨折 1 周内形成的纤维骨痂及骨样骨痂，X 线平片不能显示；2～3 周后，形成骨性骨痂，表现为断端外侧与骨干平行的梭形高密度影，即为外骨痂；同时可见骨折线模糊，主要为内骨痂、环形骨痂和腔内骨痂的密度增高所致。为此，一般在骨折整复后 2～3 周复查平片，以评估骨折固定位置和骨痂形成情况；摄片时应暂时去除固定物，以免因重叠而影响对骨痂形成多少及其部位的观察。骨折愈合后塑形结果与年龄有关，在儿童最后可以看不到骨折的痕迹。

2. CT　其为 X 线平片的重要补充，可更加清晰显示骨折细节，发现平片上不能发现的隐匿骨折及关节脱位。对于结构复杂和有骨性重叠部位的骨折或关节脱位，CT 比平片能更精确显示骨折、移位及脱位情况。对临床平片上难以发现的不完全性骨折、关节内骨折和小的撕脱性骨折等病变显示，CT 尤为显得有价值。

但当骨折线与 CT 扫描平面平行时，骨折则可能漏诊。为此，主张常规螺旋扫描并作二维多平面重组（multi-planar reformation，MPR）、曲面重建（curved planar reconstruction，CPR）及三维容积再现（volume rendering，VR）图像重建后处理，以全面直观了解和观察骨折及其与毗邻结构关系，避免漏诊，同时更为精准进行骨折分类分型和评估骨折周围软组织损伤情况。

3. MRI　骨折在 T_1WI 表现为线样低信号影、与骨髓的高信号形成明显的对比，T_2WI 上为高信号，代表水肿或肉芽组织。正常韧带、肌腱在所有 MRI 序列都表现为低信号影，其不完全撕裂表现为 T_2WI 上低信号影中散在高信号影，可伴外形增粗、边缘不规则；完全中断则隐约显示断端，呈混杂信号影的犬牙交错状结构。同时，MRI 对骨挫伤所致骨髓信号改变颇为敏感，可及时发现平片及 CT 无法显示的隐匿骨折和骨挫伤。此外，对关节尤其肩关节损伤细节如关节囊、关节软骨、韧带的损伤揭示主要依靠 MRI，平片及 CT 局限性明显。

【典型病例】

病例1　患儿，男，5 岁 8 个月，坠楼致多发伤、左侧锁骨中段骨折 1 h。影像学表现见图 20-3-1。

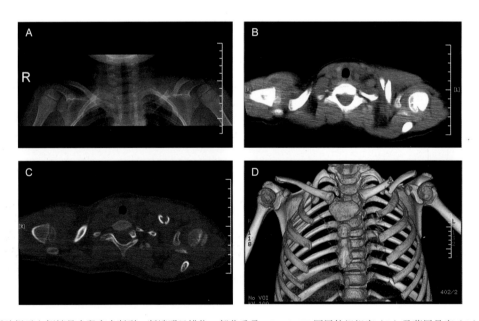

A. 锁骨平片揭示左侧锁骨中段完全断裂，断端明显错位、部分重叠；B、C. CT 厚层软组织窗（B）及薄层骨窗（C）显示左侧锁骨骨折及周围软组织肿胀；D. 3D VR 图像直观展示骨折及其与毗邻结构关系。

图 20-3-1　锁骨骨折影像学表现（D 见彩插 16）

病例2　患儿，男，11 岁，外伤后肱骨远端骨骺骨折 1 天。X 线表现见图 20-3-2。

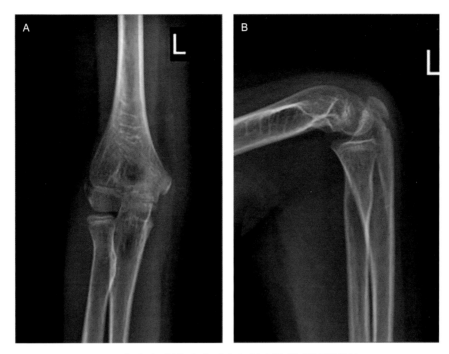

正位（A）、侧位（B）平片显示左侧肱骨远端骨骺骨折。

图 20-3-2　肱骨远端骨骺骨折 X 线表现

病例 3　患儿，女，8 岁 8 个月，外伤后肘关节骨折脱位 4 h。影像学表现见图 20-3-3。

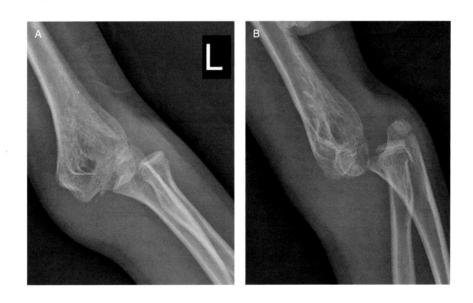

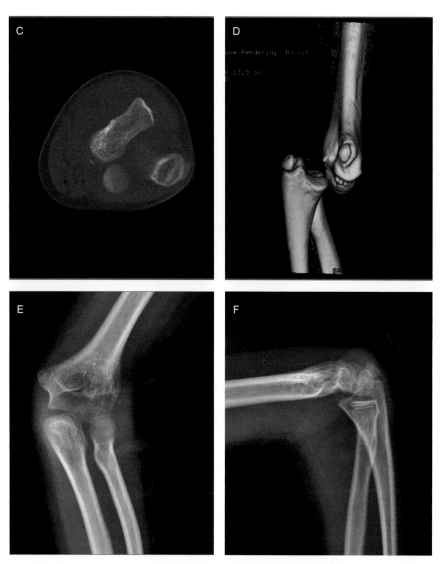

左侧肘关节正位（A）、侧位（B）平片示肘关节脱位、尺骨鹰嘴局部撕脱性骨折；CT骨窗（C）及VR重建图像（D）显示肱骨远端髁上骨折伴肘关节脱位；复位及石膏外固定后复查正为（E）、侧位（F）显示髁上骨折端对位可、肘关节在位。

图 20-3-3　肘外伤影像学表现（D 见彩插 17）

病例 4　患儿，男，4 岁，左手小指外伤，肿痛 1 h。影像学表现见图 20-3-4。

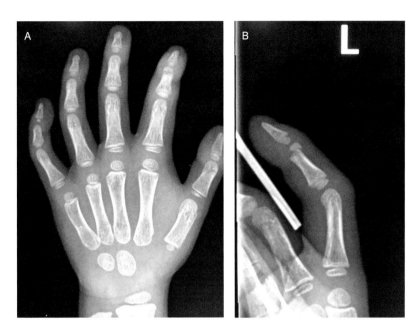

左手正位平片（A），以及小指侧位平片（B）可见小指中节指骨远端骨质断裂，断端有移位；软组织肿胀明显。

图 20-3-4　腕关节外伤影像学表现

病例 5　患儿，男，5 岁 5 个月，外伤后肱骨远端骨折 1 h。影像学表现见图 20-3-5。

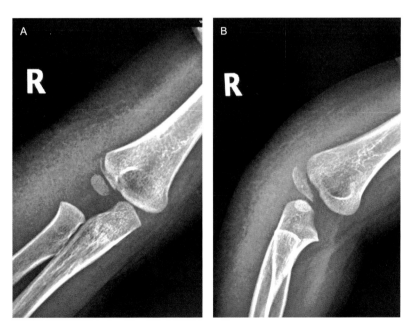

右肘关节正位（A）、侧位（B）平片示肱骨远端撕脱骨折、骨骺分离，周围软组织显著肿胀。

图 20-3-5　肘关节外伤影像学表现

病例 6　患儿，男，11 岁，外伤后尺骨鹰嘴骨挫伤 2 天。X 线表现见图 20-3-6。

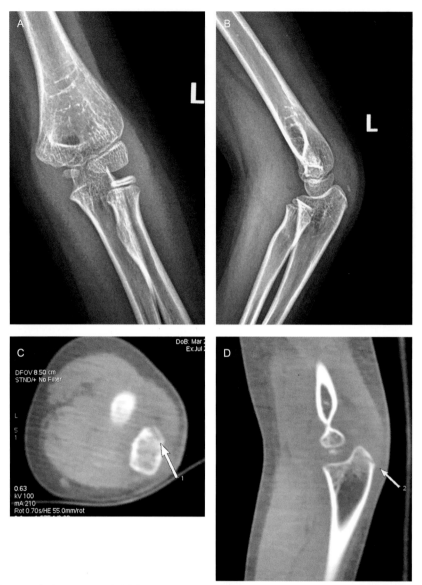

左侧肘关节正位（A）、侧位（B）显示肘关节软组织肿胀，尺骨鹰嘴骨质边缘欠规则；CT尺骨鹰嘴轴位（C）及矢状位（D）可见尺骨鹰嘴骨质断裂透亮线（箭头）。

图 19-3-6 肘关节外伤 X 线表现

【诊断要点】

根据外伤病史和 X 线平片可诊断绝大多数骨折及关节脱位。如临床怀疑骨折及关节脱位，而 X 线平片不显示或难以确定时，可行 CT 甚至 MRI 检查。

儿童时期骨骺和软骨板损伤十分常见，但仅为 MRI 能有效检出和明确诊断，X 线平片甚至 CT 均无法准确成像与显示。为此，儿童骨折采用平片加 MRI 检出组合非常有意义，可避免病变漏诊与误诊。

【鉴别诊断】

骨折容易与骨骺、籽骨、骨血管沟及一些先天性变异等相混淆，需要基于掌握各部位正常及其先天变异和骨骺闭合前的 X 线表现，进行认真甄别，避免误判。此外，创伤性关节脱位需与先天性脱位、病理性脱位等鉴别。同时，需掌握各种情况下的假关节形成及其评估。

【治疗】

上肢创伤类型、部位及程度等不同，其治疗方法不同。在上肢骨折治疗上，复位、固定、功能锻炼这三个基本原则是必须遵守的，但要求灵活性高于稳定性，同时必须重视手部的功能锻炼。

上肢骨折后功能康复的主要目标是恢复上肢关节的活动范围，增强肌力，维持和恢复手部动作的灵活性和协调性，从而恢复日常生活活动、学习与工作能力。手术治疗是上肢骨折主要治疗手段。

【延伸知识】

1. 锁骨骨折　锁骨位于皮下，表浅，受外力作用时易发生骨折。锁骨骨折发生率占全身骨折的 5%～10%，多发生于儿童和青壮年，50% 以上发生在 10 岁以下儿童，锁骨中外 1/3 交界处为骨折好发部位。婴幼儿多因跌倒手或肘部着地或自床和椅子摔下时造成骨折，新生儿则常由难产所致。较大儿童当骨折为完全性且伴有移位时，临床症状典型，表现为患肩低垂，患儿用手托患肘，局部疼痛，患肢不敢活动，局部肿胀隆起；新生儿锁骨骨折可无临床症状，常在摄胸片时意外发现。在 X 线上，锁骨完全骨折时表现为两断端错位，一般内侧段因受胸锁乳突肌牵扯而向上、向后移位，外侧段因受上肢的重力作用而向下移位；青枝骨折则表现为锁骨弯曲度发生改变。锁骨骨折发现不及时或处置不当，容易形成假关节。

2. 肩关节脱位　肩关节相对不稳定，是全身关节脱位中最常见的部位。肩关节脱位约占全身关节脱位的 50%，多发生在青壮年、男性较多，小儿也较常见。其主要为前脱位、后脱位，以前下方脱位最常见、约占肩关节脱位的 95%。肩关节前下脱位常规 X 线片通常即可检出，且能清楚显示关节内的碎骨片。但肩关节后脱位时常规肩关节前后位片可无异常发现，宜加摄腋位片或穿胸侧位片以发现肱骨头脱出位于肩胛盂后侧，必要时 CT 扫描，即可清楚显示出肱骨头关节面朝后且脱出关节盂后缘，有时可发现肱骨头凹陷性骨折或关节盂后缘骨折。MRI 可发现关节囊积液、微骨折及肱二头肌长头肌腱、冈上肌腱或肩胛下肌腱等损伤。

3. 腕关节三角纤维软骨复合体损伤　三角纤维软骨复合体（triangular fibrocartilage complex，TFCC）是腕关节尺侧一组重要结构和多种坚韧组织复合体，包括关节盘、半月板同系物、掌侧和背侧远尺桡韧带、尺侧伸腕肌腱鞘深层、尺侧关节囊、尺月韧带和尺三角韧带，对腕关节承受负荷和维持桡尺远侧关节的稳定性具有重要作用。TFCC 损伤可在摔倒手撑地时发生，此时腕关节在伸腕、旋前的位置受到轴向应力；其他损伤机制包括较大的旋转暴力或牵张暴力造成损伤。TFCC 损伤常用 Palmer 分型分为创伤性（Ⅰ型）及退变性（Ⅱ型）损伤，儿童尤其青少年运动员以Ⅰ型损伤为主，其中，ⅠA 型损伤是指中央无血供区损伤，通常不能直接修复；ⅠB 型（尺侧撕脱）是指 TFCC 自尺侧附着点的撕脱，有时会合并尺骨茎突骨折；ⅠC 型（尺侧远端）是指损伤累及 TFCC 掌侧附着部位或尺腕关节远侧韧带，可被修复；ⅠD 型（桡侧撕脱）的损伤位置在 TFCC 桡侧附着点，可合并或不合并桡骨乙状切迹骨折。

由于 TFCC 结构深藏于尺腕关节较小的空间内，受伤后的当时的疼痛和肿胀症状不一定会特别明显，患者误认为只是普通的手腕扭伤，常延误就诊与治疗。TFCC 损伤诊断性检查包括超声、X 线、CT、MRI 和关节镜等，各种检查方法各有利弊。超声可简便、快速、准确地诊断 TFCC 损伤，对尺腕部外伤疼痛或旋转时弹响而平片检查阴性者可先行超声检查，其主要表现为 TFCC 形态肿胀、结构紊乱、回声不均匀，破损处为不规则无回声区；CDFI 于损伤的 TFCC 内部撕裂口边缘可探及血流信号。腕关节正侧位 X 线片多无法直接揭示 TFCC 病变，但可发现尺骨变异、尺骨茎突或桡骨远端骨折等间接征象；X 线关节造影是诊断 TFCC 损伤的有效方法之一，可显示损伤的部位和范围，但其有创性和较高的假阴性限制了应用。CT 诊断价值略好于平片，可显示细微骨折，却仍无法显示软骨组织及软组织精细解剖与病变。在 MRI 上，正常 TFCC 以低信号为主，发生完全撕裂时可显示纤维断裂或在 TFCC 中央关节盘的纤维与舟月韧带及月三角韧带之间的积液信号，其敏感度达 100%、准确性达 97%，而且 3T MRI 评估能力更高。

4. 科利斯骨折（Colles fracture）和桡骨远端骨骺分离　桡骨远端骨折是上肢骨折中最常见的骨折，约占整个骨科急诊骨折的 25%；包括伸直型骨折（科利斯骨折）、屈曲型骨折（史密斯骨折，又称反科利斯骨折，跌倒时手背着地所致骨折远端向掌侧移位、近端向背侧移位）和巴顿骨折（Barton fracture，桡骨远端关节面纵斜型骨折伴腕关节脱位）等。

科利斯骨折是指桡骨的远端距离远端关节面 2.5 cm 以内的骨折，临床最常见，多为间接暴力致伤，受伤机制为摔倒时手掌侧保护性触地所致。骨折远端向背侧及桡侧移位，可伴尺骨茎突骨折及 TFCC 撕裂。儿童及青少年因骨骺未闭合易发生骨骺分离骨折。

桡骨远端骨骺分离是临床常见儿童损伤疾病，占全身骨骺损伤的 50%，多发生在 6 ～ 15 岁儿童。这与儿童桡骨远端骨骺出现早、闭合晚、生长时期长，是上肢长度的主要增长部位有关。同时，在强度方面骨骺没有韧带坚强，且桡骨远端较宽、密质骨少，是力学上的薄弱点，这也是桡骨远端骨骺容易分离的解剖学基础。儿童桡骨远端骨骺分离的症状和影像学表现与成人科利斯骨折大致相同。X 线平片可显示骨骺分离及其类型，MRI 诊断具有独特优势。Ⅰ型骨折线完全通过骺板的薄弱带、较少见；Ⅱ型与Ⅰ型类似但于骨折边缘处常伴三角形撕脱骨折片、最多见；Ⅲ型骨折线自关节面进入骨骺达骺板处，再沿一侧薄弱带到骨骺板边缘，少见；Ⅳ型罕见，与Ⅲ型类似但骨折线自关节面进入骺板后继续向前穿过薄弱带而延伸至骨骺端，形成类似巴顿骨折移位，且骨折片不稳定、易移位；Ⅴ型为压缩型，即骨骺软骨板的压缩性骨折。

（李婷婷，杨秀军）

第四节　下肢创伤

【概述】

下肢创伤临床发病率较高，是骨科常见损伤和高发疾病之一，且近年来发病率明显升高。下肢创伤具有发生突然且损伤程度重、病情复杂、致残率和致死率高的特点。儿童由于自身特点不能及时判断并避免潜在的伤害，儿童下肢骨折更多见于交通事故或高处坠落等高能量损伤及其所致的开放性骨折。

【病理生理】

下肢具有负重和行走功能，依靠下肢带骨（即髋骨）及自由下肢骨支撑。下肢带骨 16 岁以前由髂骨、坐骨及耻骨以软骨连接而成，成年后软骨骨化并在髋臼处互相愈合；自由下肢骨包括股骨、髌骨、胫骨、腓骨及 7 块跗骨、5 块跖骨和 14 块趾骨，其连接和功能非常复杂。因此，下肢创伤多为外力直接或间接作用所致的高能量损伤，主要包括下肢骨骨折、关节脱位和软组织挫裂伤，损伤机制及病情也十分复杂。下肢创伤后即可出现损伤处的肿胀、出血及疼痛等，同时由于下肢部分软组织相对较少，骨折和（或）皮肤缺损极易发生，进一步发展可出现局部血液循环障碍甚至缺血性坏死。此外，下肢创伤在短时间内即导致心律失常、创伤性休克、酸中毒、急性肾衰竭等，危害严重。

下肢关节较多，各关节结构与连接及其对创伤的反应不尽相同。常见损伤的下肢关节是髋关节、膝关节及足踝关节，损伤常表现为完全脱位或不完全脱位 / 半脱位。

需指出的是，青少年运动员也可发生疲劳性骨折，由于长期、反复、轻微的直接或间接损伤可致使肢体某一特定部位骨折，如竞走、长短跑及马拉松跑运动员易致第二、三跖骨及腓骨下 1/3 骨干骨折。

【临床表现】

下肢创伤临床表现因创伤原因、部位、类型及损伤程度等不同而不同。下肢骨折多有较严重的高能量创伤史，伤后出现疼痛、肿胀、挤压痛、肢体活动及行走障碍、畸形变和骨摩擦音、肢体短缩等改变，有的局部可出现大血肿、皮肤剥脱及出血，合并多处伤或内脏伤甚至休克者较常见。关节脱位者可表现出损伤关节的疼痛、畸形、弹性固定和关节盂空虚等。

【影像学表现】

超声对下肢创伤软组织损伤及血肿检出率高，对骨折及关节脱位也有一定诊断价值。X 线平片可简便、快捷观察骨折类型、移位及关节脱位情况，但对于解剖结构重叠部位的骨折及复杂骨折或关节脱位难以清晰显示。CT 可准确清晰地显示骨折线及其周围软组织挫裂伤、关节脱位等征象，并可三维立体观察与评估。MRI 可弥补平片、CT 对骨髓水肿和软骨及骨骼周围肌肉软组织损伤无法全面显示、缺乏良好层次和对比度的不足，可准确揭示软骨及髌板损伤情况，对明确关节部位损伤骨折是否累及关节软骨与髌板和诊断膝关节半月板、交叉韧带撕裂等非常有帮助，尤其可对儿童开放性骨折的诊断与评估提供更为全面诊断依据。

1.骨盆骨折　骨盆由髂骨、坐骨、耻骨、骶骨和尾骨组成，通过骶腰、骶髂、耻骨联合等强有力的韧带相互连接形成骨盆环、以抵抗横向和纵向的旋转力来维持骨盆的稳定性，只有巨大的能量如机动车事故、高空坠落、殴打等才能破坏其完整性。同时，骨盆内有泌尿、生殖系统器官及丰富的血管、神经组织。因此，骨盆骨折发生时常伴有严重的出血和其他组织器官及四肢的损伤，2.7%～6%的骨盆骨折患者合并泌尿系统损伤、在严重骨盆损伤中可达15%。骨盆骨折约占全部骨骼损伤的3%～8%，分稳定型骨折和不稳定型骨折。稳定型骨折包括骨盆环的单一断裂、耻骨联合分离、单纯髋臼骨折、耻骨骨折、髂骨翼骨折及骨裂、撕脱。不稳定型骨折包括骨盆环有2个或以上断裂面，或者伴有相关分支及耻骨联合骨折所致的骶髂关节脱位，涉及骨盆环多个部位的破坏。儿童骨盆因含有大量软骨且柔韧易曲折，能承受较大的压力而不致骨折，但一旦发生骨折，死亡率较高。X线平片上，可见骨盆环不连续及断裂，若前后方向受外力创伤，可出现耻骨骨折、耻骨联合分离、骶髂关节脱位和髂骨骨折；若左右方向受外力创伤，可有一侧或两侧耻骨上、下支骨折伴耻骨联合分离。闭孔斜位和髂骨斜位片有利于髋臼骨折和三角软骨损伤的诊断。CT对骨盆骨折诊断很有价值，可清晰显示骶髂关节后复合体及骨盆骨折细微结构，其后处理重建图像可从任意角度、任意方向观察骨盆解剖与病变，对充分显示骨盆多发骨折及骨盆环错位、评估邻近内脏、肌肉、血管神经损伤及骨盆血肿范围和了解各解剖结构空间位置关系非常有帮助，有利于制定正确的治疗方案。

2.股骨骨折　儿童股骨骨折多为严重外伤所致、新生儿则以产伤多见，最常见的部位是股骨中1/3段，近端骨折少见（成人多见）、可发生在髌板、股骨颈或者粗隆部位，小龄儿童多表现为青枝骨折或骨骺移位。X线平片上，上1/3骨折近端屈曲、外展、外旋，远端向内上移位；中1/3骨折断端移位无一定规律，一般以重叠或向外成角为主；下1/3骨折近端向前内、远端向后移位。CT在显示股骨骨折细微结构方面优于平片，重组图像可从任意角度、任意方向观察，显示复杂骨折的畸形改变，了解各解剖结构的空间关系，使不规则骨折线空间走向信息显示清楚。

3.胫腓骨骨折　儿童胫腓骨骨折包括胫骨髁间嵴骨折、胫骨干骨折、胫腓骨远端骨折及骨骺分离。胫骨髁间嵴骨折是一种较少见的关节内骨折，由于髁间嵴是膝关节前交叉韧带的附着点，当暴力使膝关节过伸和胫骨过度内旋时，股四头肌强力收缩，超过了前交叉韧带可以承受的张力，引起韧带的断裂或前交叉韧带下端附着处的撕脱骨折。胫骨髁间嵴撕脱骨折可导致膝关节明显不稳定和膝关节过伸。胫骨干骨折在下肢骨折中最常见，婴幼儿骨折者多为螺旋形骨折，3～6岁儿童可发生青枝骨折，5～10岁小儿常发生横行骨折，多为直接暴力外伤所致，可合并腓骨骨折。胫腓骨远端骨骺分离为踝关节受到强大外力作用所致，在儿童比较常见，一般发生在11～15岁。X线平片上，胫骨髁间嵴骨折的表现可分为3型：Ⅰ型为胫骨髁间嵴骨折无移位；Ⅱ型为骨折前缘掀起、后缘与胫骨相连；Ⅲ型为骨折碎片与胫骨完全分离或移位。婴幼儿胫骨干的螺旋形骨折多单独发生，很少合并腓骨骨折；可发生错位或无错位。胫骨干青枝骨折常伴成角畸形，可同时合并腓骨青枝骨折。胫骨干横行骨折可错位或无错位。胫腓骨远端骨骺分离在X线上分为四型：①外翻型，即胫骨下端骨骺连同干骺端骨碎片向外侧移位，可伴腓骨下端骨折，但不伴有腓骨远端骨骺分离；②内翻型，即胫骨下端骨骺向内侧移位并挤压内侧骺板，腓骨出现骺分离或腓骨骨干骨折；③外旋型，即胫骨下端骨骺连同干骺端骨碎片向后移位，常伴腓骨骨干斜行骨折；④跖屈型，即胫骨下端骨骺向后移位，腓骨正常。多层螺旋 CT 三维重组后处理图像可直观显示胫骨骨折、骨折范围、骨折线走向及碎块移位和周围软组织损伤情况。MRI 因具有良好的组织对比和多平面成像的能力，可提供骨骺和韧带损伤得多种信息。

4. 踝关节损伤　儿童踝关节损伤（包括扭伤、骨折和脱位）大多数为运动伤，约有 58% 的踝关节骺板损伤是运动伤，占所有骨骼未成熟运动员损伤的 10%～40%。男性比女性更为常见。胫骨骺板骨折常发生于 8～15 岁的儿童，而腓骨骺板骨折则常发生于 8～14 岁儿童。按创伤机制分类：内翻创伤占 85%，外侧副韧带损伤及内外踝骨折，不影响内存副韧带及后胫腓韧带；外翻创伤，内侧副韧带损伤及内外踝骨折，不影响外侧副韧带及后胫腓韧带。X 线、CT 直接征象为骨皮质断裂、骨小梁不连续，表现为透亮线或密度增高线，骨形态异常，骨皮质翘起；间接征象包括软组织肿胀、关节积液、液－脂平面、液－脂－气平面、脂肪纹移位及骨外膜与骨内膜反应。MRI 上，骨挫伤、骨折 T_1WI 信号减低，T_2WI 信号增高。急性骺板骨折在 T_2WI 上表现为线状高信号穿过骺板及低信号的干骺端，骺早闭骨桥形成在 MRI 表现为线状或不规则带状低信号被高信号的骺软骨包绕。

5. 跖骨骨折　是儿童最常见的足部骨折，约占儿童足部骨折的 60%。Owen 等进行了一项针对 5 岁以下儿童的流行病学调查，发现 73% 的跖骨骨折包含第 1 跖骨，而 10 岁以上患儿该比例下降为 12%，60 例患儿中最常见的跖骨骨折为第 5 跖骨（45%）。6.5% 的跖骨骨折和 20% 的第 1 跖骨骨折初诊未诊出。直接或间接损伤均可造成跖骨骨折。直接损伤常见于重物坠落于前足或挤压伤（如足部被车轮碾过）。跖骨骨折可发生于骨干的任何部位，但最典型的骨折发生于骨干中间。间接损伤由于轴向或扭转应力引起，造成近端骨干或跖骨颈部螺旋骨折。直接损伤会造成跖骨骨折和广泛的软组织损伤，表现为足部明显肿胀和擦伤。应注意排除骨筋膜室综合征。间接损伤症状较轻，通过仔细触诊可以确定骨折位置。婴幼儿跖骨骨折损伤病史不详，可表现为轻度肿胀、不能负重。趾骨骨折在儿童常见，约占儿童足部骨折的 18%。趾骨骨折多由坠物直接造成，或无意中踢到硬物间接造成损伤。近节指骨较远节趾骨更容易骨折。趾骨闭合骨折一般不需要复位，与邻近足趾固定在一起可直接活动。硬底鞋或可行走支具对骨折愈合更好，宽松的鞋会比较舒适，如果骨骺未闭合，在冠状位和矢状位的成角可重新塑形。对于青少年不稳定骨折，如果邻趾固定效果不佳，可使用经皮克氏针固定。正位可见骨折移位不大，但侧位可见明显的跖侧或背侧移位。其他合并骨折也可在 X 线片见到，但怀疑其他损伤或损伤严重时，建议行 CT 检查。儿童初诊 X 线片若未见到跖骨骨折，需在 10～14 天后复查，或可检查骨折线或早期骨痂。多层螺旋 CT 三维重组后处理技术可以得到立体直观、清晰准确的解剖图像，客观显示趾骨的立体结构。

6. 盘状半月板　又称盘状软骨，成因不明，主要有两大学说，认为胚胎早期半月板均为盘状，在发育过程中其中央部分因股骨髁的压迫逐渐吸收而成为半月形。如果某种原因使吸收过程受限导致未吸收或吸收不全，则表现为不同程度的盘状。另一种认为是半月板长期受异常运动和研磨的影响而增生肥厚的结果。国外报道外侧盘状半月板发生率为 1.5%～3%，而内侧半月板发生率为 0.1%～0.3%。外侧盘状半月板好发于双侧，国内发病率较国外高。盘状半月板的分型有多种方法，采用较广泛的是基于膝关节造影的 Hall 分型，将盘状半月板分六型。Ⅰ型：板状形，半月板均匀增厚，上下缘平行呈板状。Ⅱ型：双凹形，为板状中心变薄的双凹盘形。Ⅲ型：楔形，外形和正常半月板相似，但大于正常者。Ⅳ型：不对称前角形，半月板前角异常增大。Ⅴ型：顿挫形，介于正常与板状形之间。Ⅵ型：以上各型伴撕裂。其中，以板形和楔形多见。临床表现主要有弹响、伸屈受限，合并半月板撕裂时，表现为疼痛、关节绞锁等。

X 线平片和 CT 不能显示半月板，仅见膝关节外侧间隙增宽，胫骨外侧平台略凹陷。MRI 是诊断盘状半月板的首选方法，主要诊断标准：①矢状位 MRI 上，在层厚 5 mm 连续 3 层以上的半月板前、后角相连，呈蝴蝶结样改变；②矢状位，半月板后角增厚，呈尖端向前的楔形；③冠状位上半月板体部的中间层面，即半月板体部最窄处的宽度＞15 mm，或者超过胫骨内（外）侧平台关节面的一半以上；④半月板边缘高度大于对侧 2 mm 以上；⑤半月板内常出现Ⅱ级或Ⅲ级异常信号；⑥易发生撕裂和囊变。

【典型病例】

病例 1　患儿，女，7 岁，坠落伤 4 h。X 线表现见图 20-4-1。

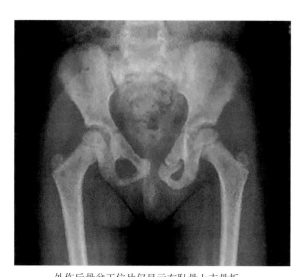

外伤后骨盆正位片仅显示左耻骨上支骨折。
图 20-4-1　稳定型骨盆骨折 X 线表现

病例 2　患儿，男，9 岁，车祸伤 2 h。X 线表现见图 20-4-2。

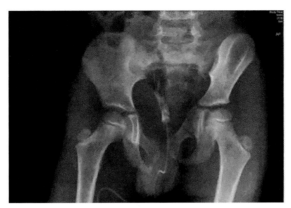

图 20-4-2　耻骨、坐骨、髂骨多发骨折 X 线表现

病例 3　患儿，男，8 岁，车祸伤 2 h。X 线表现见图 20-4-3。

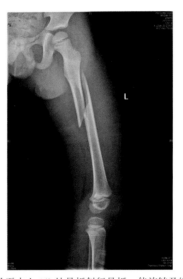

左股骨干中上 1/3 处骨折斜行骨折，伴旋转及缩短移位。

图 20-4-3　骨干骨折 X 线表现

病例 4　患儿，男，1 岁 5 个月，外伤半小时，双侧股骨干远端骨折。CT 表现见图 20-4-4。

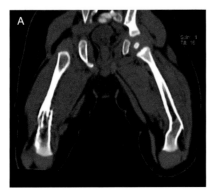
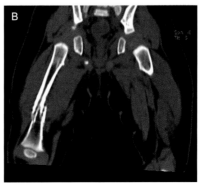

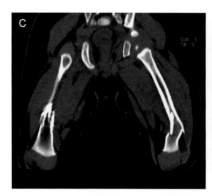
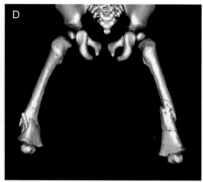

A～C.平扫不同层面 MPR 重建显示双侧股骨干远端骨皮质中断、错位、成角；D.3D VR 重建示骨折线及错位、骨碎片情况。

图 20-4-4　骨干骨折 CT 表现

病例 5　患儿，男，9 岁，车祸伤 1 h。影像学表现见图 20-4-5。

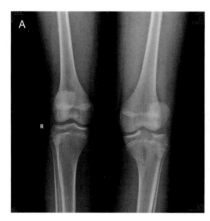
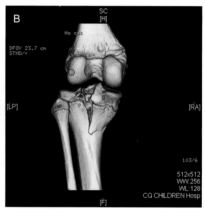

A. X 线平片显示胫骨平台骨折，骨折线累及关节面；B. CT 平扫 3D VR 重建展现骨折线、错位及骨碎片情况。

图 20-4-5　胫骨平台骨折影像学表现（B 见彩插 18）

病例 6　患儿，男，10 岁，摔伤后疼痛 4 h。CT 表现见图 20-4-6。

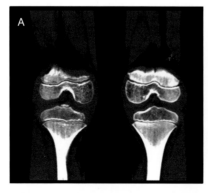
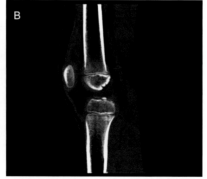

平扫冠状位重建（A）及右侧膝关节矢状位重建（B）显示胫骨髁间骨折。

图 20-4-6　右侧胫骨髁间骨折 CT 表现

病例 7　患儿，女，3 岁 8 个月，左侧胫腓骨远端青枝骨折。X 线表现见图 20-4-7。

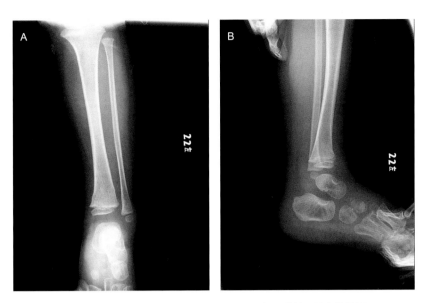

左侧踝关节正位（A）、侧位（B）显示左侧胫腓骨远端青枝骨折。

图 20-4-7　青肢骨折 X 线表现

病例 8　患儿，女，12 岁，胫腓骨远端多发骨折 1 天。X 线表现见图 20-4-8。

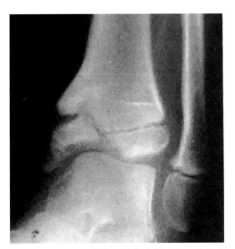

图 20-4-8　胫腓骨远端多发骨折 X 线表现

病例 9　患儿，男，8 岁，内踝骨折、胫骨骨骺外翻 3 h。X 线表现见图 20-4-9。

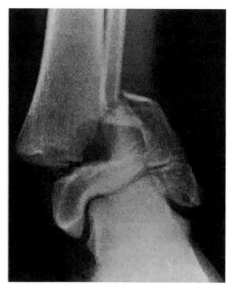

X线平片显示内踝骨折及胫骨骨骺分离、外翻畸形。

图 20-4-9　内踝骨折 X 线表现

病例 10　患儿，男，11 岁，第五跖骨基底部骨折。X 线表现见图 20-4-10。

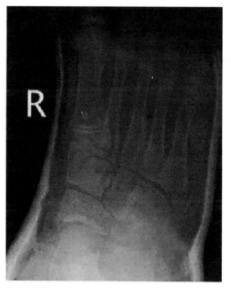

X线平片显示第五跖骨基底部骨折，外固定。

图 20-4-10　跖骨骨折 X 线表现

病例 11　患儿，男，4 岁，右足第一趾骨骨折。X 线表现见图 20-4-11。

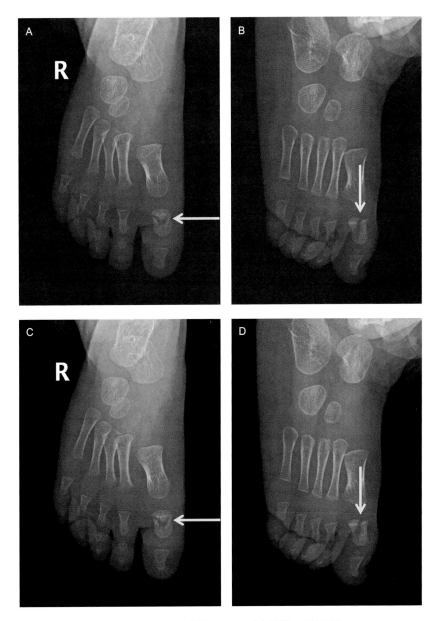

足正位（A）、斜位（B）显示右足第一趾骨骨折。

图 20-4-11　趾骨骨折 X 线表现

病例 12　患儿，女，7 岁，右膝间断疼痛 2 个月，外侧盘状半月板。MR 表现见图 20-4-12。

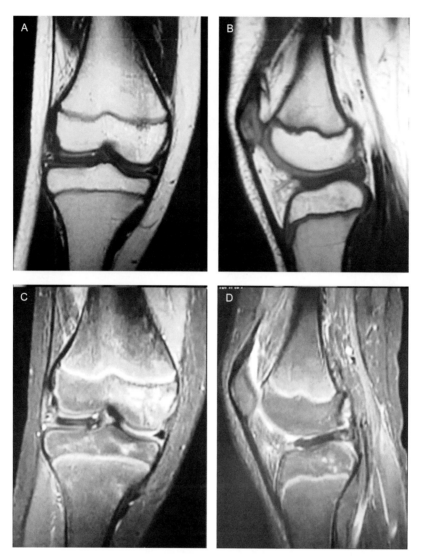

右膝关节 T_1WI 冠状位（A）、矢状位（B）及脂肪抑制 T_2WI 冠状位（C）、矢状位（D）显示外侧盘状半月板，Hall 分型 I 型。

图 20-4-12 盘状半月板 MR 表现

病例 13　患儿，男，11 岁，生后 7 个月发现双小腿畸形，2 岁时行开放式外科手术进行复位及内固定治疗，手术病理证实双侧胫腓骨假关节形成。影像学表现见图 20-4-13。

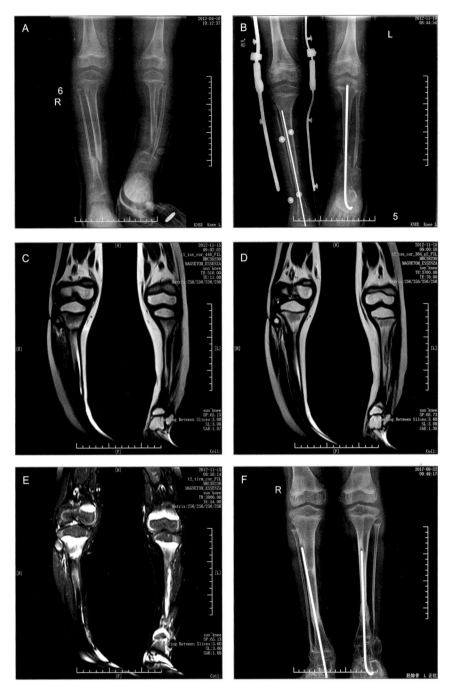

A. 患儿近 2 岁时平片示左右胫骨下 1/3 段陈旧性骨折假关节，无骨痂形成，所示同节段双侧腓骨纤细；B. 患儿 6 岁时复查平片示对线对位均可；C ～ E. 患儿 6 岁时冠状位 T$_1$WI（C）、T$_2$WI（D）及 STIR（E）示双侧胫骨内固定中、骨质包括皮质和髓质信号异常，断端间骨痂明显；F. 患儿 11 岁时平片复查示双侧胫骨内固定中、病变段骨明显长粗但仍见大量骨痂及骨质裂缝。

图 20-4-13　胫腓骨假关节影像学表现

【诊断要点】

下肢骨折、脱位多有较严重的高能量外伤史，有患肢疼痛、肿胀及畸形变表现，影像学尤其 X 线平片发现骨折及关节脱位征象，诊断比较容易。需至少拍摄 2 个及以上体位的 X 线片，一般为正、侧位片或加斜位片，髌骨则应摄取轴位及侧位 X 线片。骨盆损伤尤其伴有内脏、神经血管损伤的复杂病例，需增强 CT 或加 MRI 检查，以更为精确诊断与评估创伤。软骨及韧带尤其膝关节半月板、交叉韧带损伤，必须采用 MRI 检查与评估。

【鉴别诊断】

首先，下肢骨折常需与正常骨骺进行鉴别。比如，第 5 跖骨粗隆在儿童时期常表现第 5 跖骨基底部独立状的骨骺骨片，类似第 5 跖骨基底部骨折；鉴别要点是第 5 跖骨基底部骨骺虽呈纵行透亮线，但骨片边缘一般规则、光滑且周围软组织无明显肿胀，而第 5 跖骨基底部骨折常为横行骨折、骨折线垂直于跖骨骨干，系腓侧短肌肌腱应力所引起的撕脱骨折（也称 JONES 骨折）。

其次，骨折需与正常变异如籽骨、副骨及副骨化中心等进行鉴别。例如，髌骨正常可出现 1 个或 2 个副骨化中心，形成二分或三分髌骨，影像学与髌骨骨折表现类似，需认真甄别。此外，足部距骨三角骨、骰骨副骨、距骨上骨、腓骨下副骨等，也是常见的变异，也需要仔细辨识与鉴别。

再次，病变类型间的鉴别也非常重要。例如，盘状半月板需与半月板桶柄状撕裂相鉴别，MRI 可直接显示半月板形态及信号变化、明确半月板损伤程度，对其甄别非常有帮助，X 线平片及 CT 检查则意义不大。

最后，创伤性下肢骨折与病理性骨折鉴别非常重要，后者常有基础疾病如肿瘤、炎症、感染、代谢病等，影像学也有相关征象提示，甄别不难。

【治疗】

治疗应结合患者自身状况和创伤情况综合考虑。下肢创伤治疗应以控制创伤进展为主要目的，损伤控制方式则以此为基本方向，结合患者实际情况对创伤情况进行处理，保证患者生命体征平稳，促进创伤恢复，并减轻减少治疗过程中可能出现的风险，降低死亡率。

骨折复位与固定是治疗儿童开放性骨折的中心环节，由于下肢具有负重和行走功能，需要坚强的内固定来实现高度的稳定性，对复位的要求要高、轴线对位力争接近正常，同时要求固定时间较长、防止因过早负重发生畸形和再次骨折。此外，因股部肌肉较发达，收缩力强，股骨骨折在复位后可间歇性持续牵引治疗。对稳定型骨盆骨折患者可保守治疗，不稳定型骨盆骨折患者则需要外固定或切开复位内固定治疗。

值得一提的是，治疗过程中需强调影像学复查与随访重要性。

【延伸知识】

病例 13 提到的先天性胫骨假关节（congenital tibia pseudoarthrosis，CPT）是一种罕见的先天性疾病，其特征为胫骨节段性发育异常、无正常骨形成，伴成角畸形、病理性骨折和骨不连接，由于发育异常所致胫骨的畸形和特殊类型的不愈合，最终形成局部的假关节。

CPT 多见于胫骨中下 1/3 交界处，男性发病率稍高于女性，多为单侧，同侧腓骨也可累及。少数患者有遗传史，常合并 I 型神经纤维瘤病。本病预后极差，一旦骨折，几乎不能自愈。其常表现为出生后即发现有的胫骨中下段缺损和假关节形成，假关节处有较坚硬纤维组织连接或软骨连接，骨端随生长发育而变细、萎缩，远端更为明显呈笔尖状、皮质菲薄。有时周围软组织包括腓肠肌萎缩。若腓骨受累，亦发生同样变化。

关于畸形的成因有许多学说。宫内压迫学说认为胎儿生子宫内，足呈极度背屈，压在下 1/3 胫骨上，严重影响该处血供。有人认为是宫内创伤形成该处骨折，从而产生畸形。但更多学者认为，这是一种全身代谢性紊乱性疾患，几乎所有患者合并皮肤色素斑，局部常合并神经纤维瘤。也有学者认为，先天性胫骨假关节和骨纤维结构不良可能属同一病因，仅临床表现不同。Aegerter 则认为骨纤维结构不良、神经纤维瘤病和先天性胫骨假关节都是由神经变异，使组织的生长和成熟发生异常。假关节处局部骨膜往往很厚，形成一个厚的纤维组织筒，这种软组织的错构瘤性增瘤，将干扰骨的生长和正常骨痂的形成，紧贴骨皮质的增厚纤维组织限制了血液供应，从而导致骨萎缩。同样情况可见于锁骨、肋骨、股骨和肱骨，但极为少见。

临床常采用 Crawford 分型方法进行 CPT 分型。I 型在畸形的顶点能够观察到骨髓腔通畅、皮质骨增厚，此型预后较好，一些甚至不会发生骨折；II 型是细小的髓腔、骨皮质增厚和骨小梁的缺失；III 型的特点是囊性病变，此型可能会骨折，需早期治疗；IV 型为胫骨假关节和可能的腓骨不愈合。四种类型都有胫骨前弓。

鉴别诊断重要包括：①骨折不愈合，小儿外伤性胫骨骨折，畸形愈合可发生，而骨折不愈合极为罕见，即使产生不愈合，骨折局部会有大量骨痂形成。②脆骨病，该病是全身性疾患，有多次骨折史，虽易骨折但骨折修复并无障碍；此外，该病还有特殊症状，如巩膜发蓝、听力障碍、性早熟及家族遗传史。③佝偻病，四肢长管状骨均有变化，下肢因负重引起膝内翻畸形多为双侧性；X 线表现为干骺端变宽、骺线增宽且有杯状典型改变。佝偻病治愈可遗留胫骨内翻畸形，X 线表现为骨干变粗、胫骨内侧骨皮质增厚，但无明显骨质硬化、髓腔通畅。

CPT 目前仍无有效预防措施，早诊断早治疗是本病的防治关键。婴幼儿以采用保守疗法为好，如石膏或支具保护，不要轻易行截骨矫形、取病理或早期刮除植骨，过激的手术治疗将导致严重后果。较大儿童需要采取手术治疗。

（贺玉玺）

第五节　胸廓创伤

【概述】

胸廓是由胸椎、肋骨、胸骨、锁骨、肩胛骨和它们之间的连接组织共同组成的笼状支架。胸廓具有一定的弹性和活动性，胸廓对胸部脏器起支撑和保护作用，并参与呼吸运动。胸部外伤是临床上较为常见的急症，其中胸廓创伤的发生比例也不断攀升。

【病理生理】

儿童胸廓顺应性好，外力可造成胸部脏器损伤而胸壁常无明显外伤征象，但在严重的外力作用时胸廓也常可发生损伤。致伤因子常包括车祸、挤压伤、摔伤和锐器伤等。胸廓损伤可分为胸壁软组织挫伤、乳腺挫裂伤及胸廓骨骨折，后者按部位可分为肋骨骨折、锁骨骨折、胸骨骨折及肩胛骨骨折等。胸廓创伤常合并其他部位损伤尤其胸腔脏器的损伤，如肺挫伤、心脏损伤等。

其中，肋骨骨折系直接暴力或间接暴力作用于胸壁所致，占全部胸部外伤的 60% 以上。不同外界暴力作用方式所造成的肋骨骨折病变可具有不同的特点：作用于胸部局限部位的直接暴力所引起的肋骨骨折，断端向内移位，可刺破肋间血管、胸膜和肺，产生血（气）胸；间接暴力如胸部受到前后挤压时，骨折多在肋骨中段，断端向外移位，刺伤胸壁软组织，产生胸壁血肿；枪弹伤或弹片伤所致肋骨骨折常为粉碎性骨折。肋骨骨折多发生在缺少保护的第 4～7 肋，而第 1～3 肋因有锁骨、肩胛骨及肩带肌群的保护而不易骨折，第 8～10 肋渐次变短且连接于软骨肋弓上、有弹性缓冲，骨折机会减少，第 11、12 肋为浮肋，活动度较大，更难发生骨折。

【临床表现】

本病的主要表现为胸壁局部肿痛、血肿、皮损、出血、呼吸困难、胸廓挤压痛、骨擦音及畸形等，不同致伤因子、损伤部位及类型等症状不甚相同，多发骨折可出现胸廓塌陷、变形。合并内脏损伤则症状更为严重，甚至出现休克等。

【影像学表现】

1. X 线　是本病首选的检查方法，简便快捷。轻微胸壁损伤者可无阳性发现，较重者可见胸壁软组织肿胀。肋骨及锁骨骨折在 X 线上表现为局部骨皮质不连续、皱褶、错位，儿童青枝骨折较常见，表现为骨皮质局限性隆起。肩胛骨骨折在 X 线上呈线样、不规则低密度影，粉碎性骨折时可见多发骨碎片影。胸骨骨折若无明显错位时，X 线平片有时难以检出。

2. CT　是胸廓创伤有效的检查手段，不仅可明确是否有骨折，而且可清楚显示骨折的范围和程度，尤其基于螺旋扫描容积数据的多种后处理重建图像可多方位、多角度显示胸廓立体结构及骨折、软组织损伤情况，多发骨折所致的胸廓塌陷变形，以及平片漏诊的肋骨骨折，对诊断、评价非常有帮助。同时，CT 也是显示乳腺及胸腔脏器损伤并发症的有效方法。

3. MRI　胸廓软组织损伤时，MRI 可清楚显示软组织损伤及其范围、程度和皮下血肿，对乳腺挫裂伤的诊断效果尤佳。MRI 对骨折显示不如 CT 敏感，但对骨挫伤的敏感性较高，骨挫伤在 MRI 上可呈明显斑片状、斑点状的 T_1WI 低信号、T_2WI 高信号影，边界不清，加用脂肪抑制质子密度加权成像对骨、软骨挫伤与骨折显示与评估效果更佳。

4. 超声　胸廓超声在其创伤尤其闭合式损伤诊断中价值肯定，不但可明确皮下血肿、软组织及乳房挫伤诊断，一定条件下还可作为 X 线平片检查肋骨骨折的补充，如隐匿性骨折、无明显移位的肋骨骨折、肋软骨骨折等。有研究表明，限定条件下胸部超声单独诊断肋骨骨折的灵敏度为 91.5%、特异度为 91.7%，X 线平片联合限定条件下胸部超声诊断肋骨骨折的能力可接近 CT 水平。

【典型病例】

病例 1　患儿，男，5 岁 8 个月，1 小时前从 2 楼坠落，肩胛骨、锁骨骨折。CT 表现见图 20-5-1。

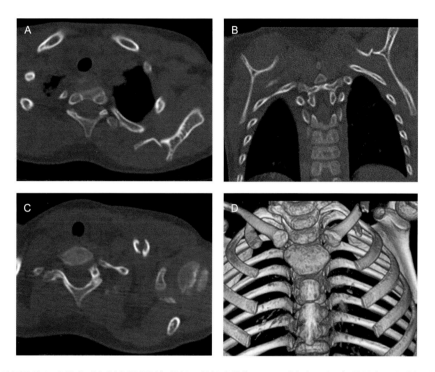

平扫轴位（A）及冠状位（B）骨窗示左侧肩胛骨局部骨折，断端略错位；C、D.同时显示左侧锁骨中段骨质断裂，骨折断端有移位。

图 20-5-1　肩关节骨折 CT 表现（D 见彩插 19）

病例 2　患儿，男，11 岁 5 个月，4 层高空坠落 2 h，胸骨骨折。CT 表现见图 20-5-2。

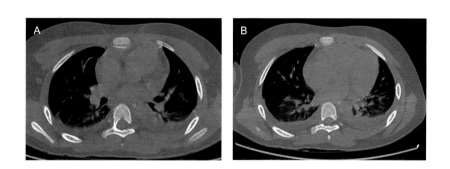

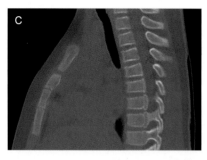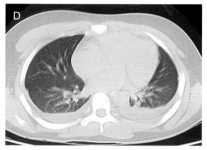

平扫轴位（A、B）及矢状位（C）骨窗示胸骨多处骨质结构不连续（箭）；平扫轴位（D）肺窗示双肺挫伤及少量胸腔积液。

图 20-5-2　胸骨骨折 CT 表现

病例 3　患儿，女，16 岁，1 小时前从教室窗台跌落，胸部软组织及乳腺挫裂伤。影像学表现见图 20-5-3。

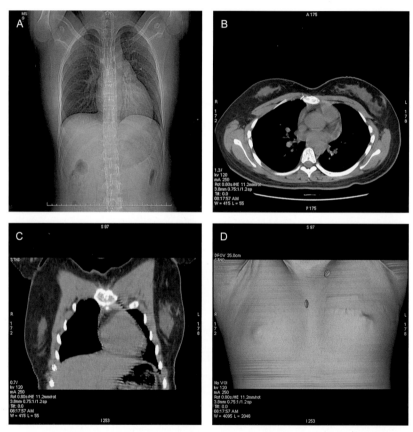

X 线胸片（A）未见明显异常；胸部 CT 平扫轴位（B）及冠状位重建（C）清晰显示左乳外上象限局部皮肤、皮下及腺体组织挫裂伤，密度不均略高于正常腺体组织，边缘模糊；3D VR（D）示左乳外上象限局部稍肿胀及其间皮肤缺损改变。

图 20-5-3　胸壁软组织挫裂伤影像学表现（D 见彩插 20）

【诊断要点】

胸部外伤史明确，有相关症状及胸部局部创伤体征，影像学提供具体损伤部位、类型、程度及合并损伤情况，诊断较为容易。但需注意，低龄儿童病情表述不准确，尤其是合并有其他部位损伤时常可掩饰胸部外伤的相关症状，易造成漏诊。同时，无错位肋骨骨折 X 线上或无阳性发现，需复查肋骨片或行 CT 检查。此外，肋骨骨折迟发性血（气）胸发病率高，迟发性气胸多于外伤后 2 天内起病，迟发性血胸多于外伤后 7 天内起病，应引起重视，注意这些时间点的 CT 检查与随访。

【鉴别诊断】

X 线平片诊断骨折时，应做好外伤性骨折和病理性骨折的鉴别诊断，前者骨折线清晰，邻近骨密度正常；后者骨折线不清晰，邻近骨密度减低。不能确定者，及时行 CT 或 MRI 检查，以发现基础疾病。

【治疗】

轻微胸廓创伤一般采用非手术治疗，必要时可使用止血剂及抗生素。胸廓骨骨折时，根据骨折的部位及骨折类型，选择石膏外固定保守治疗或手术治疗。肋骨骨折的治疗原则为止痛、保持呼吸道通畅、预防肺部感染。儿童处于生长发育期，要及时处理胸廓骨折，避免造成胸廓畸形。

对于儿童的胸部外伤无论是住院观察还是回家静养，都需要密切观察一段时间，如出现呼吸困难、咳嗽增多、胸内隐痛不适等情形，要及时再次检查。这是因为儿童肋骨富有弹性，遭受暴力常常会发生已有胸腔内脏器损伤但是无肋骨骨折发生。

（柯淑君，杨秀军）

第六节　脊柱创伤

【概述】

脊柱创伤是骨科常见急症，脊柱骨折发生率占骨折的 5% ~ 6%，常并发脊髓或马尾神经损伤。脊柱骨折多见男性青壮年，儿童患者也并不罕见，约占所有脊柱损伤患者的 10% 以内及全部小儿创伤的 5%。

脊柱在不同年龄阶段，其解剖学有所不同。由于儿童脊柱在不同年龄段呈现出与成人脊柱不同的解剖特点，且儿童在遭受脊柱脊髓损伤后具有较成人更强的修复潜能。因此，身体正处于生长发育阶段的儿童及青少年，脊柱损伤原因、类型、程度及诊断、治疗与预后，不同于成人。

【病理生理】

脊柱骨折可由直接外力如汽车撞压伤、火器伤等引起，但更多由间接外力如高处坠落时臀部或足着地、冲击性外力上传至胸腰椎引发。为此，脊柱骨折以胸腰段发生率最高，之后为颈、腰椎，胸椎最少。车祸伤、坠落伤、运动伤等是儿童脊柱创伤的主要伤因。儿童受虐也是一个不容忽略的致伤因子。新生儿颈椎颈髓损伤主要见于产伤，其中，上颈椎损伤主要见于头位分娩和产钳助产，脊柱远端损伤主要见于臀位分娩。

儿童脊柱损伤类型具有典型的年龄相关性特点，且脊柱损伤发生率随年龄增大而增加。一般认为，8岁以下小儿脊柱解剖、生物力学及损伤特点与成人有很大的区别，8～10岁以上小儿脊柱损伤类型与成人损伤比较类似。由于儿童头部比例相对较大、活动度也大，因此，颈椎是儿童脊柱创伤最易受损节段。其中，上颈椎损伤的发生率在小龄儿童中较高，下颈椎及胸、腰椎损伤在大龄儿童中发生率较高。同时，儿童脊柱含水量高，软骨成分多，具有特有的骨化中心，可纵向过伸而不断裂；关节面表浅、水平，容易发生屈曲、伸展和平移，且脊柱韧带和关节囊弹性大，承受较大的拉伸而不至于撕裂。儿童脊柱的这些特点，决定了在外力作用下，其发生结构变化后可由肌肉收缩等作用而自行复位，而不至于像成人一样导致关节突关节的骨折或交锁。然而，儿童脊柱的顺应性较脊髓高，在遭受外力时牵拉程度要远大于脊髓（有研究显示，婴幼儿脊柱可以承受2英寸的牵拉，而脊髓牵拉超过0.25英寸即可以造成神经损伤），而且儿童脊髓最大仅可拉长0.6 cm，当脊柱弯曲变形超过脊髓拉伸最大限度时，即可造成脊髓损伤，随后发生的椎动脉暂时闭塞缺血和炎症反应又可进一步加重脊髓损伤。为此，儿童尤其小龄童无影射学影像异常的脊髓损伤（spinal cord injury without radiographic abnormality，SCIWORA）发生率较高，多节段非连续性脊柱损伤的发生率较低，多节段连续性脊柱损伤的发生率较高且易发生于大龄儿童。

创伤性脊柱骨折的损伤机制及力学机制比较复杂，基于发生机制分为屈曲型、过伸型、直接暴力3种类型，根据脊柱骨折的稳定程度分为不稳定骨折（稳定脊柱的因素受到严重破坏，如涉及中柱和后柱的脊柱骨折）和稳定性骨折（如单纯椎体压缩骨折），根据脊柱骨折有无脊髓损伤可分为无脊髓损伤和伴脊髓损伤性骨折。Holdsworth于1970年首次提出爆裂骨折概念，将胸腰椎骨折分类为前方压缩骨折、骨折脱位、旋转骨折脱位、伸展骨折脱位、楔形压缩骨折和爆裂性骨折，提出了双柱理论，并认为对脊柱稳定最重要的是整个后柱体系的完整。1983年，Denis将胸腰椎骨折分为压缩骨折（A型）、爆裂骨折（B型）、安全带型骨折（C型）和骨折脱位（D型）4种类型，并提出了三柱理论，认为中柱是脊柱稳定最重要的结构。Denis理论可信度相对较高，至今仍广为临床应用。交通伤所致的脊柱损伤常发生于脊柱三柱理论的前柱与中柱，损伤的椎体常为相邻椎体，主要损伤形式为椎体的爆裂骨折与压缩骨折为主，多见于胸腰段脊柱，合并的脊髓损伤较重。坠落伤易致脊柱后柱损伤，即椎体的椎弓、椎板、小关节的损伤，脊髓损伤较轻。

【临床表现】

由于致伤原因、部位、类型、程度及并发症等不同，脊柱创伤的临床表现不同。但患儿均有明显的外伤史，如车祸、高处坠落、躯干挤压或受虐待发生等。

临床多表现为外伤后脊柱的畸形、疼痛，常可并发脊髓损伤，可有不全性或完全性瘫痪的表现，如感觉、运动功能丧失及大小便障碍等，病情严重者有截瘫表现。查体可发现脊柱局部畸形、运动受限，伤处皮下淤血及明显浅压痛、深压痛和叩击痛等。如颈椎骨折时，屈伸运动或颈部回旋运动受限，胸椎骨折躯干活动受限，合并肋骨骨折时可出现呼吸受限，腰椎骨折时腰部有明显压痛、屈伸下肢感腰痛。合并完全性脊髓损伤，受伤节段平面以下所有运动、感觉、反射均消失，膀胱和肛门括约肌功能丧失；不完全性脊髓损伤，受损平面以下尚可存在一部分功能；颈段脊髓损伤可造成四肢瘫表现。

【影像学表现】

X线平片为本病首选检查，可直观显示脊柱骨折、脱位征象和骨折类型，骨折表现为椎体完整性紊乱，生理曲度和椎体排列异常，部分结构断裂、碎裂，局部或全部高度变短、压缩，椎体边缘或见骨刺样骨片，甚至突入椎管内；常需正、侧位摄影，必要时加拍斜位以观察有无椎间孔变形、椎弓峡部骨折，以及全脊柱摄影以避免漏诊多节段脊柱骨折。但X线平片无法准确揭示脊椎骨折细节及其所致的椎管内受压情况，故而主张凡有中柱损伤或伴神经症状者须作CT和（或）MRI检查。

CT可精准显示椎体骨折细节包括有无碎骨片突入椎管内，测量椎管狭窄程度并计算椎管前后径、横径损失量，对诊断脊椎创伤价值较高，尤其可基于"三柱理论"精确揭示其前柱、中柱及后柱的损伤及类型，并对脊椎稳定性作出较为可靠的评价。CT上脊柱骨折可表现为椎体单纯压缩骨折、椎体粉碎压缩骨折、椎体骨折并脱位、附件骨折等；常规断面影像结合多平面重建及VR图像，非常有助于关节突、椎板、椎弓根、横突、棘突等附件骨折及椎间小关节脱位的显示，仿真椎管镜成像对椎管内结构特别是骨片、骨刺及齿突与寰椎两侧块间距立体展示效果极佳。

不过，CT难以清晰揭示脊柱骨挫伤和微骨折，也无法准确显示同时甚至更常见的脊髓损伤情况。而MRI对上述病变的显示具有得天独厚的价值，不仅清晰分辨骨挫伤、微骨折所致的骨髓水肿与出血异常信号，椎旁软组织挫裂伤及血肿征象，还显示脊髓损伤所表现出来的异常信号。为此，对脊柱创伤尤其常引起脊柱不稳和脊髓损伤的累及中柱、后柱的脊柱骨折的诊断与评价，MRI检查不可或缺。而且，采用相控线圈可实现全脊柱成像，对多节段脊柱创伤诊断颇有帮助。

需指出的是，受虐待儿童脊柱损伤与虐待方式有关，颈椎损伤常见于"挥鞭样"暴力，胸腰椎损伤可能与过屈过伸暴力有关。影像学上，常表现为椎体干骺分离和（或）椎体前缘压缩性骨折及椎体脱位或单纯后侧附件损伤。

【典型病例】

病例1　患儿，男，4岁，2小时前从九楼坠落，多脏器损伤、多发脊柱骨折。影像学表现见图20-6-1。

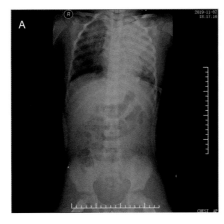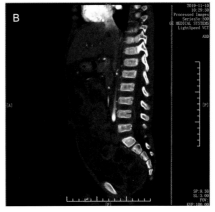

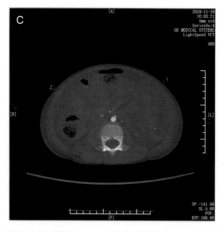

　A.DR 示肺挫裂伤、锁骨骨折，腰椎压缩性骨折可能；B.CT 矢状位重建示 L2～L5 椎体轻度压缩性骨折及肝被膜下血肿；C.CT 轴位骨窗示椎体骨折情况、骨折未累及中柱及后柱，脊柱稳定性尚好。

图 20-6-1　坠楼外伤影像学表现

　病例 2　患儿，女，3 岁 11 个月，1 天前，被车撞伤后出现颈部疼痛及活动受限，车祸伤、脊柱骨折。影像学表现见图 20-6-2。

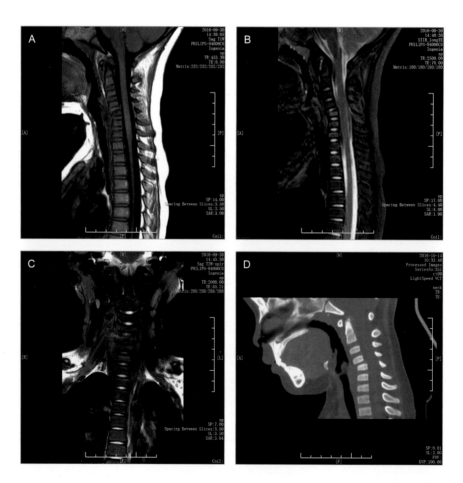

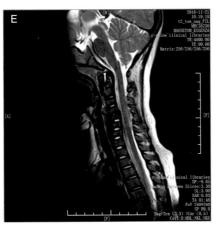
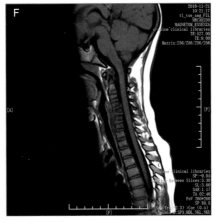

MRI 矢状位 T₁WI（A）、T₂WI（B）及冠状位 T₂WI（C）显示 C5 椎体明显压缩性骨折伴后突畸形、C4、6、7 椎体骨挫伤、局部信号不均并见条片状稍长 T₁、T₂信号水肿灶但压缩不明显，毗邻椎管尤其蛛网膜下腔变窄，椎间盘及脊髓未见明显异常；D. CT 矢状面重建（D）仅示 C5 椎体压缩性骨折改变；2 个月后 MRI 复查仍示 C5 压缩性骨折，后突畸形及椎管狭窄无明显改善，但 C4～C7 椎体水肿信号消失，矢状位 T₂WI（E）、T₁WI（F）上颈椎信号未见明显异常（C5 椎体陈旧性骨折信号除外）。

图 20-6-2 车祸伤影像学表现

病例 3 患儿，男，14 岁 2 个月，1 小时前坠楼，多发伤齿状突骨折。影像学表现见图 20-6-3。

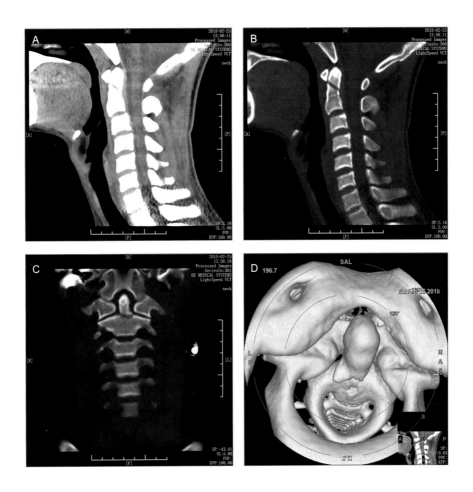

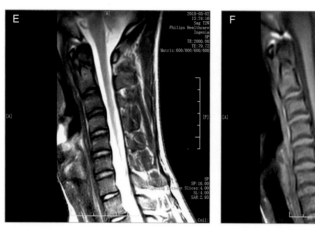

CT 矢状位重建（A）及骨窗（B）显示齿状突骨折但无明显错位；CT 冠状位重建骨窗（C）及头足入路仿真椎管镜（D）示齿状突与寰椎两侧块等距，无脱位征象，椎管无受压、无骨片；MRI 矢状位 T_2WI（E）、T_1WI（F）示齿状突骨折及局部骨髓水肿、出血改变，椎管内包括蛛网膜下腔及脊髓未见明显异常改变。

图 20-6-3 坠楼伤影像学表现（D 见彩插 21）

病例 4 患儿，男，10 岁，摔跤后颈部不适 2 周，外伤后颈部疼痛，齿状突脱位。影像学表现见图 20-6-4。

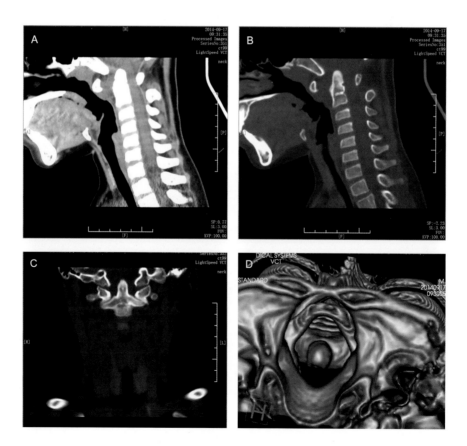

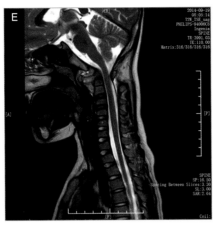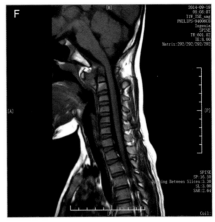

　　CT 矢状位重建（A）及骨窗（B）显示齿状突与寰椎前弓间距明显增宽，向后脱位推压颈髓、使椎管变窄；但冠状位骨窗（C）及 VR 下视图像（D）显示齿状突与寰椎两侧块等距，左右方向无脱位征象；MRI 矢状位 T₂WI（E）、T₁WI（F）示齿状突后脱位及局部蛛网膜下腔、脊髓受推移，但未见明显异常信号改变。

图 20-6-4　颈部外伤影像学表现（D 见彩插 22）

　　病例 5　患儿，女，2 岁，不慎跌倒 1 天，轻微外伤后椎体滑脱。MR 表现见图 20-6-5。

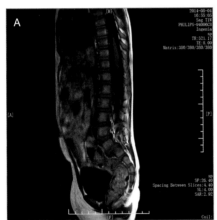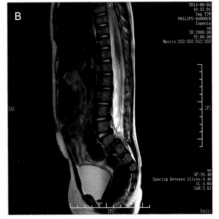

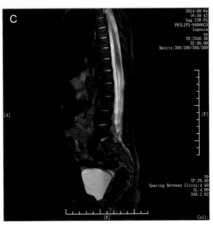

　　MRI 矢状位 T₁WI（A）、T₂WI（B）及脂肪抑制 T₂WI（C）显示 L5 椎体Ⅱ度滑脱伴 L5/S1 椎间盘膨出（注：Ⅰ度滑脱＜ 25%，Ⅱ度滑脱 25% ～ 50%，Ⅲ度滑脱 51% ～ 75%，Ⅳ度滑脱 76% ～ 100%，Ⅴ度滑脱＞ 100% 即腰椎脱离）。

图 20-6-5　椎体滑脱 MR 表现

【诊断要点】

根据脊柱外伤病史、外伤后脊柱畸形及疼痛等临床表现及影像学征象，脊柱创伤部位、类型及并发损伤诊断比较容易。

影像学诊断要点包括：脊柱 X 线正、侧位片检出的骨折及脱位，初步判断其损伤部位、范围、程度及脊髓是否受压等情况；CT 及 3D 后处理图像包括仿真椎管镜成像，进一步明确骨折部位、类型及移位方向与范围，观察、测量进入椎管骨折片、椎管狭窄及脊髓受压情况等；MRI 清晰显示平片、CT 无法准确显示的骨挫伤、脊髓损伤、椎管及椎旁血肿情况。

【鉴别诊断】

脊柱创伤性骨折主要与病理性脊椎骨折相鉴别。儿童椎体先天性变异、畸形及肿瘤、结核、炎症、代谢性疾病等基础疾病，容易发生病理性骨折。这些病变多有一定特征的 X 线、CT 及 MRI 影像表现，即使也有外伤诱因，诊断及鉴别诊断一般不难。对一些征象重叠或无特征影像表现者，常需增强 CT 及特殊序列 MRI 如 DWI 甚至增强 MRI 检查，以获取更多鉴别诊断信息。此外，特殊部位脱位尤其寰枢关节半脱位，需与炎症所致半脱位相鉴别，后者无明确的外伤史。

伴脊髓损伤的脊柱创伤特别是 SCIWORA，需与非外伤性脊髓损伤鉴别诊断。非外伤性脊髓损伤以急性非特异性脊髓炎（acute non-specific myelitis，ANM）最多见，其亦称为急性脊髓炎或急性横贯性脊髓炎，为原因不明的非特异性炎症引起脊髓白质脱髓鞘病变或坏死、导致急性或亚急性脊髓横贯性损害，病变常局限于脊髓的数个节段，胸髓最常受累，临床特征为病损以下肢体瘫痪、传导束型感觉障碍和膀胱直肠功能障碍。SCIWORA 有明确的外伤史，与舞蹈练习儿童脊柱过伸动作有明确关系，病情进展较迅速，损伤多为胸髓完全性损伤，损伤程度重。有时还需与病毒性脊髓炎、化脓性脊髓炎、结核性脊髓炎、真菌性脊髓炎等引起的脊髓损伤相鉴别，这些脊髓炎常有感染、发热史及血象改变，增强脊髓 MRI 有一定特征性影像表现，鉴别不是很困难。

【治疗】

脊柱骨折及脱位的治疗主要包括保守治疗和手术治疗两种方法，需根据骨折的具体部位、损伤程度等情况来决定。保守治疗主要为枕颌带牵引、颈托制动、定做支具固定、镇痛、止血、脱水等。一般认为出现下列之一情况时，应手术治疗：明显骨折片突入椎管；关节突交锁不能闭合复位；原为不全损伤，在观察过程中症状加重疑有血肿；严重关节脱位或胸脊髓梗阻等。

国际上也采用 TLISS 评分来决策治疗。TLISS 评分系统是国外研究组织推出的胸腰椎损伤新分类方案，用以判断损伤严重程度、指导治疗。TLISS 主要依据三方面进行评分，一是基于影像学资料，即压缩性骨折计 1 分，爆裂性骨折 1 分（侧凸角 > 15° 计 2 分），移位旋转型骨折计 3 分，牵张性骨折计 4 分；若有重复，取最高分；二是基于椎体后方韧带复合体（posterior ligamentous complex，PLC，主要包括棘上韧带、棘间韧带、黄韧带和小关节囊）的完整性，即完整者计 0 分，完全断裂者计 3 分，不完全断裂或不确定者计 2 分；三是基于患者神经功能状态，即无神经损害者计 0 分，神经根性损伤者计

2分，完全性脊髓损伤者计2分，不完全脊髓损伤或马尾综合征者计3分；总分≥5分者应考虑手术治疗，≤3分者可考虑非手术治疗，4分者可选择手术或非手术治疗。Denis脊柱骨折分型也广为临床用于决策是否手术，其认为不稳定型的压缩骨折（椎体高度压缩30%～50%，后凸畸形＞30°）、爆裂骨折（椎管占位＞30%）合并脊髓损伤、Chance骨折、骨折脱位，应积极手术治疗。手术目的不仅是恢复椎管容积，解除脊髓压迫，还在于重建脊柱稳定，防止迟发性瘫痪。

颈椎损伤小儿患者，主张应立即使用颈部围领固定或进行颅骨直接牵引，以使其颈椎位置保持稳定；不完全性脊髓损伤且神经系统损害症状进行性加重或骨折脱位压迫脊髓等需手术治疗。对合并脊髓损伤患儿，应同时要加强功能训练、加强营养和预防并发症。

【延伸知识】

寰枢关节包括：①寰枢外侧关节，由左、右寰椎下关节面与枢椎的上关节面构成；②齿状突前、后关节，分别位于齿状突前面与寰椎前弓的齿凹和齿状突后面与寰椎横韧带之间，形成两个滑膜腔。寰枢关节的周围韧带及覆膜有寰椎横韧带、齿突尖韧带、翼状韧带、覆膜及寰椎后弓与枢椎椎弓间的黄韧带。寰枢关节的稳定性主要依靠寰椎前弓、横韧带、枢椎齿状突及寰枢之间的侧块关节、翼状韧带等结构。其结构完整性受到破坏或某些功能失用，即可造成寰枢关节不稳或脱位。寰枢关节脱位是上颈椎最常见的损伤，但由于寰枢椎的椎间孔较大，大多数患者只出现颈部疼痛、活动受限等症状，少数患者表现出脊髓神经功能压迫症状。

头颈部外伤常可导致其骨性结构和韧带的损伤，从而引起寰枢椎脱位、骨折和骨折–脱位。其中，以寰枢关节前脱位较为常见，屈曲损伤是最易造成寰椎前脱位损伤的机制，其可能造成齿状突的骨折、寰椎横韧带断裂以及寰枢关节脱位或半脱位；后伸型损伤则可使齿状突骨折并向后脱位；而寰枢关节双侧的斜形关节面易形成创伤性旋转脱位，但单侧旋转脱位与半脱位较为少见。此外，外伤性脱位合并齿状突骨折，即寰椎连带着齿状突骨折一并移位。从枢椎椎体后上角或骨折线后缘测量到寰椎后弓的前缘，此距离为脊髓可占据的有效空间，可据此估计缓冲间隙的狭窄及脊髓受压的情况。单纯的寰椎前脱位即不伴齿状突骨折的寰枢关节脱位，其必有寰枢之间韧带的广泛损伤。先天性畸形脱位患者常有枕颈部发育异常，外伤后较正常人更易发生寰枢关节急性脱位且多数在少年以后逐渐发生寰枢关节不稳，常见畸形有两种：①分节障碍，表现为枕骨寰椎融合成C2、C3椎体融合；②齿状突发育不全。自发性脱位成人多继发于类风湿性关节炎、儿童多继发于颈部深在感染。病理性脱位与自发性发生脱位的区别在于其确有寰椎和（或）枢椎骨质病变，以寰枢椎结核多见、也偶见于寰枢椎肿瘤或骨髓炎。

寰椎前弓及后弓较为薄弱，颅顶部直接负载或受到打击产生的压力作用于寰椎侧块，致使寰椎前后弓较易发生骨折，枢椎双侧椎弓根受到头枕部后伸力也可发生骨折，甚至在少数情况下，枢椎与C3及以下椎体也可在屈曲外力作用下发生半脱位。Althoff将齿状突骨折分为A、B、C、D四型，A型骨折的骨折线通过齿状突的峡部，其余三型骨折的骨折线定位于更低解剖位置。Anderson和D'Alonzo分类将齿状突骨折分为3型：Ⅰ型骨折为齿尖骨折，是齿状突尖韧带和一侧的翼状韧带附着部的斜形骨折，约占4%；Ⅱ型骨折即基底部骨折，为齿状突与枢椎体连接处的骨折，最为常见，约占65%；Ⅲ型骨折为枢椎体部骨折，骨折端下方有一大的松质骨基底，骨折线常涉及一侧或两侧的枢椎上关节面，约占 31%。Anderson 和 D'Alonzo 分类方法对临床指导意义较大，基于此并结合骨折程度、方向及患者年龄等因素，可选择有效的治疗方案并判断骨折的预后。但 HadLy 等提出ⅡA 型齿状突骨折，定义为齿状突基底部骨折、骨折端后下方有一较大的游离骨块，为固有的不稳定骨折；Pederson 和 Kostuil 提出ⅡB 和ⅡC 型骨折，ⅡB 型骨折即 Anderson 和 D'Alonzo 分类Ⅱ型骨折、Althoff 分类 B 型骨折；ⅡC 型骨折是骨折线至少一侧或两侧均位于副韧带的上方，相当于 Althoff 分类的 A 型骨折。

另有两类齿状突骨折尚未包括在上述分类中。一类是齿状突骨骺分离：枢椎齿状突大约 2 岁时在其顶端又发生一个继发骨化中心，至 12 岁后与枢椎齿状突的主要部分融合，而齿状突本身在 4 岁时开始与枢椎椎体融合，大多数可在 7 岁左右完成融合，因此 7 岁前齿状突骨折是以骨骺分离为特征；另一类为齿状突垂直骨折，临床罕见。

齿状突骨折、脱位必须借助影像学检查。在 X 线张口位片上，脱位主要特征表现是枢椎齿状突与寰椎两枚侧块间距不对称。但张口拍片时合作不好可使投影位置偏斜，引起两者间隙异常，或不能满意显示该区解剖结构。侧位 X 线片能清醒显示齿状突和寰枢椎弓之间的距离变化，正常在 3 mm 以内，必要时 CT 扫描及冠状位、矢状位重建显示与测量，同时甄别寰椎椎弓骨折及上颈椎畸形。需注意严重的陈旧性半脱位，临床表现为斜颈及运动受限，颈部活动时疼痛，可导致面部发育不对称；斜颈的出现可引起对侧胸锁乳突肌痉挛。此外，横韧带是软组织，在 X 线平片上不显影，只能以间接征象加以判断，其中寰椎前弓结节后缘中点至齿状突距离（atlantodens interval，ADI）比较有用：①寰齿间距增大侧位片可见寰椎前弓后缘与齿状突相对应点的距离，正常成人和儿童分别为 3 mm 和 4 mm，若成人寰齿距在 3～5 mm，常提示有横韧带撕裂；5～10 mm 则提示横韧带有断裂并部分辅助韧带撕裂；10～12 mm 则证明全部韧带断裂。②枕颈伸屈功力性侧位片显示屈位时寰椎前弓和齿状突呈"V"形间隙，提示横韧带下纤维以外的部分撕裂，使寰枢椎借助未断纤维束起支点作用，而显示寰齿间隙上部分分离呈 V 型。③枕颈伸屈动力性侧位片显示寰椎前后不稳征象，确诊为韧带损伤。CT 和高分辨率 MRI 轴位、冠状位、矢状位图像对横韧带的显示及齿状突周围间隙测量非常好，后者还可清晰分辨翼状韧带、齿尖韧带及其损伤情况。

（杨秀军）

第二十一章　异物创伤

【概述】

异物创伤是儿童常见的急性意外伤害之一，在临床急诊中很常见，发病率较高，对儿童生命健康造成较大的威胁。儿童人体异物主要为血管外异物，常见气道异物、消化道异物、软组织内异物等，泌尿生殖道异物并非少见，眶内异物（尤其眼球异物）、骨关节异物、内脏异物少见，血管内异物罕见。

【病理生理】

儿童异物损伤主要系误吸、呛吸、误食、误塞异物等进入气道、消化道、尿道等所致。随着工业化、城市化进程的加快、工业机械化程度的提高和全球不和谐因素的增加，人体软组织异物损伤也明显呈上升趋势，发病人群以青壮年为主，儿童患者亦并非少见。常见原因包括劳动意外、斗殴、战争等，儿童则以车祸伤、跌落伤、虐待伤等。医源性遗留物或损伤尤其手术物品遗留也是重要因素之一，自虐自残也是一个不容忽视的原因。近年来，内脏异物包括肾脏、肺脏甚至脑内异物也屡见不鲜，危害性不小。

异物进入气道可引起呛咳、感染、气道阻塞甚至窒息等，进入食管异物可嵌顿在食管内不能自行排出，轻者可出现咽痛、胸痛症状，影响正常进食，重者可导致穿孔、大出血等，危及生命安全，排入胃肠道也可引起肠梗阻、腐蚀、感染甚至消化道穿孔、中毒性休克，进入肛门、泌尿生殖道也可引起其梗阻、感染、腐蚀等异常改变。儿童软组织内的异物也不少，包括缝针断针、金属碎片、玻璃碎片、弹片、金属钉、金属丝、发夹、碎石、铁屑、木屑等。内脏异物可直接导致内脏挫裂、出血、血肿形成及感染等。

异物穿入人体软组织内，除外直接撞击伤、疼痛、肿胀、功能（如肢体、关节活动）障碍等，常致异物周围组织损伤如肌肉肌腱挫裂伤、神经血管断裂、局部出血、血肿甚至形成假性动脉瘤，机体对异物排异及免疫反应导致异物周围组织炎性反应与组织增生，异物毒性、过敏反应也时有发生，污染异物还可引起局部感染甚至菌血症、败血症产生等后果。异物在软组织内存留时间长久，可产生金属锈蚀、异物肉芽肿和诱发肿瘤如神经纤维瘤、脂肪瘤甚至脂肪肉瘤等。同时，软组织异物还具有迁徙和游动性，那些锐利针状金属异物一旦进入人体内尤其容易随肌肉收缩、关节运动而全身移动，异物迁移可导致进一步继发损伤，也有血管外软组织异物迁移至血管内的报道。

【临床表现】

异物损伤的临床表现因致伤部位、组织脏器功能、损伤程度及异物性质与形状等的不同而不同。腐蚀性异物危害极大，可引起组织腐蚀损伤及中毒；尖锐异物容易导致脏器穿透伤及出血；气管异物易导致患者出现呼吸困难、口唇发绀、咳嗽，甚至发生急窒息死亡。食管异物可食管梗阻、出血等，颈部出现肿胀、触痛或捻发音，提示口咽部或上段食管穿孔。胃肠道异物可出现肠梗阻、腐蚀、感染，甚至消化道穿孔、中毒性休克等，尿道膀胱异物可出现血尿及感染等。软组织内异物常位于手足部等暴露部位，也可见上下肢、臀部、胸腹部及头颈部等部位，异物可单发，也可多发。患者常以不同程度局部疼痛或伴局部肿胀为主诉，多在异物经皮穿入软组织损伤后 2 周以内来就诊；少数患者可出现局部感染，且久治不愈。继发包块或肿瘤就诊者偶见。并发大血管损伤尤其动脉贯穿伤、大出血的软组织异物则为名副其实的"小毛病、大问题"，患儿常于急诊就诊，且需急诊手术取出异物和修补重塑血管。大龄儿童和成人，一般都能确定吞食的异物，指出不适部位。

总之，临床上异物损伤多有明确的异物进入损伤病史，但儿童异物却难以采集到明确的异物史，他虐、自虐、自娱更难以获取有用病史，容易忽略而延误诊治。

【影像学表现】

异物诊断较为简单，主要依靠相关病史尤其异物进入史和影像学检查。影像学检查主要目的不仅在于明确诊断，更在于异物本身及其毗邻组织结构的精准定性、定位和并发症特别是内脏及大血管损伤评估、异物取出方法选择与优化。异物的准确定位和选择合适异物取出方法是异物成功取出之关键。

除铝制品外的金属异物、玻璃和大多数动物骨骼是不透 X 线的，可行 X 线平片、CT 等检查与定位；大多数塑料、木头、铝制品甚至鱼骨是透 X 线的，可选择超声、MRI 等检查与定位。异物对毗邻结构影响评估有时需要增强 CT 检查及多种后处理图像重建显示、观察与诊断。造影检查包括食道钡餐、尿路造影等在人体异物检出中也起到一定的作用。

影像学除了直观显示、直接检出异物本身以外，对异物引起的阻塞、水肿、出血、炎性反应等改变也可作出全面评判。气道阻塞常表现为梗阻以远局部肺气肿、阻塞性肺炎甚至肺不张，有时异物本身并未能直接显示，这个间接征象对气道异物诊断颇有价值。消化道梗阻少见，常为不全性肠梗阻征象，严重梗阻或虽无梗阻但异物尖锐可致肠穿孔，表现为膈下游离气体，CT 还可发现肠间积气和炎性反应改变。眶内异物精准定位非常重要，CT 可清晰显示异物与眼环、晶状体、玻璃体及前、后房位置关系与侵犯，同时准确揭示眼外肌、视神经、眶内脂肪及眶壁解剖与受累情况。CT 尤其增强 CT 评价内脏异物及内脏损伤效果尤佳，可立体揭示肺内异物对肺组织造成的挫裂伤、出血、血（气）胸，肾内异物对肾皮质、髓质、集合系统和肾血管的影响尤其肾挫伤、尿外渗、肾周血肿形成等，膀胱、尿道、阴道异物所致泌尿生殖道损伤及继发感染、瘘道形成等。

超声诊断软组织异物优势明显，完全无创、便捷、价廉，尤其对表浅和非金属异物、可透 X 线异物及毗邻软组织损伤评价效果极佳。但其对金属异物、深部异物损伤诊断有局限性，需增强 CT 及其多种后处理图像进一步检出异物、评估损伤并提供治疗方式方法甚至具体路径决策依据。

【典型病例】

病例 1　患儿，男，3 岁，19 小时前误服玻璃片致消化道异物。无腹痛、无便血，影像学表现见图 21-1-1。

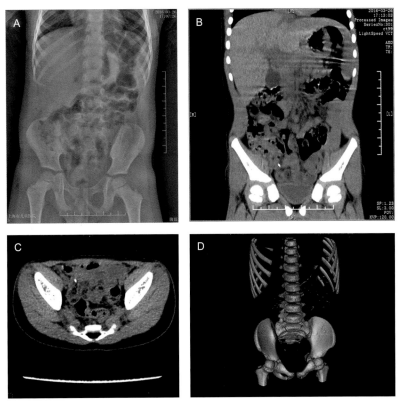

　　腹部平片（A）未见明显异物及肠道梗阻、穿孔征象；CT 冠状位（B）、轴位（C）及 VR（D）清晰显示回肠末端微小异物、呈斑点状高密度影。

图 21-1-1　消化道异物影像学表现（D 见彩插 23）

病例 2　患儿，男，10 岁，异物进入病史不详，膀胱异物。影像学表现见图 21-1-2。

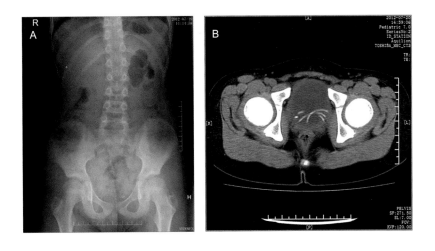

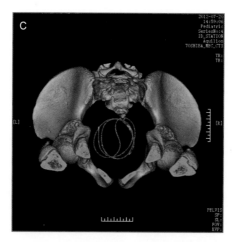

腹部平片（A）隐约显示膀胱区稍高密度异物影；CT 轴位（B）及 VR（C）准确检出膀胱内螺旋状细线管异物。

图 21-1-2　膀胱异物影像学表现（C 见彩插 24）

病例 3　患儿，女，4 岁，家长发现阴道分泌物增多 1 月余，手术证实阴道金属暗扣异物。X 线表现见图 20-1-3。

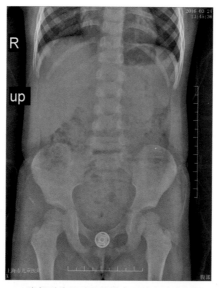

腹部平片显示趾骨联合区域金属暗扣影。

图 21-1-3　阴道异物 X 线表现

病例 4　患儿，女，2 岁，3 小时前发卡不慎刺入胸腔致肺内异物。无明显出血、呼吸困难，呼吸时略感胸痛，影像学表现见图 21-1-4。

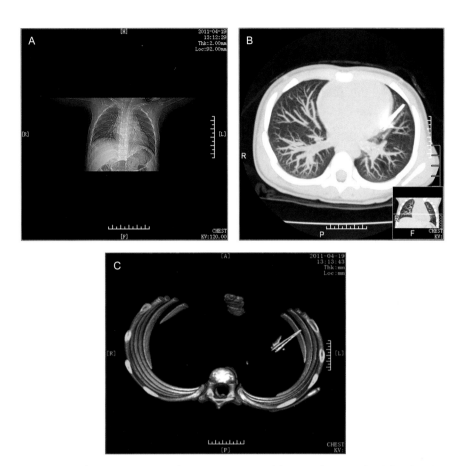

腹部平片（A）显示左侧胸内条状致密影；CT 肺窗（B）及 VR（C）明确显示左肺上叶下舌段发卡异物，未见肺内出血征象。

图 21-1-4　肺内异物影像学表现

病例 5　患儿，男，16 个月，花生米吸入史 1 h，支气管异物。影像学表现见图 21-1-5。

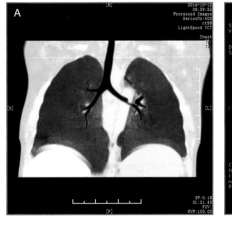
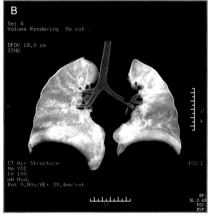

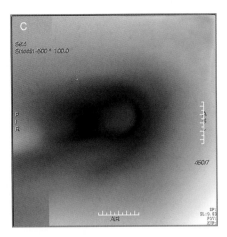

A.基于CT平扫的Min-IP显示左侧主支气管远端腔内致密影部分阻塞了气道；B.气道树重建显示左侧主支气管远端局部缺损；C.仿真支气管镜成像示左侧主支气管远端类圆形异物阻塞，气道明显狭窄。

图21-1-5　支气管异物影像学表现

病例6　患儿，女，23个月，外伤致竹筷经鼻腔刺入8 h，鼻腔及颅骨异物。无意识障碍、无脊液鼻漏，影像学表现见图21-1-6。

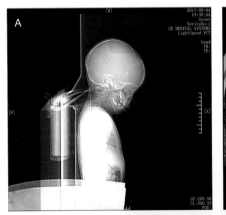
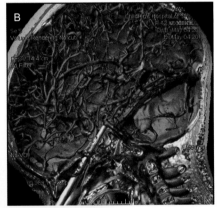
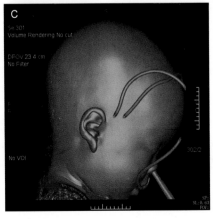

A.平片隐约显示鼻内异物；B.增强CT之VR剖面展示条状异物开放式经鼻腔穿入蝶骨及鞍上区、未接触毗邻脑动脉；C.VR皮肤观显示异物进入鼻腔内及其形态、空间位置关系等情况。

图21-1-6　鼻内异物影像学表现（B、C见彩插25）

病例7　患儿，女，2岁，无意中发现右肾异物。影像学表现见图21-1-7。

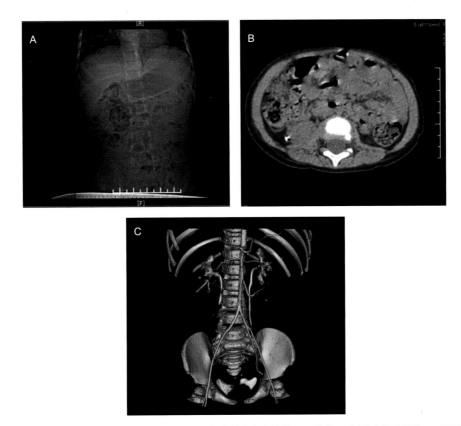

A. 腹部平片显示右中上腹线状高密度影；B.CT平扫示右肾内外高密度异物；C. 增强CT尿路血管造影的VR示异物形状及其与肾、肾盂盏及肾动脉之关系、无尿外渗及血管损伤。

图 21-1-7　肾异物影像学表现（C见彩插26）

病例8　患儿，女，12岁，背部软组织断针进入4天、开刀异物取出失败后2天。透视导向经皮经软组织微创取异物。影像学表现见图21-1-8。

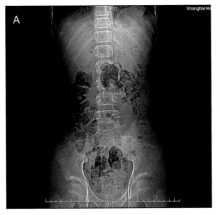
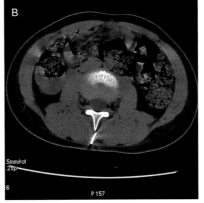

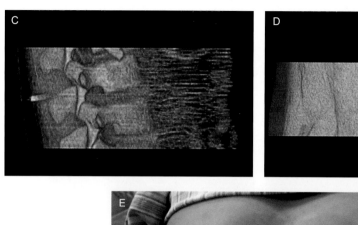

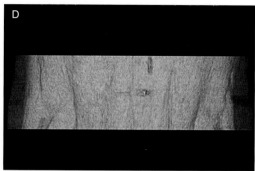

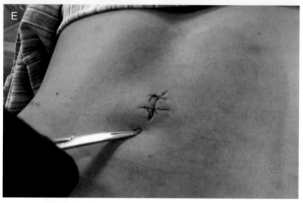

　　平片（A）显示短小高密度异物影；CT轴位（B）及侧位VR（C）清晰显示断针异物位于背部棘突旁软组织内，未进入骨内；VR正位肌肉观（D）示异物与手术切口关系及距离；E.照片所见。

图 21-1-8　软组织异物影像学表现（C、D、E 见彩插 27）

　　病例 9　患儿，男，12 岁，右侧足底软玻璃片插入 1 周。足底内侧软组织玻璃异物，影像学表现见图 21-1-9。

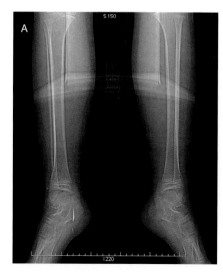

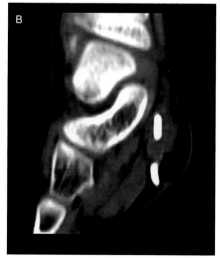

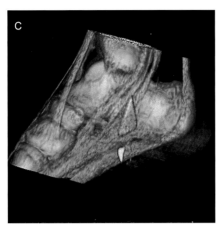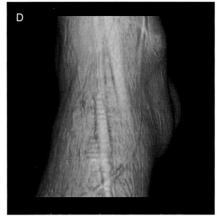

平片（A）显示内踝下2片稍高密度影；CT矢状位（B）、侧位 VR 肌腱观（C）示足底内侧软组织内大小不等2片三角形高密度异物影，毗邻局部屈肌腱等显示模糊提示水肿但无断裂；VR 皮肤观（D）仅见局部肿胀，静脉及皮肤未见明显异常改变。

图 21-1-9　足底异物影像学表现（C、D 见彩插 28）

【诊断要点】

尽量采集到明确的异物进入史，相关临床表现及影像学征象一般较典型，诊断容易。X 线平片常作为首先的检查，大多需进一步 CT 检查以了解异物性质、形状、位置及与毗邻结构的关系，必要时增强 CT 扫描及图像后处理以排除异物对内脏、大血管等重要组织器官的损伤。

【鉴别诊断】

首先，需注意金属伪影、籽骨、儿童骨骺和永存骨骺等对异物尤其软组织异物诊断、评价与定位的影响，结合多平面重建图像、适当去伪影软件应用等可有效降低其负面影响，籽骨、永存骨骺等还可结合其相对较低的 CT 值、光滑的边缘等特点与类圆形、小结节状、斑点状或不规则异物鉴别。切勿将骨骺当异物。

其次，高密度异物还需肿瘤、结核钙化等病变进行甄别。软组织钙化上皮瘤、皮肤结核钙化等，平片、CT 上影像表现有时与软组织异物类似。消化道异物需与粪石、药片、造影剂残留等相鉴别。

【治疗】

不同部位、不同性质及不同损伤程度的异物，治疗方法不同；但异物治疗总体原则是，尽快取出或排除异物，而且尽量微创治疗如内镜引导取出或透视导向介入钳取，同时酌情对症治疗与处理并发症，如抗感染治疗、心理疏导等。

消化道异物能排除者石蜡油助排，食管内嵌顿者胃镜取出。气道异物可纤支镜下取出。泌尿生殖道异物可采用膀胱镜下取出。软组织异物超声或 X 线引导介入钳取效果非常好，或伴血管损伤者可经皮经软组织和经皮经腔双介入治疗。一些非常复杂的异物，或需同时联合应用 X 线引导介入及开放式手术取出。治疗后影像学复查及随访非常重要，是疗效评估，尤其是及时发现和诊断异物残留与并发症的必要措施与手段。

（杨秀军）

参考文献

[1] 黎丹东，李琳琳，郭广惠，等 . 新乡市某三级医院近 5 年儿童四肢骨折流行病学分析 [J]. 中华灾害救援医学，2019，7（10）：565-568.

[2] 侯春林 . 桡骨远端骨折的治疗现状 [J]. 中华手外科杂志，2006，22（1）：1-2.

[3] 王叶，郭亮，李晓兰 . 影像学在桡骨远端骨折中的应用进展 [J]. 创伤外科杂志，2019，21（4）：317-318.

[4] 胡畔，张英泽 . 外固定与切开复位内固定治疗桡骨远端不稳定性骨折疗效的 Meta 分析 [J]. 中国骨与关节杂志，2013，2（6）：332-339.

[5] 詹惠荔，钱占华，叶薇，等 . 三角纤维软骨复合体正常解剖及损伤的影像学研究进展 [J]. 中华医学杂志，2015，95（23）：1868-1870.

[6] WAVER D，MADSEN M L，RÖLFING J H D，et al. Distal radius fractures are difficult to classify[J]. Injury，2018，49（Suppl 1）：S29-S32.

[7] PORRINO J A Jr，MALONEY E，SCHERER K，et al. Fracture of the distal radius：epidemiology and premanagement radiographic characterization[J]. Am J Roentgenol，2014，203（3）：551-559.

[8] GOTTLIEB M. Current approach to the diagnosis and management of shoulder dislocation in children[J]. Pediatr Emerg Care，2018，34（5）：357-362.

[9] 梁卫东，任周梁，盛军，等 . 合并脊髓损伤的难治性儿童齿状突骨折合并寰枢椎脱位的手术疗效分析 [J]. 中华医学杂志，2018，98（8）：587-591.

[10] 王一吉，周红俊，卫波，等 . 儿童脊髓损伤 275 例人口学与损伤特点 [J]. 中华实用儿科临床杂志，2015，30（23）：1798-1800.

[11] 于庆艳，娄靖，张进军 . 骨盆骨折院前急救策略 [J]. 中华急诊医学杂志，2019，28（2）：260-263.

[12] 杨秀军，邢光富，李巍 .165 例小儿软组织异物的临床策略 [J]. 中国介入影像与治疗学，2011，8（5）：376-379.

[13] YANG X J，XING G F. Percutaneous retrieval of foreign bodies around vital vessels aided with vascular intervention：A technical note[J]. Cardiovasc Intervent Radiol，2015，38（5）：1271-1276.

[14] YANG X J，XING G F，SHI C W，et al. Value of 3D CT virtual anatomy imaging in complex foreign body retrieval from soft tissues[J]. Korean J Radiol，2013，14（2）：269-277.

[15] SINIKUMPU J J，SERLO W. Confirmed and suspected foreign body injuries in children during 2008-2013：A hospital-based single center study in Oulu University Hospital[J]. Scand J Surg，2017，106（4）：350-355.

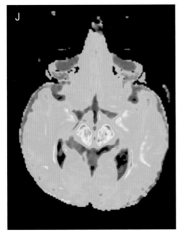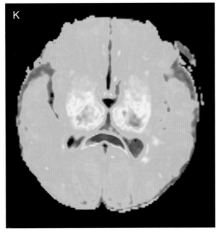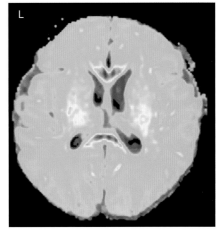

彩插 1 重度 HIE 颅脑 MRI 表现（见正文 第 8 页）

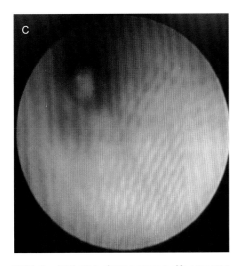

彩插 2 异物吸入表现（见正文 第 137 页）

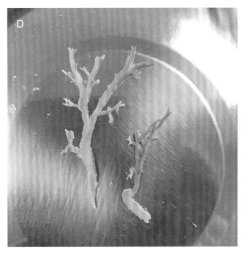

彩插 3 支气管镜取出塑形支气管管型（见正文 第 148 页）

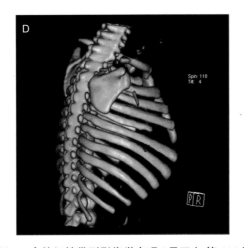

彩插 4 食管闭锁 Ⅲ 型影像学表现（见正文 第 199 页）

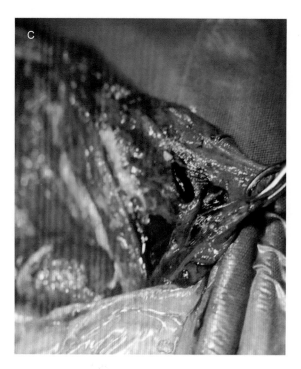

彩插 5　胃壁肌层缺损（见正文 第 202 页）

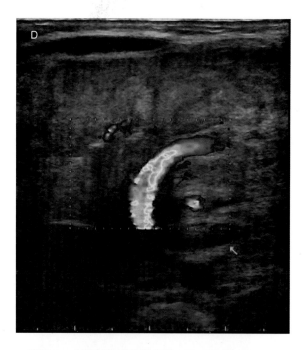

彩插 6　中肠扭转影像学表现（见正文 第 230 页）

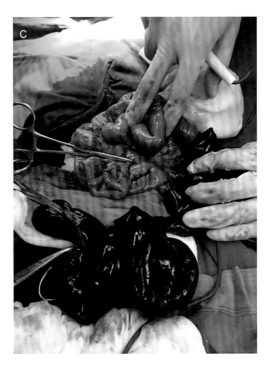

彩插 7　绞窄性肠梗阻影像学表现（见正文 第 247 页）

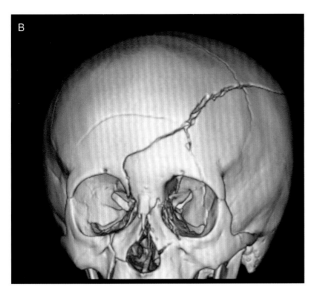

彩插 8　脑挫裂伤 CT 表现（见正文 第 298 页）

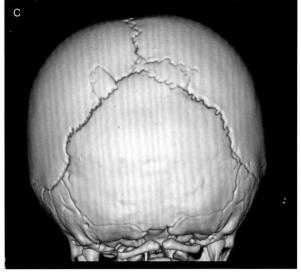

彩插 9　脑挫裂伤、弥漫性轴索损伤影像学表现
（见正文 第 301 页）

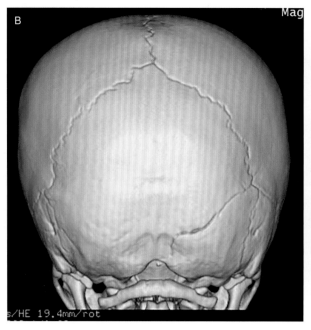

彩插 10　头外伤 CT 表现（见正文 第 356 页）

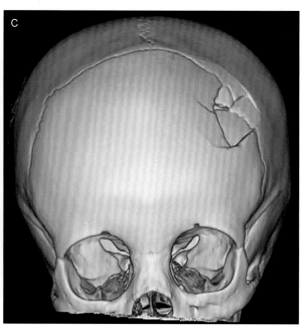

彩插 11　头外伤 CT 表现（见正文 第 356 页）

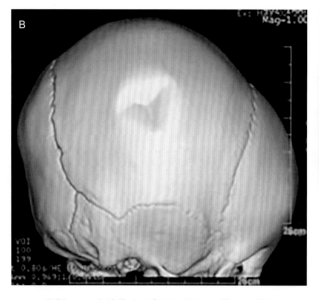

彩插 12　头外伤 CT 表现（见正文 第 357 页）

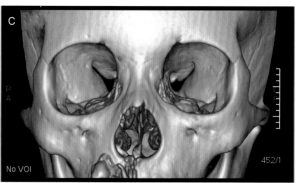

彩插 13　车祸 CT 表现（见正文 第 361 页）

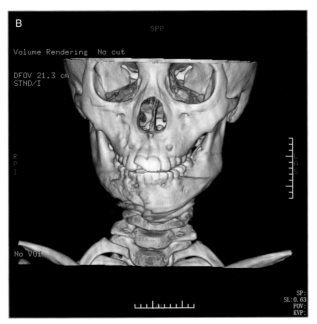

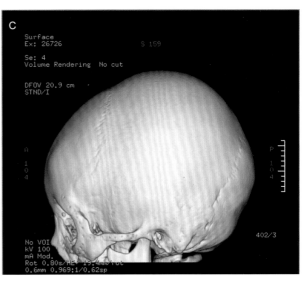

彩插 15　车祸 CT 表现（见正文 第 362 页）

彩插 14　车祸 CT 表现（见正文 第 362 页）

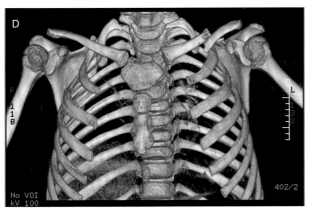

彩插 16　锁骨骨折影像学表现（见正文 第 366 页）

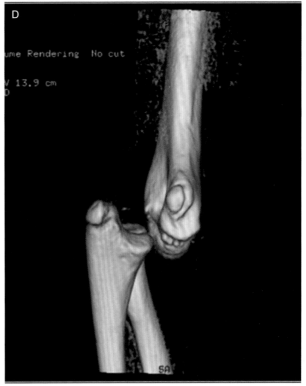

彩插 17　肘外伤影像学表现（见正文 第 368 页）

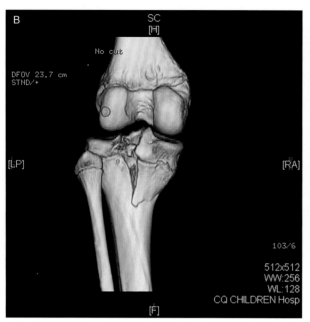

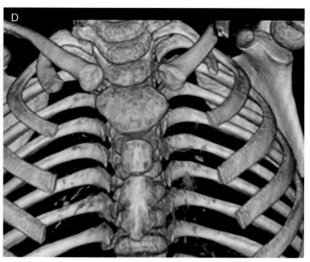

彩插 19　肩关节骨折 CT 表现（见正文 第 387 页）

彩插 18　胫骨平台骨折影像学表现（见正文 第 378 页）

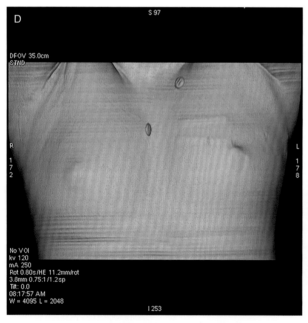

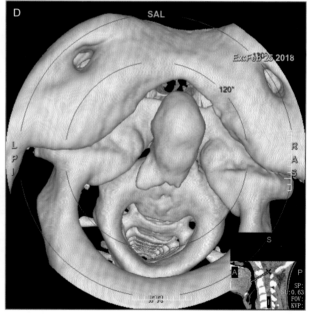

彩插 20　胸壁软组织挫裂伤影像学表现
（见正文 第 388 页）

彩插 21　坠楼伤影像学表现（见正文 第 393 页）

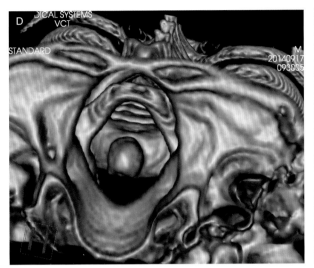

彩插 22　颈部外伤影像学表现（见正文 第 394 页）

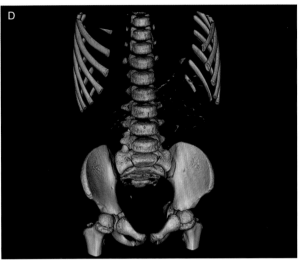

彩插 23　消化道异物影像学表现（见正文 第 401 页）

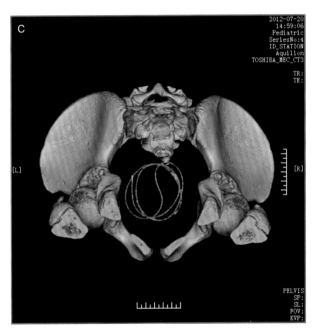

彩插 24　膀胱异物影像学表现（见正文 第 402 页）

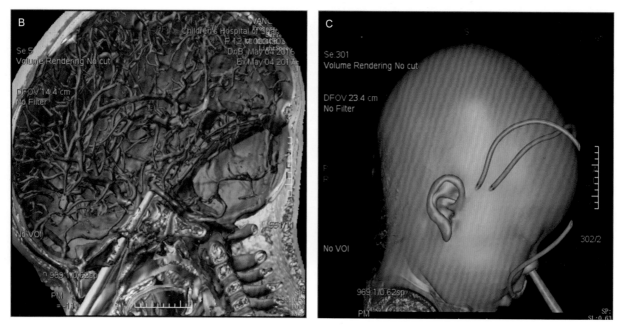

彩插25　鼻内异物影像学表现（见正文 第 404 页）

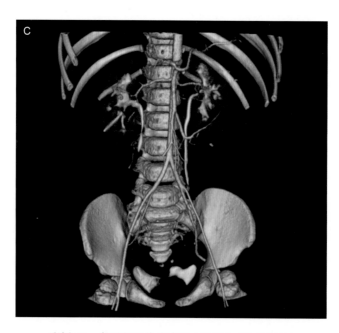

彩插26　肾异物影像学表现（见正文 第 405 页）

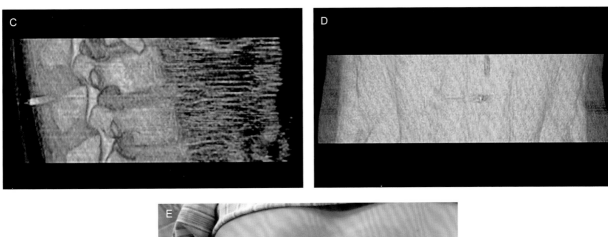

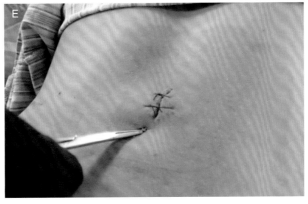

彩插 27　软组织异物影像学表现（见正文 第 406 页）

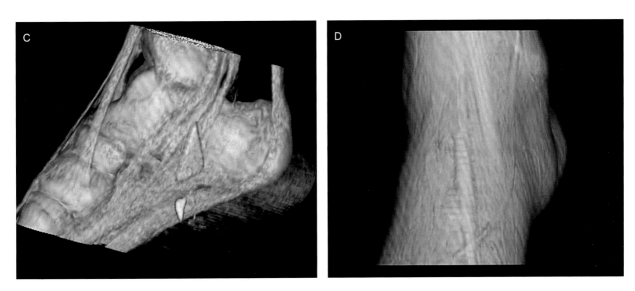

彩插 28　足底异物影像学表现（见正文 第 407 页）